U0274002

Developmental Epilepsy

From clinical medicine to neurobiological mechanisms

发育性癫痫

从临床医学到神经生物学机制

原 著　[美] Carl E. Stafstrom

　　　　[美] Libor Velíšek

主 审　秦　炯　付四毛

主 译　郑铠军　沈雁文

中国科学技术出版社

·北京·

图书在版编目（CIP）数据

发育性癫痫：从临床医学到神经生物学机制 /（美）卡尔·E.斯塔夫斯特罗姆 (Carl E. Stafstrom),（美）利博尔·维利舍克原著；郑铠军，沈雁文主译. — 北京：中国科学技术出版社，2022.3

书名原文：Developmental Epilepsy From clinical medicine to neurobiological mechanisms

ISBN 978-7-5046-9224-5

Ⅰ.①发… Ⅱ.①卡… ②利… ③郑… ④沈… Ⅲ.①癫痫—诊疗 Ⅳ.① R742.1

中国版本图书馆 CIP 数据核字 (2021) 第 197230 号

著作权合同登记号：01–2021–6124

策划编辑	靳　婷　延　锦
责任编辑	靳　婷
文字编辑	张　龙
装帧设计	佳木水轩
责任印制	徐　飞

出　　版	中国科学技术出版社
发　　行	中国科学技术出版社有限公司发行部
地　　址	北京市海淀区中关村南大街 16 号
邮　　编	100081
发行电话	010–62173865
传　　真	010–62179148
网　　址	http://www.cspbooks.com.cn

开　　本	710mm×1000mm　1/16
字　　数	370 千字
印　　张	22
版　　次	2022 年 3 月第 1 版
印　　次	2022 年 3 月第 1 次印刷
印　　刷	天津翔远印刷有限公司
书　　号	ISBN 978–7–5046–9224–5/R·2825
定　　价	228.00 元

（凡购买本社图书，如有缺页、倒页、脱页者，本社发行部负责调换）

译者名单

主　审

秦　炯　北京大学人民医院

付四毛　中山大学附属中山医院（中山市人民医院）

主　译

郑铠军　中山大学附属中山医院（中山市人民医院）

沈雁文　中国人民解放军总医院儿科医学部解放军医学院研究生院

副主译

曹建伟　中山大学附属中山医院（中山市人民医院）

刘美玲　中山大学附属中山医院（中山市人民医院）

苏子祺　中山大学附属中山医院（中山市人民医院）

译　者（以姓氏笔画为序）

卢贤秀　中山大学附属中山医院（中山市人民医院）

冯淑芳　中山大学附属中山医院（中山市人民医院）

阮静维　中山大学附属中山医院（中山市人民医院）

李莹莹　中山大学附属中山医院（中山市人民医院）

李晓彤　中山大学附属中山医院（中山市人民医院）

崔嘉杰　中山大学附属中山医院（中山市人民医院）

学术秘书

曹建伟　中山大学附属中山医院（中山市人民医院）

内容提要

本书引进自 World Scientific 出版社，由约翰斯·霍普金斯大学的 Carl E. Stafstrom 教授和纽约医学院的 Libor Velíšek 教授主编，邀请了 20 余位神经发育学、神经病学、小儿神经病学、细胞生物学等专业领域内的专家共同参与完成。著者以神经系统的总体发育、神经发育的基本原理和规律、发育中大脑的特点开篇，对新生儿癫痫、不同年龄段发育性癫痫的治疗策略进行了阐述，对热性惊厥与颞叶癫痫及认知障碍的关系、*BRD2* 基因的研究进展、发育中大脑的表观遗传学原理、癫痫性脑病的动物模型、围产期及产前因素对发育性癫痫的影响、神经免疫与炎症、皮质发育不良、mTOR 通路、认知缺陷、性别差异对大脑和癫痫的影响等不同方面的新进展进行了详细介绍。

该书着眼于发育性癫痫这一重要命题，帮助我们从神经生理学、神经病理生理学、分子生物学、模式动物、临床遗传学等方面建立临床与基础的联系，更新现代分子生物学快速发展背景下对儿童发育期内癫痫的认识及新理念，而这方面恰恰是国内儿科神经科学临床医学教育的薄弱环节。

本书对研究过程的解释和描述皆从实例出发，如以青少年肌阵挛癫痫的致病基因 *BRD2* 的发现、临床研究及基础研究验证过程中的困难和如何逐步解决困难为实例，向读者展示了临床遗传学研究的重点和难点，可启发临床医生（尤其年轻研究型医生）进行相关问题的探索，并帮助读者思考如何进行严谨的研究。本书所述内容系统全面，理论与实践紧密结合，对儿科神经科医生、相关医学生（尤其医学研究生）和科研人员必有裨益。

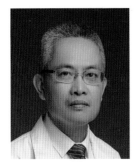

郑铠军

主任医师，中山大学附属中山医院儿科主任、普通儿科主任，从事儿科临床、教学、科研工作30年，有丰富的临床经验，熟悉儿科常见病及疑难危重病的诊断、治疗。受聘为多家医学院校兼职教师。担任广东省临床医学学会小儿血液肿瘤专业委员会副主任委员、中国医师协会新生儿科医师分会第三届内分泌遗传代谢专业委员会委员、广东省医学会儿科分会委员、广东省健康管理学会常委、广东省医学会围产医学分会委员、广东省医学会儿科分会危重病学组委员、中山市医学会儿科分会副主任委员、中山市医学会新生儿专业委员会副主任委员、中山市医疗事故鉴定专家成员。主持或参加市、局、院级科研项目多项并多次获奖，发表学术论文30余篇。

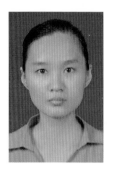

沈雁文

儿科神经病学博士，毕业于中国医科大学临床七年制英文班（儿科方向），大学期间参与癌症晚期患者的家庭宁养服务而获得全国优秀宁养义工称号。硕士研究生期间以儿科神经为主要方向，同时完成儿童呼吸、消化、营养保健、肾脏风湿、重症、小儿外科等多学科的轮转学习。2013—2018 年就职于福建医科大学附属协和医院，该院儿科是以神经病学、血液病为特色的综合儿科。有多年脑电图报告经验，同时还负责海外及临床实习生的带教工作，2018 年获"好大夫青年榜样"。2018 年起赴北京攻读儿科博士学位，继续儿科神经领域的深造和学习，期间曾前往日本国立神经精神病院、静冈国立癫痫中心及附近的特殊学校游学。硕士期间的研究重点为灰质异位、婴儿痉挛；博士期间的研究重点为神经遗传性疾病（癫痫为主）的诊治方法及神经系统多基因病的研究方法。已参编著作包括《儿科神经综合征》《小儿癫痫必读》《解密儿童癫痫》及 *Namate:humanism in Child neurology* 等。

中文版序

癫痫是神经系统疾病的常见病种，在人的一生中，以儿童期和60岁以上的老年期为癫痫的高发年龄段，中青年期的癫痫发病率较低。癫痫发生与大脑的变化息息相关。儿童期相关癫痫伴随显著的发育特点，不同癫痫综合征的发病年龄和临床表现上均有很强的特异性。发育性癫痫概念的提出，旨在强调癫痫与发育的相关性。本书第1章，立足于神经系统不同发育期的特点及发育的动态过程，从整体的结构和发育进程上，阐述了不同发育期的异常导致癫痫易感性背后的机制差异。第2章则从更微观的视角，从微环境中的离子流动和分布、通道亚基的发育性改变、不同细胞成分的发育性改变、突触的发育变化等微观角度，阐述了发育中大脑对癫痫易感的原因和特点。第3章及第4章对不同年龄段的儿童发育性癫痫的诊治进行了系统描述，其中新生儿阶段，从母体脱离，是最为特殊的阶段，这一阶段惊厥的机制与随后的婴幼儿期、青少年期的发育性惊厥发作存在很大的不同，且由于新生儿本身发育不全的特点，诊治难度也大，因此这两章对各种不同时期发育性癫痫的差别进行了细致描述，通过对机制的探讨引申出治疗上的差异。第5章则对临床常见的热性惊厥提出了新的观点，认为热性惊厥可能对智力造成一定损害，基础研究从热性惊厥与颞叶癫痫的关系中发现了发育性认知损害的证据，我们需要改变对热性惊厥（尤其热性惊厥持续状态）危害的认识。第6章详细讲述了青少年肌阵挛癫痫相关的首个基因 *BRD2* 从发现到深入研究过程中的故事，该章对当前癫痫基因的主流研究方法提出了思考和质疑，对人们进行高质量的癫痫相关遗传学研究有很大启发作用，该著者在 *BRD2* 基因研究中遇见的问题，也是我们在神经遗传学研究中常常遇见的问题。第 7 章介绍了癫痫治疗的表观遗传学领域，该领域还是年轻的领域，但表观遗传的疾病修饰治疗，必将是未来发育性癫痫治疗领域不可忽视的重要组成部分。第 8 章介绍了常见癫痫性脑病（包括婴儿痉挛等）的各种动物模型及其优缺点。第 9 章以 HPA 轴各成分的发育特点为主线，介绍了产前及围生期应激等不良事件对长期神经系统癫痫易感性的影响，这些影响可能导致相关发育性癫痫对 ACTH 及激素治疗效果出现差异，对这些事件及后果、背后机制的理解，有助于临床治疗决策的选择。第 10 章则是对发育性癫痫中的神经系统炎症及免疫的角色进行了解读，不同发育性癫痫中均发现了免疫炎症参与的证据，神经免疫治疗、抗炎治疗也将是发育性癫痫治疗不可忽略的组成部分。随着影像学检查工具与方法增多、分辨率提高，我们发现癫痫儿童中存在皮质发育异常的比例远远超过我们的想象。第 11 章则对皮质发育异常进行了详细介绍，包括基本概念、分类及病理的不同，对皮质发育不良相关癫痫的不同治疗方法也进行了介绍，还讨论了提高手术定位的方法和研究方向。第 12 章则对发育性癫痫在神经通路中的关键中枢性通路——mTOR 信号通路进行了讨论，大家对该领域非常熟悉，但本章从正常、异常的 mTOR 通路的描述对比中，提出了未来针对该通路治疗方法的研究方向。第 13 章对癫痫发作与认知缺陷的关系进行了详细讨论，事实上，认知是比控制惊厥发作更为重要的命题，生命早期惊厥事件对未来认知是否存在影响、影响多大、影响了哪方面，是医生及家长共同关注的重点，本章讲述了生命早期惊厥对包括空间等不同方面认知影响的机制差异，提出了一个更艰难的问题，即我们已经知道惊厥可能影响认知，未来我们应如何应对并预防生命早期惊厥造成的认知损害。第 14 章，也是本书的最后一章，对不同性别的大脑差异做了阐述，在儿童发育性癫痫中，我们似乎对性别差异不够重视，本章对性激素如何影响大脑发育并导致癫痫易感性不同的机制进行了详细描述，还描述了相关研究所涉及的动物模型特点，强调对不同性别的癫痫治疗进行区分和深入研究。

　　本书对发育性癫痫的神经发育学基础和临床诊治的重点领域均进行了详细的综述和总结，并介绍了相关领域的重要研究及结果的意义，进一步丰富了我们对发育性癫痫基础及临床的认识，尤为可贵之处在于，它强调相关基础研究与临床问题的相互转化，极其重视如何将基础研究的发现运用到临床诊治的思考中。本书是一部不可多得的基础与临床并重的优秀著作，相信能使广大读者，包括致力于儿童癫痫治疗的医生及医学生、研究员获益匪浅。同时也由衷地希望得益于该书的儿科神经科医生及研究者，未来可以谱写更优秀的、属于自己的作品来启迪或指导更多后来者，用严谨的临床及基础科研解决发育性癫痫诊治中的重重困难。

北京大学人民医院　　高燜

译者前言

近几年来，随着脑科学研究技术的发展，新型分子生物学工具、信息生物学工具和方法、人工智能及脑机对话等领域研究工具快速更新迭代，神经生物学领域的知识呈现爆炸式增长，各国争相启动脑计划，我们对大脑这一神奇世界的好奇心从未像这个时代这么强烈。而遗传检测技术在临床的快速普及，各种检验技术得以商业化并走向全国各级医院，也为临床神经病学的诊断和治疗带来了前所未有的改变，随之而来的还有新的诊治理念的冲击、更新知识体系的巨大压力。这种巨大的改变，也预示着未来的诊治模式将要求我们的儿科神经科医生，尤其医学生，必须学会将基础与临床实践相结合，从发育、神经生理等多个角度探索神经系统的新诊治方法，这也将是个体化精准治疗的基础。中国临床医学的教育对基础学科的重视程度远不及欧美，科研能力不足亦将限制未来神经系统疾病的临床诊治能力，科研思维方式的基础是对基础机制更为扎实的认识。近几年来，对脑的发育性过程和癫痫的关系的研究认识有了很大的进步，很多儿童癫痫具有显著的年龄相关性，并呈现明显的发育性特点，据此人们提出了发育性癫痫的概念，为了加强对发育性癫痫的理解，以帮助人们更好地应对癫痫这一儿童重点常见病种临床诊治的需要，在出版社的支持帮助下我们引进并翻译了 Carl E. Stafstrom 博士及 Libor Velíšek 博士主编的这部 *Developmental Epilepsy:From clinical medicine to neurobiological mechanisms*。本书将基础机制与临床实践相结合，一方面，帮助我们从临床现象着手，学会思考背后的可能机制并做相应的研究；另一方面，从基础机制研究的角度解释临床中的现象，并启发临床治疗中的可能的新方法。希望本书可以提高研究型医院临床儿科神经科医生、医学生、医学研究生及相关领域科研工作者对发育性癫痫这一儿科神经系统疾病谱的了解。衷心希望读者对翻译中的不足之处多提宝贵意见和建议。

中山大学附属中山医院（中山市人民医院）

中国人民解放军总医院儿科医学部解放军医学院研究生院

原著前言

俗话说"儿童不是成人的缩小版",这对发育中的大脑而言尤为恰当。事实上,惊厥的发作和癫痫的高敏感性对发育中的大脑来说无疑是巨大的临床挑战。虽然发育中的大脑需要稍高的兴奋性以维持发育的诸多方面(如神经元迁移、突触形成和神经元间连接),但它同时也增加了大脑对癫痫的易感性。在研究众多发育性和获得性损害对发育期大脑的影响时,加入这些发育特点的观察,则形成了完美的头脑"风暴"。

在过去的 10 多年里,我们对大脑发育有了很多新的认知,与此同时,在理解大脑对癫痫的易感性方面,也有了极大的提高。本书旨在通过回顾临床与神经生物学基础,为当下发育性癫痫的思考与研究提供一个概观。我们的目标是提供可能导致癫痫的病理谱,并确定针对特定年龄和机制的治疗方向。这些章节的作者均为发育性癫痫相关领域的临床专家与神经生物学方面的专家,他们为我们提供了目前正在进行的尝试破解发育性癫痫密码的工作范例。本书从正常大脑是如何发育,以及遗传和获得性病理如何在不同发育阶段引发癫痫开始进行阐述(Carrasco、Habela 和 Stafstrom),然后详细回顾了发育早期癫痫的机制(Worden 和 Staley)。接下来几章描述了早期发作癫痫综合征(Cilio 和 El Kosseifi)的临床内容和治疗机会(Ghusayni 和 Mikati)。我们对发热可能增加癫痫易感性进行了深入探讨。此外,遗传因素和表现遗传因子也可能有着同样的作用。从发育性癫痫性脑病角度,对发育性癫痫机制的了解主要来自于动物模型(Galanopoulou)。产前及围产期应激似乎对发育期痫性发作的易感性有着重要影响(Velíšek)。了解发育性癫痫的机制有赖于我们对炎症反应在癫痫发生中重要性的认识,并可能提供特殊的治疗时机,Koh 对此进行了全面的阐述;对有关皮质发育不良和脑发育不良在致痫机制的角色和治疗也同样进行了详细而全面的表述(Goodman)。通过 Wong 对 mTOR 病的系统性介绍可以例证辨别个体疾病中异常细胞信号传导途径的分子基础及多种癫痫病因中此类途径的共性。发育性癫痫共患病不仅未被充分认识，而且综合临床护理对它们至关重要；了解癫痫共患病的神经生物学基础可以帮助改善癫痫儿童的社会心理和教育功能（Barry，Holmes）。最后，癫痫易感性的性别差异已被越来越多人关注，未来可能会出现性别特异性的治疗方式（Velíšková）。

我们希望书中所述能启发批判性思维和有关发育性癫痫的新观点，以及它们的神经生物学机制和治疗选择。根除这些严重影响儿童、家庭和整个社会的疾病，正是我们最高的追求目标。

Carl E. Stafstrom，MD

Libor Velíšek，MD

献 词

感谢我的家人 Jean、Marit 和 Isaac，感谢他们的关爱与支持。

Dr. Stafstrom

感谢我的家人 Jana、Jana Jr. 和 Ivana，感谢他们多年来的理解、支持与关爱。

Dr. Velíšek

目　录

第 1 章　脑发育概论

Overview of Brain Development: Principles Relevant for Developmental Epilepsy

Melisa Carrasco　Christa W. Habela　Carl E. Stafstrom　著

一、概述

　　大脑的发育是一个非凡的过程，几乎可以说是一个奇迹。最初的精子和卵子结合之后，仅仅几个月，就出现了一个如此复杂、美丽但又容易出现功能障碍的人类大脑结构。这一奇迹的部分原因在于，大脑的发育在大多数时候都进行得非常顺利，这要归功于一系列极其复杂和精细发育过程中的协调性分子和细胞步骤的作用，这些步骤指导着发育过程。在大脑发育的每个阶段，引导大脑发育背后的分子、基因和细胞途径都受到精密调控，这些过程也会受到环境和表观遗传因素的影响。本章将描述大脑发育的旅途，在每一步中基因突变和后天异常如何导致发育偏离正常轨道，并为理解广泛性发育性癫痫谱系提供有用的线索。

二、神经系统发育

　　大脑发育可以被归纳为一系列连续而重叠的步骤（表 1-1）：①神经管形成；②神经祖细胞增殖；③神经母细胞分化和迁移；④皮质形成，包括轴突和树突生长；⑤突触发生；⑥髓鞘形成。这里总结了每个步骤，覆盖这些主题的报道和解读见其他文献（Stiles 和 Jernigan，2010；Lui 等，2011；Jiang 和 Nardelli，2016；Silbereis 等，2016）。

表 1-1　人类大脑发育不同阶段及与癫痫的相关性

阶　　段	年龄（孕周）	代表性疾病	与癫痫的相关性
神经胚形成期	4	脑膨出，脊髓脊膜膨出	间接影响后继的神经迁移
神经元增殖、分化	7—27	小头畸形	增殖与凋亡不平衡导致异常神经回路
神经元迁移	12—24	巨脑回，无脑回，*ARX* 基因突变	异常高兴奋环路，兴奋/抑制失平衡
神经元组织化	24—出生	多小脑回，发育不良，脑裂畸形，离子通道突变	异常高兴奋环路，兴奋/抑制失平衡
突触形成	24—出生	包含癫痫发作的孤独谱系障碍	异常高兴奋环路，兴奋/抑制失平衡
髓鞘化	20 孕周—20 岁	脑白质营养不良（如亚历山大病）	神经元放电的异常蔓延扩散

ARX. 无芒相关同源框基因

（一）神经管的形成、闭合和局部发育

大脑发育始于一层简单的外胚层细胞，由包含内胚层、中胚层和外胚层 3 层胚胎的最背侧层组成（图 1-1A）。在来自下方的中胚层（脊索）分泌的分子的影响下外胚层细胞快速增殖。增殖的外胚层细胞形成神经外胚层或称神经板（图 1-1A，顶部和中部），折叠成具有中央腔的管（图 1-1A，底部），并从两个方向沿着神经管在多个位置开始拉链状闭合（图 1-1B 中用星号表示一个部位）。随后，神经管在第 28d 胎龄先在前端（延髓神经孔）闭合，并在 1~2d 后在后端（尾部神经孔）闭合。神经管的最尾部形成了脊髓。神经孔闭合，这一过程称为神经管形成，并形成了一个未来将成为脑室系统的腔。覆盖神经管的外胚层将发育为皮肤（图 1-1A 中标记为表皮）。

随着神经管的闭合，一组细胞从管中剥离下来形成神经嵴（图 1-1A，底部）。这些运动的神经嵴细胞沿着胚胎的身体和头部的不同位置迁移。神经嵴细胞将形成周围神经系统的大部分，包括脊髓和颅感觉神经节和自主神经节

的神经元细胞，以及沿着肠壁的肠神经元和形成外周轴突髓鞘的施万细胞。神经嵴细胞也形成一些重要的非神经组织，如软脑膜、蛛网膜和肾上腺髓质。最后，沿着前神经嵴和神经管的外胚层的局部区域——基板，最终将形成外周感觉神经元及支持它们的神经胶质细胞。沿着神经管向前出现 7 对基板，其中 5 对产生感觉神经元（鼻、耳、眼、三叉神经、鳃背），另外 2 对基板形成眼睛的晶状体和垂体前叶。因此，神经系统来自 3 个胚胎来源，即神经外胚层、神经嵴和基板。一些非神经组织也来源于这些结构。

在妊娠第 4 周末尾，神经管形成和闭合后，下一步的发育是沿着纵轴形成几个主要分区。这些分区将最终决定成熟大脑不同区域的边界（图 1-1C）。细胞快速增殖，使神经管沿着其纵轴经历收缩或延伸。从前至后分别是最前部区域的前脑、接下来的中脑，然后是菱形脑（后脑，它将发育成为脑桥、髓质和小脑），以及最后的脊髓。在妊娠第 5 周，当前脑内陷时，大脑半球变得可分辨，分化为端脑（将成为大脑半球）和间脑（将成为丘脑、下丘脑和视网膜）。接下来是在皮质表面上出现沟和回，其形成是为了可以适应快速细胞增殖并允许皮质表面扩张而不需要伴随颅骨的广泛扩大。

（二）神经增殖、分化和迁移

神经元和胶质细胞起源于神经干细胞。这些是在脑室表面的室管膜区大量增殖的神经上皮细胞（图 1-1A 底部，图 1-2）。在室管膜区中，通过对称性细胞分裂发生初始增殖，每个前体产生两个相同的子细胞。后来，在妊娠第 6 周左右，细胞分裂变得不对称——每个亲本细胞分裂形成一个顶端放射状神经胶质细胞和一个有丝分裂后神经元，或进一步分裂的中间祖细胞。新产生的有丝分裂后神经元离开室管膜区并沿着放射状胶质细胞的放射纤维迁移到皮质板中的目标位置，延伸到软脑膜表面。在室管膜区上方，脑室管膜室下区形成，由中间祖细胞和迁移的年轻神经元聚集组成（Ortega 等，2018）。室管膜区和室管膜室下区在胎儿发育过程中迅速增大，未来所有的兴奋性投射神经元都起源于此，最终形成全面分层结构的新皮质（图 1-2）。然而，许多神经元前体细胞经历程序性细胞死亡（细胞凋亡），限制了最终迁移并达到功能成熟的

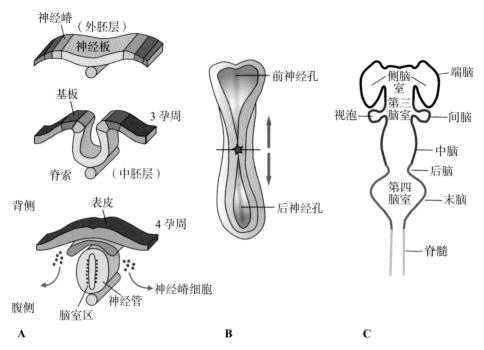

▲ 图 1-1　早期脑发育的阶段

A. 神经管形成（神经胚形成期）脑形成起始于 3 层胚胎板或外层细胞 [外胚层、中胚层、内胚层（未显示）]。在来自中胚层组织信号的影响下，脊索（粉色），神经板折叠并最后剥离形成神经管。在紧贴脑室表面的室管膜区，发育性神经元（神经母细胞）快速增殖。神经嵴来源的细胞（灰色）沿着发育中的神经管迁移形成周围神经系统的组成成分（见上文）。覆盖的非神经细胞构成表皮；B. 约妊娠第 4 周时神经管闭合，先在前端闭合（前神经孔），1～2 天后在后端闭合（后神经孔）。神经管沿着纵轴范围从一个或多个部位呈拉链式融合（为简单起见，以红星方式标记这里的一个位置）;C. 随着神经元和胶质细胞快速增殖，神经管经历区域性扩张或收缩，弯或曲，最终形成如图所示成熟大脑的区域

细胞数量（Blanquie 等，2017）。

　　新皮质的层状结构是神经元从脑室表面向皮质板以由内而外方式迁移的结果。最早产生的神经元迁移并最早到达皮质板，成为最深皮质层（Ⅴ层和Ⅵ层）。随后的迁移神经元波在更表层皮质层中到达它们的位置（Ⅱ层至Ⅳ层）。Ⅰ层是分子层，包含了包括室管膜下区等不同来源的神经元，含有多种细胞亚型，包括神经元、中间神经元，如 Cajal-Retzius 细胞等（Rakic 和 Zecevic，2003）。Cajal-Retzius 细胞可分泌 Reelin 蛋白，Reelin 蛋白传递信号给新的投射神经元，使其跨过早期产生的神经元达成内层向外的分层模式。到

达皮质板后，Reelin 蛋白和其他分子信号指挥迁移结束，但神经分化继续进行，神经元继续延伸过程，发展轴突和树突，表达离子通道并与其他神经元形成突触连接（Wu 等，2014）。表浅的 II 和 III 层包含大量皮质内连接的神经元，而 IV、V 和 VI 层的神经元则投射到皮质下区域。神经元的分化和迁移最初通过电突触传导进行调节，然后通过化学突触神经递质进行调节（见下文）。所有来自室管膜区和室管膜室下区的放射迁移神经元将成为谷氨酸能神经元。

与所描述的谷氨酸能神经元相反，γ 氨基丁酸（γ-aminobutyric acid，GABA）能中间神经元则起源于内侧和外侧神经节隆起的腹侧端脑，并切线方向迁移（而非放射状迁移）至皮质板，在那里它们形成不同皮质层中的功能性中间神经元（Wichterle 等，1999；Luhmann 等，2014；Chu 和 Anderson，2015）。与皮质兴奋性神经元相比，中间神经元有更长的迁移路径，最终远离它们的起始点。多种不同抑制性中间神经元有着不同的突触目标、电特性和功能，分布在适合的皮质层内（DeFelipe 等，2013）（图 1-2）。在这些早期发育阶段，神经递质 GABA 和谷氨酸对神经祖细胞发挥着营养作用，刺激或抑制其增殖和迁移（Luhmann 等，2015）。

总之，在细胞增殖期间和之后的一段时间，神经元通过 2 种途径迁移并形成皮质，即辐射状迁移（兴奋性神经元）和切线向迁移（抑制性神经元）。因此，新皮质的一般结构由谷氨酸能（兴奋性）投射神经元和散布期间的 GABA 能（抑制性）中间神经元构成。这两类神经元在不同的发育时间节点对不同种类的损伤易感性不同，可导致不同的病理改变（Back，2014）。遗传性或获得性因素导致的异常神经发生或神经元迁移，被认为是包括精神分裂症和孤独症在内的各种神经发育障碍性疾病的基础（Schmidt 和 Mirnics，2015）。与本章相关，异常迁移通常会导致异常的回路连接，形成癫痫起源的病灶（在其他部分进一步讨论）。

（三）皮质结构化和突触发生

一旦神经元在皮质中就位，有时即使它们处于到达目的地的迁移途中，轴突和树突的生长和延长也会发生。这种皮质结构化始于妊娠中期，早于突触发

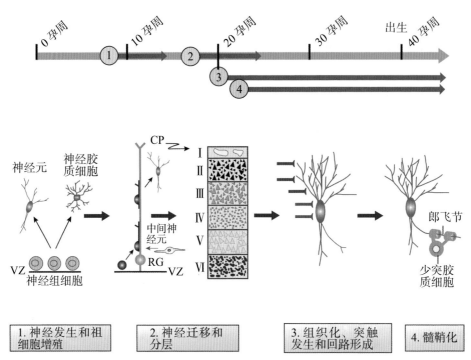

▲ 图 1-2　基于细胞学基础的人类神经元发育结局

图片顶端的时间轴代表从受孕（0 孕周）到出生（40 孕周）。灰色圈内的数字对应下方的脑发育的不同阶段。1. 神经祖细胞在脑室管膜区（ventricular zone，VZ）增殖并形成神经元或神经胶质细胞。2. 神经元沿着放射状胶质细胞（radial glia，RG）以辐射状方式从脑室管膜区迁移至皮质板（cortical plate，CP）。神经元到达皮质板并以"内层向外"的方式确定其最终的皮质位置，Ⅵ层神经元产生并到达最早，Ⅰ层细胞最晚产生并跨越其他层迁移至它们的最终目的地。插图：GABA 中间神经元从前脑内侧和外侧神经节隆起起源通过切向方式迁移而非辐射状迁移到达皮质板。第 3 幅图展示包含了 6 层结构（Ⅰ～Ⅵ）的皮质板的成熟模式。3. 在迁移过程和到达皮质板后的一段时间内，神经元精密地加工包括轴突、树突、形成与其他神经元联系的突触。这里展示了神经元远端树突树上的 3 种兴奋性突触（绿色）和细胞体壁上的 2 种抑制性突触（红色）。4. 在妊娠晚期和出生后，轴突被少突胶质细胞髓鞘化，其众多延伸的过程包裹诸多神经元的轴突。郎飞节是轴突上未被髓磷脂包裹的区域，以跳跃方式沿轴突脉冲传递增加了神经兴奋的传导速度

生（突触形成过程），并持续到儿童早期。这些生长和成熟的过程的时间点和持续程度在不同皮质层和脑区中变化很大。轴突和树突的适当的生长和牵引不仅对神经元间连接和突触发生至关重要，对神经元的内在电生理特性和离子电导率的发生也至关重要。

　　以上所有的事件都遵循发育的顺序进行。在最早的神经元中，钙通道最先

被表达并早于钾通道前出现功能，有利于兴奋性增加，在钠通道被表达后，这种兴奋性增加被进一步强化（Moody 和 Bosma，2005）。早期的动作电位比发育后期波幅更小，持续时间更长。发育中神经元的最早期同步化电活动是通过不同时间点和区域的各种震荡波以电突触和钙离子流为介导的。更专业一点说，就是大规模的突触驱动网络被激活了（如巨大去极化电位 GDP，详见后述）（Dehorter 等，2012；Egorov 和 Draguhn，2013）。各种类型的自发电活动都是瞬时的，且对某一发育阶段特异存在，但在发育的所有阶段，网络震荡都会影响细胞连接和功能（Kirischuk 等，2017）。

突触发生大约开始于妊娠第 6 周的颈段脊髓，皮质中最早的突触于妊娠将近 18 周才出现。在妊娠第 21～22 周时丘脑皮质轴突开始大量向皮质板生长，其后为妊娠第 24～27 周，成熟的新皮质神经元最早开始出现树突棘，然后是中间神经元。这些产前的早期突触和回路，很多被认为是短暂存在的，突触过量生产发生并一直持续到生后的最初数年。它们依赖于电活动的消减方式使传导通路的巩固得以实现。换言之，突触连接因为神经元电活动而得到强化，不能持续放电的通路最终会被修剪掉。

正如离子通道表达的短暂发育，突触功能的成熟也存在发育时序。以谷氨酸为主要神经递质的兴奋性突触的发育早于利用 GABA 为神经递质的抑制性突触。重要的是，在产前生命的绝大多数时期里 GABA 都是去极化而非超极化（Ben-Ari，2002）。在人体，从妊娠后期或生后早期开始，GABA 的作用逐渐从去极化（通常是兴奋性的，但也不总是，详见第 3 章）向超极化（抑制性）转变。这个话题将在第 3 章和第 2 章中详细讨论。谷氨酸受体亚基也时序性成熟，最早的受体亚基异构体偏好更高的兴奋性。这些生理适应对早期神经元可塑性、神经营养功能和连接都非常重要。

据估计，新生儿的脑重量是成年早期重量的 1/4（Dekaban，1978）。在出生时，人类大脑的大体形态已经类似成年人大脑，新皮质的神经元类型和排列方式也大致相似。然而，在整个婴儿期和儿童早期，很多大脑区域的神经发生仍在持续。出生后，突触发生和大量轴突和树突生长仍在继续，胶质细胞增殖和髓鞘化形成也在继续。大脑生长速度最快的时候是生命的前 3 年，划分出一个可被多种病理过程（包括惊厥）影响的神经可塑性的关键期（Isaeva 等，2013）。

（四）髓鞘化

通过少突胶质细胞达成的中枢轴突的髓鞘形成是一个关键的发育进程，该发育进程对快速（"跳跃性"）轴突传递是必不可少的（Bergles 和 Richardson，2016）。髓鞘形成始于妊娠中期，在妊娠晚期变得最为突出和迅速，并持续到出生后若干年。中枢神经系统的多种束带和区域以不同的速率在不同的时间进行髓鞘化，通常从尾侧到嘴侧、从背侧到腹侧、从中央到外周。这种髓鞘形成模式对应到发育里程碑的顺序是涉及视觉、感觉运动和认知功能的获得。髓鞘化程度将决定癫痫发作在脑内和外周的传播速度。

（五）周围神经系统发育

周围神经系统源自神经嵴细胞和基板。神经管闭合后，神经嵴细胞增殖并迁移至外周的目的地，并分化成组成外周神经系统的广泛结构（图1-1A，底部）。神经嵴产生背根神经节，自主神经节和施万细胞。脊神经由感觉和运动轴突混合而成。癫痫发作的运动表现需要一个足够完整和髓鞘化的周围神经系统来允许过度的神经元放电传播，并表现为可观察到的临床症状。

三、发育中大脑惊厥易感性增加

惊厥发作的发生率在儿童期最高，尤其是出生后第 1 年。许多生理因素（表1-2）均可导致发育中的大脑对惊厥的易感性增加（Wong，2005；Ben-Ari 和 Holmes，2006；Silverstein 和 Jensen，2007；Stafstrom，2007a；Dulac 等，2013；Nardou 等，2013；Miller 等，2017；Stafstrom 和 Rho，2017）。动物模型为我们对神经元高兴奋性和惊厥发作的机制的了解提供了重要作用（见第8~9章）。将惊厥易感性理解为发育的结果需要对比人类和啮齿动物（最常用的动物模型）的神经系统发育。这种比较只能是近似的，因为大脑发育各方面的时间和最终的完成在不同物种、不同性别、大脑不同区域和不同类型神经元之间均是不同的（Katsarou 等，2017）。然而，还是可以进行一些信息的比较，因为虽然发育里程碑的确切时间因物种而异，但每个里程碑发生的时序在不同物种中却是相似的。出生后 1～10 天（P1~10）的大鼠约相当于人类的妊娠晚期和生后早期，P8～10 大鼠在脑部生长、神经化学成熟、少突胶质细胞形成、髓鞘形成及其他很多方面被认为与人类足月新生儿相近（Clancy 等，2007；Molnar 和 Clowry，2012；Semple 等，2013）。在啮齿动物中，出生后第 2 周，各种惊厥发作诱导药的阈值始终较低。这种动物模型中过度兴奋的时间窗约相当于人类婴儿的出生后第 1 年（Dobbing 和 Sands，1973；Romijn 等，1991；Clancy 等，2007），也是惊厥发作的高峰期。

任何有利于增加兴奋性的、改变大脑兴奋 / 抑制平衡的生理因素都有利于产生惊厥。其中部分因素已经提及，包括离子通道和跨膜梯度，神经递质和它们的受体，发育中大脑的结构和连接的改变等（表 1-2）。年幼时的惊厥倾向涉及细胞和分子变化在不同时机的复杂相互作用（Rakhade 和 Jensen，2009）。使不成熟的大脑特别容易受到过度兴奋和产生惊厥的各种改变以及它们的特定时间窗，也将为开发新的年龄特异性的治疗提供机会（见第 4 章）。

（一）发育中的膜特点和离子通道

细胞膜的固有特征包括膜电阻 R_N（定义：电压改变 V/ 电流 I，即 V/I）和时间常数 τ_m（衡量一个信号后神经元电压恢复到基线的速度有多快，$\tau_m = C_m \cdot R_N$，其中 C_m 是膜电容）。这些被动的膜特性与离子电导协同作用，决定了神经元对突触输入的反应。在发育早期，神经元具有相对较高的膜电阻和较短的时间常数，因此给定一个固定幅度和持续时间的去极化或超极化电流将导致未成熟神经元中的电压变化大于成熟神经元（Zhang，2004）。因此，未成熟神经元比成熟神经元在将兴奋性突触电位转换为动作电位方面更高效。

离子通道发育的相对时间在未成熟大脑的兴奋性增强中起主要作用（Moody 和 Bosma，2005；Spitzer，2006）。介导神经元兴奋和各种亚细胞信号传导功能的钙通道最早发育，其次是钾和钠通道。动作电位在发育早期持续时

表 1–2　使发育中大脑惊厥惊厥易感性增加的因素

因　素	结　局
未成熟神经元的持续高输入电阻，更短的膜时间常数的特点	突触输入放大，电压改变更持久
钠钙通道早发育成熟，钾通道晚发育成熟	动作电位拉长，不应期缩短，神经元放电增加
发育早期增多的电突触	神经网络同步化增强
兴奋性突触早于抑制性突触发育	发育早期兴奋对比抑制的相对优势
关键时期兴奋性突触的过度表达	惊厥易感性高的窗口期
NMDA 亚基（NR2B/NR2A）比例增高，有利于去极化反应延长，NR2D 相对高表达降低了 Mg^{2+} 的阻滞	有利于过度兴奋
抑制性突触晚期出现	较少的功能抑制，有利于对神经兴奋性驱动
GABA 的兴奋作用	生命早期 GABA 呈去极化（通常为兴奋性）
$GABA_A$ 受体亚基的发育性改变	抑制的有效性及苯二氮䓬反应性的发育性差异
黑质中未成熟 $GABA_A$ 结合模式	抗惊厥效应
不成熟的稳态机制：Na^+, K^+–ATP 酶，胶质细胞的 K^+ 调节，K^+–Cl^- 共转蛋白	长时间暴露于升高的细胞外 K^+ 导致进一步的神经元去极化

GABA. γ– 氨基丁酸；NR. N– 甲基 –D– 天冬氨酸（NMDA）受体；Mg. 镁

间更长，允许钙内流增多，特别是在突触前膜，从而通过增加神经递质释放的可能性来增强兴奋性。大脑必须在放电驱动的钙通道激活和过度去极化电流之间达到关键的平衡（放电驱动的钙通道激活是正常发育过程所必需的，如细胞分化、迁移和突触发生，而过度去极化电流可能会导致癫痫和神经元的损伤）（Spitzer 等，2002）。

（二）神经递质、受体和转运体的发育

通过间隙连接的细胞间通讯在神经元发育中起重要作用（Belousov 和 Fontes，2013；Connors，2017）。在发育中的大脑尚未形成化学性突触前，突

触间的传导由间隙连接介导。电突触已经在多个脑区被发现和报道，包括新生儿的新皮质和海马。电传导的快作用特点可易化神经网络的快速同步性并促使惊厥发生（Velazquez 和 Carlen，2000）。除了快速电通讯外，间隙连接还介导小分子（如第二信使，神经元间、神经元与其他细胞如胶质细胞间的离子）的传递。电突触也参与迁移神经元和放射状神经胶质的黏附。间隙连接亚基表达的个体发育是这些间隙连接有不同作用的基础。例如，兴奋性和抑制性神经元的间隙连接的表达随时间而不同，导致兴奋作用和抑制作用的动态相互作用。电突触对于相关电活动和代谢同步化至关重要（Niculescu 和 Lohmann，2014）。可以假设，产前和产后早期发育产生的大量电突触可以促进各种正常和病理的振荡放电，导致未成熟大脑的过度兴奋特点和惊厥易感性（Egorov 和 Draguhn，2013；Scemes 和 Velíšková，2017）。

兴奋性化学突触先于抑制性化学突触出现。每种谷氨酸受体类型和每种谷氨酸受体亚基都具有不同的成熟特征。例如，兴奋性 N- 甲基 -D- 天冬氨酸（N-methyl-D-aspartate，NMDA）型谷氨酸受体早在妊娠中期就存在（并短暂过表达）以调节祖细胞增殖和确定细胞命运（Simeone 等，2004；Bagasrawala 等，2017；Ewald 和 Cline，2009）。NMDA 受体亚基的早期发育性化学计量更偏好于产生延长的去极化反应。在啮齿动物生后第 1 周，NMDA 受体亚基 GluN1 和 GluN2B 相对升高，GluN2A 表达相对降低。在生理学上，这种亚单位的组合方式使其被镁离子阻断的敏感性降低和并使钙内流增强，有利于去极化、惊厥发作产生和兴奋性毒性出现。相似地，α- 氨基 -3- 羟基 -5- 甲基 -4- 异恶唑丙酸（α-amino-3-hydroxy-5-methyl4-isoxazoleproprionic acid，AMPA）型谷氨酸受体也具有发育性特征，其中 GluA2 亚基比 GluA1 和 GluA3 亚基发育得晚。GluA2 亚基限制钙内流，因此它们在发育早期的相对缺乏有利于增加钙内流和产生更大的兴奋性。同样，代谢型（G 蛋白耦联）谷氨酸受体的发育时间过程也有利于提高兴奋性（Avallone 等，2006；Ngomba 等，2011；Nardou 等，2013）。

GABA 系统也遵循发育成熟的趋势，在不同的发育阶段表达不同的 GABA$_A$ 受体亚基（Brooks-Kayal，2005；Huang，2009）。如上所述，GABA

的生理作用随发育过程而异。早期的 GABA 去极化动作电位发生依赖于氯离子的分布（Staley，2006）（图 1-3）。在发育中的大脑（直到人类数月龄时），细胞内氯化物浓度远高于成熟神经元。氯离子分布由膜泵调节。钠 – 钾 – 氯共转蛋白 1（sodium，potassium，chloride co-transporter 1，NKCC1）利用储存于跨膜钠离子梯度中的能量将一个钾离子向内转运同时带入 1 个钠离子和两个氯离子，激活向内的氯离子流。NKCC1 的活动导致细胞内氯离子浓度比成熟神经元中高 3～4 倍。因此，当 GABA$_A$ 受体被中间神经元释放的 GABA 激活时，突触后允许氯离子通过的通道被打开，神经元氯离子外流降低神经元的电化学梯度。这种氯外流导致去极化电流；膜电位偏离氯离子平衡电位，其比静息电位（即去极化）低数十毫伏。由此产生的去极化可能达到动作电位产生的阈值。谷氨酸能的兴奋作用能提供比兴奋性 GABA 更强的去极化，但 GABA 介导的去极化足以激活 NMDA 受体和低于阈值的离子流，如持续的钠电流（Stafstrom，2007b），从而使兴奋产生成为可能。

值得注意的是，即使在 GABA 去极化的时相，另一个机制——分流，可以通过增加膜电导有效地产生抑制作用。分流疏散了去极化的突触电流，且不引起膜电位的变化（Isaev 等，2007；Khazipov 等，2015）。也就是说，当氯化物被被动地跨膜分布时，增加氯离子传导不会产生跨膜氯电流。因此，即使在去极化作用下，GABA 也可以在新生儿脑中产生一些抑制作用。

随着发育的进程，NKCC1 转运蛋白的表达和活性下降，而另一种膜泵——钾 – 氯共转蛋白 2（KCC2）的表达和活性增加（Ben-Ari 等，2012）。KCC2 具有与 NKCC1 相反的作用，即 KCC2 主动将氯离子从神经元排出到细胞外空间，使细胞内区室具有较低的基础氯浓度（图 1-3）。GABA 与表达 KCC2 的成熟神经元上的 GABA$_A$ 受体结合，将导致氯离子通道开放和氯离子内流进入神经元，降低其浓度梯度。这增加了细胞内负电荷，使神经元超极化，并使其膜电位远离动作电位产生的阈值。

从 GABA 能神经元去极化 / 兴奋到抑制作用的过渡是一个重要的生理里程碑。随着谷氨酸能突触发展并继续介导其强大的兴奋作用，GABA 转向其成熟的抑制作用。虽然上述氯离子转运蛋白表达的发育变化部分地解释了从去极

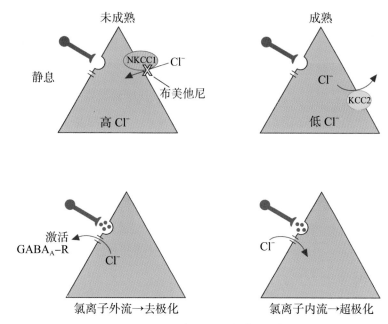

▲ 图 1–3　**GABA 在不同发育时期的变化**

图中描绘的是神经元（蓝色三角），展示了不同发育时期细胞内氯离子浓度对 GABA 反应的影响（红点）。在发育早期（左侧），由于膜转运体（NKCC1，橙色椭圆）活性作用向细胞内运输氯离子，导致细胞内氯浓度很高；在这个年龄段激活 GABA$_A$ 受体（左下）引起氯离子外流和去极化。在成熟大脑（右侧），NKCC1 表达下降，但另一个氯离子转运体（KCC2，绿色椭圆）表达增高，并不断排出氯化物，使细胞内氯浓度保持相对低水平。因此，在成熟大脑，激活 GABA$_A$ 受体（右下）可导致氯内流和神经元的超极化。图中不同年龄细胞内氯浓度的水平差异由 Cl$^-$ 字母的大小来表示。布美他尼（左上）阻断 NKCC1 作用，并可通过减少 GABA 在不成熟大脑的去极化作用来保护和阻断新生儿惊厥发作。GABA$_A$-R. γ 氨基丁酸 A 型受体；KCC2. 钾 – 氯共转蛋白 2；NKCC1. 钠 – 钾 – 氯共转蛋白 1

化到超极化的 GABA 转变，但实际情况可能更复杂。GABA 的早期兴奋作用也可能与未成熟神经元中不能穿透的阴离子的特定分布有关，而不仅仅与转运蛋白表达有关，见第 2 章（Glykys 等，2014）。这个转变时间点也对应于其他发育里程碑，即 GABA$_B$ 介导的抑制反应的出现和称为巨大去极化电位（GDP）的大振荡电流的消失（Mohajerani 和 Cherubini，2006）。巨大去极化电位仅见于生命早期（如啮齿类动物的 P4~8 或人类的中晚期妊娠），主要依赖于去极化 GABA 作用，并促进突触形成和神经回路形成（Allène 等，2008）。在这种转变期间，当 GABA 仍然为兴奋作用时，通过谷氨酸受体介导的兴奋性还在发育成熟中，而 $GABA_B$ 受体介导的抑制作用尚未完成，此时惊厥易感性达到峰值；这种惊厥易感性增加的时间窗在大鼠出生后 P10～14，对应到人类，也是新生儿惊厥最常见的时期（Khazipov 等，2015）。

苯巴比妥常被用于控制新生儿期的惊厥，其可通过增加突触后氯离子通道的开放时间来增强 GABA 能神经元的抑制作用，但它对新生儿惊厥发作的抑制作用有限（Painter 等，1999）。与新生儿惊厥治疗相关，$GABA_A$ 受体对苯二氮䓬类药物的敏感性也随着发育过程而变化（Haas 等，2013）。我们需要治疗新生儿惊厥的新方法（El-Dib 和 Soul，2017）。在这方面，布美他尼是一种类似于呋塞米的利尿药，可阻断 NKCC1（图 1-3）并抑制脑切片和动物模型中的痫性活动（Dzhala 等，2005），这种效应在同时使用苯巴比妥时得到增强（Dzhala 等，2008）。

（三）离子环境的调节

几种离子的转运机制的发育均有利于发育早期的兴奋性维持。氯离子梯度的差异表现依赖于 NKCC1 和 KCC2 转运蛋白的发育，部分决定了 GABA 是介导去极化作用还是超极化作用。钠 – 钾泵（Na^+-K^+-ATP 酶）的表达也遵循发育模式（Benarroch，2011）。过度神经元放电（如惊厥发作）后的细胞外钾堆积可以进一步使神经元细胞膜去极化，加剧或延长发作期电活动。神经胶质细胞清除细胞外钾的能力随着年龄的增长而增强。

（四）大脑结构的成熟和惊厥易感性

在发育中的大脑中，神经元放电的一个作用结果是突触连接形成并被修剪。因此，神经元电活动决定了哪些连接保持稳定以及哪些连接丢失。这种变化被称为可塑性，这是一种可能影响大脑学习和应对环境能力的一般现象（Ismail 等，2017）。控制可塑性的相同特性也可能导致神经网络出现与脑病理或损伤有关的同步化趋势。例如，在大鼠出生后第 2 周，海马 CA3 区以锥体细胞丰富的兴奋性连接为特征，赋予该区域更高的兴奋性（Casanova 等，2014）。随着该发育时间窗看到的过度兴奋趋于稳定，这些连接在之后被消除了。

四、与惊厥及癫痫相关的脑发育异常

本部分根据本章概述的大脑发育的不同阶段提供一些癫痫的例子。

（一）神经管闭合异常

前后神经孔的闭合发生在妊娠第 4 周的末尾。在大脑发育的这个早期阶段，惊厥发作不太可能产生，因为神经元迁移、突触发生和回路形成的过程尚未出现。出生后的疾病与神经管闭合最密切相关的是前脑神经和后神经孔未能正常闭合时，分别产生的脑膨出和脊髓脊膜膨出（脊柱裂）。由这种早期发育病理学引起的严重脑畸形中，随后的发育步骤通常也会明显改变。脊柱裂患儿癫痫发病率的增加被认为是继发性或附加产生的发育性损害，如迁移异常而非神经管闭合障碍本身（Talwar 等，1995）。

（二）神经元移行障碍

人们越来越认识到，不管是因为局限性（局灶性）皮质发育不良还是广泛性迁移异常，神经元迁移障碍可导致皮质发育畸形和癫痫的发生（Desikan 和 Barkovich，2016）。在患有皮质发育畸形的儿童中，惊厥发作非常常见，可以在婴儿期或生后数年后出现。第 11 章将详细介绍该主题，但下面将对此进行简要讨论。

从过多的小而薄的脑回（多小脑回畸形），数量减少的厚的脑回（巨脑回畸形），到几乎完全光滑的没有许多脑回或脑沟的皮质（无脑回畸形），绝大多数神经元迁移障碍谱系疾病都与惊厥发作有关（表 1-1）（Wynshaw-Boris 等，2010）。在妊娠后期稍后发生的神经元迁移的其他异常包括脑裂畸形（开放裂）或胼胝体发育不全。迁移中断可导致灰质异位，这是具有正常或异常形态的未能到达其在皮质板中目标位置的神经元的集合。由此产生的异常神经回路可能引起局灶性或多灶性癫痫。

调控神经元迁移众多方面的基因发生的突变与癫痫有关。由基因突变引起的异常迁移的两个例子，一个影响兴奋性锥体神经元，一个影响抑制性中间神经元，说明了发育性癫痫疾病谱的广泛性。*LIS1* 是调节神经元从脑室管膜区向皮质板迁移的基因。*LIS1* 的突变可导致许多人类疾病，特别是 Miller-Dieker 综合征（Parrini 等，2016）。患儿具有特征性的面部畸形特征和先天的含极少甚至几乎没有脑回和脑沟的无脑回大脑，皮质呈现光滑外观并且神经元分层紊乱。几乎所有患儿都存在惊厥，可能是由于异常神经元之间形成异常回路导致的（Hippenmeyer，2013）。

ARX 是一个同源框基因，可调节 GABA 能抑制性中间神经元从神经节隆起的切向迁移（Parrini 等，2016；Katsarou 等，2017）。*ARX* 的突变导致皮质中间神经元缺失和抑制性张力下降，并导致包括婴儿痉挛在内的多种癫痫综合征。这些例子将在后续章节中进行详细讨论（见第 3、8、11 章），说明兴奋性和抑制性神经元的正确迁移对大脑皮质正常功能的重要性及解释调节迁移途径的基因突变是如何产生一种癫痫表型。

（三）皮质组织化和突触形成的异常

一旦神经元迁移到各自的位置，它们需要进一步分化，表达离子通道、精心修剪树突状突起、特异化轴突并引导之，以及形成突触。无论是获得性还是遗传性疾病，都可以影响这些过程中的任何部分，并导致对惊厥易感的过度兴奋回路产生。调节皮质组织化和突触形成的众多基因中的任何一个基因发生突变都可以改变发育中的大脑的兴奋性并引起癫痫，这些突变在不同的发育阶段发挥不同的作用（Reid 等，2018）。

就离子通道而言，许多基因突变是导致癫痫的原因。例如，钠通道 α_1 亚基基因（*SCN1A*）的功能丧失性突变导致一系列发育性癫痫，包括遗传性热性惊厥附加症和 Dravet 综合征（婴儿期严重肌阵挛癫痫）（见第 3 章）（Meisler 和 Kearney，2005；Harkin 等，2007；Stafstrom，2009；Steinlein，2014）。患有 Dravet 综合征的儿童最初具有正常的发育，但随后发展成多种类型的药物难治性癫痫并伴随发育和认知倒退；他们也更容易出现癫痫相关猝死（sudden death in epilepsy，SUDEP）（Steinlein，2014）。

同样，钾通道突变也可引起癫痫性脑病（Villa 和 Combi，2016）。一大组

（或家族）钾通道可介导外向电流，抵消去极化的影响并稳定膜的兴奋性。一个例子是 *KCNQ2* 和 *KCNQ3* 基因通过毒蕈碱介导的电流（muscarine-mediated current，"M– 电流"）调节亚阈值兴奋性（Hille 等，2014）。这两个基因中的任意一个发生突变都可能引起从良性家族性新生儿发作综合征到严重的癫痫性脑病等一系列癫痫（Maljevic 和 Lerche，2014）。因此，在早期发育窗口期内介导离子流的基因出现功能障碍可导致良性或严重的癫痫。

在突触发育中，多种基因发生突变可影响突触结构和功能，从而导致癫痫以及其他神经发育障碍，如孤独症和精神分裂症。孤独谱系障碍（autism spectrum disorder，ASD）与癫痫之间存在密切关联，高达 30% 的孤独谱系障碍患者共患惊厥发作，在具有明确遗传基础的孤独症中癫痫发病率更高（Strasser 等，2017）。这些疾病可能有某些共同的神经生物学机制；突触功能异常和突触发生异常在这两种疾病中尤为普遍（Stafstrom 和 Benke，2015；Keller 等，2017）。孤独谱系障碍和癫痫中受影响的突触蛋白包括进行囊泡融合和神经递质释放的突触铆钉机制相关蛋白（SHANK3、STXBP1），调节亚细胞信号传导通路的蛋白（mTOR，PTEN），调节 GTP 酶以及 NMDA– 和 AMPA– 受体功能的蛋白（SYNGAP1）等（Peça 和 Feng，2012）。因此，由于编码突触蛋白的基因发生突变导致突触形成和功能缺失，可以为发育性癫痫和孤独谱系障碍提供共同的物质基础（Huguet 等，2013）。

（四）髓鞘化障碍

中枢髓鞘由少突胶质细胞形成，从妊娠中期中间开始，持续数年，甚至持续到青春期后期。大脑在出生时稀疏地有少许髓鞘，在出生后的前 2 年内中枢和外周髓鞘以最快的速度增加。出生前和出生后不久髓鞘形成的缺乏，是新生儿惊厥的多灶性特点极其缓慢传播特点的部分原因。影响髓鞘形成的原发性疾病几乎肯定与惊厥发作有关，但这些疾病更常见表现为认知和运动技能的功能障碍。

脑白质营养不良是由神经胶质细胞或髓鞘功能障碍引起的中枢神经系统白质异常，代表了被称为髓鞘化障碍疾病的一类典型例子（Tonduti 和

Vanderver，2018）。惊厥经常伴有脑白质营养不良，但这种惊厥通常发生在疾病病程的晚期（Tonduti 和 Vanderver，2018）。亚历山大病是一个例外，因编码神经胶质原纤维酸性蛋白（glial fibrillary acidic protein，GFAP）的基因发生功能获得性突变引起，GFAP 是一种星形细胞中间纤维。虽然亚历山大病是一种星形胶质细胞功能障碍（而不是原发性脱髓鞘疾病），但脱髓鞘是一种不可避免的结果。亚历山大病的癫痫在疾病病程早期出现，通常作为疾病表现的征象（Prust 等，2011）。

（五）发育中大脑的癫痫发生

前面的讨论强调了未成熟大脑易发生惊厥或出现原发性发作的机制（Rakhade 和 Jensen，2009；Nardou 等，2013）。发育中的大脑也容易发展为癫痫，即无诱发的反复惊厥发作的状态。正常大脑发展为癫痫的过程称为癫痫发生。虽然原发性发作和癫痫发生的机制存在一些重叠，但后一术语是指在脑损伤后或由于遗传易感性而发生的反复自发性惊厥发作。近年来，大量研究的重点集中在发育中的大脑转变成癫痫的方式，更重要的在于关于阻止或预防癫痫发生的干预措施的研究。

许多因素均可能在癫痫发生中起作用，并且这些因素最好根据时间顺序来考虑（Bender 和 Baram，2007；Pitkanen 和 Lukasiuk，2009；Rakhade 和 Jensen，2009；Wasterlain 等，2013；Katsarou 等，2018；Wasterlain 等，2013）。在急性脑损伤或严重惊厥发作后的最初几个小时到几天内，基因直接被激活，导致蛋白质转录，从而改变随后的兴奋性。此外，在惊厥发生后，包括钾通道和 GABA$_A$、AMPA、NMDA 受体在内的许多涉及兴奋性的受体和其他蛋白质被磷酸化。随后，在数天到数周的时间内，炎症反应出现了，伴随着细胞因子和其他炎症化合物、神经营养因子、离子通道和神经递质受体水平均升高（见第 10 章）。这些变化是数周、数月乃至数年后发生的慢性癫痫发生的基础，包括改变的神经发生和胶质增生，同时伴随认知和行为异常的出现（见第 13 章）。因此，致病的级联反应过程是从基因水平的变化发展到结构水平的变化；这些多因素过程中可能可以提供生物标志物以区别哪些个体最有可能发展癫痫，以及提示干预致痫过程的最佳方式（Sankar 和 Rho，2007）。随着越来越多的证据表明抗癫痫发作药物可以引起发育中大脑的细胞凋亡，我们迫切需要找到可替代的治疗方法（Wasterlain 等，2013；Kaushal 等，2016）。

五、总结

本章回顾了正常的大脑发育，并提供了可导致发育性癫痫的复杂多样的机制和病理的例子。在随后的章节中将更详细地阐述其中许多疾病。正常和异常大脑发育的知识提供了关于发育性癫痫的重要信息，并揭示了干预的机会以逆转癫痫结局和阻止相关共患病的出现。

参 考 文 献

[1] Allène, C., Cattani, A., Ackman, J.B., Bonifazi, P., Aniksztejn, P., Ben-Ari, Y., and Cossart, R. (2008). Sequential generation of two distinct synapse-driven network patterns in developing neocortex, *J. Neurosci.*, 28, 12851-12863.

[2] Avallone, J., Gashi, E., Magrys, E., and Friedman, L.K. (2006). Distinct regulation of metabotropic glutamate receptor (mGluR1 alpha) in the developing limbic system following multiple early-life seizures, *Exp. Neurol.*, 202, 100-111.

[3] Back, S.A. (2014). Cerebral white and gray matter injury in newborns: new insights into pathophysiology and management, *Clin. Perinatol.*, 41, 1-24.

[4] Bagasrawala, I., Memi, F., Radonjic, N.V., and Zecevic, N. (2017). N-methyl-D–aspartate receptor expression patterns in the human fetal cerebral cortex, *Cereb. Cortex*, 27, 5041-5053.

[5] Belousov, A.B. and Fontes, J.D. (2013). Neuronal gap junctions: making and breaking connections during development and injury, *Trends Neurosci.*, 36, 227-236.

[6] Ben-Ari, Y. (2002). Excitatory actions of GABA during development: the nature of the nurture, *Nat. Rev. Neurosci.*, 3, 728-739.

[7] Ben-Ari, Y. and Holmes, G.L. (2006). Effects of seizures on developmental processes in the immature brain, *Lancet Neurol.*, 5, 1055-1063.

[8] Ben-Ari, Y., Khalilov, I., Kahle, K.T., and Cherubini, E. (2012). The GABA excitatory/inhibitory shift in brain maturation and neurological disorders, *Neuroscientist*, 18, 467-486.

[9] Benarroch, E.E. (2011). Na$^+$, K$^+$-ATPase: functions in the nervous system and involvement in neurologic disease, *Neurology*, 76, 287-293.

[10] Bender, R.A. and Baram, T.Z. (2007). Epileptogenesis in the developing brain: what can we learn from animal models?, *Epilepsia*, 48(Suppl 5), 2-6.

[11] Bergles, D.E. and Richardson, W.D. (2016). Oligodendrocyte development and plasticity, *Cold Spring Harb. Perspect. Biol.*, 8, a020453.

[12] Blanquie, O., Kilb, W., Sinning, A., and Luhmann, H.J. (2017). Homeostatic interplay between electrical activity and neuronal apoptosis in the developing neocortex, *Neuroscience*, 358, 190-200.

[13] Brooks-Kayal, A.R. (2005). Rearranging receptors. *Epilepsia*, 46(Suppl 7), 29-38.

[14] Casanova, J.R., Nishimura, M., and Swann, J.W. (2014). The effects of early-life seizures on hippocampal dendrite development and later–life learning and memory, *Brain Res. Bull.*, 103, 39-48.

[15] Chu, J. and Anderson, S.A. (2015). Development of cortical interneurons, *Neuropsychopharm. Rev.*, 40, 16-23.

[16] Clancy, B., Finlay, B.L. Darlington, R.B., and Anand, K.J. (2007). Extrapolating brain development from experimental species to humans, *Neurotoxicology*, 28, 931-937.

[17] Connors, B.W. (2017). Synchrony and so much more: Diverse roles for electrical synapses in neural circuits, *Dev. Neurobiol.*, 77, 610-624.

[18] DeFelipe, J., López-Cruz, P.L., Benavides-Piccione, R., Bielza, C., Larrañaga, P., Anderson, P., Burkhalter, A., Cauli, B., Fairén, A., Feldmeyer, D., Fishell, G., Fitzpatrick, D., Freund, T.F., González-Burgos, G., Hestrin, S., Hill, S., Hof, P.R., Huang, J., Jones, E.G., Kawaguchi, Y., Kisvárday, Z., Kubota, Y., Lewis, D.A., Marín, O., Markram, H., McBain, C.J., Meyer, H.S., Monyer, H., Nelson, S.B., Rockland, K., Rossier, J., Rubenstein, J.L., Rudy, B., Scanziani, M., Shepherd, G.M., Sherwood, C.C., Staiger, J.F., Tamás, G., Thomson, A., Wang, Y., Yuste, R., and Ascoli, G.A. (2013). New insights into the classification and nomenclature of cortical GABAergic interneurons, *Nat. Rev. Neurosci.*, 14, 202-216.

[19] Dehorter, N., Vinay, L., Hammond, C., and Ben-Ari, Y. (2012). Timing of developmental sequences in different brain structures: physiological and pathological implications, *Eur. J. Neurosci.*, 35, 1846-1856.

[20] Dekaban, A.S. (1978). Changes in brain weights during the span of human life: relation of brain weights to body heights and body weights. *Ann. Neurol.*, 4, 345-356.

[21] Desikan, R.S. and Barkovich, A.J. (2016). Malformations of cortical development, *Ann. Neurol.*, 80, 797-810.

[22] Dobbing, J. and Sands, J. (1973). Quantitative growth and development of the human brain, *Arch. Dis. Child.*, 48, 757-767.

[23] Dulac, O., Milh, M., and Holmes, G.L. (2013). Brain maturation and epilepsy, *Handb. Clin. Neurol.*, 111, 441-446.

[24] Dzhala, V.I., Brumback, A.C., and Staley, K.J. (2008). Bumetanide enhances phenobarbital efficacy in a neonatal seizure model, *Ann. Neurol.*, 63, 222-235.

[25] Dzhala, V.I., Talos, D.M., Sdrulla, D.A., Brumback, A.C., Mathews, G.C., Benke, T.A., Delpire, E., Jensen, F.E., and Staley, K.J. (2005). NKCC1 transporter facilitates seizures in the developing brain, *Nat. Med.*, 11, 1205-1213.

[26] Egorov, A.V. and Draguhn, A. (2013). Development of coherent neuronal activity patterns in mammalian cortical networks: common principles and local heteroegeneity, *Mech. Dev.*, 130, 412-423.

[27] El–Dib, M. and Soul, J.S. (2017). The use of phenobarbital and other antiseizure drugs in newborns, *Semin. Fetal Neonatal Med.*, 22, 321-327.

[28] Ewald, R.C. and Cline, H.T. (2009). *Biology of the NMDA Receptor*, ed. Van Dongen, A. M., "NMDA receptors and brain development," (CRC Press/Taylor & Francis, Boca Raton FL), https://www.ncbi.nlm.nih.gov/books/NBK5287/.

[29] Glykys, J., Dzhala, V., Egawa, K., Balena, T., Saponjian, Y., Kuchibhotla, K.V., Bacskai, B.J., Kahle, K.T., Zeuthen, T., and Staley, K.J. (2014). Local impermeant anions establish the neuronal chloride concentration, *Science*, 343, 670-675.

[30] Haas, M., Qu, Z., Kim, T.H., Vargas, E., Campbell, K., Petrou, S., Tan, S.S., Reid, C.A., and Heng, J. (2013). Perturbations in cortical development and neuronal network excitability arising from prenatal exposure to benzodiazepines in mice, *Eur. J. Neurosci.*, 37, 1584-1593.

[31] Harkin, L.A., McMahon, J.M., Iona, X., Dibbens, L., Pelekanos, J.T., Zuberi, S.M., Sadleir, L.G., Andermann, E., Gill, D., Farrell, K., Connolly, M., Stanley, T., Harbord, M., Andermann, F., Wang, J., Batish, S.D., Jones, J.G., Seltzer, W.K., Gardner, A.; Infantile Epileptic Encephalophty Referral Consortium, G. Sutherland, S.F. Berkovic, J.C. Mulley and

I.E. Scheffer (2007). The spectrum of *SCN1A*-related infantile epileptic encephalopathies, *Brain*, 130(Part 3), 843-852.

[32] Hille, B., Dickson, E., Kruse, M., and Falkenburger, B. (2014). Dynamic metabolic control of an ion channel. *Prog. Mol. Biol. Transl. Sci.*, 123, 219-247.

[33] Hippenmeyer, S. (2013). Molecular pathways controlling the sequential steps of cortical projection neuron migration, *Adv. Exp. Med. Biol.*, 800, 1-24.

[34] Huang, Z.J. (2009). Activity–dependent development of inhibitory synapses and innervation pattern: role of GABA signalling and beyond, *J. Physiol.*, 587(Pt 9), 1881-1888.

[35] Huguet, G., Ey, E., and Bourgeron, T. (2013). The genetic landscapes of autism spectrum disorders, *Annu. Rev. Genomics Hum. Genet.*, 14, 191-213.

[36] Isaev, D., Isaeva, E., Khazipov, R., and Holmes, G.L. (2007). Shunting and hyperpolarizing GABAergic inhibition in the high–potassium model of ictogenesis in the developing rat hippocampus, *Hippocampus*, 17, 210-219.

[37] Isaeva, E., Isaev, D., and Holmes, G.L. (2013). Alteration of synaptic plasticity by neonatal seizures in rat somatosensory cortex, *Epilepsy Res.*, 106, 280-283.

[38] Ismail, F.Y., Fatemi, A., and Johnston, M.V. (2017). Cerebral plasticity: Windows of opportunity in the developing brain, *Eur. J. Paediatr. Neurol.*, 21, 23-48.

[39] Jiang, X. and Nardelli, J. (2016). Cellular and molecular introduction to brain development. *Neurobiol. Dis.*, 92, 3-17.

[40] Katsarou, A.M., Galanopoulou, A.S., and Moshé, S.L. (2017). Interneuronopathies and their role in early life epilepsies and neurodevelopmental disorders, *Epilepsia Open*, 2, 284-306.

[41] Katsarou, A.M., Galanopoulou, A.S., and Moshé, S. L. (2018). Epileptogenesis in neonatal brain, *Semin. Fetal Neonatal Med.*, 23, 159-167.

[42] Kaushal, S., Tamer, Z., Opoku, F., and Forcelli, P.A. (2016). Anticonvulsant drug-induced cell death in the developing white matter of the rodent brain, *Epilepsia*, 57, 727-734.

[43] Keller, R., Basta, R., Salerno, L., and Elia, M. (2017). Autism, epilepsy, and synaptopathies: a not rare association, *Neurol. Sci.*, 38, 1353-1361.

[44] Khazipov, R., Valeeva, G., and Khalilov, I. (2015). Depolarizing GABA and developmental epilepsies, *CNS Neurosci. Ther.*, 21, 83-91.

[45] Kirischuk, S., Sinning, A., Blanquie, O., Yang, J.W., Luhmann, H.J., and Kilb, W. (2017). Modulation of neocortical development by early neuronal activity: Physiology and pathophysiology, *Front. Cell. Neurosci.*, 11, 379, doi:10.3389/fncel.2017.00379.

[46] Luhmann, H.J., Fukuda, A., and Kilb, W. (2015). Control of cortical neuronal migration by glutamate and GABA, *Front. Cell. Neurosci.*, 9, 4, doi:10.3389/fncel.2015.00004.

[47] Luhmann, H.J., Kirischuk, S., Sinning, A., and Kilb, W. (2014). Early GABAergic circuitry in the cerebral cortex, *Curr. Opin. Neurobiol.*, 26, 72-78.

[48] Lui, J.H., Hansen, D.V., and Kriegstein, A.R. (2011). Development and evolution of the human neocortex, *Cell*, 146, 18-36.

[49] Maljevic, S. and Lerche, H. (2014). Potassium channel genes and benign familial neonatal epilepsy, *Prog. Brain Res.*, 213, 17-53.

[50] Meisler, M.H. and Kearney, J.A. (2005). Sodium channel mutations in epilepsy and other neurological disorders, *J. Clin. Invest*, 115, 2010-2017.

[51] Miller, S.M., Goasdoue, K., and Björkman, S.T. (2017). Neonatal seizures and disruption to neurotransmitter systems, *Neural Regen. Res.*., 12, 216-217.

[52] Mohajerani, M.H. and Cherubini, E. (2006). Role of giant depolarizing potentials in shaping synaptic currents in the developing hippocampus, *Crit. Rev. Neurobiol.*, 18, 12-23.

[53] Molnar, Z. and Clowry, G. (2012). Cerebral cortical development in rodents and primates, *Prog. Brain Res.*, 195, 45-70.

[54] Moody, W.J. and Bosma, M.M. (2005). Ion channel development, spontaneous activity, and activity–dependent development in nerve and muscle cells, *Physiol. Rev.*, 85, 883-941.

[55] Nardou, R., Ferrari, D.C., and Ben-Ari, Y. (2013). Mechanisms and effects of seizures

in the immature brain, *Semin. Fetal Neonatal Med.*, 18, 175-184.

[56] Ngomba, R.T., Santolini, I., Salt, T.E., Ferraguti, F., Battaglia, G., Nicoletti, F., and van Luijtelaar, G. (2011). Metabotropic glutamate receptors in the thalamocortical network: strategic targets for the treatment of absence epilepsy, *Epilepsia*, 52, 1211-1222.

[57] Niculescu, D. and Lohmann, C. (2014). Gap junctions in developing thalamic and neocortical neuronal networks, *Cereb. Cortex*, 24, 3097-3106.

[58] Ortega, J.A., Memi, F., Radonjic, N., Filipovic, R., Bagasrawala, I., Zecevic, N., and Jakovcevski, I. (2018). The subventricular zone: a key player in human neocortical development, *Neuroscientist*, 24, 156-170.

[59] Painter, M.J., Scher, M.S., Stein, A.D., Armatti, S., Wang, Z., Gardner, J.C., Paneth, N., Minnigh, B., and Alvin, J. (1999). Phenobarbital compared with phenytoin for the treatment of neonatal seizures, *N. Engl. J. Med.*, 341, 485-489.

[60] Parrini, E., Conti, V., Dobyns, W.B., and Guerrini, R. (2016). Genetic basis of brain malformations, *Mol. Syndromol.*, 7, 220-233.

[61] Peç, J. and Feng, G. (2012). Cellular and synaptic network defects in autism, *Curr. Opin. Neurobiol.*, 22, 866-872.

[62] Pitkanen, A. and Lukasiuk, K. (2009). Molecular and cellular basis of epileptogenesis in symptomatic epilepsy, *Epilepsy Behav.*, 14, 16-25.

[63] Prust, M., Wang, J., Morizono, H., Messing, A., Brenner, M., Gordon, E., Hartka, T., Sokohl, A., Schiffmann, R., Gordish–Dressman, H., Albin, R., Amartino, H., Brockman, K., Dinopoulos, A., Dotti, M.T., Fain, D., Fernandez, R., Ferreira, J., Fleming, J., Gill, D., Griebel, M., Heilstedt, H., Kaplan, P., Lewis, D., Nakagawa, M., Pedersen, R., Reddy, A., Sawaishi, Y., Schneider, M., Sherr, E., Takiyama, Y., Wakabayashi, K., Gorospe, J.R., and Vanderver, A. (2011). GFAP mutations, age at onset, and clinical subtypes in Alexander disease, *Neurology*, 77, 1287-1294.

[64] Rakhade, S.N. and Jensen, F.E. (2009). Epileptogenesis in the immature brain: emerging mechanisms, *Nat. Rev. Neurol.*, 5, 380-391.

[65] Rakic, S. and Zecevic, N. (2003). Emerging complexity of layer I in human cerebral cortex, *Cereb. Cortex*, 13, 1072-1083.

[66] Reid, C.A., Rollo, B., Petrou, S., and Berkovic, S.F. (2018). Can mutation-mediated effects occurring early in development cause long-term seizure susceptibility in genetic generalized epilepsies?, *Epilepsia*, 59, 915-922.

[67] Romijn, H.J., Hofman, M.A., and Gransberger, A. (1991). At what age is the developing cerebral cortex of the rat comparable to that of the full term newborn baby?, *Early Hum. Dev.*, 26, 61-67.

[68] Sankar, R. and Rho, J.M. (2007). Do seizures affect the developing brain? Lessons from the laboratory, *J. Child Neurol.*, 22(5 Suppl), 21S-29S.

[69] Scemes, E. and Velíšková J. (2017). Exciting and not so exciting roles of pannexins, *Neurosci. Lett.*, pii: S0304-3940(17)30220-3.doi: 10.1016/j.neulet.2017.03.010[Epub ahead of print]

[70] Schmidt, M.J. and Mirnics, K. (2015). Neurodevelopment, GABA system dysfunction, and schizophrenia, *Neuropsychopharmacology*, 40, 190-206.

[71] Semple, B.D., Blomgren, K., Gimlin, K., Ferriero, D.M., and Noble-Haeusslein, L.J. (2013). Brain development in rodents and humans: Identifying benchmarks of maturation and vulnerability to injury across species, *Prog. Neurobiol.*, 106-107, 1-16.

[72] Silbereis, J.C., Pochareddy, S., Zhu, Y., Li, M., and Sestan, N. (2016). The cellular and molecular landscapes of the developing human central nervous system, *Neuron*, 89, 248-268.

[73] Silverstein, F.S. and Jensen, F.E. (2007). Neonatal seizures. *Ann. Neurol.*, 62, 112-120.

[74] Simeone, T.A., Sanchez, R.M., and Rho, J.M. (2004). Molecular biology and ontogeny of glutamate receptors in the mammalian central nervous system, *J. Child Neurol.*, 19, 343-360.

[75] Spitzer, N.C. (2006). Electrical activity in early neuronal development, *Nature*, 444, 707-712.

[76] Spitzer, N.C., Kingston, P.A., Manning, T.J., and Conklin, M.W. (2002). Outside and in: development of neuronal excitability, *Curr.*

Opin. Neurobiol., 12, 315-323.

[77] Stafstrom, C.E. (2007a). Neurobiological mechanisms of developmental epilepsy: translating experimental findings into clinical application, *Semin.Pediatr. Neurol.*, 14, 164-172.

[78] Stafstrom, C.E. (2007b). Persistent sodium current and its role in epilepsy, *Epilepsy Curr.*, 7, 15-22.

[79] Stafstrom, C.E. (2009). Severe epilepsy syndromes of early childhood: the link between genetics and pathophysiology with a focus on *SCN1A* mutations, *J. Child Neurol.*, 24(8 Suppl), 15S-23S.

[80] Stafstrom, C.E. and Benke, T.A. (2015). Autism and epilepsy: exploring the relationship using experimental models, *Epilepsy Curr.*, 15, 206-210.

[81] Stafstrom, C.E. and Rho, J.M. (2017). *Swaiman's Pediatric Neurology: Principles and Practice*, 6th edition, eds. Swaiman, K., Ashwal, S., Ferriero, D. M., Schor, N. F., Finkel, R. S., Gropman, A. L., Pearl, P. L., and Shevell, M. I., Chapter 63 "Neurophysiology of seizures and epilepsy," (Elsevier, Amsterdam), pp. 506-512.

[82] Staley, K. (2006). Wrong-way chloride transport: is it a treatable cause of some intractable seizures?, *Epilepsy Curr.*, 6, 124-127.

[83] Steinlein, O.K. (2014). Mechanisms underlying epilepsies associated with sodium channel mutations, *Prog. Brain Res.*, 213, 97-111.

[84] Stiles, J. and Jernigan, T.L. (2010). The basics of brain development, *Neuropsychol. Rev.*, 20, 327-348.

[85] Strasser, L., Downes, M., Kung, J., Cross, J.H., and De Haan, M. (2017). Prevalence and risk factors for autism spectrum disorder in epilepsy: a systematic review and meta-analysis, *Dev. Med. Child Neurol.*, 60, 19-29.

[86] Talwar, D., Baldwin, M.A., and Horbatt, C.L. (1995). Epilepsy in children with meningomyelocele, *Pediatr. Neurol.*, 13, 29-32.

[87] Tonduti, D. and Vanderver, A. (2018). *Inherited Metabolic Epilepsies*, ed. Pearl, P. L., Chapter 37 "Leukodystrophies and epilepsy." (Demos, New York) pp. 483-487.

[88] Velazquez, J.P. and Carlen, P. (2000). Gap junctions, synchrony, and seizures, *Trends Neurosci.*, 23, 68-74.

[89] Villa, C. and Combi, R. (2016). Potassium channels and human epileptic phenotypes: an updated overview, *Front. Cell. Neurosci.*, 10, 81, doi:10.3389/fncel.2016.00081.

[90] Wasterlain, C.G., Gloss, D.S., Niquet, J., and Wasterlain, A.S. (2013). Epileptogenesis in the developing brain, *Handb. Clin. Neurol.*, 3, 427-439.

[91] Wichterle, H., Garcia-Verdugo, J.M., Herrera, D.G., and Alvarez-Buylla, A. (1999). Young neurons from medial ganglionic eminence disperse in adult and embryonic brain, *Nat. Neurosci.*, 2, 461-466.

[92] Wong, M. (2005). Advances in the pathophysiology of developmental epilepsies, *Semin. Pediatr. Neurol.*, 12, 72-87.

[93] Wu, Q., Liu, J., Fang, A., Li, R., Bai, Y., Kriegstein, A.R., and Wang, X. (2014). The dynamics of neuronal migration, *Adv. Exp. Med. Biol.*, 800, 25-36.

[94] Wynshaw–Boris, A., Pramparo, T., Youn, Y.H., and Hirotsune, S. (2010). Lissencephaly: mechanistic insights from animal models and potential therapeutic strategies, *Semin. Cell Dev. Biol.*, 21, 823-830.

[95] Zhang, Z.W. (2004). Maturation of layer V pyramidal neurons in the rat prefrontal cortex: intrinsic properties and synaptic function, *J. Neurophysiol.*, 91, 1171-1182.

第 2 章　发育中大脑的癫痫生理学及病理生理学

Physiology and Pathophysiology of Seizures in the
Developing Brain

Lila T. Worden　Kevin J. Staley　著

一、概述

　　惊厥发作是由于神经元的异常、超同步化放电，阻碍了正常的大脑功能。兴奋和抑制的失平衡，或由于兴奋性介质的过度刺激引起（Walther 等，1986），或由于抑制性介质被阻滞引起（Matusmoto 和 Ajmonemarsan，1964；Prince 和 Wilder，1967），通常被认为是一种基础的原发性发作机制，但可能可以更准确地描述为一种常用的实验条件下在正常脑组织中诱导癫痫样活动的过程（Staley，2015）。

　　遗传学研究强调了可能导致癫痫的条件存在异质性。许多早发性癫痫可能是由于基因突变引起过度兴奋，如 *SCN8A* 的功能获得性突变导致兴奋性增加（Wagnon 等，2016），或 $GABA_A$ 受体或 KCNQ2 钾通道中功能丧失性突变，导致抑制性降低（Macdonald 和 Kang，2012；Singh 等，1998）。然而，也有相当数量的惊厥发作背后的基因突变是增强了抑制作用，如 *KCNT1* 的功能获得性突变（Barcia 等，2012）；或降低了兴奋性，如 *SCN1A* 的功能丧失性突变（Yu 等，2006；Carvill 等，2014）。此外，还有很多癫痫的基因突变不会影响兴奋性和抑制性的平衡（Ran 等，2015）。

　　癫痫的遗传异质性使遗传性癫痫难以成为理解惊厥病理生理学的理想模

型。因此，我们将对发育性癫痫遗传学的评价推迟到其他章节。为了了解发育中大脑的惊厥生理，我们将关注新生儿惊厥，因为这一人群对惊厥具有独特的易感性，并且比那些遗传性癫痫的惊厥发作具有更均质性的病理学变化，因此可作为理解惊厥病理生理学的有效模型。

新生儿期惊厥

新生儿期是整个生命过程中发生惊厥和癫痫的最高风险期（图 2-1），惊厥发作的发病率在出生第 1 年后急剧下降，直到 80 岁才再次达到相似水平（Olafsson 等，2005）。

每 1000 活产新生儿中有 1～3.5 例存在惊厥发作（Ronen 等，1999；Wirrell，2005；Glass 等，2009；Vasudevan 和 Levene，2013）。出生后第 7～14 天（P7～P14）小鼠相当于人类足月婴儿出生至生命第 1 年的大脑发育阶段（Semple 等，2013）。在这些动物中使用点燃（Moshé，1981）、缺氧（Jensen 等，1991）、红藻氨酸（Tremblay 等，1984；Stafstrom，Thompson 和 Holmes，1992）或 $GABA_B$ 受体拮抗（Velíšková 等，1996）等实验方法诱发的各种惊厥发作证实了这个发育阶段对惊厥发作存在独特易感性。

惊厥发病率的增加是由于内在因素和外部因素共同作用的结果，如出生时的并发症。该人群惊厥的最常见原因是缺氧缺血性损伤（Glass 等，2016），占所有新生儿惊厥的 1/3 以上。生产过程还与颅内出血、卒中和脑膜炎的发病率

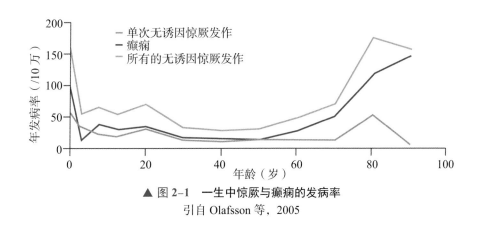

▲ 图 2-1　一生中惊厥与癫痫的发病率
引自 Olafsson 等，2005

增加有关（表 2-1）。另外，具有严重先天性脑畸形的新生儿，如半侧巨脑畸形或无脑回及具有某些代谢异常的新生儿（如非酮症性高甘氨酸血症），经常在新生儿期出现惊厥发作。

我们将首先复习正常神经元信号传导的生理学，包括离子通道、膜电位和突触传导。然后，我们将讨论早期大脑发育的变化，这些变化是易受惊厥发作攻击的基础。最后，我们将探讨脑损伤后的癫痫病理生理学及反复惊厥的癫痫模型。

表 2-1 新生儿惊厥发作病因

缺氧缺血性脑病	38%
缺血性卒中	18%
颅内出血	12%
遗传性癫痫	6%
颅内感染	4%
脑畸形	4%
暂时性代谢紊乱	4%
先天性代谢异常	3%
良性家族性新生儿癫痫	1%
其他 / 未知	9%

引自 Glass 等，2016

二、离子通道、神经递质和动作电位的生理

（一）离子通道概述

离子通道是允许离子沿其电化学梯度被动移动的跨膜蛋白。虽然有些通道在静息状态是开放的，可以帮助维持静息状态的膜电位，但许多通道是门控的。门控的离子通道只有在特定的情况下才会被激活或打开。例如，配体门控的离子通道需要存在一个分子如神经递质协助才能打开，而电压门控的离子通道则通过膜去极化或超极化的阈值电位激活。其他通道是 pH 或机械门控，对压力或牵拉产生响应。通常，电压门控的离子通道参与通过动作电位调节膜电位和电信号传导，而配体门控的离子通道参与跨突触的信号传导。

离子通道参与神经元信号的快速传递。单通道打开可允许许多离子沿其

电化学梯度进行被动扩散。这与离子泵形成对比，离子泵是主动转运器，可以使离子逆着电化学梯度移动并需要消耗 ATP 协助发挥作用。离子泵作用缓慢，因为每个运输周期中离子的结合会使蛋白质构象发生变化。相比之下，离子的运动速度比通道慢 100～100 000 倍（Kandel 等，2013）。然而，离子泵在维持电化学梯度方面起着至关重要的作用。其次，离子转运体通过移动另一个共同转移的离子沿其电化学梯度的移动而获得能量，从而驱动一个离子逆着其电化学梯度移动。离子通道的分布在整个神经元中是不均匀的并且可以根据局部功能而变化。例如，轴突的初始区段具有非常高密度的电压门控钠通道从而使动作电位的发生更为容易（Kandel 等，2013）。

（二）静息膜电位

为了理解以离子进出细胞的运动为基础的神经元信号传导过程，首先需要了解处于稳态或静息位时的神经元细胞膜。

神经元细胞膜由双层脂质构成，不允许离子和水的自由扩散运动，使细胞内外空间中离子的相对浓度和携带电荷差异形成，导致膜两侧的电荷得以分离。这种跨膜的电势差称为膜电位。在静息状态下，相对应于外部环境，细胞内部存在净负电荷。按照惯例，细胞外的电势定义为 0；相应地，在大多数神经元中，静息膜电位为 –60～–70mV。

静息电位受细胞膜对每个离子的通透性影响。形成细胞膜电位的主要离子是钠（Na^+）、钾（K^+）、氯（Cl^-）和有机阴离子；虽然还有其他带电离子，如氢、钙和碳酸氢盐，但它们的浓度低、影响小。神经元细胞膜对钾和氯的通透性最强，对钠的通透性则相对要小得多。相反，有机阴离子在细胞内固定并且不具有扩散性，因此可以有助于产生跨膜电压梯度和渗透压梯度。有助于形成静息膜电位的可通透性离子的浓度以主动运输方式重新获得基线电荷分离，否则随着时间的推移离子梯度将消失。Na^+–K^+–ATP 酶是最熟知的主要离子转运蛋白，每从胞内转运出 3 个 Na^+ 的同时伴随 2 个 K^+ 转运入细胞内；尽管还存在其他基础的离子转运蛋白，Na^+–K^+–ATP 酶负责大部分主要活性神经元细胞膜的静息位离子转运。

细胞外存在高浓度的钠和氯。主要的细胞内离子是钾和有机阴离子。细胞内有机阴离子由结构蛋白和氨基酸形成。核糖体（参与 RNA 翻译和蛋白质合成的蛋白质）具有较大的负电荷，核酸由于存在很多提供 DNA 骨架结构的磷酸基团，因而也携带较大的负电荷（Bake 等，2001）。细胞骨架对维持细胞结构、轴突运输和细胞运输至关重要，其主要成分微管携带了大量负电荷。因此微管所携带的负电荷可促进与微管相关蛋白的相互作用（Baker 等，2001；Sanabria 等，2006）。

氯离子是一种相对较小的细胞内阴离子，但由于它对配体门控 GABA$_A$ 受体通道的高通透性，故而起着关键作用。氯离子浓度在整个发育早期变化显著（图 2-2）。在未成熟的神经元中，氯离子在细胞内高浓度，随着时间的推移会降至非常低的浓度（Owens 等，1996；Ben-Ari，2002）。氯离子浓度对于调节惊厥易感性很重要，因此我们将更详细地探讨这一点。

1. 氯离子浓度由无透过性的阴离子决定

在 20 世纪 90 年代，电中性的阳离子 - 氯离子协同转运蛋白 NKCC1 和 KCC2 的发现为使用二级主动转运将氯离子逆平衡电位跨膜泵入细胞内的机制提供了依据。NKCC1 是 Na$^+$-K$^+$-2Cl$^-$ 共转蛋白，其向神经元细胞胞内泵入 2

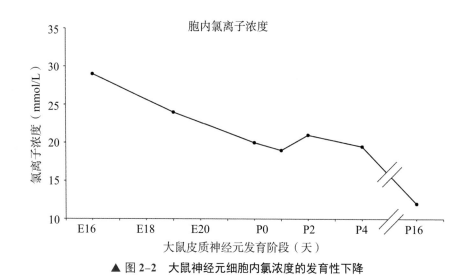

▲ 图 2-2　大鼠神经元细胞内氯浓度的发育性下降

改编自 Owens 等，1996

个 Cl^- 同时伴随着 1 个 Na^+ 和 1 个 K^+，转运的驱动能量主要来源于由 Na^+–K^+–ATP 酶产生的钠离子梯度。KCC2 是 K^+–Cl^- 共转蛋白，通过使用 K^+ 浓度梯度的能量从神经元中输出 1 个 Cl^- 和 1 个 K^+（Delpire，2000；Ben-Ari，2002；Blaesse 等，2009；Kahle 等，2015）。

最初认为发育早期细胞内氯离子浓度由高到低的转变是由于 NKCC1 和 KCC2 在发育过程中的差异性表达，早期发育中 NKCC1 表达（Plotkin 等，1997；Dzhala 等，2005；Kahle 等，2008）早于 KCC2（Lu 等，1999；Rivera 等，1999；Stein 等，2004；Dzhala 等，2005）导致发育早期细胞内氯离子浓度较高。最近的研究则表明，NKCC1 和 KCC2 在这些发育时期之外也是有表达的（Sedmak 等，2016）。此外，也有存在细胞内氯离子浓度高但是不表达 NKCC1 的神经元（Balakrishnan 等，2003；Nickell 等，2006；Zhang 等，2007）和具有低细胞内氯离子浓度但是不表达 KCC2 或其他相关钾 – 氯共转蛋白如 KCC3 等的神经元（Kahle 等，2015）。这些协同转运蛋白是趋平衡性的，这意味着它们转运离子的方向由浓度梯度决定（Delpire 和 Staley，2014）。因此，NKCC1 和 KCC2 可以在适当的条件下进行双向转运（Glykys 等，2014）。虽然阳离子 – 氯离子共转蛋白不是以前我们所认为的那样，是氯离子浓度的主要决定因素，但在离子通道打开、氯离子发生转移后，它们对将氯离子恢复到稳态水平依然是重要的。

确实，目前的证据支持氯离子浓度受细胞内及细胞外不可通透性阴离子的量调节（Glykys 等，2014）。细胞内和细胞外不通透的阴离子取代氯离子并导致局部氯离子浓度的变化。新的研究技术表明，在发育的同一节点，氯离子浓度在所有神经元中并非均一性降低（Tyzio 等，2008；Glykys 等，2009；Glykys 和 Staley，2015），且在不同区域的相同类型的神经元细胞也有不同的氯离子浓度（Duebel 等，2006；Glykys 等，2014）。在生命早期，细胞内氯离子浓度相对较高是因为细胞内阴离子密度相对较低（Audebert 等，1994；McClatchy 等，2007）。由于胞外及膜结合糖蛋白的糖胺聚糖部分的浓度和硫酸化程度的变化，细胞外氯离子浓度也可随着发育而产生变化（Miyata 等，2012）。随着发育，神经元细胞膜附近的氯离子可能会因被这些细胞外不通透的有机阴离子取代而浓度降低（Glykys 等，2017）。

（三）平衡电位和膜电导

每个离子均具有平衡电位，平衡电位是当来自电磁电荷的电驱动等于浓度梯度产生的化学驱动时的膜电位。处于平衡电位时，没有离子通过细胞膜产生的净电流，平衡电位也被称为反转电位，因为在这个电位下，离子流通过开放的通道的方向会被逆转。可以使用 Nernst 方程来计算离子的平衡电位：

$$E_{rev}=RT/ZF \times \ln（[ion]_{outside}/[ion]_{inside}）\qquad （公式 2-1）$$

以上方程中，R 为理想气体常数，T 为温度，Z 为离子的化合价（如氯离子是 -1），F 为法拉第常数。对于任何可通透性阴离子，如果平衡电位比静息膜电位更负，那么通过离子通道的自由离子流将导致内向电流。在这种情况下，阴离子将从神经元细胞内移出并使细胞膜去极化。反之亦然，如果平衡电位大于静息膜电位（负值小），阴离子就会向细胞内移动（按惯例，称为外向电流）并使细胞膜超极化。

去极化或超极化电导根据它们对膜电位的影响而定义。去极化电导降低了跨膜电压差，而超极化电流使跨膜电压负值加大。通道蛋白可通过单个或有限数量的离子。在大多数情况下，钠和钙被认为是去极化或兴奋性电流，因为它们在通道蛋白打开时流入，而钾和氯被认为是由钾外流和氯离子内流而引起的超极化或抑制性电流。然而，由于经过开放的离子通道而产生的电流流动是被动性的，离子流的方向取决于每个离子的平衡电位，并且可以根据膜电位和膜

表 2-2　成熟神经元中主要离子在静息态的理想跨膜分布

	胞内浓度（mmol/L）	胞外浓度（mmol/L）	平衡电位（mV）
Na^+	14	140	+60
K^+	140	3	-88
Cl^-	14	146	-61
Ca^{2+}	0.0001	1.5	+125
阴离子（-）	138	9	无

改编自 Hammond，2015，Lodish 等，2000

两侧的离子浓度而反转。

（四）电信号传导和动作电位

神经元中的电信号传导包括由于跨膜电流引起的静息膜电位的快速变化。配体门控通道开放所产生的兴奋性电流对突触后膜的暂时去极化称为兴奋性突触后电位（excitatory post-synaptic potential，EPSP）。配体门控通道开放产生的暂时超极化称为抑制性突触后电位（inhibitory post-synaptic potential，IPSP）。

去极化电位超过临界水平或阈值（通常为 -40～-50mV）时会发生动作电位，这是一种全或无的现象，动作电位刺激电压门控钠通道的开放，从而导致一系列事件，最终引起电冲动沿轴突传播。

一个动作电位可以分为多个时相，即去极化、复极化、超极化（图 2-3）。

(1) 去极化：由于快速激活的电压门控钠通道的正反馈导致膜电位朝向钠的平衡电位（+60mV）靠近，使膜电导出现一个快速升高，尽管因钠通道的快速失活和复极化钾通道的缓慢开放而往往很难达到平衡电位。电压门控钙通道也有助于动作电位期间的膜去极化。

(2) 复极化：在动作电位峰值（+30mV），钠通道完全失活，电压门控钾通

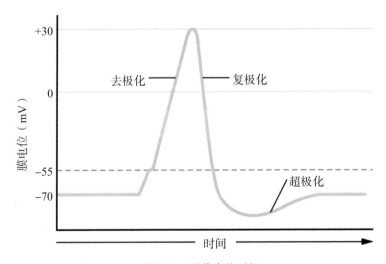

▲ 图 2-3　动作电位时相
改编自 Creative Commons license

道完全激活，导致钾外流和细胞膜复极化。

(3) 超极化后：电压门控和钙门控钾通道失活慢于膜电位恢复静息态，导致低于静息膜电位的膜电位出现一个后超极化或反冲。

最后，绝对不应期是由于钠通道失活而无法引起另一个动作电位的时期。接下来是相对不应期，此时可以引发动作电位，但需要比平时更强的刺激，此时钠通道已从失活中恢复，但一些钾通道还处于开放状态。

三、突触的神经传导

谷氨酸和 γ- 氨基丁酸（Glutamate and γ-aminobutyric acid，GABA）是参与快速突触信号传导的主要神经递质。

（一）谷氨酸

谷氨酸是大脑的主要兴奋性神经递质。谷氨酸是一种非必需氨基酸，无法穿过血脑屏障，需要从前体（主要是谷氨酰胺）进行局部合成。谷氨酸突触对学习和可塑性非常重要。

谷氨酸受体分为代谢型和离子型。代谢型谷氨酸受体是具有许多下游效应的 G 蛋白偶联受体。这是一个大家族（$mGlu_{1-8}$）的受体，通过第二信使途径传递信号，如丝裂原活化蛋白（mitogen-activated protein，MAP）激酶磷酸化和环磷酸腺苷（cAMP）的形成，并在包括间接门控离子通道等突触调节中发挥作用（Fagni 和 Pin，2015）。

离子型谷氨酸受体是直接的配体门控离子通道。离子型谷氨酸受体被分离成 N- 甲基 – 天冬氨酸（NMDA）型和非 NMDA 型。

1. 非 NMDA 受体

非 NMDA 离子型受体开放通道可对 Na^+ 开放，对 K^+ 和 Ca^{2+} 的通透性有限。有两种类型的非 NMDA 谷氨酸受体，即 AMPA 受体和红藻氨酸受体。AMPA 受体通过引起快速兴奋性突触后电位 EPSPs 而在快速兴奋性突触传递中起主要作用。AMPA 受体是异聚体，由 4 个亚基组成，即 GluR1、GluR2、GluR3、

GluR4 组合。GluR2 直到大鼠出生后第 3 周或人类出生后 1 年晚期才开始表达（Talos 等，2006ab）。不含 GluR2 亚基的谷氨酸受体对钙具有更强的通透性（Sanchez 等，2001；Kumar 等，2002）。

2. NMDA 受体

NMDA 受体的命名源于这种谷氨酸受体与 NMDA 的选择性结合。NMDA 受体的激活打开了一个可通过多种阳离子的通道，导致 K^+ 外流，Na^+ 和 Ca^{2+} 内流。

NMDA 受体的特殊之处在于它同时是电压门控和配体门控的。NMDA 受体具有多个结合位点：除谷氨酸外，NMDA 受体还有甘氨酸、锌、PCP、MK801、质子（H^+）和镁的结合位点，它们均可调节通道的功能。镁以电压依赖的方式调节 NMDA 受体功能：在静息位，镁在通道孔内紧密结合并充当外来的塞子。在去极化期间，镁的塞堵被去除，允许离子通过。由于电压门控的镁阻断存在，NMDA 活化导致缓慢但延长的兴奋性突触后电位 EPSPs 和大量的钙离子内流。

NMDA 受体是由两个必需的 GluN1（GRIN1 基因编码）亚基与 GluN2 和（或）GluN3 亚基构成的异四聚体。亚基的组合在整个发育过程都会发生变化，这导致对激活的敏感性存在差异。

（二）GABA

GABA 是大脑中主要的抑制性神经递质。它由谷氨酸通过谷氨酸脱羧酶合成。$GABA_A$ 和 $GABA_B$ 有两种类型的 GABA 受体。

$GABA_A$ 受体是配体门控受体，由 5 个同源亚基围绕一个可通过氯离子和碳酸氢根离子的中央通道组成，但氯离子的电化学驱动力和通透性明显超过碳酸氢根离子，因此在大多数情况下氯离子是主要通过的离子。每个受体由 2 个 α 亚基、2 个 β 亚基和 1 个 γ 亚基或 1 个 δ 亚基组成；每个亚基都存在多种同型异构体，可调节受体结合的亲和力和敏感性。$GABA_A$ 受体具有 2 种内源性调节因子（神经甾体和内源性大麻素）和多个内源性分子激活的结合位点包括苯二氮䓬类、巴比妥类、乙醇、麻醉药依托咪酯，以及诸如竞争性拮抗药荷包牡丹碱和非竞争性通道阻滞药印防己毒素一类的药理试剂。

$GABA_B$ 受体是位于突触前膜和突触后膜的代谢型受体。它们通过 GTP 结合蛋白起作用，在树突和突触前末端介导缓慢而持久的抑制性突触后电位 IPSP；后者的受体最终会减少 GABA 的释放量。$GABA_B$ 受体激活还可调节抑制性电导，并且可以刺激钾通道的开放，或降低对钙的传导。

GABA 的兴奋或抑制作用取决于通过通道的氯离子流。氯离子驱动力小并可以因细胞内浓度的微小变化很容易被逆转。$GABA_A$ 通道开放导致氯离子内流或外流取决于局部的具体情况。在成熟神经元中，开放 $GABA_A$ 通道引起氯离子内流，进一步使细胞超极化并产生一个快速的抑制性突触后电位。在未成熟的神经元中，细胞内氯离子浓度较高，导致反向的电化学梯度，因此 $GABA_A$ 受体激活导致氯离子外流和去极化，导致一个兴奋性突触后电位。

即使没有氯离子跨膜流动，$GABA_A$ 受体活化仍然可以通过一个称为"分流抑制"的现象来发挥抑制作用。如果氯离子的平衡电位接近静息膜电位，氯离子通道的开放可能不会导致阴离子流动。分流不会改变细胞的膜电位，但它通过降低局部细胞膜的电阻并使细胞膜保持接近氯离子平衡电位来降低任何偶然产生的兴奋性突触后电位 EPSP 的振幅，从而缓解 EPSP 的去极化作用（Paulus 和 Rothwell，2016）。

四、从正常信号传导到同步化过度兴奋的转变

神经元如何从动作电位发展为惊厥发作？惊厥是神经元异常、超同步放电引起的。惊厥发作以发生于膜电位阵发性去极化位移（paroxysmal depolarizing shifts，PDS）期间的动作电位高频爆发及这些阵发性去极化位移跨神经元网络的同步化为特征。

阵发性去极化位移是一种突发的、大而持久的细胞内去极化，并在发生时触发一连串动作电位。阵发性去极化位移是在头皮脑电图记录中发作间期局灶性痫样放电在单细胞水平的关联（Ayala 等，1973）（图 2-4）。

AMPA 受体和 NMDA 受体的协同作用被认为可启动阵发性去极化位移。AMPA 受体激活诱导快速兴奋性突触后电位，可引起足够的去极化以减轻镁

离子对 NMDA 通道的阻断并使 NMDA 受体随后被激活。较长时间的 NMDA 受体激活维持了阵发性去极化位移去极化时间的延长，并允许细胞外钙内流以及电压门控钠通道的开放和在几百毫秒内动作电位的重复产生。与单一动作电位类似，阵发性去极化位移之后是一个暂时稳定神经元静息膜电位的后超极化期；这些机制的失调会导致去极化扩散（Stafstrom 和 Rho，2017）。

神经元的同步化是异常放电导致惊厥的第 2 个必要条件。通常兴奋性爆发的扩散可通过抑制性中间神经元驱动的局部抑制环境来达到有效抑制。当神经元足够活跃时，周围抑制就会丧失，这有利于兴奋性爆发的传播（Prince 和 Wilder，1967）和惊厥发作的传播。延长的去极化导致钙和电压依赖的钾通道的持续开放，导致细胞外钾离子的积累，使钾的平衡电位朝着钝化钾通道开放的超极化效应的方向上移动。钙也在突触前末端中积累，这增加了神经递质释放的可能性。

五、发育中大脑对惊厥的内源易感性

由于大脑发育的差异，未成熟神经元更容易产生。这些变化，从离子通道

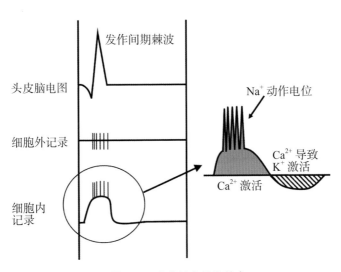

▲ 图 2-4　阵发性去极化转变
改编自 Ayala 等，1973

到突触到神经网络，在大脑的各个层面都已被关注到。

（一）突触形成

兴奋性突触在早期发育过程中占主导地位。突触密度在出生后数月内达到高峰（Huttenlocher 和 de Courten，1987），突触发生依赖于电活动（Rakhade 和 Jensen，2009）。虽然 GABA 能突触在谷氨酸能突触之前形成（McLean 等，1996；Khazipov 等，2001；Ben-Ari，2002），GABA 的作用在早期发育阶段是兴奋性的，这与树突消除相关（Tyzio 等，1999；Khazipov 等，2001；Ben-Ari，2007）。虽然这种过度兴奋因其对突触可塑性的作用而使其对于正常发育而言至关重要，但它也导致全面性兴奋增强（Insel 等，1990）。兴奋性突触过表达的关键时期也正是惊厥发作易感性增加的时间窗（Casanova 等，2014）。

此外，发育中的大脑存在较多的间隙连接，可通过直接电耦合传输信号，是最快速的突触传递方法（Brooks-Kayal，2005；Casanova 等，2014）。这使信号可以通过神经网络极快速地传播并增强发育期大脑神经元的同步化（Talhouk 等，2008）。

（二）电导和离子通道

电压门控钠通道和钙通道相对于钾通道发育较早（Stafstrom 和 Rho，2017）。另外，早期发育阶段的动作电位持续时间更长并且允许更多钙内流进入细胞内，这可增加神经递质释放并激活第二信使途径。这对于正常的神经元发育很重要，因为正常分化、迁移和突触形成依赖兴奋性突触和钙依赖性过程；然而，有一个发育时期超极化和抑制性输入尚未被激活，相应的，动作电位在该时期更频繁和持久不应期更短（Moody，1998；Bender 等，2001；Jensen，2009）。

在发育早期，钾离子电流同样偏向兴奋性；HCN（或 h- 通道）是选择性不那么强的钾通道，其在对纯钾离子形成的逆转电位为正的膜电位上发生逆转。HCN 通道在膜电位或低于膜电位时被激活。它们起到抑制树突兴奋性的作用（Poolos 等，2002）。未成熟的神经元的 HCN1 水平较低，这使树突的兴奋性增加（Pape，1996；Bender 等，2001）。

另外，未成熟的神经元存在高水平的细胞内氯离子浓度。随着时间变化，细胞质和细胞外基质中大的不通透性阴离子浓度增加，细胞内氯离子浓度降低。净效应是 GABA 激活在早期发育阶段是兴奋的，这是由于电化学梯度与成熟神经元是反向的，从而导致配体门控的氯离子外流和膜去极化。GABA 的去极化作用在大鼠中可持续至约 P14 日龄，对应于灵长类动物的中晚期妊娠期（Ben-Ari 等，1989，2007；Khazipov 等，2001；BenAri，2002）。

由于内向整流 K^+ 电流的延迟成熟，未成熟神经元具有更高的膜电阻（Mongiat 等，2009），并且由于钠通道开放和失活时间更短而导致的时间常数更短（Huguenard 等，1988）。它们还具有比成熟神经元更低的动作电位激活阈值（Mongiat 等，2009）。结果导致年幼的神经元在将兴奋性突触后电位转化为动作电位方面非常高效，因此特定强度的兴奋性突触后电位对未成熟神经元的影响大于对成熟神经元的影响，并且有助于发育中的大脑更倾向于兴奋。

综上，早期 $GABA_A$ 受体和 NMDA 受体激活的延长的去极化电流可以形成促进突触网络发育的振荡。巨大去极化电位（giant depolarizing potentials，GDPs）是反复膜去极化和叠加的被静止间期间隔开的快速动作电位形成的大振荡电流。这些振荡有助于促进突触网络的形成和同步化，在 P8 日龄时达到最大化（Ben-Ari 等，1989），对应于近足月婴儿和突触发育的关键时期。

（三）神经递质受体组成

GABA 和谷氨酸的受体亚基组成在整个发育过程中处于不断变化中，早期的表达模式还是有利于兴奋性反应。

NMDA 受体的 NR2 亚基在未成熟脑中主要是 NR2B，而成熟脑中为 NR2A，这种 NR2B/NR2A 比例的改变导致电流衰减延长并有利于兴奋性突触后电位延长（Dunah 等，1996）。此外，在啮齿类动物，一直持续到生后 14 日龄（P14）的关键时期内，NR2C、NR2D 和 NR3A 亚基都是相对高表达的；这种结构降低了对镁离子的敏感性，从而降低了电压门控镁离子的阻断效应

（Hollmann 和 Heinemann，1994；Dunah 等，1996；Wong 等，2002）。AMPA 受体的 GluR2 表达直到人类出生后第 1 年的晚些时候才开始出现；这种配置允许早期 AMPA 受体存在更高的钙通透性和通过钙内流加强第二信使途径的活化（Sanchez 等，2001；Kumar 等，2002）。

GABA 受体在发育早期也显示出亚基组成的差异。与 α_1 相比，$GABA_A$ 受体过度表达 α_2 和 α_4 亚基，导致对苯二氮䓬类药物的敏感性降低（Kapur 和 Macdonald，1999；Brooks-Kayal，2005）。$GABA_B$ 也显示延迟成熟（Gaiarsa 等，1995），进一步导致早期抑制信号的缺失。

（四）不成熟的胶质细胞

虽然未成熟神经元比成熟神经元更不容易受谷氨酸诱导的兴奋性毒性影响（Liu 等，1996），但是细胞外间隙中谷氨酸清除率较低。突触中过量的谷氨酸的清除通常通过星形胶质细胞上发现的谷氨酸转运蛋白（GLT1 和 GLAST1）完成，但这些转运蛋白不存在于未成熟的神经胶质细胞上（Nardou 等，2013）。过量的细胞外谷氨酸可增强相邻神经元的放电并增强神经元同步化。

六、大脑损伤后惊厥发作的病理生理学

新生儿大脑由于生理学上与成熟大脑相比存在固有的差异从而对惊厥发作特别敏感，同时，由于出生时脑损伤的潜在可能，惊厥的风险也在增加。确实，新生儿期惊厥的最常见原因——缺氧缺血性脑病、卒中和颅内出血，都与急性脑损伤有关（Glass 等，2016）。探讨急性脑损伤后惊厥的时机和趋势，可以有助于深入了解潜在的病理生理学机制。

（一）惊厥的病理生理学线索

在缺氧缺血性损伤后，惊厥发作延迟 6～12h 出现并在新生儿出生后 23h 达到峰值负荷（Lynch 等，2012）。随后的 1～2 天内惊厥负荷减轻。在亚低温治疗时代（一种针对出生时怀疑缺氧缺血性损伤的新生儿的神经保护策略），

惊厥出现的时机发生了位移。Wusthoff 及其同事（2011）发现，虽然与非低温治疗的新生儿相比，惊厥发生率没有差异，但这些婴儿惊厥发作的高峰期延迟至 35h 且起始时间的变化更大。

惊厥发作频率与其他脑损伤指标相关。缺血性损伤后 5～7 天内的颅脑 MRI 扫描显示表观弥散系数（apparent diffusion coefficient，ADC）信号降低，表明继发于细胞毒性水肿和神经元损伤的水扩散受限（Triulzi 等，2006；Bednarek 等，2012）。已经证明 MRI 测量的表观弥散系数恶化与发作频率相关（McKinstry 等，2002）。在创伤性脑损伤文献中，已知发作频率随着颅内压的增加和脑灌注压的降低而增加（Levene 等，1987）。不论是缺氧缺血性损伤后发作延迟，还是细胞肿胀和发作负荷之间的关联，两者均表明细胞毒性水肿与癫痫发作之间存在联系。

（二）氯离子、非通透性阴离子与惊厥发作

平衡电位不是静态的，可以通过改变离子浓度来改变。氯离子的平衡电位（–61 mV）接近静息膜电位（–70 mV），因此，氯离子浓度发生数毫摩尔的变化就足以改变平衡电位并逆转氯离子流动的方向（图 2-5）。

氯离子浓度受固定的巨大阴离子的调节（Glykys 等，2014）。在细胞内，这些是蛋白质和氨基酸，包括如前所述的核糖体、核酸、肌动蛋白和普遍存在于细胞骨架的微管蛋白。然而，还有细胞外固定阴离子 – 细胞外基质。细胞外基质主要由糖蛋白组成，糖蛋白是一类由一个或多个糖胺聚糖与核心蛋白以共价键相连形成的分子。每个糖胺聚糖单元中含有 0～4 个硫酸根基团的二糖对组成。硫酸盐是三价阴离子，因此细胞外基质具有以大量负电荷置换细胞外氯离子的能力。因此，氯离子的分布和浓度由这些在局部环境中存在的非通透性阴离子决定，它们可取代氯离子。

1. 脑损伤环境中大分子阴离子的解聚

在脑损伤的情况下，这些细胞内阴性大分子会发生什么？在创伤性损伤的情况下，钙敏感性的磷酸化钙调神经磷酸酶增加，可改变神经元功能。在大鼠创伤模型中，Campbell 等（2012）证实了这一点，钙调神经磷酸酶水平的增

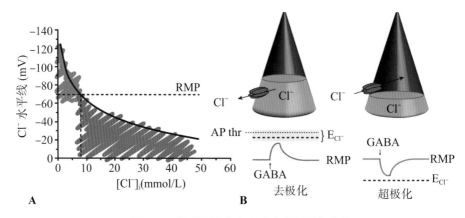

▲ 图 2-5　氯离子流方向的改变基于平衡电位

A. 在细胞内浓度（垂直线）与静息膜电位 [resting membrane potential，RMP（水平线）] 交叉的时候没有氯离子流经过 GABA 受体，但是氯离子浓度发生几毫摩尔的差异就可导致向外（蓝色）或向内（红色）电流产生；B. 具有不同细胞内氯浓度的神经元（绿色）在去极化或超极化时存在差异（转载自 Glykys 等，2017）

加，通过降解富含肌动蛋白的细胞骨架导致树突棘丢失。这导致继发于渗透平衡的破坏引起的突触后神经元树突和树突枝晶珠的退化。即使在没有轴突丧失的情况下，神经元损伤也可导致轴突初始段近端细胞骨架的降解（Schafer 等，2009）。

　　缺氧缺血性损伤也会导致阴性大分子的降解。缺血通过改变微管相关蛋白 tau 蛋白的磷酸化来破坏神经元细胞骨架（Kitagawa 等，1989；Shackelford 和 Nelson，1996 年；Burkhart 等，1998；Li 等，1998；Shackelford 和 Yeh，1998）。去磷酸化和过度磷酸化的发生都会导致微管不稳定（Psilodimitrakopoulos 等，2013）。在新皮质细胞（Friedman 等，1998）及脑干（Mironov 和 Richter，1999）中已经观察到继发于缺氧性损伤后细胞骨架的变化。

　　最后，反复惊厥发作或长时间的持续惊厥，即使没有引起细胞死亡或氧水平的变化，也会直接导致钙调神经磷酸酶介导的肌动蛋白分解（Halpain 等，1998；Ouyang 等，2007；Kurz 等，2008）和树突棘的重塑（Zeng 等，2007）。

　　2. 创伤环境中细胞外生物多聚体的释放

　　在外部，细胞外基质在急性脑损伤环境中还可以通过从神经元和神经胶质中释放基质金属蛋白酶（matrix metalloproteinase，MMP）来动员它的不通透性阴离子。基质金属蛋白酶是锌和钙依赖的内肽酶，主要释放到间质空间并水解糖胺聚糖，从而释放带负电荷的硫酸基团。已知基质金属蛋白酶 MMP-2 和 MMP-9 在创伤性脑损伤后呈过度表达（Zhang 等，2016），基质金属蛋白酶 MMP-9 基因敲除小鼠的病变体积减小，卒中后的运动缺陷也减少（Wang 等，2000）。在惊厥模型中，以红藻氨酸（Gasche 等，2006）和匹罗卡品诱导癫痫持续状态后基质金属蛋白酶水平增高（Rankin-Gee 等，2015）。在非人灵长类动物的缺血模型中，不同的亚型不管在急性（MMP9）还是慢性（MMP2 和 MMP7）中均出现过表达（Anthony 等，1997；Clark 等，1997；Morita-Fujimura 等，2000；Gasche 等，2001）。

基质金属蛋白酶还增加了血脑屏障的通透性，除了通过白细胞和细胞因子激活清除糖胺聚糖外，还可以用来自血管内空间的氯离子替代丢失的糖胺聚糖负电荷（Syková 和 Nicholson，2008）。细胞外氯离子浓度的增加通过因化学驱动力而获得的 NKCC1 阳离子—氯离子共转蛋白的平衡作用，导致继发性的细胞内氯离子增加。

细胞内和细胞外阴性大分子的损伤将破坏局部氯离子浓度并扭曲 GABA$_A$ 受体介导的信号传导，这可能使惊厥活动增加。细胞内氯离子的运动还伴随着水和阳离子通过 NKCC1 的运动。神经元对水是不可通透的并且缺乏水通道蛋白，因此随着阳离子运输而穿过细胞膜的水分子导致细胞肿胀，这可能是细胞毒性水肿发生的关键机制（Glykys 等，2017）。

3. 脑损伤后细胞内氯离子的增加

大脑损伤后氯离子在细胞内堆积，并且在脑损伤的不同机制中均观察到这一现象。在创伤模型中（Dzhala 等，2012；Glykys 和 Staley，2016），细胞内氯离子的增加不仅存在于具有横切轴突的神经元中，而且还存在于具有活跃突触的神经元中，这可能具有潜在的广泛网络性效应。在缺氧缺血性情况（Inglefield 和 Schwartz-Bloom，1998；Galeffi 等，2004；Pond 等，2006）和癫痫持续状态（Khalilov 等，2003；Dzhala 等，2010；Lillis 等，2012）下也观察到细胞内氯离子的增加。

虽然在损伤后氯离子进入细胞有多个潜在通道，包括配体门控 GABA$_A$ 阴离子通道（van den Pol 等，1996；Hasbani 等，1998）和容积敏感的氯离子通道（Inoue 和 Okada，2007），有证据表明，细胞膜氯离子转运蛋白是细胞内氯离子增加的主要原因。在对大脑造成创伤性损伤后，NKCC1 蛋白有明显的短暂性上调（Hasbargen 等，2010），并且阻断这些协同转运蛋白减轻了一些恶性改变。FDA 批准的利尿药布美他尼是一种高度特异性的 NKCC1 拮抗药（Isenring 等，1998；Hannaert 等，2002）。阻断 NKCC1 在多种类型的急性脑损伤，包括缺氧、惊厥和外伤（Pond 等，2006；Dzhala 等，2010，2012）中均可减少细胞内氯浓度。NKCC1 还介导氯离子通过血脑屏障从血液到大脑的流动（O'Donnell 等，2004），因此布美他尼也可以用于减少进入损伤后大脑的氯离子流，从而稳定 GABA 信号。

目前正在研究的一种新型抗惊厥策略涉及抑制阳离子 – 氯离子共转蛋白以减缓氯离子的积累。在临床前试验中，GABA$_A$ 激动药苯巴比妥联合布美他尼已被证明可降低海马和新皮质的惊厥活动（Dzhala 等，2008；Glykys 等，2009；Dzhala 和 Staley，2015；Sivakumaran 和 Maguire，2016）。正在进行临床试验将解决布美他尼是否可以增强 GABA 抑制作用的问题。虽然结论好坏参半，但数据显示布美他尼是有效的。在 Pressler 等（2015）的药代动力学研究中，布美他尼作为苯巴比妥的添加治疗并没有改善惊厥控制；然而，超过 1/3 的受试者在基线期间没有惊厥发作（Thoresen 和 Sabir，2015）。对那些确实有惊厥并接受布美他尼治疗的患者进行检查表明，布美他尼可有效减少惊厥发作的负担（Pressler 等，2015）。另外一项有关布美他尼与连续增量的苯巴比妥联用的随机、安慰剂对照试验（NCT00830531）最近已经结束，其结果可能有助于进一步阐明布美他尼在新生儿惊厥控制中的潜在益处。

其他减少细胞内氯离子浓度的途径可能可以作为新型的抗癫痫治疗策略，包括 KCC2 和 KCC3 的调节（Lee 等，2007；Kahle 和 Delpire，2016），通过甘露醇进行容积调节（Glykys 等，2019）及细胞外基质的稳定化。

七、新生儿期发病的癫痫

虽然兴奋性和抑制性电导失平衡模型对于理解单次惊厥在逻辑上能很好解释，但当应用于以反复自发性惊厥发作状态为特点进行定义的癫痫病时，它却是失败的。对于反复惊厥发作的患者，哪怕是癫痫持续状态的患者，大部分时间都是不发作的（Moran 等，2004）。是什么首要的动态性改变，使稳态向惊厥发生转变，继而导致惊厥发作的持续高放电？

神经元抑制中电活动依赖性下降（"依赖于电活动的去抑制"）是极少发生不良事件的正反馈机制网络的保证，该网络可以通过自我强化维持。每个神经网络都有基于自己内在特征的基线水平惊厥概率，如离子梯度、连接、受体敏感性；这些在未成熟神经元与成熟神经元或完整神经元与受损神经元的网络中均有所不同。如果一个暂时性倾向兴奋性的不平衡通过正反馈导致进一步地去抑制，最终的结果是将进一步的兴奋传递转化为一次惊厥发作。一旦确定，惊厥本身就提供了维持兴奋和抑制的进一步失衡的机制，从而为本应罕见的过度兴奋状态提供了一定的稳定性基础，阻碍了快速恢复到网络稳态水平。电活动依赖的去抑制解释了与自发性惊厥相对应的突发状态转变。这里涉及几种可能的分子机制，我们将在下面介绍每种机制。

（一）降低 GABA 介导的抑制作用

第一种机制是 GABA 介导的抑制作用的降低。通过神经递质释放的变化或突触后改变（如神经递质再摄取，受体脱敏，受体膜运输和影响递质亲和力和门控的受体亚基的翻译后修饰），可以在突触前或突触后水平发生 GABA 传导的减少。GABA 介导的抑制作用的减少也可能是由于 GABA 的逆转电位发生变化，如前所述，这可能因细胞内氯浓度的相对小的变化而发生。$GABA_A$ 受体的长时间活化导致大量氯离子内流，其通过打开离子通道而快速发生。相反，氯离子恢复到稳态水平并重新建立氯离子浓度梯度取决于通过阳离子—氯离子共转蛋白 KCC2 的氯离子流，其作用，如前所述，与离子通道介导的离子流相比，共转蛋白在泵送离子过程中对蛋白质构象有截然不同的转变要求，因而速度要缓慢得多。因此，由于碳酸氢盐通过 GABA 受体通道共转导及碳酸氢盐高于氯浓度的稳定性而导致的延长的 $GABA_A$ 受体激活，可以矛盾地引起兴奋作用（Staley 等，1995；Staley 和 Proctor，1999；Doyon 等，2011，2016；Jedlicka 等，2011；Lewin 等，2012）。碳酸氢盐浓度梯度可以通过主动性和被动性 pH 缓冲系统与碳酸酐酶的共同作用而保持稳定（Staley 等，1995）。

抗惊厥药对新生儿的抗惊厥效率

$GABA_A$ 受体激活可以由于细胞内氯浓度稳态的变化或通过开放的 $GABA_A$ 通道的氯离子流和碳酸氢根流导致的电活动依赖性变化而是兴奋性的。这些作用都会降低常用于治疗新生儿惊厥的抗惊厥药的抗惊厥效果，因为苯二氮䓬类和巴比妥类药物如苯巴比妥都是通过增加 $GABA_A$ 受体的开放概率起作用（Twyman 等，1989）。当电流以错误的方向通过这些通道流动时，延长它们开放的时间并不会减少，甚至可能加重惊厥发作。因此，改善新生儿惊厥疗效的重要策略之一是增强受损和痫性的新生儿大脑中的离子稳态。迄今为止，如苯妥英钠等通过其他机制起作用的抗惊厥药，尚未被证实会更有效（Painter 等，1999；Yau 等，2015），也许是因为它们的作用也依赖于完整的 GABA 介导的突触抑制系统。

（二）阳离子稳态的退化

细胞内、外空间离子浓度的局部变化也可以介导电活动依赖的去抑制作用。正常细胞功能及其他协同转运蛋白如 KCC2 均需依赖一定的阳离子浓度梯度，在惊厥的化学诱发模型中，长时间的惊厥活动使细胞外 K^+ 浓度增加至超过 Na^+-K^+-ATP 酶维持这一阳离子梯度的能力（Ransom 等，2000）。由于 KCC2 在调节跨膜氯离子浓度以及因此产生的抑制性电流中起重要作用，KCC2 的失效将进一步导致其他离子不平衡的级联反应（Viitanen 等，2010）。功能丧失的 Na^+-K^+-ATP 酶基因突变也可导致高细胞外 K^+ 浓度和因泵失效而无法维持阳离子浓度梯度（Heinzen 等，2014）。细胞外高钾也使 K^+ 的平衡电位发生位移，从而使 Na^+-K^+-ATP 酶作为复极化电导变得不如原来那么有效。

同样地，钙稳态机制也可能在过度电活动的情况下变得不堪重负。细胞内钙浓度通常非常低。如果通过电压门控和配体门控通道的大量钙内流超过钙转运体恢复钙稳态的能力，那么钙浓度的转变将可能会改变钙依赖的神经递质释放并改变钙依赖的钾电导的作用（Heinemann 等，1986；Kovács 等，2005）。在网络电活动增加期间离子稳态的破坏是原发性发作的关键机制。

（三）胶质细胞功能紊乱

继发于离子稳态破坏的胶质细胞功能障碍是实现电活动依赖的去抑制作用的第 3 种机制。一个星形胶质细胞可能接触数千个突触，因此胶质细胞在突触环境的调节方面起着重要作用。胶质细胞负责过量谷氨酸清除和钾的摄取（Rothstein 等，1996），神经胶质细胞功能障碍导致过量的细胞外谷氨酸引发惊厥发作扩散并通过过量的神经元细胞钙内流而引起兴奋毒性（Attwell 等，1993）。此外，在缺氧状态下，由于 Na^+–K^+–ATP 酶产生的电化学梯度的丧失，谷氨酸摄取载体发生逆转，神经胶质细胞会大量释放额外的谷氨酸进入细胞外空间（Attwell 等，1993；Grewer 和 Rauen，2005）。

胶质细胞还通过影响周围神经元的同步化来调节突触。星形胶质细胞充当钙缓冲液。在动作电位期间，星形胶质细胞被附近神经元释放的 K^+ 触发，导致星形胶质细胞内钙浓度的变化。在过量细胞外 K^+ 存在的情况下或在相邻神经元电活动较高的情况下，由于神经胶质细胞的间隙连接，大量神经胶质钙瞬变导致大片的突触网络同步化（Sasaki 等，2014）。

八、总结

大多数新生儿惊厥因急性脑损伤产生，但癫痫也可能在新生儿期开始表现（表 2-1）。无论哪一种情况，离子平衡的急剧变化均在惊厥电活动的发生中起关键作用。了解这些离子转移的病理生理学需要深入了解生理性离子稳态，以及离子平衡如何因损伤和神经网络活动而改变。越来越多的证据表明，上述离子转移紊乱中有一部分可以通过某些措施得到改善，尽管在如何开发最有效、最安全的方法方面还有很长的路要走。

参 考 文 献

[1] Anthony, D.C., Ferguson, B., Matyzak, M.K., et al. (1997). Differential matrix metalloproteinase expression in cases of multiple sclerosis and stroke, Neuropathol. Appl. Neurobiol., 23, 406-415.

[2] Attwell, D., Barbour, B., and Szatkowski, M. (1993). Nonvesicular release of neurotransmitter, Neuron, 11, 401-407.

[3] Audebert, S. Koulakoff, A., Berwald-Netter, Y., et al. (1994). Developmental regulation of polyglutamylated alpha-and beta-tubulin in mouse brain neurons, J. Cell Sci., 107, 231323-231322.

[4] Ayala, G.F., Dichter, M., Gumnit, R.J., et al. (1973). Genesis of epileptic interictal spikes New knowledge of cortical feedback systems suggests a neurophysiological explanation of brief paroxysms, Brain Res., 52, 1-17.

[5] Baker, N.A., Sept, D., Joseph, S., et al. (2001). Electrostatics of nanosystems: application to microtubules and the ribosome, Proc. Natl. Acad. Sci. USA, 98, 10037-10041.

[6] Balakrishnan, V., Becker, M., Lörke, S., et al. (2003). Expression and function of chloride transporters during development of inhibitory neurotransmission in the auditory brainstem, J. Neurosci., 23, 4134-4145.

[7] Barcia, G., Fleming, M.R., Deligniere, A., et al. (2012). De novo gain-of-function KCNT1 channel mutations cause malignant migrating partial seizures of infancy, Nat. Genet., 44, 1255-1259.

[8] Bednarek, N., Mathur A., Inder, T., et al. (2012). Impact of therapeutic hypothermia on MRI diffusion changes in neonatal encephalopathy, Neurology, 78, 1420-1427.

[9] Ben-Ari, Y., Cherubini, E., Corradetti, R., and Gaiarsa J.L. (1989). Giant synaptic potentials in immature rat CA3 hippocampal neurones, J.Physiol., 416, 303-325.

[10] Ben–Ari, Y. (2002). Excitatory actions of gaba during development: the nature of the nurture, Nat. Rev. Neurosci., 3, 728-739.

[11] Ben-Ari, Y., Gaiarsa, J.L., Tyzio, R., and Khazipov, R. (2007). GABA: a pioneer transmitter that excites immature neurons and generates primitive oscillations, Physiol. Rev., 87, 1215-1284.

[12] Ben-Ari, Y. (2007). GABA excites and sculpts immature neurons well before delivery: modulation by GABA of the development of ventricular progenitor cells, Epilepsy Curr., 7, 167-169.

[13] Bender, R.A., Brewster, A., Santoro, B., et al. (2001). Differential and agedependent expression of hyperpolarization-activated, cyclic nucleotide-gated cation channel isoforms 1-4 suggests evolving roles in the developing rat hippocampus, Neuroscience, 106, 689-698.

[14] Blaesse, P., Airaksinen, M.S., Rivera, C., and Kaila, K. (2009). Cationchloride cotransporters and neuronal function, Neuron, 61, 820-838.

[15] Brooks-Kayal, A.R. (2005). Rearranging receptors, Epilepsia, 46 Suppl 7, 29-38.

[16] Burkhart, K.K., Beard, D.C., Lehman, R.A., and Billingsley, M.L. (1998). Alterations in tau phosphorylation in rat and human neocortical brain slices following hypoxia and glucose deprivation, Exp. Neurol., 154(2), 464-472.

[17] Campbell, J.N., Low B., Kurz, J.E., et al. (2012). Mechanisms of dendritic spine remodeling in a rat model of traumatic brain injury, J. Neurotrauma, 29, 218-234.

[18] Carvill, G.L., Weckhuysen, S., McMahon, J.M., et al. (2014). GABRA1 and STXBP1: novel genetic causes of Dravet syndrome, Neurology, 82, 1245-53.

[19] Casanova, J.R., Nishimura, M., and Swann, J.W. (2014). The effects of early-life seizures on hippocampal dendrite development and later–life learning and memory, Brain Res. Bull., 103, 39-48.

[20] Clark, A.W., Krekoski, C.A., Bou, S.S., Chapman, K.R., and Edwards, D.R. (1997). Increased gelatinase A (MMP-2) and gelatinase B (MMP-9) activities in human brain after focal ischemia, Neurosci. Lett., 238, 53-56.

[21] Delpire, E. (2000). Cation-chloride cotransporters in neuronal communication, News Physiol. Sci., 15, 309-312.

[22] Delpire, E. and Staley, K.J. (2014). Novel determinants of the neuronal Cl(–) concentration,

J. Physiol., 592, 4099-4114.

[23] Doyon, N., Prescott, S.A., Castonguay, A., *et al*. (2011). Efficacy of synaptic inhibition depends on multiple, dynamically interacting mechanisms implicated in chloride homeostasis, *PLoS Comput. Biol.*, 7, e1002149.

[24] Doyon, N., Vinay, L., Prescott, S.A., and De Koninck, Y. (2016). Chloride regulation: a dynamic equilibrium crucial for synaptic inhibition, *Neuron*, 89, 1157-1172.

[25] Duebel, J., Haverkamp, S., Schleich, W., *et al*. (2006). Two-photon imaging reveals somatodendritic chloride gradient in retinal ON-type bipolar cells expressing the biosensor Clomeleon, *Neuron*, 49, 81-94.

[26] Dunah, A.W., Yasuda, R.P., Wang, Y.H., *et al*. (1996). Regional and ontogenic expression of the NMDA receptor subunit NR2D protein in rat brain using a subunit-specific antibody, *J. Neurochem.*, 67, 2335-2345.

[27] Dzhala, V., Valeeva, G., Glykys, J., Khazipov, R., and Staley, K. (2012). Traumatic alterations in GABA signaling disrupt hippocampal network activity in the developing brain, *J. Neurosci.*, 32, 4017-4031.

[28] Dzhala, V.I., Talos, D.M., Sdrulla, D.A., *et al*. (2005). NKCC1 transporter facilitates seizures in the developing brain, *Nat. Med.* 11, 1205-1213.

[29] Dzhala, V.I., Kuchibhotla, K.V., Glykys, J.C., *et al*. (2010). Progressive NKCC1-dependent neuronal chloride accumulation during neonatal seizures, *J. Neurosci.*, 30, 11745-11761.

[30] Dzhala, V.I., Brumback, A.C., and Staley, K.J. (2008). Bumetanide enhances phenobarbital efficacy in a neonatal seizure model, *Ann. Neurol.*, 63, 222-235.

[31] Dzhala, V. and Staley, K.J. (2015). Acute and chronic efficacy of bumetanide in an *in vitro* model of posttraumatic epileptogenesis, *CNS Neurosci. Ther.*, 21, 173-180.

[32] Fagni, L. and Pin, J.-P. (2015). The metabotropic glutamate receptors A2, in Hammond, C. (ed.) *Cellular and Molecular Neurophysiology*, 4th edn. Boston: Academic Press, pp. 269-282.

[33] Friedman, J.E., Chow, E.J., and Haddad, G.G. (1998). State of actin filaments is changed by anoxia in cultured rat neocortical neurons, *Neuroscience*, 82, 421-427.

[34] Gaiarsa, J.L., Tseeb, V., and Ben-Ari, Y. (1995). Postnatal development of pre-and postsynaptic GABAB-mediated inhibitions in the CA3 hippocampal region of the rat, *J. Neurophysiol.*, 73, 246-255.

[35] Galeffi, F., Sah, R., Pond, B.B., *et al*. (2004). Changes in intracellular chloride after oxygen-glucose deprivation of the adult hippocampal slice: effect of diazepam, *J. Neurosci.*, 24, 4478-4488.

[36] Gasche, Y., Copin, J.C., Sugawara, T., *et al*. (2001). Matrix metalloproteinase inhibition prevents oxidative stress-associated blood-brain barrier disruption after transient focal cerebral ischemia, *J. Cereb.Blood Flow Metab.*, 21, 1393-400.

[37] Gasche, Y., Soccal, P.M., Kanemitsu, M., and Copin, J. (2006). Matrix metalloproteinases and diseases of the central nervous system with a special emphasis on ischemic brain, *Front. Biosci.*, 11, 1289-301.

[38] Glass, H.C., Pham, T.N., Danielsen, B., *et al*. (2009). Antenatal and intrapartum risk factors for seizures in term newborns: a population-based study, California 1998-2002, *J. Pediatr.*, 154, 24-28. e1.

[39] Glass, H.C., Shellhaas, R.A., Wusthoff, C.J., *et al*. (2016). Contemporary profile of seizures in neonates: a prospective cohort study, *J. Pediatr.* 174, 98-103. e1.

[40] Glykys, J., Dzhala, V.I., Kuchibhotla, K.V., *et al*. (2009). Differences in cortical versus subcortical GABAergic signaling: a candidate mechanism of electroclinical uncoupling of neonatal seizures, *Neuron.* 63, 657-672.

[41] Glykys, J., Dzhala, V., Egawa, K., *et al*. (2014). Local impermeant anions establish the neuronal chloride concentration, *Science*, 343, 670-675.

[42] Glykys, J., Dzhala, V., Egawa, K., *et al*. (2017). Chloride dysregulation, seizures, and cerebral edema: a relationship with therapeutic potential, *Trends Neurosci.*, 40, 276-294.

[43] Glykys, J. *et al*. (2019). Mannitol decreases neocortical epileptiform activity during early brain development via cotransport of chloride and water, *Neurobiol. Dis.*, 125, 163–175.

[44] Glykys, J. and Staley, K.J. (2015). Diazepam

effect during early neonatal development correlates with neuronal Cl(-), *Ann. Clin. Transl. Neurol.*, 2, 1055-1070.

[45] Glykys, J. and Staley, K.J. (2016). Developmental decrease of neuronal chloride concentration is independent of trauma in thalamocortical brain slices, *PLoS One.* 11, e0158012.

[46] Grewer, C. and Rauen, T. (2005). Electrogenic glutamate transporters in the CNS: molecular mechanism, pre–steady-state kinetics, and their impact on synaptic signaling, *J. Membr. Biol.*, 203, 1-20.

[47] Halpain, S., Hipolito, A., and Saffer, L. (1998). Regulation of F-actin stability in dendritic spines by glutamate receptors and calcineurin, *J. Neurosci.*, 18, 9835-9844.

[48] Hammond, C. (2015). Ionic gradients, membrane potential and ionic currents, in *Cellular and Molecular. Neurophysiology*, 4th edn. Boston: Elsevier, pp. 39-54.

[49] Hannaert, P., Alvarez-Guerra, M., Pirot, D., Nazaret, C., and Garay, R.P. (2002). Rat NKCC2/NKCC1 cotransporter selectivity for loop diuretic drugs, *Naunyn. Schmiedebergs. Arch. Pharmacol.*, 365, 193-199.

[50] Hasbani, M.J., Hyrc, K.L., Faddis, B.T., Romano, C., and Goldberg, M.P. (1998). Distinct roles for sodium, chloride, and calcium in excitotoxic dendritic injury and recovery, *Exp. Neurol.*, 154, 241-258.

[51] Hasbargen, T., Ahmed, M.M., Miranpuri, G., Li, L., Kahle, K.T., Resnick, D., and Sun D. (2010). Role of NKCC1 and KCC2 in the development of chronic neuropathic pain following spinal cord injury, *Ann. N. Y. Acad. Sci.*, 1198, 168-172.

[52] Heinemann, U., Konnerth, A., Pumain, R., and Wadman, W.J. (1986). Extracellular calcium and potassium concentration changes in chronic epileptic brain tissue, *Adv. Neurol.*, 44, 641–661.

[53] Heinzen, E.L., Arzimanoglou, A., Brashear, A., *et al.* (2014). Distinct neurological disorders with ATP1A3 mutations, *Lancet. Neurol.*, 13, 503–514.

[54] Hollmann, M. and Heinemann, S. (1994). Cloned glutamate receptors, *Annu.Rev. Neurosci.*, 17, 31-108.

[55] Huguenard, J.R., Hamill, O.P., and Prince, D.A. (1988). Developmental changes in Na$^+$ conductances in rat neocortical neurons: appearance of a slowly inactivating component, *J. Neurophysiol.*, 59, 778-795.

[56] Huttenlocher, P.R. and de Courten, C. (1987). The development of synapses in striate cortex of man, *Hum. Neurobiol.*, 6, 1-9.

[57] Inglefield, J.R. and Schwartz-Bloom, R.D. (1998). Optical imaging of hippocampal neurons with a chloride-sensitive dye: early effects of in vitro ischemia, *J. Neurochem.*, 70, 2500-2509.

[58] Inoue, H. and Okada, Y. (2007). Roles of volume-sensitive chloride channel in excitotoxic neuronal injury, *J. Neurosci.*, 27, 1445-1455.

[59] Insel, T.R., Miller, L.P., and Gelhard, R.E. (1990). The ontogeny of excitatory amino acid receptors in rat forebrain—I N-methyl-D-aspartate and quisqualate receptors, *Neuroscience*, 35, 31-43.

[60] Isenring, P., Jacoby, S.C., Payne, J.A., and Forbush, B, 3rd. (1998). Comparison of Na-K-Cl cotransporters NKCC1, NKCC2, and the HEK cell Na-L-Cl cotransporter, *J. Biol. Chem.*, 273, 11295-11301.

[61] Jedlicka, P., Deller, T., Gutkin, B.S., and Backus, K.H. (2011). Activity-dependent intracellular chloride accumulation and diffusion controls GABA(A) receptor-mediated synaptic transmission, *Hippocampus*, 21, 885-898.

[62] Jensen, F.E., Applegate, C.D., Holtzman, D., Belin, T.R., and Burchfiel, J.L. (1991). Epileptogenic effect of hypoxia in the immature rodent brain, *Ann. Neurol.*, 29, 629-637.

[63] Jensen, F.E. (2009). Neonatal seizures: an update on mechanisms and management, *Clin. Perinatol.*, 36, 881-900.

[64] Kahle, K.T., Staley, K.J., Nahed, B.V.,*et al.* (2008). Roles of the cationchloride cotransporters in neurological disease, *Nat. Clin. Pract.Neurol.* 4, 490-503.

[65] Kahle, K.T., Khanna, A.R., Alper, S.L., *et al.* (2015). K–Cl cotransporters, cell volume homeostasis, and neurological disease, *Trends Mol. Med.*, 21, 513-523.

[66] Kahle, K.T. and Delpire, E. (2016). Kinase-KCC2 coupling: Cl⁻rheostasis, disease susceptibility, therapeutic target, *J. Neurophysiol.*, 115, 8-18.

[67] Kandel, E.R. *et al.* (2013). Ion channels, in *Principles of. Neural Science*, 5th edn. New York: McGraw-Hill, Health Professions Division.

[68] Kapur, J. and Macdonald, R.L. (1999). Postnatal development of hippocampal dentate granule cell gamma-aminobutyric acidA receptor pharmacological properties, *Mol. Pharmacol.*, 55, 444-452.

[69] Khalilov, I., Holmes, G.L., and Ben-Ari, Y. (2003).*In vitro* formation of a secondary epileptogenic mirror focus by interhippocampal propagation of seizures, *Nat. Neurosci.*, 6, 1079-1085.

[70] Khazipov, R., Esclapez, M., Caillard, O., *et al.*. (2001). Early development of neuronal activity in the primate hippocampus in utero, *J. Neurosci.*, 21, 9770-9781.

[71] Kitagawa, K., Matsumoto, M., Niinobe, M., *et al.* (1989). Microtubuleassociated protein 2 as a sensitive marker for cerebral ischemic damage—immunohistochemical investigation of dendritic damage, *Neuroscience*, 31, 401-411.

[72] Kovács, R. *et al.* (2005). Mitochondrial calcium ion and membrane potential transients follow the pattern of epileptiform discharges in hippocampal slice cultures, *J. Neurosci.*, 25, 4260-4269.

[73] Kumar, S.S., Bacci, A., Kharazia, V., and Huguenard, J.R. (2002). A developmental switch of AMPA receptor subunits in neocortical pyramidal neurons, *J. Neurosci.* 22, 3005-3015.

[74] Kurz, J.E., Moore, B.J., Henderson, S.C., Campbell, J.N., and Churn, S.B. (2008). A cellular mechanism for dendritic spine loss in the pilocarpine model of status epilepticus, *Epilepsia*, 49, 1696-1710.

[75] Lee, H.H., Walker, J.A., Williams, J.R., *et al.* (2007). Direct protein kinase C-dependent phosphorylation regulates the cell surface stability and activity of the potassium chloride cotransporter KCC2, *J. Biol. Chem.*, 282, 29777-29784.

[76] Levene, M.I., Evans, D.H., Forde, A., and Archer, L.N. (1987). Value of intracranial pressure monitoring of asphyxiated newborn infants, *Dev.Med. Child Neurol.*, 29, 311-319.

[77] Lewin, N., Aksay, E., and Clancy, C.E. (2012). Computational modeling reveals dendritic origins of GABA(A)-mediated excitation in CA1 pyramidal neurons, *PLoS One*, 7, e47250.

[78] Li, Y., Jiang, N., Powers, C., and Chopp, M. (1998). Neuronal damage and plasticity identified by microtubule-associated protein 2, growth-associated protein 43, and cyclin D1 immunoreactivity after focal cerebral ischemia in rats, *Stroke*, 29, 1972-1980.

[79] Lillis, K.P., Kramer, M.A., Mertz, J., Staley, K.J., and White, J.A. (2012). Pyramidal cells accumulate chloride at seizure onset, *Neurobiol. Dis.*, 47, 358-366.

[80] Liu, Z., Stafstrom, C.E., Sarkisian, M., *et al.* (1996). Age-dependent effects of glutamate toxicity in the hippocampus, *Brain Res. Dev. Brain Res.*, 97, 178-184.

[81] Lodish, H., Berk, A., and Zipursky, S. (2000). Intracellular ion environment and membrane electric potential, in *Molecular and Cellular Biology*, 4th edn. New York, NY. Available from: https://www.ncbi.nlm.nih.gov/books/NBK21627/.

[82] Lu, J., Karadsheh, M., and Delpire, E. (1999). Developmental regulation of the neuronal-specific isoform of K-Cl cotransporter KCC2 in postnatal rat brains, *J. Neurobiol.* 39, 558-568.

[83] Lynch, N.E., Stevenson, N.J., Livingstone, V., *et al.* (2012). The temporal evolution of electrographic seizure burden in neonatal hypoxic ischemic encephalopathy, *Epilepsia*, 53, 549-557.

[84] Macdonald, R.L. and Kang, J.-Q. (2012). mRNA surveillance and endoplasmic reticulum quality control processes alter biogenesis of mutant GABAA receptor subunits associated with genetic epilepsies, *Epilepsia*, 53 Suppl 9, 59-70.

[85] Matusmoto, H. and Marsan, C.A. (1964). Cellular mechanisms in experimental epileptic seizures, *Science*, 144, 193-194.

[86] McClatchy, D.B., Liao, L., Park, S.K., *et al.*(2007). Quantification of the synaptosomal proteome of the rat cerebellum during post-natal development, *GenomRes.* , 17, 1378–1388.

[87] McKinstry, R.C., Miller, J.H., Snyder, A.Z.,

et al. (2002). A prospective, longitudinal diffusion tensor imaging study of brain injury in newborns, *Neurology*, 59, 824-833.

[88] McLean, H.A., Caillard, O., Khazipov, R., *et al.* (1996). Spontaneous release of GABA activates GABAB receptors and controls network activity in the neonatal rat hippocampus, *J. Neurophysiol.*, 76, 1036-1046.

[89] Mironov, S.L. and Richter, D.W. (1999). Cytoskeleton mediates inhibition of the fast Na^+ current in respiratory brainstem neurons during hypoxia, *Eur.J. Neurosci.*, 11, 1831-1834.

[90] Miyata, S., Komatsu, Y., Yoshimura, Y., *et al.* (2012). Persistent cortical plasticity by upregulation of chondroitin 6-sulfation, *Nat. Neurosci.*, 15, 414-422, S1-2.

[91] Mongiat, L.A., Esposito, M.S., Lombardi, G., and Schinder, A.F. (2009). Reliable activation of immature neurons in the adult hippocampus, *Plos One*, 4, e5320.

[92] Moody, W.J. (1998). The development of voltage-gated ion channels and its relation to activity-dependent development events, *Curr. Top. Dev. Biol*, 39, 159-185.

[93] Moran, N., Poole, K., Bell, G., *et al.* (2004). Epilepsy in the United Kingdom: seizure frequency and severity, anti-epileptic drug utilization and impact on life in 1652 people with epilepsy, *Seizure*, 13, 425-433.

[94] Morita-Fujimura, Y., Fujimura, M., Gasche, Y., Copin, J.C., and Chan, P.H. (2000). Overexpression of copper and zinc superoxide dismutase in transgenic mice prevents the induction and activation of matrix metalloproteinases after cold injury-induced brain trauma, *J. Cereb. Blood Flow Metab.*, 20, 130-138.

[95] Moshé, S.L. (1981). The effects of age on the kindling phenomenon, *Dev.Psychobiol.*, 14, 75-81.

[96] Nardou, R., Ferrari, D.C., and Ben-Ari, Y. (2013). Mechanisms and effects of seizures in the immature brain, *Semin. Fetal Neonatal Med.*, 18, 175-184.

[97] Nickell, W.T., Kleene, N.K., Gesteland, R.C., and Kleene, S.J. (2006). Neuronal chloride accumulation in olfactory epithelium of mice lacking NKCC1, *J. Neurophysiol.*, 95, 2003-2006.

[98] O'Donnell, M.E., Tran, L., Lam, T.I., *et al.* (2004). Bumetanide inhibition of the blood-brain barrier Na-K-Cl cotransporter reduces edema formation in the rat middle cerebral artery occlusion model of stroke, *J. Cereb. Blood Flow Metab.*, 24, 1046-1056.

[99] Olafsson, E., Ludvigsson, P., Gudmundsson, G., *et al.* (2005). Incidence of unprovoked seizures and epilepsy in Iceland and assessment of the epilepsy syndrome classification: a prospective study, *Lancet. Neurol.*, 4, 627-634.

[100] Ouyang, Y., Yang, X.F., Hu, X.Y., *et al.* (2007). Hippocampal seizures cause depolymerization of filamentous actin in neurons independent of acute morphological changes, *Brain Res.*, 1143, 238-246.

[101] Owens, D. F., Boyce, L.H., Davis, M.B., and Kriegstein, A.R. (1996). Excitatory GABA responses in embryonic and neonatal cortical slices demonstrated by gramicidin perforated-patch recordings and calcium imaging, *J. Neurosci.*, 16, 6414-6423.

[102] Painter, M.J., Scher, M.S., Stein, A.D., *et al.* (1999). Phenobarbital compared with phenytoin for the treatment of neonatal seizures, *N. Engl. J. Med.*, 341, 485-489.

[103] Pape, H.C. (1996). Queer current and pacemaker: the hyperpolarization-activated cation current in neurons, *Annu. Rev. Physiol.*, 58, 299-327.

[104] Paulus, W. and Rothwell, J.C. (2016). Membrane resistance and shunting inhibition: where biophysics meets state–dependent human neurophysiology, *J. Physiol.*, 594, 2719-2728.

[105] Plotkin, M.D., Snyder, E.Y., Hebert, S.C., and Delpire, E. (1997). Expression of the Na-K-2Cl cotransporter is developmentally regulated in postnatal rat brains: a possible mechanism underlying GABA's excitatory role in immature brain, *J. Neurobiol.*, 33, 781-795.

[106] van den Pol, A.N., Obrietan, K., and Chen, G. (1996). Excitatory actions of GABA after neuronal trauma, *J. Neurosci.*, 16, 4283-4292.

[107] Pond, B. B., Berglund, K., Kuner, T., *et al.* (2006). The chloride transporter Na^+-K^+-Cl^-cotransporter isoform-1 contributes to

intracellular chloride increases after in vitro ischemia, *J. Neurosci.*, 26, 1396-1406.

[108] Poolos, N.P., Migliore, M., and Johnston, D. (2002). Pharmacological upregulation of h-channels reduces the excitability of pyramidal neuron dendrites, *Nat. Neurosci.*, 5, 767-774.

[109] Pressler, R.M., Boylan, G.B., Marlow, N., *et al.* (2015). Bumetanide for neonatal seizures-back from the cotside, *Nat. Rev. Neurol.*, 11, 724, doi: 10. 1038/nrneurol.2015.116.

[110] Pressler, R.M., Boylan, G.B., Marlow, N., *et al.* (2015). Bumetanide for the treatment of seizures in newborn babies with hypoxic ischaemic encephalopathy (NEMO): an open-label, dose finding, and feasibility phase 1/2 trial, *Lancet Neurol.*, 14, 469-477.

[111] Prince, D.A. and Wilder, B.J. (1967). Control mechanisms in cortical epileptogenic foci 'surround' inhibition, *Arch. Neurol.*, 16, 194-202.

[112] Psilodimitrakopoulos, S., Petegnief, V., de Vera, N., *et al.* (2013). Quantitative imaging of microtubule alteration as an early marker of axonal degeneration after ischemia in neurons, *Biophys. J.*, 104, 968-975.

[113] Rakhade, S.N. and Jensen, F.E. (2009). Epileptogenesis in the immature brain: emerging mechanisms, *Nat. Rev. Neurol.*, 5, 380-391.

[114] Ran, X., Li, J., Shao, Q., *et al.* (2015). EpilepsyGene: a genetic resource for genes and mutations related to epilepsy, *Nucleic Acids Res.*, 43(Database issue), D893-9.

[115] Rankin–Gee, E.K., McRae, P.A., Baranov, E., *et al* (2015). Perineuronal net degradation in epilepsy, *Epilepsia*, 56, 1124-1133.

[116] Ransom, C.B., Ransom, B.R., and Sontheimer, H. (2000). Activity-dependent extracellular K^+ accumulation in rat optic nerve: the role of glial and axonal Na^+ pumps, *J. Physiol.*, 522 Pt 3, 427-442.

[117] Rivera, C., Voipio, J., Payne, J.A., *et al.* (1999). The K^+/Cl^- co-transporter KCC2 renders GABA hyperpolarizing during neuronal maturation, *Nature*, 397, 251-255.

[118] Ronen, G.M., Penney, S., and Andrews, W. (1999). The epidemiology of clinical neonatal seizures in Newfoundland: a population-based study, *J.Pediatr.*, 134, 71-75.

[119] Rothstein, J.D., Dykes-Hoberg, M., Pardo, C.A., *et al.* (1996). Knockout of glutamate transporters reveals a major role for astroglial transport in excitotoxicity and clearance of glutamate, *Neuron*, 16, 675-686.

[120] Sanabria, H., Miller, J.H. Jr, Mershin, A., *et al.* (2006). Impedance spectroscopy of alpha–beta tubulin heterodimer suspensions, *Biophys. J.*, 90, 4644-4650.

[121] Sanchez, R.M., Koh, S., Rio, C., *et al.* (2001). Decreased glutamate receptor 2 expression and enhanced epileptogenesis in immature rat hippocampus after perinatal hypoxia-induced seizures, *J. Neurosci.*, 21, 8154-8163.

[122] Sasaki, T., Ishikawa, T., Abe, R., *et al.* (2014). Astrocyte calcium signalling orchestrates neuronal synchronization in organotypic hippocampal slices, *J. Physiol.*, 592, 2771-2783.

[123] Schafer, D.P., Jha, S., Liu, F., *et al.* (2009). Disruption of the axon initial segment cytoskeleton is a new mechanism for neuronal injury, *J. Neurosci.*, 29, 13242-13254.

[124] Sedmak, G., Jovanov-Milošević N., Puskarjov, M., *et al.* (2016). Developmental expression patterns of KCC2 and functionally associated molecules in the human brain, *Cereb. Cortex*, 26, 4574-4589.

[125] Semple, B.D., Blomgren K., Gimlin, K., *et al.* (2013). Brain development in rodents and humans: identifying benchmarks of maturation and vulnerability to injury across species, *Prog. Neurobiol.*, 106-107, 1-16.

[126] Shackelford, D.A. and Nelson, K.E. (1996). Changes in phosphorylation of tau during ischemia and reperfusion in the rabbit spinal cord, *J. Neurochem.*, 66, 286-295.

[127] Shackelford, D.A. and Yeh, R.Y. (1998). Dephosphorylation of tau during transient forebrain ischemia in the rat, *Mol. Chem. Neuropathol.*, 34, 103-120.

[128] Singh, N.A., Charlier, C., Stauffer, D., *et al.* (1998). A novel potassium channel gene, KCNQ2, is mutated in an inherited epilepsy of newborns, *Nat. Genet.*, 18, 25-29.

[129] Sivakumaran, S. and Maguire, J. (2016).

Bumetanide reduces seizure progression and the development of pharmacoresistant status epilepticus, *Epilepsia*, 57, 222-232.

[130] Stafstrom, C.E. and Rho, J.M. (2017). Swaiman's Pediatric Neurology, 6th edition, eds. Swaiman, K. F. *et al.*, Chapter 63 "Neurophysiology of seizures and epilepsy", (Elsevier, Amsterdam), 506-512.

[131] Stafstrom, C.E., Thompson, J.L., and Holmes, G.L. (1992). Kainic acid seizures in the developing brain: status epilepticus and spontaneous recurrent seizures, *Brain Res. Dev. Brain Res.*, 65, 227-236.

[132] Staley, K. (2015). Molecular mechanisms of epilepsy, *Nat. Neurosci.*, 18, 367-672.

[133] Staley, K.J. and Proctor, W.R. (1999). Modulation of mammalian dendritic GABA(A) receptor function by the kinetics of Cl⁻ and HCO3⁻ transport, *J.Physiol.*, 519 Pt 3, 693-712.

[134] Staley, K.J., Soldo, B.L., and Proctor, W.R. (1995). Ionic mechanisms of neuronal excitation by inhibitory GABAA receptors, *Science,* 269, 977-981.

[135] Stein, V., Hermans-Borgmeyer, I., Jentsch, T.J. and Hübner, C.A. (2004). Expression of the KCl cotransporter KCC2 parallels neuronal maturation and the emergence of low intracellular chloride, *J. Comp. Neurol.*, 468, 57-64.

[136] Syková, E. and Nicholson, C. (2008). Diffusion in brain extracellular space, *Physiol. Rev.*, 88, 1277-1340.

[137] Talhouk, R.S., Zeinieh, M.P., Mikati, M.A., and El-Sabban, M.E. (2008). Gap junctional intercellular communication in hypoxia-ischemia-induced neuronal injury, *Prog. Neurobiol.*, 84, 57-76.

[138] Talos, D.M., Fishman, R.E., Park, H., *et al.* (2006). Developmental regulation of alpha-amino-3-hydroxy-5-methyl-4-isoxazole-propionic acid receptor subunit expression in forebrain and relationship to regional susceptibility to hypoxic/ischemic injury I. Rodent cerebral white matter and cortex, *J.Comp. Neurol.*, 497, 42-60.

[139] Talos, D.M., Follett, P.L., Folkerth, R.D., *et al.* (2006). Developmental regulation of alpha-amino-3-hydroxy-5-methyl-4-isoxazole-propionic acid receptor subunit expression in forebrain and relationship to regional susceptibility to hypoxic/ischemic injury II. Human cerebral white matter and cortex, *J. Comp. Neurol.*, 497, 61-77.

[140] Thoresen, M. and Sabir, H. (2015). Epilepsy: neonatal seizures still lack safe and effective treatment, *Nat. Rev. Neurol.*, 11, 311-312.

[141] Tremblay, E., Nitecka, L., Berger, M.L., and Ben-Ari, Y. (1984). Maturation of kainic acid seizure-brain damage syndrome in the rat. I. Clinical, electrographic and metabolic observations, *Neuroscience,* 13, 1051-1072.

[142] Triulzi, F., Parazzini, C., and Righini, A. (2006). Patterns of damage in the mature neonatal brain, *Pediatr. Radiol.*, 36, 608-620.

[143] Twyman, R.E., Rogers, C.J., and Macdonald, R.L. (1989). Differential regulation of γ-aminobutyric acid receptor channels by diazepam and phenobarbital, *Ann. Neurol.*, 25, 213-220.

[144] Tyzio, R., Represa, A., Jorquera, I., *et al.* (1999). The establishment of GABAergic and glutamatergic synapses on CA1 pyramidal neurons is sequential and correlates with the development of the apical dendrite, *J.Neurosci.*, 19, 10372-10382.

[145] Tyzio, R., Minlebaev, M., Rheims, S., *et al.* (2008). Postnatal changes in somatic gamma-aminobutyric acid signalling in the rat hippocampus, *Eur. J. Neurosci.*, 27, 2515-2528.

[146] Vasudevan, C. and Levene, M. (2013). Epidemiology and aetiology of neonatal seizures, *Semin. Fetal Neonatal Med.*, 18, 185-191.

[147] Velíšková J., Velíšek, L., and Moshé, S.L. (1996). Age-specific effects of baclofen on pentylenetetrazol-induced seizures in developing rats, *Epilepsia*, 37, 718-722.

[148] Viitanen, T., Ruusuvuori, E., Kaila, K., and Voipio, J. (2010). The K⁺-Cl⁻ cotransporter KCC2 promotes GABAergic excitation in the mature rat hippocampus, *J. Physiol.*, 588(Pt 9), 1527-1540.

[149] Wagnon, J.L., Barker, B.S., Hounshell, J.A., *et al.* (2016). Pathogenic mechanism of recurrent mutations of SCN8A in epileptic encephalopathy, *Ann. Clin. Transl. Neurol.*, 3, 114-123.

[150] Walther, H., Lambert, J.D., Jones, R.S., Heinemann, U., and Hamon, B. (1986). Epileptiform activity in combined slices of the hippocampus, subiculum and entorhinal cortex during perfusion with low magnesium medium, *Neurosci. Lett.*, 69, 156-161.

[151] Wang, X., Jung, J., Asahi, M., *et al.* (2000). Effects of matrix metalloprotein-ase-9 gene knock-out on morphological and motor outcomes after traumatic brain injury, *J. Neurosci.*, 20, 7037-7042.

[152] Wirrell, E.C. (2005). Neonatal seizures: to treat or not to treat?, *Semin. Pediatr. Neurol.*, 12, 97-105.

[153] Wong, H.K., Liu, X.B., Matos, M.F., *et al.* (2002). Temporal and regional expression of NMDA receptor subunit NR3A in the mammalian brain, *J.Comp. Neurol.*, 450, 303-317.

[154] Wusthoff, C.J., Dlugos, D.J., Guitierrez-Colina, A., *et al.* (2011). Electrographic seizures during therapeutic hypothermia for neonatal hypoxic–ischemic encephalopathy,

J. Child Neurol., 26, 724-728.

[155] Yau, M. L.-Y., Fung, E.L.-W., and Ng, P.C. (2015). Response of levetiracetam in neonatal seizures, *World J. Clin. Pediatr.*, 4, 45-49.

[156] Yu, F.H., Mantegazza, M., Westenbrock, R.E., *et al.* (2006). Reduced sodium current in GABAergic interneurons in a mouse model of severe myoclonic epilepsy in infancy, *Nat. Neurosci.*, 9, 1142-1149.

[157] Zeng, L., Xu, L., Rensing, N.R., *et al.* (2007). Kainate seizures cause acute dendritic injury and actin depolymerization in vivo, *J. Neurosci.*, 27, 11604-11613.

[158] Zhang, L.-L., Delpire, E., and Vardi, N. (2007). NKCC1 does not accumulate chloride in developing retinal neurons, *J. Neurophysiol.*, 98, 266-277.

[159] Zhang, S., Kojic, L., Tsang, M., *et al.* (2016). Distinct roles for metalloproteinases during traumatic brain injury, *Neurochem. Int.*, 96, 46-55.

第 3 章　新生儿遗传性癫痫的电临床表型和基础机制

Neonatal Genetic Epilepsies: Electroclinical Phenotypes and Basic Mechanisms

Maria–Roberta Cilio　　Charbel El Kosseifi　　著

一、概述

　　虽然大多数新生儿癫痫发作与急性脑损伤有关，但也有一小部分是新生儿发作癫痫的首要症状，通常与致病基因变异有关（Shellhaas 等，2017）。国际抗癫痫联盟（ILAE）关于癫痫分类的最新指南里，除了增加遗传性癫痫的概念（直接由已知或假定的基因突变引起的以惊厥为核心症状的疾病），还引入了发育性脑病的新概念（Scheffer 等，2017）。这一概念与新生儿期开始的遗传性癫痫尤其相关。癫痫性脑病的概念是指癫痫活动本身导致神经系统不良结局远超出单独的潜在病理学预期，提示改善痫性活动可以改善疾病的发育结局。但是，在一些新生儿癫痫中，如 *KCNQ2* 或 *STXBP1* 脑病，疾病本身可能直接导致严重的癫痫和严重的智力缺陷作为两个独立维度的疾病表型。发育结局可能更多地来自基因突变的直接影响，而不是频繁的痫样活动对发育的影响。这两个组成部分（癫痫成分和发育成分）的相关性可能在新生儿期起病癫痫的病程中会发生变化。例如，在一些患有 *KCNQ2* 或 *STXBP1* 脑病的患者中，癫痫可能相对较早地得到控制，但发育结局仍然很严重。这些概念对患者家庭和临床医生理解疾病过程至关重要（Scheffer 等，2017）。在本章中，我们将对最相关的单基因性新生儿期发病的癫痫进行回顾、综述，详细介绍其潜在的病理生理机制，并描述相应的电 – 临床表型。

二、通道病

通过膜电位和跨膜离子流变化产生的信号对于从细菌到人类的所有生物有机体的生命过程都很重要。大多数细胞功能仅在各种不同离子的细胞内、外的浓度都处于很窄的区间范围内时才能被恰当地执行。因此，自然进化已经花费了巨大的努力来克服在低介电性介质（如脂质膜）上转移电荷所需要消耗的热力学成本，并选择适当的方式来执行这种精细的调节。离子通道蛋白通过允许高度调节的离子流在以脂质膜隔开的细胞区室之间流动，为该问题的解决提供了方法。从概念上讲，有两个主要的特性代表了离子通道的特点：第一个是门控机制，即感知适当刺激的能力；另一个是选择性，即区分允许透过的离子种类的能力。这两个特性虽然在概念上是分开的，但在离子通道的运行过程中明显互相关联，因为伴随门控产生的结构重组与离子通透性紧密相耦合（Miceli 等，2011）。

在电压门控的离子通道中，门控机制由跨膜电压变化触发。仅数毫伏的差异可以显著改变电压门控离子通道的开启概率，导致兴奋性细胞中可引起电信号传递的大量离子流的产生。

（一）KCNQ2 和 KCNQ3 相关的新生儿癫痫

KCNQ2 和 KCNQ3 基因分别编码了电压门控钾通道 Kv7.2 和 Kv7.3。这些钾通道构成了毒蕈碱调节的 M 电流（I_M）的基础，这是一种广泛分布的慢激活和非兴奋性电流，通过引起峰频适应和设定亚阈值膜电位在调节神经元兴奋性中起重要作用（Shah 等，2008）。1998 年，KCNQ2 和 KCNQ3 作为第 1 个癫痫基因被发现，这些基因的突变被确定为良性家族性新生儿癫痫（Benign Familial Neonatal Epilepsy，BFNE）的病因（Singh 等，1998；Charlier 等，1998，Soldovieri 等，2007a）。

在 Kv7.2 中，大多数引起良性家族性新生儿癫痫的突变位于大的 C– 末端结构域（亚基组装的关键区域和细胞内分子对通道进行调节的部位）以及电压感受结构域中。对携带引起良性家族性新生儿癫痫的突变的 Kv7 通道亚基的功能分析，揭示了这些遗传改变损害 I_M 功能的若干机制（Soldovieri 等，2007a）。

一些突变显著降低了通道亚基的表达，而另一些则影响细胞内定位（Soldovieri 等，2007a）。I_M 功能的轻度降低似乎足以引起良性家族性新生儿癫痫，并且单倍体剂量不足似乎是该疾病家族性和散发性病例的主要致病机制。

其他突变确实改变了 Kv7.2 亚基正常插入细胞膜中的功能。其中，门控特征的变化被认为在良性家族性新生儿癫痫发病机制中起主要作用（Dedek 等，2001；Castaldo 等，2002；Soldovieri 等，2007b），与这一结果一致的是那些影响电压感受域内残基的突变。

I_M 门控改变可能导致人类癫痫的事实为这一假设提供了强有力的支持，即该电流是人类神经元兴奋性的关键调节因子。为了实现这种精密的功能作用，需要一种在精确的膜电位值范围内对 I_M 门控特性进行精细控制的控制方式。通常，通道的电压依赖性的微小变化，特别是在亚阈值电压（ $-60\sim-30mV$ ）范围内的小的改变，可以深刻地影响神经元的兴奋性。

良性家族性新生儿癫痫起因于 KCNQ2/3 等位基因导致单倍体剂量不足（包括整个基因缺失）及在体外实验中被证实存在部分功能丧失的错义变异体（Miceli 等，2010；Schroeder 等，1998）。十多年后，KCNQ2 又被出乎意料地证实与 KCNQ2 脑病这一严重癫痫综合征有关（Weckhuysen 等，2012）。同一基因突变可导致自限性癫痫或严重癫痫 / 发育性脑病这一事实，证明了 KCNQ2 在大脑发育中的重要性，并表明其所产生的钾电流可能在这两种疾病中受到不同的影响。有趣的是，在患有良性家族性新生儿癫痫（R213W）的儿童和患有 KCNQ2 脑病（R213Q）的儿童中发现 KCNQ2 中相同位置的突变。比较这些突变影响的功能研究表明，更严重的功能缺陷与更严重的癫痫表型相关（Miceli 等，2013）。为了使 KCNQ 通道适当地允许离子流动，四聚体的所有 4 个门必须串联工作。如果其中一个亚基具有导致机电解离或通道孔径阻塞的突变，尽管还有 3 个正常的野生型亚基，四聚体都会变为不导电。许多导致 KCNQ2 脑病的突变表现出这种负显性效应，严重表型中 I_M 明显减少（Orhan 等，2014）。

在 KCNQ2 脑病中观察到的严重表型还可以通过突变的钾通道与其通常的

轴突配偶（电压门控钠通道）的分离来进一步解释。Ankyrin-G 是一种膜下框架蛋白，在轴突起始区段将钾通道和钠通道结合在一起。细胞膜中通道的合理聚集失败可能导致异常的兴奋性（Yue 和 Yaari，2006；Shah 等，2008）。该理论为药物干预的发展提供了进一步的理由，这些干预可以重新连接或结合离子通道并防止惊厥时动作电位的过度或持续放电。

最后，最近的研究揭示了 KCNQ2 脑病的致病机制存在前所未知的复杂性。实际上，一些突变稳定了这些通道的激活状态，从而产生了功能获得效应（Miceli 等，2015）。然而，仔细分析这些患者的早期表型，发现这些新生儿表现为脑病，脑电图的爆发 - 抑制模式和非癫痫性肌阵挛，常被误诊为惊厥发作，但并不是典型的新生儿癫痫性脑病（Mulkey 等，2017）。这个临床表现不同于与功能丧失变异相关的临床表型，支持体外功能筛查的价值。

（二）良性家族性新生儿癫痫

良性家族性新生儿癫痫有超过 80% 的病例与钾通道基因 KCNQ2 基因突变或缺失及相对较少的 KCNQ3 基因异常相关（Sands 等，2016）。尽管 KCNQ2 基因也有生殖系细胞新发突变来源但表型轻微或受精卵后细胞嵌合却关联严重表型的病例报道（Milh 等，2015），良性家族性新生儿癫痫仍然主要还是作为具有不完全外显率的常染色体显性遗传病出现。在 KCNQ2 基因新发变异的个体中进行嵌合体筛查和准确的变异分类，对遗传咨询具有重要意义。

在最近的一项多中心研究中，良性家族性新生儿癫痫占所有新生儿惊厥的 3%（Glass 等，2016）。惊厥通常发生于出生后最初几天内，具有疾病特异性的症状学特点，以不对称的强直姿势为特征，有时演变为单侧或双侧不对称阵挛运动，左右侧可变，在许多情况下伴有呼吸暂停和氧饱和度下降。惊厥持续 1～2min，每天最多可发生 30 余次，有时可导致癫痫持续状态。在脑电图上，发作间期背景活动是连续的，组织良好，没有可以提示潜在病变的局灶性减慢或衰减。可能存在双侧独立癫痫样异常放电，主要发生在中央区域（Sands 等，2016）。脑电图上一种独特的发作模式包括下缘和上缘的骤升，然后是脑电图波幅的显著抑制（Vilan 等，2017）。尽管据报道高达 25% 的患者在以后的生活中会发生癫痫，但神经发育结局通常是好的。复发风险似乎与新生儿期的癫痫发作负荷相关（Grinton 等，2015）。在阳性家族史的背景下，对典型电临床表型的识别可以帮助快速识别可疑良性家族性新生儿癫痫，而无须进行广泛的辅助检查（Sands 等，2016；Vilan 等，2017）。据一项最新的针对 19 名患者的多中心研究报道，即使在癫痫持续状态的情况下，10mg /(kg·d) 的小剂量卡马西平或奥卡西平口服也是安全且快速起效的，并且可缩短住院时间（Sands 等，2016）。卡马西平是 NICU 中很少使用的钠通道阻滞药（Singh 等，1996；Hoppen 等，2001；Sands 和 McDonough，2016）。它已被用于治疗儿童和成人的局灶性癫痫发作超过 30 年，具有良好的治疗效果和安全性资料。有趣的是，对于惊厥发作形式类似于 *KCNQ2* 相关癫痫婴儿的涉及辅助感觉运动区域的局灶性癫痫发作，卡马西平也是有效的（Connolly 等，1995）。

（三）*KCNQ2* 脑病

在疾病谱的另一面，严重早发性癫痫性脑病的病因中，导致功能丧失的 *KCNQ2* 新发变异的比例超过 10%（Weckhuysen 等，2013）。近 90% 导致 *KCNQ2* 脑病的突变发生在 4 个高危区。这有力地支持了负显性抑制是绝大多数 *KCNQ2* 脑病病例中导致严重表型的主要因素（Orhan 等，2014）。

KCNQ2 脑病以生后第 1 周内出现与脑病相关（肌张力减退，缺乏自发运动，没有视觉固定和反应性改变）的局灶性强直发作为特点，在症状学上类似于良性家族性新生儿癫痫上所见的发作（Numis 等，2014）。新生儿脑电图背景显示多灶性痫样异常伴随机出现的衰减或爆发抑制。发作期脑电图显示单侧半球低电压快活动开始，继而出现局灶性尖波和复合波。虽然惊厥持续时间非常短，但发作后通常出现显著并延长的扩散性电压衰减。惊厥频率高达每天 10 余次，甚至每小时 10 余次或更多。虽然大多数儿童患有严重的智力障碍（Weckhuysen 等，2013），但惊厥倾向于在儿童早期缓解，是发育性脑病概念的一个例子。该观察研究的结果强调了通过直接针对潜在的病理生理学改变来治疗除惊厥之外的发育结局的必要性。与良性家族性新生儿癫痫一样，钠通道阻滞药如卡马西平和苯妥英尤其有效（Numis 等，2014；Pisano 等，2015），

并且现在被认为并确定为 *KCNQ2* 相关癫痫的精确治疗方法（Reif 等，2017）。

如上所述，尽管功能获得性变异（R201H 和 R201C）与功能丧失变异的临床表型不同，它们也被报道可引起 *KCNQ2* 脑病。这些 *KCNQ2* 功能获得性变异的脑病，新生儿期未见痛性惊厥，临床表现以出生即存在的脑病为特点，有不规则的呼吸模式和显著的类似惊吓的非癫痫性肌阵挛，这些可以通过声音或触觉诱发。新生儿期的脑电图显示出爆发抑制模式。一些新生儿随后发展为婴儿痉挛，并且都有严重的发育迟缓。有趣的是，一名患者发病较晚，并且测序结果显示低丰度（约 20%）的 R201C 变异，提示为受精卵后的嵌合体（Mulkey 等，2017）。

（四）*KCNT1* 相关癫痫

KCNT1 编码一个弱电压依赖钠门控的钾通道亚基，也称为序列样钙激活的钾通道（Sequence Like a Calcium-Activated K⁺ channel，SLACK）。它在神经系统中广泛表达，是已知最大的钾通道亚基的代表。其电活动有助于在动作电位重复发放后缓慢的超极化过程（Kim 等，2014）。功能研究表明，导致婴儿癫痫伴游走性局灶性发作（Epilepsy of Infancy with Migrating Focal Seizure，EIMFS）（也称为婴儿恶性游走性部分性发作（malignant migrating focal seizures of infancy，MMFSI））的 *KCNT1* 突变在体外主要为功能获得性变异，导致钠依赖的钾通道电流波幅增加（Barcia 等，2012；McTague 等，2018）。然而，在对蛋白质的影响程度和表型之间没有发现相关性。

关于 *KCNT1* 的致病性突变首次报道于 2012 年（Barcia 等，2012）。婴儿恶性游走性部分性发作于 1995 年首次被 Coppola 和 Dulac 描述（Coppola 等，1995），该病以独立起源或依次产生于双侧大脑半球的几乎连续的多灶性部分性惊厥为特点，经历一段时期的难控性惊厥发作，随后神经功能恶化或发育停滞伴随完全性认知和运动能力的丧失，且大多数儿童可进展为小头畸形（Coppola 等，1995）。尽管婴儿恶性游走性部分性发作最初发现于婴儿，但至今也报道了许多新生儿病例。第 1 次癫痫发作发生在 6 月龄之前（出生后 1 天至 6 个月，平均 25 天），起病前正常。在疾病的第 1 阶段，单侧运动起源的局灶性惊厥可以是散发的，并且可从一侧肢体转换到另一侧，同时伴随头眼的侧向扭转、肢体肌阵挛性抽动和单侧 / 双侧或两侧肢体肌张力增高。约半数患者，惊厥可伴随自主神经症状，例如呼吸暂停和氧饱和度下降，并且有时被误诊为胃食管反流。没有临床发作的电发作也被报道过。脑电图背景最初可以是正常的，或显示弥漫性慢波但很快变得异常并缺乏组织性，且随着频繁惊厥脑电图记录中的偏侧性也不停变化。电发作在每个患者中是单形性存在的，由一个区域起源的局灶性节律性 α 或 θ 节律起始，逐渐波及相邻区域。发作的起始位置各不相同。在第 2 阶段（生后 1 个月即可出现），发作变得非常频繁，在 1 天内醒睡期均可多次发生，可达 5～30 余次成串发作，可数天至数周几乎持续性出现。在成串发作中，每次发作，婴儿通常呈低肌张力和嗜睡状态。在成串发作的间歇，婴儿们可能可以出现部分性恢复。然而，随着下一次成串发作出现，婴儿再次出现倒退。随着时间的推移，惊厥倾向于更频繁地全面化。脑电图显示交替影响双侧半球的多灶性阵发性异常，游走性特征表现为可以同时从大脑的不同区域同时演化出多个独立的长时间惊厥发作。对于癫痫发作传统的抗癫痫发作药物和皮质激素往往无效。然而，有报道认为对溴化钾（Okuda 等，2000；Caraballo 等，2014）和左乙拉西坦（Hmaimess 等，2006；Cilio 等，2009）存在一些反应。约 25% 的患者在发病后 1 年内死亡。发病 1～5 年后，癫痫发作可能会减少，但严重的发育障碍仍然存在（Coppola 等，1995；Cilio 等，2007）。

虽然 KCNT1 突变本身可以解释兴奋性增加和癫痫发作的临床表型，但婴儿恶性游走性部分性发作患儿发育迟缓的严重程度表明该基因在发育方面扮演了独立的角色。除了调节离子流外，许多通道还具有非电导的其他功能，可调节非离子流依赖的生化活动（Fleming 和 Kaczmarek，2009）。KCNT1 通道可能就是这种情况，与 KCNT1 通道在其 C- 末端结构域与相互作用的蛋白质网络，其中包括脆性 -X 智力迟滞蛋白（fragile-X mental retardation protein，FMRP）等。KCNT1 突变可能会改变通道蛋白 C- 末端区域的构象，不仅会损害通道的门控，还会损害其与发育相关蛋白质（如 FMRP）相互作用的能力，从而导致严重的发育迟缓（Barcia 等，2012）。

KCNT1 突变也与生命后期发生的其他类型癫痫相关，如常染色体显性夜间额叶癫痫（autosomal dominant nocturnal frontal lobe epilepsy，ADNFLE）。在一些家族中，相同的突变可导致婴儿恶性游走性部分性发作和常染色体显性夜间额叶癫痫，说明表观遗传异质性现象存在。

奎尼丁是一种 I 类抗心律失常药，在体外可逆转 *KCNT1* 的电导率增加（Milligan 等，2014）。首次在一个婴儿恶性游走性部分性发作患者中使用奎尼丁治疗，为精准医学的未来基石铺平了道路（Bearden 等，2014）。随后，奎尼丁在 *KCNT1* 突变患者中的临床试验中出现不同的结果（Bearden 等，2014；Mikati 等，2015；Chong 等，2016；Abdelnour 等，2017；Fukuoka 等，2017；Mullen 等，2017；McTague 等，2018）。最初人们假设奎尼丁在部分患者中治疗失败的一个原因是，奎尼丁在许多患者的疾病晚期才开始被使用。然而，最近的数据不支持"奎尼丁治疗启动的年龄"为可以改变总体结果的变量（Abdelnour 等，2017；Numis 等，2018）。

最近的一项研究提示，奎尼丁治疗的体外和体内反应之间的显著差异可以以目标特异性组织浓度来解释。在未来进行体外定量测定并了解暴露及有效的受体结合情况，可以更好评估新的治疗方法在较低浓度范围内的有效性，并预测具有 *KCNT1* 变体的患者的临床功效（Numis 等，2018）。虽然在婴儿恶性游走性部分性发作中使用奎尼丁靶向治疗 *KCNT1* 通道病并不普遍有效，但溴化钾的基因组导向性治疗显示癫痫发作频率和严重程度降低（Okuda 等，2000；Caraballo 等，2014；Numis 等，2018）。

（五）*SCN2A* 相关的新生儿癫痫

SCN2A 致病性变异也是一种广泛表型谱的离子通道病病因，表型涵盖新生儿形式和包括癫痫、发育迟缓和孤独症谱系障碍等晚发性疾病。

SCN2A 编码 $Na_v1.2$，$Na_v1.2$ 是发育早期中枢神经系统中的主要电压门控钠通道。$Na_v1.2$ 随着时间推移在一定程度上被 $Na_v1.6$（SCN8A）取代，这可能是 *SCN2A* 相关癫痫在特定短暂时间窗发病的原因（Liao 等，2010）。最近的一项大型研究报道了 201 例 *SCN2A* 突变患者的基因型—表型，其中一半患者在出生前 3 个月内发生了癫痫发作。有趣的是，早期癫痫发作（< 3 个月）的

患者出现的错义突变往往是功能获得性突变；而晚期发病的患者通常具有功能丧失性突变。功能获得性突变的严重程度与临床表型的严重程度相关（Wolff等，2017），动态动作电位钳可预测 *SCN2A* 癫痫在轻表型家族和重度新发突变的功能分离（Berecki 等，2018）。

SCN2A 突变的典型表现之一是良性家族性新生儿 - 婴儿癫痫（benign familial neonatal–infantile epilepsy，BFNIE）。在患有良性家族性新生儿 - 婴儿癫痫的患者中，癫痫发作的起病年龄为生后第 2 天至 3～6 个月。尽管半数患者在新生儿期发病，在同一家族中也存在遗传异质性，具有相同突变的不同家庭成员可能有不同的发病年龄（表型异质性）。癫痫发作倾向于成簇发生，并且主要是局灶性强直发作和局灶性阵挛发作。发作间期脑电图正常或偶尔出现局灶性尖波。癫痫发作在出生后的 2 年内缓解，尽管报道了 2 种特定突变（A263V 和 R1882G）在后期发生了间歇性共济失调的病例，总体上复发风险低，神经发育预后良好（Berkovic 等，2004；Wolff 等，2017）。

另一方面，*SCN2A* 新发错义突变可能与新生儿期（新生儿发病）或婴儿期（晚发型）的难治性癫痫有关。新生儿型的主要惊厥类型是伴强直成分和呼吸暂停的局灶性发作。初始 EEG 异常可见爆发抑制模式或多灶性棘波。在晚发型中，患者通常出现癫痫性痉挛。患者可以有严重智力障碍、轴性肌张力减退和小头畸形，有时伴有运动障碍（Wolff 等，2017）。

类似于 *KCNQ2* 的情况，钠通道阻滞药，如卡马西平和苯妥英钠对 *SCN2A* 相关的新生儿癫痫存在潜在疗效（Dilena 等，2017；Berecki 等，2018）。似乎钠通道阻滞药通过抵消突变的钠通道增加的电导，降低了功能获得性突变的影响。

三、细胞信号传导异常

（一）*CDKL5* 脑病

细胞周期蛋白依赖性激酶样蛋白 -5（cyclin-dependent kinase-like 5,

CDKL5）基因位于 X 染色体短臂（Xp22），在脑发育中起着至关重要的作用。与脑病相关的早发性癫痫主要由功能丧失性变异导致，主要影响女性。致病性 *CDKL5* 突变大部分在基因的编码区中被发现，但错义突变明显聚集在 N- 末端的催化结构域中，表明 *CDKL5* 的激酶功能对脑功能特别重要。基因型—表型关联研究发现，N- 末端激酶结构域的突变，比发生在 C- 末端的突变，通常临床症状更严重（Fehr 等，2016；Hector 等，2017）。然而，具有相同突变的患者，癫痫性脑病的严重程度也有不同。这可能是由于 X 染色体的随机性失活，同一基因突变具有不同的 *CDKL5* 嵌合表达模式，导致一系列不同的临床表型（Bahi-Buisson 等，2008；Hector 等，2017）。

在 *CDKL5* 脑病中，癫痫发作的起病年龄为出生后 3～6 周。发病时，癫痫发作是短暂但频繁的并且通常难以控制。在这个早期阶段，发作间期脑电图可能仍保持正常。这些婴儿中有一部分可以有数周或者数月的成功控制发作。随后，脑电图背景恶化、并且发育迟缓变得明显（包括肌张力下降、头控丧失和眼神对视变差）。癫痫发作通常表现为独特的"过度运动 – 强直 – 痉挛发作"顺序（Klein 等，2011）。有趣的是，癫痫性痉挛发作可伴或不伴有高度失律。随后，进展为多灶性和肌阵挛性癫痫（Bahi-Buisson 等，2008；Melani 等，2011；Auvin 等，2015）。伴随喂养和睡眠障碍的显著运动和认知障碍非常典型（Mangatt 等，2016）。此外，许多患者的头部生长速度减慢，手部的刻板动作与 Rett 综合征女孩所见类似。据报道，一些携带致病变异的男孩具有非常严重的早发性表型或者为体细胞镶嵌现象（Nemos 等，2009；Stosser 等，2017）。

CDKL5 基因突变导致如此严重的早发性癫痫性脑病的机制尚不完全清楚。CDKL5 蛋白的一个功能是对其他蛋白质进行磷酸化，其主要靶标之一是 *MECP2*，已知其参与神经元功能和突触维持。*MECP2* 突变与 Rett 综合征有关，这种疾病与 *CDKL5* 脑病有一些相似之处。有两种经过模型评价的 *CDKL5* 敲除小鼠模型（Wang 等，2012；Amendola 等，2014）。行为分析显示，基因敲除模型重现了人类疾病的关键特征，包括肢体拥抱、活动量减少和异常眼球追视。对这些小鼠模型的研究揭示了 *CDKL5* 相关脑病的潜在作用底物，包括皮质神经元的树突分支减少，视觉诱发反应减少和 Akt/rpS6 信号传导途径的改

变。特别令人感兴趣的是分别在谷氨酸能皮质神经元和 GABA 能前脑神经元中条件性敲除 *CDKL5* 引起的行为表型的解离。这些发现表明，在 *CDKL5* 脑病中观察到的行为表型（活动量减少）来自 GABA 能前脑神经元中 CDKL5 的局部缺失，肢体控制和眼球追视表型依赖于谷氨酸能神经元功能。然而，这些小鼠模型缺乏 *CDKL5* 脑病关键特征的自发性癫痫发作或癫痫样电活动。

（二）*BRAT1* 相关新生儿致死性强直与多灶性癫痫

BRAT1 基因的突变与新生儿致死性强直与多灶性癫痫综合征（lethal neonatal rigidity and multifocal seizures，LNRMFS）有关。这种情况最初是在 2012 年的一项研究中被描述的，该研究使用基因定位作图和外显子测序的方法来鉴定与一个阿米什人群中的疾病相关的基因变异（Puffenberger 等，2012）。随之有 10 名新生儿致死性强直与多灶性癫痫综合征的病例被报告。关于新生儿 *BRAT1* 相关疾病的电—临床表型知之甚少。新生儿伴有全身肌张力增高，小头畸形，伴或不伴脑电图改变的多灶性肌阵挛性发作，早期死于难控的窒息和心动过缓的多灶性难治性癫痫发作（Saitsu 等，2014；Van De Pol 等，2015；Straussberg 等，2015；Saunders 等，2015；Horn 等，2016）。

最近，*BRAT1* 的突变也报道与相对较轻微的表型相关，其特征为可存活过婴儿期的晚发性癫痫，可为智力缺陷、共济失调 / 运动障碍，可伴或不伴癫痫的小脑萎缩（Srivastava 等，2016；Fernández-Jaén 等，2016；Mundy 等，2016）。有相关报道存在同一家族的兄弟姐妹表现出不同严重程度的形式这类表型变异（Smith 等，2016）。早期基因检测有助于防止不必要的手术和徒劳无功的治疗。遗传咨询很关键，因为家族性复发在这种常染色体隐性遗传病中很常见。目前，已经有多个 2 个或更多兄弟姐妹患新生儿致死性强直与多灶性癫痫综合征的家庭被报道。

BRAT1 编码一种与肿瘤抑制因子 BRCA1 相互作用并可与 ATM-1 结合的蛋白质。它参与细胞对 DNA 损伤反应所需的细胞周期信号传导通路。*BRAT1* 敲除模型导致 p53 介导的细胞凋亡（Aglipay 等，2006）。在一名患者的尸检结果中显示大脑和小脑中存在进行性萎缩和神经元细胞丢失，因而有假说认

为 *BRAT1* 突变可能引起异常细胞凋亡（Saitsu 等，2014）。最近的研究还表明，*BRAT1* 缺失抑制了生长的信号传导通路，增加了细胞凋亡，并诱发线粒体功能障碍，这种线粒体功能障碍与线粒体依赖的内源性细胞凋亡有关（So 和 Ouchi，2014）。

四、突触传导异常

STXBP1 脑病

突触融合蛋白结合蛋白 1（syntaxin-binding protein 1，STXBP1）基因的新发突变是与癫痫相关的新生儿期起病的发育性脑病的主要病因之一，最常见的表现是大田综合征（Ohtahara syndrome，OS）（Stamberger 等，2016）。

STXBP1 基因，也称为 *MUNC18-1*，主要在大脑中表达。它编码一种膜运输蛋白，在突触小泡对接和融合中起重要作用，是神经递质分泌所必需的。通过与囊泡相关（突触小泡蛋白 2）和靶相关（突触融合蛋白 -1）可溶性 N- 乙基马来酰胺敏感的因子附着蛋白受体（soluble Nethylmaleimide-sensitive factor attachment protein receptors，SNARE）蛋白的相互作用，STXBP1 调节突触前囊泡融合反应。突触融合蛋白 -1 包括 N- 末端肽（N- 肽）和与 STXBP1 结合的大的保守的 Habc- 结构域。虽然 N- 肽对于囊泡融合是必需的，但是 Habc- 结构域也可通过形成闭合的 syntaxin-1 构象来部分性参与融合的调节。因此，STXBP1 的复杂结构是它在不同类型的突触小泡融合中具有的多面性作用的必要条件（Zhou 等，2013）。

Stxbp1 敲除小鼠模型显示 STXBP1 的完全性破坏导致突触小泡的神经递质分泌完全丧失。*Stxbp1* 敲除小鼠在最初正常的脑组装后进一步出现神经元变性，提示神经递质分泌，对于维持神经元突触是重要的，随之具有功能的 STXBP1 对于维持神经元突触也是重要的。进一步研究表明，降低 *STXBP1* 表达可增加 GABA 能和谷氨酸能突触的突触抑制，对 GABA 能中间神经元的影响更大。*STXBP1* 单倍体剂量不足的情况下，这可能导致网络过度兴奋和癫痫

发作（Toonen 等，2006；Stamberger 等，2016）。这些研究提示了大田原综合征的病理生理学机制，在正常脑结构环境下，大田原综合征可能与异常改变的神经传递有关。

最初在诊断患有大田原综合征的患者中发现了 *STXBP1* 基因突变（Saitsu 等，2008）。后来，*STXBP1* 还与未分类的早发性癫痫性脑病和其他多种表型包括婴儿痉挛、Dravet 综合征、非综合征性癫痫、智力障碍及孤独症相关（Stamberger 等，2016）。

95% 的 *STXBP1* 基因突变患者患有癫痫。对于 *STXBP1* 脑病患者，癫痫发作往往发生在生命早期，通常发生在新生儿期（中位发病年龄为 6 周）。新生儿倾向于出现癫痫性痉挛发作，通常与难治性局灶性惊厥发作有关。脑电图在发病时即存在明显异常，通常表现为爆发抑制模式，有时是多灶性异常。半数患者演变为婴儿痉挛。他们有中度至严重的认知障碍和正常的头围（Di Meglio 等，2015；Stamberger 等，2016）。癫痫可能在孩子的病程中可以相对较早地被解决，但是发育性异常往往仍然影响深远。受影响的婴儿在儿童期也会倾向于出现共济失调的步态和阵发性非癫痫性运动（Milh 等，2011；Di Meglio 等，2015）。

最近，3 例与 *STXBP1* 突变相关的局灶性皮质发育不良（focal cortical dysplasia，FCD）提示了 *STXBP1* 突变的神经元表达与局灶性皮质发育不良可能存在因果关系。一名 *STXBP1* 基因突变的早发性婴儿癫痫性脑病、发育迟缓和孤独症谱系障碍的患者在切除发育异常的脑组织后完全控制了癫痫发作。对切除的脑组织进行检查，确定了 *STXBP1* 嵌合状态，为体细胞变异机制提供了证据（Uddin 等，2017）。这一发现虽然是初步的，但也提示了遗传和结构性癫痫之间的联系。

五、总结

我们在新生儿癫痫遗传基础上认识的进步为精准医学治疗开辟了道路。众所周知，任何有效的治愈方法都将得益于早期诊断。然而，许多患有遗传性癫痛的新生儿直到生命晚期才被确诊，没有早期干预的机会。我们认为，早期识别每种疾病特异性的电临床表型对于早期诊断和潜在的靶向治疗至关重要。例如，已经证明 *KCNQ2* 和 *KCNQ3* 相关的癫痫对钠通道阻滞药（卡马西平和苯妥英）有效。

新生儿重症监护室的精准医疗提供了一个独特的机会，可以采用基于病因学分层的治疗方法。转化医学研究表明，不同的病理生理机制可能与不同的突变有关，并反映在不同的表型中。针对新生儿癫痫的新治疗方法或是基于临床观察的结果（*KCNQ2* 相关性癫痫中的卡马西平），或是基于体外功能验证的合理定向治疗（*KCNT1* 突变相关的婴儿恶性游走性部分性发作中的奎尼丁）。

了解癫痫发生和发育障碍的分子机制是我们在具有特定遗传缺陷的新生儿中进行精准医疗的基础。为了发现有效对抗引起癫痫发作和认知障碍的共同基础的治疗方法，临床迫切需要尽快阐明这些机制。

致谢

Charbel El Kosseifi 获得了鲁汶天主教大学，aint-Luc 诊所，儿科神经病学系的奖学金。

参 考 文 献

[1] Abdelnour, E., Gallentine, W., McDonald, M., *et al.* (2017). Does age affect response to quinidine in patients with KCNT1 mutations? Report of three new cases and review of the literature, *Seizure*, 55, 1-3.

[2] Aglipay, J.A., Martin, S.A., Tawara, H., *et al.* (2006). ATM activation by ionizing radiation requires BRCA1-associated BAAT1.*J. Biol. Chem*, 281, 9710-9718.

[3] Amendola, E., Zhan, Y., Mattucci, C., *et al.* (2014). Mapping pathological phenotypes in a mouse model of CDKL5 disorder, *PLoS ONE*, 9, e91613.

[4] Auvin, S., Cilio, M.R., and Vezzani, A. (2015).

Current understanding and neurobiology of epileptic encephalopathies, *Neurobiol. Dis.*, 92 (Part A), 72-89.

[5] Bahi-Buisson, N., Kaminska, A., Boddaert, N., *et al.* (2008). The three stages of epilepsy in patients with CDKL5 mutations, *Epilepsia*, 49, 1027-1037.

[6] Barcia, G., Fleming, M.R., Deligniere, A., *et al.* (2012). De novo gain-of-function KCNT1 channel mutations cause malignant migrating partial seizures of infancy, *Nat. Gen.*, 44, 1255-1259.

[7] Bearden, D., Strong, A., Ehnot, J., *et al.* (2014). Targeted treatment of migrating partial seizures

of infancy with quinidine, *Ann. Neurol.*, 76, 457-461.

[8] Berecki, G., Howell, K.B., Deerasooriya, Y.H., *et al.* (2018). Dynamic action potential clamp predicts functional separation in mild familial and severe de novo forms of SCN2A epilepsy, *Proc. Natl. Acad. Sci. USA*, 115, E5516-E5525.

[9] Berkovic, S.F., Heron, S.E., Giordano, L., *et al.* (2004). Benign familial neonatal-infantile seizures: characterization of a new sodium channelopathy, *Ann. Neurol.*, 55, 550-557.

[10] Caraballo, R., Pasteris, M.C., Fortini, P.S., *et al.* (2014). Epilepsy of infancy with migrating focal seizures: six patients treated with bromide, *Seizure*, 23, 899-902.

[11] Castaldo, P., del Giudice, E.M., Coppola, G., *et al.* (2002). Benign familial neonatal convulsions caused by altered gating of KCNQ2/KCNQ3 potassium channels, *J. Neurosci.*, 22, RC199.

[12] Charlier, C., Singh, N.A., Ryan, S.G., *et al.* (1998). A pore mutation in a novel KQT-like potassium channel gene in an idiopathic epilepsy family, *Nat. Gen.*, 18, 53-55.

[13] Chong, P.F., Nakamura, R., Saitsu, H., *et al.* (2016). Ineffective quinidine therapy in early onset epileptic encephalopathy with KCNT1 mutation, *Ann. Neurol.*, 79, 502-503.

[14] Chung, H.J., Jan, Y.N., and Jan, L.Y. (2006). Polarized axonal surface expression of neuronal KCNQ channels is mediated by multiple signals in the KCNQ2 and KCNQ3 C-terminal domains, *Proc. Natl. Acad. Sci. USA*, 103, 8870-8875.

[15] Cilio, M.R., Bianchi, R., Balestri, M., *et al.* (2009). Intravenous levetiracetam terminates refractory status epilepticus in two patients with migrating partial seizures in infancy, *Epilepsy Res.*, 86, 66-71.

[16] Cilio, M.R., Dulac, O., Guerrini, R., *et al.* (2007). "Migrating partial seizures in infancy." In Engel Jr., J. and Pedley, T.A. (eds.) *Epilepsy; A comprehensive textbook*, Vol. 3, 2nd ed,. pp. 2323-2328.

[17] Connolly, M.B., Langill, L., Wong, P.K.H., *et al.* (1995). Seizures involving the supplementary sensorimotor area in children: a video-EEG analysis, *Epilepsia*, 36, 1025-1032.

[18] Coppola, G., Plouin, P., Chiron, C., *et al.* (1995). Migrating partial seizures in infancy: a malignant disorder with developmental arrest, *Epilepsia*, 36, 1017-1024.

[19] Dedek, K., Kunath, B., Kananura, C., *et al.* (2001). Neonatal epilepsy caused by a mutation in the voltage sensor of the KCNQ2 K channel, *Proc. Natl.Acad. Sci. USA*, 98, 12272-12277.

[20] Di Meglio, C., Lesca, G., Villeneuve, N., *et al.* (2015). Epileptic patients with de novo STXBP1 mutations: Key clinical features based on 24 cases, *Epilepsia*, 56, 1931-1940.

[21] Dilena, R., Striano, P., Gennaro, E., *et al.* (2017). Efficacy of sodium channel blockers in SCN2A early infantile epileptic encephalopathy, *Brain Dev.*, 39, 345-348.

[22] Fehr, S., Wong, K., Chin, R., *et al.* (2016). Seizure variables and their relationship to genotype and functional abilities in the CDKL5 disorder, *Neurology*, 87, 2206-2213.

[23] Fernández-Jaén, A., Álvarez, S., Young So, E., *et al.* (2016). Mutations in BRAT1 cause autosomal recessive progressive encephalopathy: Report of a Spanish patient, *Eur. J. Paediatr. Neurol.*, 20, 421-425.

[24] Fleming, M.R. and Kaczmarek, L.K. (2009). Use of optical biosensors to detect modulation of Slack potassium channels by G protein-coupled receptors, *J. Recep. Sig. Transduc.*, 29, 173-181.

[25] Fukuoka, M., Kuki, I., Kawawaki, H., *et al.* (2017). Quinidine therapy for West syndrome with KCNTI mutation: a case report, *Brain Dev.*, 39, 80-83.

[26] Glass, H.C., Shellhaas, R.A.R.A., Wusthoff, C.J., *et al.* (2016). Contemporary profile of seizures in neonates: a prospective cohort study, *J. Pediatr.*, 174, 98-103.e1.

[27] Grinton, B.E., Heron, S.E., Pelekanos, J.T., *et al.* (2015). Familial neonatal seizures in 36 families: clinical and genetic features correlate with outcome, *Epilepsia*, 56, 1071-1080.

[28] Hector, R.D., Kalscheuer, V.M., Hennig, F., *et al.* (2017). CDKL5 variants: improving our understanding of a rare neurologic disorder, *Neurol. Gen.*, 3, e200.

[29] Hmaimess, G., Kadhim, H., Nassogne, M.-C.,

et al. (2006). Levetiracetam in a neonate with malignant migrating partial seizures, *Pediatr. Neurol.*, 34, 55-59.

[30] Hoppen, T., Elger, C.E., and Bartmann, P. (2001). Carbamazepine in phenobarbital-nonresponders: experience with ten preterm infants, *Eur. J. Pediatr.*, 160, 444-447.

[31] Horn, D., Weschke, B., Knierim, E., *et al.*(2016). BRAT1 mutations are associated with infantile epileptic encephalopathy, mitochondrial dysfunction, and survival into childhood, *Am. J. Med. Gen. Part A*, 170, 2274-2281.

[32] Kim, G.E., Kronengold, J., Barcia, G., *et al.* (2014). Human slack potassium channel mutations increase positive cooperativity between individual channels, *Cell Rep.*, 9, 1661-1673.

[33] Klein, K.M., Yendle, S.C., Harvey, A.S., *et al.*(2011). A distinctive seizure type in patients with CDKL5 mutations: hypermotor-tonic-spasms sequence, *Neurology*, 76, 1436-1438.

[34] Liao, Y., Deprez, L., Maljevic, S., *et al.* (2010). Molecular correlates of age-dependent seizures in an inherited neonatal-infantile epilepsy, *Brain*, 133, 1403-1414.

[35] Mangatt, M., Wong, K., Anderson, B., *et al.*(2016). Prevalence and onset of comorbidities in the CDKL5 disorder differ from Rett syndrome, *Orphanet J. Rare Dis.*, 11, 39.

[36] McTague, A., Nair, U., Malhotra, S., *et al.* (2018). Clinical and molecular characterization of KCNT1-related severe early-onset epilepsy, *Neurology*, 90, e55-e66.

[37] Melani, F., Mei, D., Pisano, T., *et al.* (2011). CDKL5 gene-related epileptic encephalopathy: electroclinical findings in the first year of life, *Dev. Med.Child Neurol.*, 53, 354-360.

[38] Miceli, F., Soldovieri, M.V., Ambrosino, P., *et al.* (2013). Genotype-phenotype correlations in neonatal epilepsies caused by mutations in the voltage sensor of Kv7. 2 potassium channel subunits, *Proc. Natl. Acad. Sci.USA*, 110, 4386-4391.

[39] Miceli, F., Soldovieri, M.V., Ambrosino, P., *et al.*(2015). Early-onset epileptic encephalopathy caused by gain-of-function mutations in the voltage sensor of Kv7. 2 and Kv7. 3 potassium channel subunits, *J.Neurosci.*, 35, 3782-3793.

[40] Miceli, F., Soldovieri M.V., Iannotti, F.A., *et al.* (2011). The voltage-sensing domain of K(v)7. 2 channels as a molecular target for epilepsy-causing mutations and anticonvulsants, *Fron Pharmacol.*, 2, 2.

[41] Miceli, F., Soldovieri, M.V., Joshi, N., *et al.* (2010). KCNQ2-Related Disorders. In: Pagon, R.A., Adam, M.P., Ardinger, H.H., *et al.*, eds., Seattle (WA): University of Washington, Seattle; 2010. [Updated 2016 Mar 31], pp. 1993-2016.

[42] Mikati, M.A., Jiang, Y.-H., Carboni, M., *et al.* (2015). Quinidine in the treatment of KCNT1-positive epilepsies, *Ann. Neurol.*, 78, 995-999.

[43] Milh, M., Lacoste, C., Cacciagli, P., *et al.* (2015). Variable clinical expression in patients with mosaicism for KCNQ2 mutations, *Am. J. Med.Gen. Part A*, 167, 2314-2318.

[44] Milh, M., Villeneuve, N., Chouchane, M., *et al.* (2011). Epileptic and nonepileptic features in patients with early onset epileptic encephalopathy and STXBP1 mutations, *Epilepsia*, 52, 1828-1834.

[45] Milligan, C.J., Li, M., Gazina, E.V., *et al.* (2014). KCNT1 gain of function in 2 epilepsy phenotypes is reversed by quinidine, *Ann. Neurol.*, 75, 581-590.

[46] Mulkey, S., Ben–Zeev, B., Nicolai, J., *et al.* (2017). Neonatal nonepileptic myoclonus is a prominent clinical feature of KCNQ2 gain-of-function variants R201C and R201H, *Epilepsia*, 58, 436-445.

[47] Mullen, S.A., Carney, P.W., Roten, A., *et al.* (2017). Precision therapy for epilepsy due to KCNT1 mutations: A randomized trial of oral quinidine, *Neurology*, 90, e67-e72.

[48] Mundy, S.A., Krock, B.L., Mao, R., *et al.* (2016). BRAT1-related disease-identification of a patient without early lethality, *Am. J. Med. Gen. Part A*, 170, 699-702.

[49] Nemos, C., Lambert, L., Giuliano, F., *et al.* (2009). Mutational spectrum of CDKL5 in early-onset encephalopathies: a study of a large collection of French patients and review of the literature, *Clin. Gen.*, 76, 357-371.

[50] Numis, A.L., Angriman, M., Sullivan, J.E., et al. (2014). KCNQ2 encephalopathy: Delineation of the electroclinical phenotype and treatment response, *Neurology*, 82, 368-370.

[51] Numis, A.L., Nair, U., Datta, A., et al. (2018). Lack of response to quinidine in KCNT1-related neonatal epilepsy, *Epilepsia*, 59, 1889–1898.

[52] Okuda, K., Yasuhara, A., Kamei, A., et al. (2000). Successful control with bromide of two patients with malignant migrating partial seizures in infancy, *Brain Dev.*, 22, 56-59.

[53] Orhan, G., Bock, M., Schepers, D., et al. (2014). Dominant–negative effects of KCNQ2 mutations are associated with epileptic encephalopathy, *Ann.Neurol.*, 75, 382-394.

[54] Pisano, T., Numis, A.L., Heavin, S.B., et al. (2015). Early and effective treatment of KCNQ2 encephalopathy, *Epilepsia*, 56, 685-691.

[55] Puffenberger, E.G., Jinks, R.N., Sougnez, C., et al. (2012). Genetic mapping and exome sequencing identify variants associated with five novel diseases, *PLoS ONE*, 7, 1.

[56] Reif, P.S., Tsai, M.-H.H., Helbig, I., et al. (2017). Precision medicine in genetic epilepsies: break of dawn?, *Exp. Rev. Neurotherap.*, 17, 381-392.

[57] Saitsu, H., Kato, M., Mizuguchi, T., et al. (2008). De novo mutations in the gene encoding STXBP1 (MUNC18-1) cause early infantile epileptic encephalopathy, *Nat. Gen.*, 40, 782-788.

[58] Saitsu, H., Yamashita, S., Tanaka, Y., et al. (2014). Compound heterozygous BRAT1 mutations cause familial Ohtahara syndrome with hypertonia and microcephaly, *J. Hum. Gen.*, 59, 687-690.

[59] Sands, T.T., Balestri, M., Bellini, G., et al. (2016). Rapid and safe response to low-dose carbamazepine in neonatal epilepsy, *Epilepsia*, 57, 2019-2030.

[60] Sands, T.T. and McDonough, T.L. (2016). Recent advances in neonatal seizures, *Curr. Neurol. Neurosci. Rep.*, 16, 1-10.

[61] Saunders, C.J., Miller, N.A., Soden, S.E., et al. (2015). Rapid whole-genome sequencing

for genetic diseases in neonatal care units, *Sci. Transl. Med.*, 4, 154.

[62] Scheffer, I.E., Berkovic, S., Capovilla, G., et al. (2017). ILAE classification of the epilepsies: position paper of the ILAE Commission for Classification and Terminology, *Epilepsia*, 58, 512–521.

[63] Schroeder, B.C., Kubisch, C., Stein, V., and Jentsch, T.J. (1998). Moderate loss of function of cyclic-AMP-modulated KCNQ2/KCNQ3 K$^+$ channels causes epilepsy, *Nature*, 396, 687-690.

[64] Shah, M.M., Migliore, M., Valencia, I., et al. (2008). Functional significance of axonal Kv7 channels in hippocampal pyramidal neurons, *Proc. Natl.Acad. Sci. USA*, 105, 7869-7874.

[65] Shellhaas, R.A., Wusthoff, C.J., Tsuchida, T.N., et al. (2017). Profile of neonatal epilepsies: characteristics of a prospective US cohort, *Neurology*, 89, 893-899.

[66] Singh, B., Singh, P., Hifzi, I., et al. (1996). Treatment of neonatal seizures with carbamazepine, *J. Child Neurol.*, 11, 378-382.

[67] Singh, N.A., Charlier, C., Stauffer, D., et al. (1998). A novel potassium channel gene, KCNQ2, is mutated in an inherited epilepsy of newborns, *Nat. Gen.*, 18, 25-29.

[68] Smith, N.J., Lipsett, J., Dibbens, L.M., et al. (2016). BRAT1-associated neurodegeneration: intra-familial phenotypic differences in siblings, *Am. J.Med. Gen. Part A*, 170, 3033-3038.

[69] So, E.Y. and Ouchi, T. (2014). BRAT1 deficiency causes increased glucose metabolism and mitochondrial malfunction, *BMC Cancer*, 14, 548.

[70] Soldovieri, M.V., Cilio, M.R., Miceli, F., et al. (2007a). Atypical gating of M-type potassium channels conferred by mutations in uncharged residues in the S4 region of KCNQ2 causing benign familial neonatal convulsions, *J. Neurosci.*, 27, 4919-4928.

[71] Soldovieri, M.V., Miceli, F., Bellini, G., et al. (2007b). Correlating the clinical and genetic features of Benign Familial Neonatal Seizures (BFNS) with the functional consequences of underlying mutations, *Channels (Austin)*, 1, 228-233.

[72] Srivastava, S., Olson, H.E., Cohen, J.S., et al. (2016). BRAT1 mutations present with

a spectrum of clinical severity, *Am. J. Med. Gen*. Part A, 170, 2265-2273.

[73] Stamberger, H., Nikanorova, M., Willemsen, M.H., *et al.* (2016). STXBP1 encephalopathy, *Neurology*, 86, 954-962.

[74] Stosser, M.B., Lindy, A.S., Butler, E., *et al.* (2017). High frequency of mosaic pathogenic variants in genes causing epilepsy-related neurodevelopmental disorders, *Genet. Med.*, 20, 403-410.

[75] Straussberg, R., Ganelin-Cohen, E., Goldberg-Stern, H., *et al.* (2015). Lethal neonatal rigidity and multifocal seizure syndrome—Report of another family with a BRAT1 mutation, *Eur. J. Paediatr. Neurol.*, 19, 240-242.

[76] Toonen, R.F.G., Wierda, K., Sons, M.S., *et al.* (2006). Munc18-1 expression levels control synapse recovery by regulating readily releasable pool size, *Proc. Natl. Acad. Sci. USA*, 103, 18332-18337.

[77] Uddin, M., Woodbury-Smith, M., Chan, A., *et al.* (2017). Germline and somatic mutations in STXBP1 with diverse neurodevelopmental phenotypes, *Neurol. Gen.*, 3, e199.

[78] Van De Pol, L.A., Wolf, N.I., Van Weissenbruch, M.M., *et al.* (2015). Early-onset severe encephalopathy with epilepsy: the BRAT1 gene should be added to the List of Causes, *Neuropediatrics*, 46, 392-400.

[79] Vilan, A., Mendes Ribeiro, J., Striano, P., *et al.* (2017). A distinctive ictal amplitude-integrated electroencephalography pattern in newborns with neonatal epilepsy associated with KCNQ2 mutations, *Neurology*, 112, 387-393.

[80] Wang, I.-T.J., Allen, M., Goffin, D., *et al.* (2012). Loss of CDKL5 disrupts kinome profile and event-related potentials leading to autistic-like phenotypes in mice, *Proc. Natl. Acad. Sci. USA*, 109, 21516-21521.

[81] Weckhuysen, S., Ivanovic, V., Hendrickx, R., *et al.* (2013). Extending the KCNQ2 encephalopathy spectrum: clinical and neuroimaging findings in 17 patients, *Neurology*, 81, 1697-1703.

[82] Weckhuysen, S., Mandelstam, S., Suls, A., *et al.* (2012). KCNQ2 encephalopathy: emerging phenotype of a neonatal epileptic encephalopathy, *Ann. Neurol.*, 71, 15-25.

[83] Wolff, M., Johannesen, K.M., Hedrich, U.B.S.S., *et al.* (2017). Genetic and phenotypic heterogeneity suggest therapeutic implications in SCN2Arelated disorders, *Brain*, 140, 1316-1336.

[84] Yue, C. and Yaari, Y. (2006). Axo-somatic and apical dendritic Kv7/M channels differentially regulate the intrinsic excitability of adult rat CA1 pyramidal cells, *J. Neurophysiol.*, 95, 3480-3495.

[85] Zhou, P., Pang, Z.P., Yang, X., *et al.* (2013). Syntaxin-1 N-peptide and Habc domain perform distinct essential functions in synaptic vesicle fusion, *EMBO J.*, 32, 159-171 .

第 4 章　发育性癫痫的治疗

Treatment Aspects of Developmental Epilepsies

Ryan Ghusayni　Mohamad A. Mikati　著

一、概述

（一）基本原理

遇见初诊的惊厥患者时，必须决定是否使用抗惊厥发作药物（antiseizure medication，ASM）。第一步是确定患者是否是真实的病性惊厥或晕厥等类似癫痫发作的发作性事件；第二步是确定是否是存在潜在病因的症状性惊厥，如电解质紊乱、低血糖、药物戒断、感染或急性颅脑创伤。常规情况下，只有癫痫发作需要长期抗癫痫发作药物或抗癫痫发作药物治疗，除非它们是短暂、不频繁和自限性的，在这种情况下，人们可以选择不用或推迟长期抗癫痫发作药物治疗。治疗或不治疗的决定应该基于个体化考虑，兼顾到惊厥发作类型，脑电图，癫痫家族史，可能的病因，驾驶状况和工作类型等因素。必须权衡比较抗癫痫发作药物可能的不良反应与预防再次癫痫发作的利弊权重（Mikati 和 Tchapyjnikov，2018；Pellock 等，2016）。可选择的抗癫痫发作药物的作用机制如图 4-1 所示。

有时人们倾向选择一种可以从急性治疗开始，以后作为维持治疗的抗癫痫发作药物，但这不一定是最佳选择。此外，常规是开始单药治疗，如果失败则再换另一种进行单药治疗。如果两种药物治疗失败，那么替代方案是开始联合用药或仍尝试使用另一种适当的药物进行单药治疗。对于新生儿惊厥发作，最

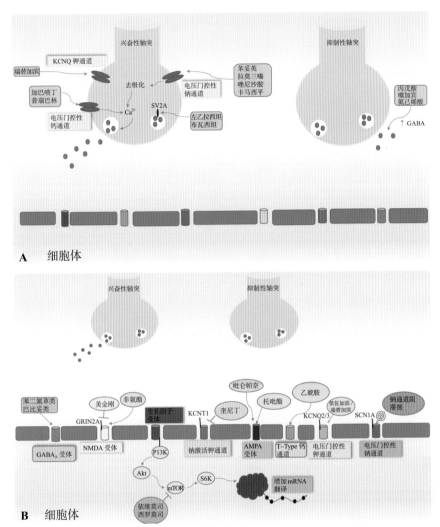

▲ 图 4-1　可选抗癫痫发作药物对突触前（**A**）和突触后（**A 和 B**）受体的作用机制

丙戊酸抑制 GABA 降解酶，噻加宾阻断 GABA 转运蛋白 1，氨己烯酸抑制 GABA 转氨酶，而后者（GABA 降解酶、GABA 转运蛋白 1、GABA 转氨酶）均参与 GABA 的分解代谢，以上药物都有助于使突触间隙中的 GABA 增多

常用的长期治疗的一线药物是苯巴比妥，其次是苯妥英或磷苯妥英，但左乙拉西坦被越来越多作为早期选择或甚至作为初始选择。在年龄较大的儿童中，局灶性发作和局灶性癫痫通常最初用奥卡西平或左乙拉西坦治疗，失神性发作用乙琥胺，青少年肌阵挛癫痫用丙戊酸钠或左乙拉西坦，其他的选择包括拉莫三嗪、唑尼沙胺、托吡酯和吡仑帕奈（Mikati 和 Tchapyjnikov，2018）。告知家

庭关于治疗的利弊，包括药物的不良反应和复发风险及癫痫相关猝死（sudden unexpected death in epilepsy，SUDEP）等癫痫发作的并发症，是癫痫患儿管理的重要步骤。

正确使用两种抗癫痫发作药物仍不能控制发作的局灶性癫痫患者应考虑进行局灶性癫痫病灶切除术。在 MRI 上具有相应局灶性病变的患者通常比 MRI 阴性的患者有更多机会获得癫痫发作的控制。那些不适合局部病灶切除的人，或因他们的病灶难以定位或不可切除，或因他们有多个病灶或全面性癫痫，可能选择一种或多种姑息手术。这些包括迷走神经刺激术，反应性神经刺激术或胼胝体离断术（Wilmshurst 等，2015）。在患有癫痫性脑病或某些类型的癫痫的儿童中，其他选择包括饮食疗法（如经典的生酮饮食或其变体）或免疫疗法（如激素或促肾上腺皮质激素 ACTH）。

在抗癫痫发作药物撤药之前需要考虑许多因素。该决定应根据每个患者量身定制，同时考虑病因、脑电图结果和临床表现。传统观点是在最后一次发作 2 年后考虑撤药。但通常在此时间点需复查脑电图以排除可能妨碍撤药的持续存在的癫痫发作倾向。其他增加撤药后复发风险的预测因素是存在结构性异常的潜在病因和在实现完全控制之前存在一段耐药期。

一项系统评价和 Meta 分析已经明确了停药后惊厥复发的几个独立预测因素（Lamberink 等，2017）。评价内容包括癫痫病程、无发作间期的长短、尝试过的抗癫痫发作药物数量、女性、癫痫家族史、惊厥次数、局灶性发作和脑电图痫样异常。除无发作间期与惊厥复发呈负相关外，所有因素均与惊厥复发呈正相关。该系统性评价提供了正常图和一个评分系统，可以帮助临床医生在很难决定撤药的情况下做是否撤药的决定。

（二）癫痫和发育性脑病

在国际抗癫痫联盟（International League Against Epilepsy，ILAE）的最新意见书中，对 3 种类型的脑病进行了区分，如癫痫性、发育性、癫痫和发育性。癫痫性脑病是癫痫活动导致严重神经行为后果的一种疾病状态。癫痫性脑病的实例包括婴儿痉挛和 Lennox-Gastaut 综合征。发育性脑病被定义为发育障碍而不伴随癫痫样活动的疾病状态，如具有许多可能不会引起癫痫的基因突变的患者中所见。发育和癫痫性脑病由前两种情况的组合而成，其中遗传性异常导致发育迟缓，因存在频繁的癫痫样活动导致发育倒退或停滞而变得更复杂。这种类型的脑病的典型实例是 Dravet 综合征患者在 EEG 上观察到痫样活动前 1~2 年即可观察到发育的减慢或倒退。这意味着虽然 *SCN1A* 突变也导致癫痫，但也存在继发于 *SCN1A* 突变而单独存在的发育障碍（Scheffer 等，2017）。

为了避免长远的神经系统后遗症并改善认知和行为，癫痫性脑病的治疗必须迅速启动。通常，治疗越早开始，长远效果越好。ACTH 或激素的免疫治疗是许多癫痫性脑病的一线治疗选择。在很多癫痫性脑病中也常常考虑生酮饮食治疗，生酮饮食是葡萄糖转运体 I 缺乏综合征和丙酮酸脱氢酶缺陷的首选治疗方法（Wilmshurst 等，2015）。

二、新生儿起病的癫痫

（一）良性癫痫

新生儿癫痫发作的第一选择通常是给予短效剂量的苯二氮䓬类药物并监测癫痫发作的情况。劳拉西泮在这种情况下被经常使用。其他替代药物包括地西泮和咪达唑仑。如果没有复发，通常不需要长期治疗。新生儿癫痫发作最常用的一线长效药物是苯巴比妥，其次是苯妥英或磷苯妥英。左乙拉西坦、托吡酯或利多卡因等其他抗癫痫发作药通常作为替代物或联合用药。静脉注射利多卡因通常不与苯妥英或磷苯妥英同用，因为可能导致心律失常和低血压的风险。如果需要，长期治疗通常不建议苯妥英，因苯妥英在新生儿胃肠道的吸收较差。苯巴比妥、托吡酯或左乙拉西坦通常用作单药治疗。对于良性家族性新生儿癫痫（benign familial neonatal epilepsy，BFNE），在大多数情况下惊厥随着时间的推移而缓解，因此通常不需要长期治疗。只有 1/3 的患者数月后惊厥复发，但依然容易再次被控制。有报道称口服卡马西平在这些病例中有效（Mikati 和 Tchapyjnikov，2018；Pellock 等，2016；Sands 等，2016）。

（二）大田原综合征

有一定治疗效果的抗癫痫发作药包括唑尼沙胺、氨己烯酸、大剂量苯巴比妥和左乙拉西坦。有些病例可能对生酮饮食有效。作为一种年龄依赖性癫痫性脑病，ACTH 被一些人提议作为这种疾病的治疗方法，尽管效果不如婴儿痉挛或 Lennox-Gastaut 综合征。这种综合征的危险在于它可能进展为婴儿痉挛。有趣的是，这种进展改变了大脑对抗癫痫发作药的反应，所以值得重试之前的药物，特别是当一种或多种药物有良好的效果的时候。幸运的是，*STXBP1* 突变的大田原综合征患者对使用过的抗癫痫发作药具有更好的治疗效果，并且不太可能发展为婴儿痉挛。功能性大脑半球切除术或局灶性切除手术可用于局灶性发育不良，而不是弥漫性脑畸形或基因突变是潜在的病因的情况（Hani 和 Mikati，2016；Pellock 等，2016）。

（三）早期肌阵挛性脑病

这种脑病可能由各种代谢紊乱引起，因此必须对这些疾病进行进一步诊断并针对性治疗。具体例子包括使用生酮饮食治疗非酮症高甘氨酸血症、吡哆醇或磷酸吡哆醛治疗吡哆醇依赖性或吡哆醛 5'- 磷酸依赖性癫痫。治疗策略和疗程类似于大田原综合征（见上文）。重要的是谨慎使用药物，如丙戊酸或氨己烯酸，同时避免那些可能干扰上述某些代谢紊乱的药物。有报道称两名非酮症性高甘氨酸血症患者在使用氨己烯酸治疗后出现急性脑病。在这两名患者中，很可能的原因是氨己烯酸抑制脑内 GABA 转氨酶，升高 GABA 水平，从而加重了脑病（Tekgul 等，2006）。

三、婴儿期起病的癫痫

（一）良性癫痫

苯巴比妥和左乙拉西坦通常用作一线药物，但卡马西平、唑尼沙胺和其他药物也有效。很难评估这些抗癫痫发作药的功效，因为惊厥经常自发缓解。虽然预后良好，但这些惊厥可能会得到早期治疗，因为它们往往成簇发生，因此很难评估它们的严重性。

（二）婴儿良性肌阵挛癫痫

肌阵挛发作用丙戊酸很容易控制（需要先排除可能导致肝毒性的潜在代谢问题）或用氯硝西泮控制。如果对丙戊酸盐或氯硝西泮有初始耐药性，可尝试增大剂量（30～40mg/kg）。如果患者仍无反应，可尝试使用苯巴比妥、托吡酯、唑尼沙胺或氯巴占。该综合征通常易于用药物控制。即使那些未接受药物治疗的人也可能会出现自发性缓解，因此，是否需要治疗可以与患者家人进行讨论。

（三）婴儿痉挛

除了结节性硬化症优选氨己烯酸，通常 ACTH（或皮质激素）是首选的常用药物。尽管有超过 30 种治疗方法被报道，并且许多医生因考虑成本和方便性以及与 ACTH 类似的效果而使用口服激素作为首选药物，经 FDA 批准的婴儿痉挛治疗方法仅有两种。ACTH 的常用剂量为 150U/m^2 分为每日 2 次肌内注射，治疗 2 周，30U/m^2 治疗 3 天，15U/m^2 治疗 3 天，10U/m^2 治疗 3 天，然后隔天 10U/m^2，连续 6d，然后停药。激素治疗对痉挛发作短期内的控制常常有效，尽管治疗的最佳剂量和持续时间仍然存在争议。一种推荐治疗方案如下：泼尼松龙，剂量为 40mg/d，以 13.3mg，每日 3 次方式，给药 2 周；接着15mg，每日 2 次，持续给药 5 天；然后 10mg，每日 2 次，持续给药 5 天；然后 5mg 隔日给药，持续给药 5 天；最后停泼尼松龙。如果对最初的 13.3mg/每日 3 次剂量没有反应，可以增加至 20mg/ 每日 3 次，持续 2 周；然后减少至 13.3mg/ 每日 3 次，持续 2 周；接着继续上述方案（Lux 等，2005）。在隐源性婴儿痉挛病例中，ACTH 可能比口服激素有更好的长期效果，但这是有争议的。除结节性硬化症患者外，ACTH 和激素比氨己烯酸可能有更好的长期疗效。舒噻美在一些欧洲国家使用，可能有效。卡马西平和奥卡西平可能使痉挛发作恶化，通常需要避免。其他可行的治疗方法包括剂量＞ 6mg/(kg·d) 的托吡酯，剂量为 10～12mg/(kg·d) 的唑尼沙胺、拉莫三嗪、非尔氨酯、静脉注射丙种球蛋白和生酮饮食。此外，该病可能具有潜在的代谢异常，如可以被校正的吡哆醇依赖症或吡哆醛 5- 磷酸依赖症。葡萄糖转运蛋白缺乏也对生酮饮食有很好的反应。对于对药物治疗无反应的局灶性皮质病变患者，可考虑局灶性皮质切除和大脑半球切除术（Hancock 等，2002；Hani 和 Mikati，2016；Pellock 等，2016；Wilmshurst 等，2015）。图 4-2 总结了 ACTH 作用的可能机制。重要的是要再次强调，必须尽快终止痉挛发作和改善脑电图，以避免或减轻这种疾病的远期后遗症并改善神经行为结局。因此，通常在开始治疗后第 1、2 和 4 周进行清醒和睡眠的 EEG 检查以监测药物反应。如果没有看到改善，药物必须逐渐减量，并开始尝试另一种药物。如果复发，则重新开始尝试原来显示最有效的药物，通常选择更长的疗程。

（四）Dravet 综合征

丙戊酸钠通常用于第一次长时间的癫痫发作，并被认为是一线药物。GABA 能药物在该综合征中是有效的，包括氯硝西泮、氯巴占、丙戊酸盐和司替戊醇。对于难治性病例，在可以获得司替戊醇和大麻二酚的地方，可能会在丙戊酸钠和苯二氮䓬类药物联用的基础上再加入这两者。托吡酯用于惊厥或局灶性癫痫发作。左乙拉西坦、唑尼沙胺、溴化物、乙琥胺和生酮饮食也可能有效。应尽可能避免使用卡马西平和拉莫三嗪，两者可加重惊厥或肌阵挛发作。苯妥英和氨己烯酸也可能使肌阵挛性发作恶化。芬氟拉明是一种孤儿药，正在评估其疗效和安全性。它是一种 5- 羟色胺激动药和 5- 羟色胺再摄取抑制药，被认为可调节 NMDA 受体介导的兴奋性。迷走神经刺激术可减少该综合征的癫痫发作频率（Hani and Mikati，2016；Pellock 等，2016；Wallace 等，2016）。

与这种综合征相关的并发症的管理非常值得一提。哌甲酯有时被用于多动和冲动行为，睡眠障碍部分是因为夜间癫痫发作引起，可以用褪黑素进行治疗。然而，如果使用一些药物，必须意识到心律失常风险的存在并特别监测 Dravet 综合征的该类风险。骨科随访对于筛查和治疗疾病相关的脊柱后凸侧弯和足部畸形是必要的。

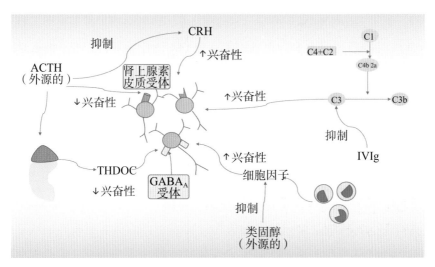

▲ 图 4-2　**ACTH、激素和 IVIG 的抗癫痫作用机制**

C3 在颞叶癫痫的小鼠模型中与癫痫的发生有关。激素还通过转录调节降低电压依赖性钙通道的合成。免疫调节是此处未展示的另一种作用机制（Verhelst 等，2005；Chen 等，2017）
THDOC. 四氢脱氧皮质酮；IVIg. 静脉注射免疫球蛋白

（五）婴儿游走性局灶性发作

这些癫痫发作很难控制。如果癫痫发作在第 1 年内得到控制，孩子们行走能力可能可以实现。有不同疗效程度的几种治疗方法，包括氯硝西泮、司替戊醇、溴化物、左乙拉西坦、卢非酰胺、乙酰唑胺、迷走神经刺激术和生酮饮食等。据报道，一些钾通道基因 *KCNT1* 突变的患者对奎尼丁有效。然而，目前数据表明这种功效并不绝对（Abdelnour 等，2018）。

四、儿童期起病的癫痫

（一）单基因性家族性癫痫

卡马西平被认为是常染色体显性遗传性夜间额叶癫痫中最有效的抗癫痫发作药，70% 的患者可以完全控制癫痫发作。使用的剂量通常很低（600mg/d）。

据报道，具有 *CHRNA4* 致病变异 p.Ser284Leu 的患者对唑尼沙胺有效。那些具有 *KCNT1* 功能获得性突变的患者不能从奎尼丁治疗中获益。有一些病例报道了乙酰唑胺和尼古丁贴片联合卡马西平治疗有效（Pellock 等，2016；Varadkar 等，2003；Willoughby 等，2003）。

遗传性热性惊厥附加症的最佳治疗方法仍然模糊不清。对于有长时间发作或反复热性惊厥发作风险的患者，可根据需要进行地西泮直肠给药。目前没有基于疾病病理生理学的预防性治疗指南，但大多数患者接受左乙拉西坦、丙戊酸盐、托吡酯或唑尼沙胺治疗。

具有听觉特征的常染色体显性遗传性癫痫（以前称为家族性颞叶外侧癫痫）可以用任何可用于局灶性癫痫发作的抗癫痫发作药治疗。耐药现象很少见。日本曾报道使用局灶切除术和多处软脑膜下横切术成功治疗一个家庭的病例（Koizumi 等，2011；Pellock 等，2016）。

（二）多基因癫痫和其他局灶性癫痫

良性 Rolandic 癫痫（benign Rolandic epilepsy，BRE）通常是良性的、自限性的，通常不需要治疗。对于那些选择治疗的人来说，抗癫痫发作药的选择不同国家差异很大，硫脲、卡马西平和拉莫三嗪在欧洲为优选，而左乙拉西坦在美国是优选。奥卡西平也经常被使用。在英国进行的一项调查显示，卡马西平是首选的药物，其次是丙戊酸。对于那些发展为慢波睡眠期电持续状态（electrical status during slow-wave sleep，ESES）的患者，临床医生必须确定是否发生了临床恶化，并且应该通过钠通道药物的持续治疗来排除恶化。ESES 的治疗尚未得到普遍认同，但第一步通常是去除可能有助于产生 ESES 的药物。卡马西平或奥卡西平等药物往往是罪魁祸首。夜间地西泮给药，连续激素治疗和静脉注射 γ 球蛋白（intravenous gamma globulins，IVIG）可能可以按此顺序进行治疗选择。乙琥胺、氯巴占或丙戊酸是另一些选择。通常在良性 Rolandic 癫痫中，即使脑电图仍然存在异常，药物治疗在癫痫发作完全控制 2 年后可以逐渐减停，因为无论脑电图如何，这些病例的复发风险都很低（Mellish 等，2015；Pellock 等，2016）。

Gastaut 枕叶癫痫可用丙戊酸、卡马西平、左乙拉西坦或奥卡西平治疗。Panayiotopolous 综合征是一种良性、自限性疾病，因此预防性抗癫痫治疗通常只在惊厥发作影响生活质量的时候使用。丙戊酸和卡马西平在治疗 Panayiotopolous 综合征的疗效上等同。拉莫三嗪也可能是有效的（Pellock 等，2016；Verrotti 等，2016）。

（三）多基因的和其他全面性的癫痫

用于治疗失神发作的主要药物有乙琥胺、丙戊酸和拉莫三嗪。其中乙琥胺是首选，因为它比丙戊酸耐受性更好，比拉莫三嗪更有效。尽管乙琥胺在控制急性失神性癫痫发作方面与丙戊酸疗效相当，但其使用存在获得更好的长期缓解可能性。丙戊酸是失神发作伴全面性强直 – 阵挛性发作的首选药物，因为乙琥胺对这种发作无效。如果患者对单药治疗无效，通常会尝试使用乙琥胺和丙戊酸联合治疗。其他通常无效的药物包括加巴喷丁、卡马西平、奥卡西平、苯巴比妥、苯妥英、噻加宾和氨己烯酸。这些药物多可以加重失神性癫痫发作。通常也应该避免使用丙戊酸和氯硝西泮的组合，因为它可能导致失神发作持续状态。失神发作持续状态可使用苯二氮䓬类药物静脉注射、丙戊酸静脉注射或乙酰唑胺治疗。在完成 EEG 检查前不应减药，因为即使一秒钟的广泛性棘慢波（generalized spike-wave，GSW）放电也可以通过减少放电期间的反应时间而导致功能性损害。此外，过度换气可诱发出现广泛性棘慢波表明癫痫复发的可能性很高，临床医生经常考虑继续服药治疗。最后，重要的是要向患者和家属告知意外伤害的预防，包括使用自行车头盔和避免无人监督或监督不充分的游泳。

至于肌阵挛性失神，优选丙戊酸单药治疗或与乙琥胺联用。拉莫三嗪、左乙拉西坦、唑尼沙胺或托吡酯可以加入到该组合中。或者可以尝试丙戊酸和一种苯二氮䓬类药物的联用。卢非酰胺已被用于该病的单药治疗。应避免使用苯妥英、氨己烯酸和卡马西平，它们可能会加重这些癫痫发作。

丙戊酸是肌阵挛 – 失张力癫痫的首选药物，它可以有效地对抗该综合征的不同发作形式。尽管拉莫三嗪可与丙戊酸联用以达到协同效果，这种组合也可能加重肌阵挛，因此应谨慎使用。它还增加了由拉莫三嗪引起的潜在的严重皮疹的风险。除失神发作外，乙琥胺也有助于肌阵挛猝倒的治疗。如果患者有多发失张力发作和（或）频繁的非惊厥性癫痫持续状态，则可以使用激素。其他可能有效的治疗包括生酮饮食、唑尼沙胺、静注丙种球蛋白、托吡酯和左乙拉西坦。日本有报道称，一名患有难治性肌阵挛 – 失张力癫痫的 7 岁女孩在持续静脉输注利多卡因后获得发作改善，并最终获得脑电图异常的缓解和正常化（Kanemura 等，1996）。目前已知卡马西平、氨己烯酸、苯妥英、奥卡西平、噻加宾、加巴喷丁和普瑞巴林等药物可能加重肌阵挛。曾有病例报道了一名 3 岁使用左乙拉西坦单药治疗的男孩出现了肌阵挛癫痫持续状态，尽管原因无法被明确（Kroll–Seger 等，2006）。然而，也有关于左乙拉西坦加重了其他类型的肌阵挛的报道，如青少年肌阵挛癫痫（Liu 等，2012）。因此，左乙拉西坦可能需要被谨慎使用。

（四）Lennox–Gastaut 综合征

当 Lennox–Gastaut 综合征被诊断时，患者通常已经接受了多种抗癫痫发作药治疗。因此，治疗策略是保持有益于患者的抗癫痫发作药并去除那些无效或没有证据证明有效的抗癫痫发作药。单药治疗很少能控制惊厥。

该综合征过去常用丙戊酸作为一线药物，托吡酯作为二线药物，拉莫三嗪作为三线药物。然而，氯巴占由于比其他药物具有更好的潜在效果，因此被更广泛以及更早使用。此外，最近已批准大麻二酚用于 Dravet 综合征和 Lennox–Gastaut 综合征的癫痫发作治疗。其他药物包括卢非酰胺、非尔氨酯和氯硝西泮。现有的随机临床试验（randomized clinical trials，RCT）已经发现 6 种药物在这种综合征中是有效的，如大麻二酚、氯巴占、拉莫三嗪、托吡酯、卢非酰胺和非尔氨酯。这 6 种药物可用作单药治疗或联合治疗。一个好的治疗策略是，从一种已经在特定患者中被证实有效且对于该患者具有较少不良反应的药物开始，然后根据需要添加其他抗癫痫发作药。由于潜在危险的特异性反应，如再生障碍性贫血和肝毒性，非尔氨酯不常用。同样，卡马西平可能会加重猝倒发作。

如果药物治疗失败，迷走神经刺激术和生酮饮食通常是有帮助的。电刺激丘脑正中核目前还处于试验阶段。一项回顾性研究，分析了 1994—2012 年接受生酮饮食治疗的 71 名 Lennox–Gastaut 综合征儿童的治疗效果，其中 51% 的患者癫痫发作至少减少 50%，23% 患者癫痫发作减少 90% 以上（Lemmon 等，2012）。口服或静脉注射激素可能有效。手术选择包括胼胝体离断术，其已被证明可以减少猝倒发作，但不能减少其他形式的发作。因此，它被认为是姑息性的而不是治疗性。

（五）Landau–Kleffner 综合征和癫痫性脑病伴睡眠期持续性棘慢波（CSWS）

Landau–Kleffner 综合征和癫痫性脑病伴睡眠期持续性棘慢波（continuous spikes and Waves during Sleep，CSWS）这两种综合征的治疗非常相似。初始治疗包括夜间口服大剂量安定或口服类固醇治疗 1 个疗程。这些治疗需要持续数月，以避免反复。另一种方法是使用常规抗癫痫发作药治疗，但这些药物并不像激素那样可以明显改善语言功能的结局。可使用的抗癫痫发作药包括丙戊酸、氯巴占、乙琥胺、拉莫三嗪、左乙拉西坦、拉考沙胺和乙酰唑胺。卡马西平的使用有争议，因为它有可能加重电发作。静脉注射丙种球蛋白和生酮饮食也是有益的（Fainberg 等，2016；Mikati 等，2002，2010）。对于具有 *GRIN2A* 功能获得性突变的患者，提议使用美金刚。这将在下文进一步讨论。有一例病例报告报道了患有这种突变的一个患者在使用泼尼松和静脉注射丙种球蛋白治疗后言语功能获得改善。有关 *GRIN2A* 特异性治疗的更多信息，详见下文。

手术治疗是否决定应依据定位和影像结果。对于存在病变灶的病例，可根据病理改变范围选择局灶性皮质切除术或大脑半球切除术。有很多报道左侧颞叶肿物（包括皮下神经胶质增生、星形细胞瘤和新皮质发育不良），导致临床难治性左侧癫痫发作，对手术切除治疗有效（Blum 等，2007；Cole 等，1988；Nass 等，1993；Solomon 等，1993）。有一个特别的病例报道，一名 7 岁女孩患有右侧颞叶神经节瘤，导致脑电图在左侧颞叶癫痫电持续状态的假性定位及 Landau Kleffner 综合征和孤独症表现。右侧病灶切除术后她的癫痫发作得到完全控制且孤独症表现得到改善（Mikati 等，2009）。对于非局灶病变的病例，多处软脑膜下横切术可能是有益的。在一项研究中，9 名患有睡眠期癫痫电持续状态（electrical status epilepticus，ESES）的患者接受了胼胝体离断术（Peltoloa 等，2011），其中 2 名患者癫痫发作减少，6 名患者神经认知得到改善，3 名患者脑电图结果改善。该研究表明，胼胝体切开术可能对睡眠期癫痫电持续状态 ESES 患者有益，因为 ESES 患者不适合局灶性切除或多处软脑膜下横切术（Peltola 等，2011）。此外，迷走神经刺激术也是一种选择。

五、青少年期起病的癫痫

（一）全面性癫痫

乙琥胺和丙戊酸在儿童失神癫痫中有效，但它们对青少年失神癫痫的疗效尚未得到很好的研究。如果这些抗癫痫发作药被证明难以控制癫痫发作，还可以加入唑尼沙胺、托吡酯或左乙拉西坦。唑尼沙胺可能是优选的，它与乙琥胺作用机制相同，导致 T 型钙通道的失活，因此在这种类型的癫痫中是有效的。应避免使用卡马西平、奥卡西平和苯妥英，它们可能会使癫痫发作恶化。

根据标准的新型抗癫痫发作药物（standard and new antiepileptic drugs，SANAD）试验，丙戊酸仅在治疗青少年肌阵挛癫痫和青少年全面性强直阵挛发作上优于拉莫三嗪和托吡酯。然而，拉莫三嗪仍然有效，且可用于那些不能服用丙戊酸和（或）托吡酯的患者，如孕妇或有生育需求的女性。拉莫三嗪必须谨慎使用，因为它可能加重肌阵挛性发作。卡马西平、奥卡西平和苯妥英具有相同的潜在不良反应。在难治性病例中，也可以使用左乙拉西坦（Marson 等，2007；Pellock 等，2016）。

（二）局灶性癫痫

这个年龄群体的局灶性癫痫通常是症状性的，一般对于局灶性癫痫有效的药物都可以使用。

六、多种发病年龄的癫痫

（一）颞叶内侧癫痫

颞叶内侧硬化的治疗应先按前述办法，从对局灶性癫痫有效的抗癫痫发作药开始尝试。如果药物治疗失败（通常会是这种情况），则考虑手术切除。除标准颞叶切除术外，目前还有微创或替代性手术技术。这些替代性手术包括选择性杏仁核海马切除术，伽马刀立体定向放射外科手术和立体定向激光热消融术。选择性杏仁核海马切除术包括穿过外侧裂或穿过皮质到达颞叶结构来避免开放性手术的方式。立体定向放射外科手术利用放射性钴将射线传递到大脑的特定区域。立体定向激光热消融术使用热能诱导细胞死亡，并在 MRI 引导下进行。这些手术可能的神经认知不良反应风险较小，但与典型的内侧颞叶切除术相比，癫痫发作完全控制的可能性通常也相对较小。对于不是手术适应证的患者，还可以采用微创的非切除性姑息性手术，包括迷走神经刺激术、深部脑刺激和反应性神经刺激。后者是一种闭环刺激系统，可分析区域性皮质电图信号并传送一个电流来终止早期癫痫发作（Chang 等，2015；Waseem 等，2017）。

（二）进行性肌阵挛癫痫

这是一组难以控制的癫痫，由于患者稀缺，尚未进行 RCT 研究。丙戊酸、苯二氮䓬类药物、唑尼沙胺、左乙拉西坦、巴比妥酸盐、吡拉西坦可以用于肌阵挛发作和癫痫发作。生酮饮食和迷走神经刺激术可能有益（Hajnsek 等，2013；Mikati 和 Tabbara，2017；Smith 等，2000）。在开始使用丙戊酸之前，应排除可能禁忌使用丙戊酸的代谢异常。成年患者可能会因饮酒而出现症状缓解，建议患者适度饮酒。肌阵挛癫痫伴破碎红纤维（myoclonic epilepsy with ragged-red fibers，MERRF）患者可能获益于辅酶 Q、L- 色氨酸和 N- 乙酰半胱氨酸。在伴有卒中样发作的肌阵挛癫痫伴破碎红纤维患者中，一氧化氮（NO）前体如 L- 精氨酸和 L- 瓜氨酸可能有益。在进行性肌阵挛癫痫中应避免使用卡马西平、氨己烯酸、拉莫三嗪和加巴喷丁，因为它们有可能加重肌阵挛。此外，治疗这一谱系的特定疾病应特别小心。线粒体毒性的抗癫痫发作药包括丙戊酸、卡马西平和苯妥英，不应用于肌阵挛癫痫伴破碎红纤维患者。在Unverricht-Lundborg病中必须避免使用苯妥英。基因治疗和增强线粒体功能的治疗正在研究中。静脉注射酶疗法已被批准用于治疗 CLN2 型的 Batten 病（Finsterer 和 Zarrouk-Mahjoub，2017；Pellock 等，2016；Shahwan 等，2005）。

七、自身免疫性癫痫

（一）抗 NMDA 脑炎

如上所述，静脉注射丙种球蛋白和激素的免疫疗法可使一些患有癫痫性脑病的患者受益。免疫治疗也用于治疗自身免疫性癫痫性脑病或脑炎。

对于诊断抗 NMDA 受体脑炎的患者，第一步是寻找潜在的畸胎瘤，最常见的是卵巢，摘除这些肿瘤可能使疾病得到缓解。一线治疗药物是 $30mg/(kg \cdot d)$ 甲泼尼龙静脉冲击治疗，持续 $3\sim5$ 天，然后是静脉注射丙种球蛋白（2g/kg）。如果这不起作用，应尝试使用利妥昔单抗或环磷酰胺（Hallowell 等，2017；Pellock 等，2016）。

（二）其他自身免疫性脑炎

儿童和成人的边缘性脑炎均可能因抗电压门控钾通道（voltage gated potassium channel，VGKC）抗体或其他抗体引起。已经有数种类型的免疫治疗被用于该疾病，包括静脉注射丙种球蛋白及激素、单独使用静脉注射丙种球蛋白、血浆置换、6-巯嘌呤、环磷酰胺和吗替麦考酚酯（骁悉）（Dhamija 等，2011）。

（三）Rasmussen 脑炎

到目前为止，对 Rasmussen 脑炎唯一确定的治疗方法是结构性或功能性大脑半球切除术。65%～81% 的患者在该手术后保持癫痫无发作。当涉及优势半球时，手术时机的选择很困难，需确保与家人进行过充分讨论。同向性偏盲和偏瘫是不可避免的后果。步行能力预期可以保留，但精细运动控制通常受损（Pellock 等，2016；Varadkar 等，2014）。

药物治疗不是很有效，现实的目标应该是预防严重的癫痫发作，即双侧惊厥性发作。激素、丙种球蛋白和血浆置换已经被证明短期有效但无远期效果。利妥昔单抗作为可能的治疗方法有一定前景。他克莫司已被证明可减缓脑萎缩和神经功能下降，但不会改变惊厥频率。据报道硫唑嘌呤有较好效果。蛋白 A 免疫吸附通过以蛋白 A（一种葡萄球菌细胞壁成分）作为体外免疫吸附药去除 IgG 和免疫复合物的过程，也有不错的效果。这些治疗方法通常用于在通过临床或通过脑活检来明确诊断之前，为患者（尤其是 5 岁以上优势半球受累的儿童）争取更多的时间（Pellock 等，2016；Varadkar 等，2014）。

（四）急性播散性脑脊髓病变（ADEM）

急性播散性脑脊髓病变（acute disseminated encephalomyelopathy，ADEM）通常使用激素治疗。最广泛使用的方案是甲泼尼龙 10～30mg/(kg·d) 静脉注射，持续 5 天，然后口服激素并在 4～6 周里逐渐减停。丙种球蛋白静脉注射可用作无效患者的二线治疗。对于暴发性、难治性病程患者，可选择血浆置换、低体温和去骨瓣减压术（Pohl 等，2016）。

八、精准医疗 / 个体化治疗

"精准医疗"和"个性化治疗"这两个术语的使用已有快速发展，确实，这两个术语现在可以互换替换，不过，还是首选精准医疗。"个体化治疗"一词的使用是在人类基因组计划完成后开始的，当时科学家们就意识到针对个体患者基因组进行个性化药物治疗的潜在优势。趋势正在转向使用"精准医疗"一词，特别意味着要根据疾病的潜在分子学基础来设计治疗的方法，这种治疗方法可能可以同时应用于多人（Katsnelson，2013）。

mTOR 抑制药（如依维莫司）已被用于治疗结节性硬化症的症状，如室管膜下巨细胞星形细胞瘤。依维莫司最近也被批准作为这些患者的局灶性癫痫的疗法。一项名为 EXIST-3（Examining Everolimus In a Study of Tuberous sclerosis，在结节性硬化症研究中检验依维莫司）的 Ⅲ 期临床试验最近刚完成，研究发现依维莫司 3～7μg/ml 血药浓度下癫痫发作减少 29.3%，依维莫司 9～15μg/ml 血药浓度下癫痫发作可降低 39.6%。此外，其他与 mTOR 通路相关的基因异常（如 DEPDC5、NPRL2 和 NPRL3）导致的局灶性皮质发育不良的病例，该治疗也可能被证明是有益的(Delanty 和 Cavallleri，2017；French 等，2016)。

表现为 Landau-Kleffner 综合征的 GRIN2A 突变患者可受益于 NMDA 受体拮抗药美金刚治疗。GRIN2A 编码 NMDA 受体的 3 个亚基之一（GluN1-3）。此外，一名患大田原综合征且 GRIN2A 基因 p.L812M 突变的患儿在接受美金刚治疗后，惊厥频率降低，发作间期脑电图改善，而另一名患大田原综合征和 p.N615K 突变的患者则没有改善。电生理研究表明，前一种突变降低了谷氨酸和甘氨酸的半最大效应浓度（EC_{50}），而后一种突变没有（Maljevic 等，2017；Pierson 等，2014 ）。

婴儿期局灶性发作常可由编码钠激活的钾通道 KCNT1 基因突变引起，可以尝试奎尼丁（一种钾通道阻滞药）治疗。此疗法也曾在一个 KCNT1 突变的婴儿痉挛患者中尝试过，并且被发现是有效的。然而，考虑此前的报道多为开放标签的特征及存在阳性结果的报道偏移的可能性，这种治疗方法的有效性并不普遍均一，也并不确定（Abdelnour 等，2018 ）。奎尼丁还可以延长 QT 间期，故易诱发心律失常。因此，任何此类治疗的尝试都必须谨慎并与儿科心脏病专家配合进行（Chong 等，2016；Delanty 和 Cavallleri，2017；Fukuoka 等，2017；Mikati 等，2015 ）。据报道，溴化物有助于控制该综合征的癫痫发作。

依佐加滨（瑞替加滨）是一种有效用于治疗由 KCNQ2 突变引起的新生儿癫痫性脑病的药物。KCNQ2 和 KCNQ3 编码电压门控钾通道，依佐加滨可使这些通道开放。然而，该药物由于视网膜病变等不良事件已被撤出市场（Brodie 等，2010；French 等，2011；Maljevic 等，2017；Tompson 等，2016 ）。

GLUT1 缺陷综合征可通过生酮饮食而得到治疗。这种饮食着重依赖于脂肪而不是糖类来形成酮体以作为大脑的主要能量来源，这与该综合征中GLUT1 葡萄糖转运蛋白无直接相关（Maljevic 等，2017）。

在某些情况下，对患者癫痫综合征致病性突变的了解会使经典抗癫痫发作药的使用也更有针对性。*PCDH19* 基因突变可能是导致类 Dravet 综合征，癫痫和智力低下仅限于女性。一项回顾性研究发现，在这些患者中，最有效的药物是氯巴占和溴化物。Dravet 综合征中 *SCN1A* 突变的存在可能使癫痫控制对GABA 能药物和芬氟拉明更加敏感。对 *SCN1A* 突变的动物研究发现，GABA能皮质神经元存在异常。这种突变应避免使用拉莫三嗪等钠通道阻滞药，因为它是钠通道的功能丧失性突变。*SCN8A* 中的功能获得性突变引起相反的现象，具有这些突变的患者对苯妥英治疗敏感。*SCN2A* 突变引起的早发性婴儿癫痫性脑病是另一种对钠通道阻滞药（如苯妥英钠）有反应的疾病。如果这种疾病中出现持续状态，利多卡因和乙酰唑胺是有效的。富含脯氨酸的跨膜蛋白2（proline–rich transmembrane protein 2，PRRT2）突变引起的小儿癫痫对卡马西平和奥卡西平有反应。由编码 1- 磷脂酰肌醇 -4，5- 双磷酸磷酸二酯酶 β-1的 *PLCB1* 基因突变引起的婴儿期恶性游走性部分性发作，对肌醇有效。最后，在聚合酶 γ（POLG）相关的疾病中必须避免使用丙戊酸盐，因为在这种疾病中丙戊酸盐引起肝细胞毒性的风险增加（Boerma 等，2016；Lotte 等，2016；Martin 等，2010；Menzler 等，2014；Oakley 等，2013；Poduri，2017）。

药物基因组学基于精准 / 个体化治疗总称之下。患者细胞色素酶 P_{450}（CYP）的多态性可潜在地用于指导抗癫痫发作药的选择和给药剂量。例如，*CYP2C19* 等位基因缺陷型变体导致苯巴比妥清除率降低和血药浓度升高。其他可能影响抗癫痫发作药浓度水平的等位基因变异包括 *CYP2D6*、*CYP2C9* 和*CYP3A4*。临床医生必须彻底询问患者的药物治疗史，因为有几种药物可作为这些酶的诱导药或抑制药。药物也可诱导 P- 糖蛋白泵（P–gp），使抗癫痫发作药更易从细胞内流出。钙通道阻滞药是 P- 糖蛋白泵抑制药，目前已有数项研究关注维拉帕米和尼莫地平作为药物治疗难治性癫痫辅助治疗的应用。在一项低剂量维拉帕米的开放标签试验研究中，53%（10/19）的患者癫痫发作频率降低＞ 50%。在另一项研究中，维拉帕米被用作难治性颞叶癫痫的辅助治疗，36.84% 的患者癫痫发作频率降低＞50%。最后，一项尼莫地平作为辅助添加药物治疗局灶性难治性癫痫的前瞻性随机对照试验中，61.5% 的患者癫痫发作频率降低＞50%（Asadi-Pooya 等，2013；Machado 等，2013；Narayanan 等，2016）。

一个重要的关联是东南亚人中群发现的 HLA-B*15：02 等位基因与卡马西平引起的严重药物不良反应，包括 Steven Johnson 综合征 / 中毒性表皮坏死松解症（Steven Johnson syndrome / toxic epidermal necrolysis，SJS/TEN）谱系疾病。实际上，该等位基因现在已被一些权威机构作为生物标记物。在北欧受试者中，更广泛存在的等位基因 HLA-A*31：01 也与卡马西平诱导的超敏反应有关，尽管严重程度不如 HLA-B*15：02 基因异常。中国的研究报道了奥卡西平在 HLA-B*15：02 患者诱发了 SJS/TEN，但尚无 HLA-A*31：01 患者的此类报道。这些例子强调了在选择抗癫痫发作药治疗时使用个体基因组差异作为生物标志物的潜在应用价值（de Leon，2015，Kaniwa 和 Saito，2013；LopezGarcia 等，2017；Striano 等，2016）。

九、未来的方向

未来癫痫治疗的目标是通过传递或刺激表达不足的基因的表达或使表达过度的基因沉默来控制致病突变的表达水平。反义寡核苷酸（antagomirs）和小干扰 RNA（siRNA）可以通过病毒载体转染到细胞中，并与细胞中现有的 RNA 结合以改变基因表达。对于功能获得性突变，这些反义寡核苷酸与 mRNA 结合并阻止其翻译。对于功能丧失性突变，在细胞中存在天然的反义 RNA 转录本，可以通过阻断它们来增加基因表达。该方法已成功治疗了动物模型中 SCN1A 功能丧失性突变引起的 Dravet 综合征。微小 RNA-miR-134 的反义寡核苷酸注射降低了小鼠由于红藻氨酸诱导的癫痫发作，将有望用于治疗顽固性颞叶癫痫。腺病毒 AAV 介导的基因治疗已被应用于 Rett 综合征、晚发性神经元蜡样脂褐质沉积症、Canavan 病和其他神经遗传性疾病的动物模型中。基因编辑技术可用于未来的癫痫治疗，其中 CRISPR/Cas9 系统有最大的前景。这是一个由核酸酶 Cas9 和一个引导 RNA 组成的系统，Cas9 能够切割双链 DNA，引导 RNA 可以靶向特定基因组片段。迄今为止，该系统已被用于在诱导性多能干细胞（induced pluripotential stem cell，iPSC）中引入突变，以更好地研究和了解遗传疾病，如 Dravet 综合征（*SCN1A* 突变的引入）。CRISPR/Cas9 系统有望纠正不管是体细胞还是生殖系细胞来源的遗传缺陷（Hsiao 等，2016；Jimenez–Mateos 等，2012；Wykes 和 Lignani，2017）。

参 考 文 献

[1] Abdelnour, E., Gallentine, W., McDonald, M., Sachdev, M., Jiang, Y.H., and Mikati, M.A. (2018). Does age affect response to quinidine in patients with KCNT1 mutations? Report of three new cases and review of the literature, *Seizure*, 55, 1-3.

[2] Asadi-Pooya, A.A., Razavizadegan, S.M., Abdi–Ardekani, A., and Sperling, M.R. (2013). Adjunctive use of verapamil in patients with refractory temporal lobe epilepsy: a pilot study, *Epilepsy Behav.*, 29, 150-154.

[3] Bertram, J.H., Snyder, H.W., Jr., Gill, P.S., Shulman, I., Henry, D.H., Jenkins, D., and Kiprov, D.D. (1988). Protein A immunoadsorption therapy in HIV-related immune thrombocytopenia: a preliminary report, *Artif. Organs*, 12, 484-490.

[4] Blum, A., Tremont, G., Donahue, J., Tung, G., Duncan, J., Buchbinder, B., and Gascon, G. (2007). Landau-Kleffner syndrome with lateral temporal focal cortical dysplasia and mesial temporal sclerosis: a 30-year follow-up, *Epilepsy Behav.*, 10, 495-503.

[5] Boerma, R.S., Braun, K.P., van den Broek, M.P., van Berkestijn, F.M., Swinkels, M.E., Hagebeuk, E.O., Lindhout, D., van Kempen, M., Boon, M., Nicolai, J., et al. (2016). Erratum to: Remarkable Phenytoin Sensitivity in 4 Children with SCN8A-related Epilepsy: A Molecular Neuropharmacological Approach, *Neurotherapeutics*, 13, 238.

[6] Brodie, M.J., Lerche, H., Gil-Nagel, A., Elger, C., Hall, S., Shin, P., Nohria, V., Mansbach, H., and Group, R.S. (2010). Efficacy and safety of adjunctive ezogabine (retigabine) in refractory partial epilepsy, *Neurology*, 75, 1817-1824.

[7] Chang, E.F., Englot, D.J., and Vadera, S. (2015). Minimally invasive surgical approaches for temporal lobe epilepsy, *Epilepsy Behav.*, 47, 24-33.

[8] Chen M, Arumugam TV, Leanage G, *et al.* (2017). Disease-modifying effect of intravenous immunoglobulin in an experimental model of epilepsy. *Sci Rep*, 7, 40528.

[9] Chong, P.F., Nakamura, R., Saitsu, H., Matsumoto, N., and Kira, R. (2016). Ineffective quinidine therapy in early onset epileptic encephalopathy with KCNT1 mutation, *Ann. Neurol.*, 79, 502-503.

[10] Cole, A.J., Andermann, F., Taylor, L., Olivier, A., Rasmussen, T., Robitaille, Y., and Spire, J.P. (1988). The Landau-Kleffner syndrome of acquired epileptic aphasia: unusual clinical outcome, surgical experience, and absence of encephalitis, *Neurology*, 38, 31-38.

[11] de Leon, J. (2015). The effects of antiepileptic inducers in neuropsychopharmacology, a neglected issue. Part II: Pharmacological issues and further understanding, *Rev. Psiquiatr. Salud. Ment.*, 8, 167-188.

[12] Delanty, N. and Cavallleri, G. (2017). Genomics-guided precise anti-epileptic drug

development, *Neurochem. Res.*, 42, 2084-2088.

[13] Dhamija, R., Renaud, D.L., Pittock, S.J., McKeon, A., Lachance, D.H., Nickels, K.C., Wirrell, E.C., Kuntz, N.L., King, M.D., and Lennon, V.A. (2011). Neuronal voltage-gated potassium channel complex auto-immunity in children, *Pediatr. Neurol.*, 44, 275-281.

[14] Fainberg, N., Harper, A., Tchapyjnikov, D., and Mikati, M.A. (2016). Response to immunotherapy in a patient with Landau-Kleffner syndrome and GRIN2A mutation, *Epileptic Disord.*, 18, 97-100.

[15] Finsterer, J. and Zarrouk-Mahjoub, S. (2017). Management of epilepsy in MERRF syndrome, *Seizure*, 50, 166-170.

[16] French, J.A., Abou-Khalil, B.W., Leroy, R.F., Yacubian, E.M., Shin, P., Hall, S., Mansbach, H., Nohria, V., and Investigators, R.S. (2011). Randomized, double-blind, placebo-controlled trial of ezogabine (retigabine) in partial epilepsy, *Neurology*, 76, 1555-1563.

[17] French, J.A., Lawson, J.A., Yapici, Z., Ikeda, H., Polster, T., Nabbout, R., Curatolo, P., de Vries, P.J., Dlugos, D.J., Berkowitz, N., *et al*. (2016). Adjunctive everolimus therapy for treatment-resistant focal-onset seizures associated with tuberous sclerosis (EXIST-3): a phase 3, randomised, double-blind, placebo-controlled study, *Lancet*, 388, 2153-2163.

[18] Fukuoka, M., Kuki, I., Kawawaki, H., Okazaki, S., Kim, K., Hattori, Y., Tsuji, H., Nukui, M., Inoue, T., Yoshida, Y., *et al*. (2017). Quinidine therapy for West syndrome with KCNT1 mutation: A case report, *Brain Dev.*, 39, 80-83.

[19] Hajnsek, S., Petelin Gadze, Z., Borovecki, F., Nankovic, S., Mrak, G., Gotovac, K., Sulentic, V., Kovacevic, I., and Bujan Kovac, A. (2013). Vagus nerve stimulation in Lafora body disease, *Epilepsy Behav. Case Rep.*, 1, 150-152.

[20] Hallowell, S., Tebedge, E., Oates, M., and Hand, E. (2017). Rituximab for treatment of refractory anti-NMDA receptor encephalitis in a pediatric patient, *J. Pediatr. Pharmacol. Ther.*, 22, 118-123.

[21] Hancock, E., Osborne, J.P., and Milner, P. (2002). Treatment of infantile spasms, *Cochrane Database Syst. Rev.*, CD001770.

[22] Hani, A.J. and Mikati, M.A. (2016). Current and emerging therapies of severe epileptic encephalopathies, *Semin. Pediatr. Neurol.*, 23, 180-186.

[23] Hsiao, J., Yuan, T.Y., Tsai, M.S., Lu, C.Y., Lin, Y.C., Lee, M.L., Lin, S.W., Chang, F.C., Liu Pimentel, H., Olive, C., *et al*. (2016). Upregulation of haploinsufficient gene expression in the brain by targeting a long noncoding RNA improves seizure phenotype in a model of Dravet syndrome, *EBioMedicine*, 9, 257-277.

[24] Jimenez-Mateos, E.M., Engel, T., Merino-Serrais, P., McKiernan, R.C., Tanaka, K., Mouri, G., Sano, T., O'Tuathaigh, C., Waddington, J.L., Prenter, S., *et al*. (2012). Silencing microRNA–134 produces neuroprotective and prolonged seizure-suppressive effects, *Nat. Med.*, 18, 1087-1094.

[25] Kanemura, H., Aihara, M., Sata, Y., Hatakeyama, K., Hinohara, Y., Kamiya, Y., Shimoda, C., and Nakazawa, S. (1996). [A successful treatment with a continuous intravenous lidocaine for a cluster of minor seizures in a patient with Doose syndrome], *No To Hattatsu*, 28, 325-331.

[26] Kaniwa, N. and Saito, Y. (2013). The risk of cutaneous adverse reactions among patients with the HLA-A* 31:01 allele who are given carbamazepine, oxcarbazepine or eslicarbazepine: a perspective review, *Ther. Adv. Drug Saf.*, 4, 246-253.

[27] Katsnelson, A. (2013). Momentum grows to make 'personalized' medicine more "precise", *Nat. Med.*, 19, 249.

[28] Koizumi, S., Kawai, K., Asano, S., Ueki, K., Suzuki, I., and Saito, N. (2011). Familial lateral temporal lobe epilepsy confirmed with intracranial electroencephalography and successfully treated by surgery, *Neurol. Med. Chir.*, 51, 604-610.

[29] Kroll-Seger, J., Mothersill, I.W., Novak, S., Salke-Kellermann, R.A., and Kramer, G. (2006). Levetiracetam-induced myoclonic status epilepticus in myoclonic-astatic epilepsy: a case report, *Epileptic Disord.*, 8, 213-218.

[30] Lamberink, H.J., Otte, W.M., Geerts, A.T., Pavlovic, M., Ramos-Lizana, J., Marson, A.G., Overweg, J., Sauma, L., Specchio, L.M.,

Tennison, M., *et al.* (2017). Individualised prediction model of seizure recurrence and longterm outcomes after withdrawal of antiepileptic drugs in seizurefree patients: a systematic review and individual participant data meta-analysis, *Lancet Neurol.*, 16, 523-531.

[31] Lemmon, M.E., Terao, N.N., Ng, Y.T., Reisig, W., Rubenstein, J.E., and Kossoff, E.H. (2012). Efficacy of the ketogenic diet in Lennox-Gastaut syndrome: a retrospective review of one institution's experience and summary of the literature, *Dev. Med. Child Neurol.*, 54, 464-468.

[32] Liu, Y.H., Wang, X.L., Deng, Y.C., and Zhao, G. (2012). Levetiracetamassociated aggravation of myoclonic seizure in children, *Seizure*, 21, 807-809.

[33] Lopez-Garcia, M.A., Feria-Romero, I.A., Serrano, H., Rayo-Mares, D., Fagiolino, P., Vazquez, M., Escamilla-Nunez, C., Grijalva, I., Escalante-Santiago, D., and Orozco-Suarez, S. (2017). Influence of genetic variants of CYP2D6, CYP2C9, CYP2C19 and CYP3A4 on antiepileptic drug metabolism in pediatric patients with refractory epilepsy, *Pharmacol. Rep.*, 69, 504-511.

[34] Lotte, J., Bast, T., Borusiak, P., Coppola, A., Cross, J.H., Dimova, P., Fogarasi, A., Graness, I., Guerrini, R., Hjalgrim, H., *et al.* (2016). Effectiveness of antiepileptic therapy in patients with PCDH19 mutations, *Seizure*, 35, 106-110.

[35] Lux, A.L., Edwards, S.W., Hancock, E., Johnson, A.L., Kennedy, C.R., Newton, R.W., O'Callaghan, F.J., Verity, C.M., Osborne, J.P., and United Kingdom Infantile Spasms, S. (2005). The United Kingdom Infantile Spasms Study (UKISS) comparing hormone treatment with vigabatrin on developmental and epilepsy outcomes to age 14 months: a multicentre randomised trial, *Lancet Neurol.*, 4, 712-717.

[36] Machado RA, Romero EB, Astencio AMG, Santos AS, Cuartas VB, *et al.* (2013) Prospective randomized controlled trial of nimodipine as add-on therapy in the treatment of focal refractory epilepsy patients: a pilot study, *J. Neurol. Neurophysiol.*, 4:151.

[37] Maljevic, S., Reid, C.A., and Petrou, S. (2017). Models for discovery of targeted therapy in genetic epileptic encephalopathies, *J. Neurochem.*, 143, 30-48.

[38] Marson, A.G., Al-Kharusi, A.M., Alwaidh, M., Appleton, R., Baker, G.A., Chadwick, D.W., Cramp, C., Cockerell, O.C., Cooper, P.N., Doughty, J., *et al.* (2007). The SANAD study of effectiveness of valproate, lamotrigine, or topiramate for generalised and unclassifiable epilepsy: an unblinded randomised controlled trial, *Lancet*, 369, 1016-1026.

[39] Martin, M.S., Dutt, K., Papale, L.A., Dube, C.M., Dutton, S.B., de Haan, G., Shankar, A., Tufik, S., Meisler, M.H., Baram, T.Z., *et al.* (2010). Altered function of the SCN1A voltage-gated sodium channel leads to gammaaminobutyric acid-ergic (GABAergic) interneuron abnormalities, *J. Biol. Chem.*, 285, 9823-9834.

[40] Mellish, L.C., Dunkley, C., Ferrie, C.D., and Pal, D.K. (2015). Antiepileptic drug treatment of rolandic epilepsy and Panayiotopoulos syndrome: clinical practice survey and clinical trial feasibility, *Arch. Dis. Child*, 100, 62-67.

[41] Menzler, K., Hermsen, A., Balkenhol, K., Duddek, C., Bugiel, H., Bauer, S., Schorge, S., Reif, P.S., Klein, K.M., Haag, A., *et al.* (2014). A common SCN1A splice-site polymorphism modifies the effect of carbamazepine on cortical excitability—a pharmacogenetic transcranial magnetic stimulation study, *Epilepsia*, 55, 362-369.

[42] Mikati, M. and Tchapyjnikov, D. (2018). Seizures in Childhood. In Nelson's Textbook of Pediatrics (Philadelphia, PA: Elsevier).

[43] Mikati, M.A., El-Bitar, M.K., Najjar, M.W., Rbeiz, J.J., Barada, W.H., Najjar, V.F., Yaktin, U., and Tourjuman, O. (2009). A child with refractory complex partial seizures, right temporal ganglioglioma, contralateral continuous electrical status epilepticus, and a secondary Landau-Kleffner autistic syndrome, *Epilepsy Behav.*, 14, 411-417.

[44] Mikati, M.A., Jiang, Y.H., Carboni, M., Shashi, V., Petrovski, S., Spillmann, R., Milligan, C.J., Li, M., Grefe, A., McConkie, A., *et al.* (2015). Quinidine in the treatment of KCNT1-positive epilepsies, *Ann. Neurol.*,

78, 995-999.

[45] Mikati, M.A., Kurdi, R., El-Khoury, Z., Rahi, A., and Raad, W. (2010). Intravenous immunoglobulin therapy in intractable childhood epilepsy: open-label study and review of the literature, *Epilepsy Behav.*, 17, 90-94.

[46] Mikati, M.A., Saab, R., Fayad, M.N., and Choueiri, R.N. (2002). Efficacy of intravenous immunoglobulin in Landau-Kleffner syndrome, *Pediatr Neurol.*, 26, 298-300.

[47] Mikati, M.A. and Tabbara, F. (2017). Managing Lafora body disease with vagal nerve stimulation, *Epileptic Disord.*, 19, 82-86.

[48] Narayanan, J., Frech, R., Walters, S., Patel, V., Frigerio, R., and Maraganore, D.M. (2016). Low dose verapamil as an adjunct therapy for medically refractory epilepsy—An open label pilot study, *Epilepsy Res.*, 126, 197-200.

[49] Nass, R., Heier, L., and Walker, R. (1993). Landau-Kleffner syndrome: temporal lobe tumor resection results in good outcome, *Pediatr. Neurol.*, 9, 303-305.

[50] Oakley, J.C., Cho, A.R., Cheah, C.S., Scheuer, T., and Catterall, W.A. (2013). Synergistic GABA-enhancing therapy against seizures in a mouse model of Dravet syndrome, *J. Pharmacol. Exp. Ther.*, 345, 215-224.

[51] Pellock, J.M., Nordli, D.R., Sankar, R., and Wheless, J.W. (2016). Pellock's pediatric epilepsy: diagnosis and therapy, Fourth edition (New York, NY: Demos Medical Publishing).

[52] Peltola, M.E., Liukkonen, E., Granstrom, M.L., Paetau, R., Kantola-Sorsa, E., Valanne, L., Falck, B., Blomstedt, G., and Gaily, E. (2011). The effect of surgery in encephalopathy with electrical status epilepticus during sleep, *Epilepsia*, 52, 602-609.

[53] Pierson, T.M., Yuan, H., Marsh, E.D., Fuentes–Fajardo, K., Adams, D.R., Markello, T., Golas, G., Simeonov, D.R., Holloman, C., Tankovic, A., *et al.* (2014). GRIN2A mutation and early-onset epileptic encephalopathy: personalized therapy with memantine, Ann Clin Transl Neurol *1*, 190-198.

[54] Poduri, A. (2017). When should genetic testing be performed in epilepsy patients?, *Epilepsy Curr.*, 17, 16-22.

[55] Pohl, D., Alper, G., Van Haren, K., Kornberg, A.J., Lucchinetti, C.F., Tenembaum, S., and Belman, A.L. (2016). Acute disseminated encephalomyelitis: Updates on an inflammatory CNS syndrome, *Neurology*, 87, S38-45.

[56] Sands, T.T., Balestri, M., Bellini, G., Mulkey, S.B., Danhaive, O., Bakken, E.H., Taglialatela, M., Oldham, M.S., Vigevano, F., Holmes, G.L., *et al.* (2016). Rapid and safe response to low-dose carbamazepine in neonatal epilepsy, *Epilepsia*, 57, 2019-2030.

[57] Scheffer, I.E., Berkovic, S., Capovilla, G., Connolly, M.B., French, J., Guilhoto, L., Hirsch, E., Jain, S., Mathern, G.W., Moshe, S.L., *et al.* (2017). ILAE classification of the epilepsies: Position paper of the ILAE Commission for Classification and Terminology, *Epilepsia*, 58, 512-521.

[58] Shahwan, A., Farrell, M., and Delanty, N. (2005). Progressive myoclonic epilepsies: a review of genetic and therapeutic aspects, *Lancet Neurol.*, 4, 239-248.

[59] Smith, B., Shatz, R., Elisevich, K., Bespalova, I.N., and Burmeister, M. (2000). Effects of vagus nerve stimulation on progressive myoclonus epilepsy of Unverricht–Lundborg type, *Epilepsia*, 41, 1046-1048.

[60] Solomon, G.E., Carson, D., Pavlakis, S., Fraser, R., and Labar, D. (1993). Intracranial EEG monitoring in Landau-Kleffner syndrome associated with left temporal lobe astrocytoma, *Epilepsia*, 34, 557-560.

[61] Striano, P., Vari, M.S., Mazzocchetti, C., Verrotti, A., and Zara, F. (2016). Management of genetic epilepsies: From empirical treatment to precision medicine, *Pharmacol Res.*, 107, 426-429.

[62] Tekgul, H., Serdaroglu, G., Karapinar, B., Polat, M., Yurtsever, S., Tosun, A., Coker, M., and Gokben, S. (2006). Vigabatrin caused rapidly progressive deterioration in two cases with early myoclonic encephalopathy associated with nonketotic hyperglycinemia, *J. Child.Neurol.*, 21, 82-84.

[63] Tompson, D.J., Buraglio, M., Andrews, S.M., and Wheless, J.W. (2016). Adolescent Clinical Development of Ezogabine/Retigabine

as Adjunctive Therapy for Partial-Onset Seizures: Pharmacokinetics and Tolerability, *J.Pediatr Pharmacol. Ther.*, 21, 404-412.

[64] Varadkar, S., Bien, C.G., Kruse, C.A., Jensen, F.E., Bauer, J., Pardo, C.A., Vincent, A., Mathern, G.W., and Cross, J.H. (2014). Rasmussen's encephalitis: clinical features, pathobiology, and treatment advances, *Lancet Neurol.*, 13, 195-205.

[65] Varadkar, S., Duncan, J.S., and Cross, J.H. (2003). Acetazolamide and autosomal dominant nocturnal frontal lobe epilepsy, *Epilepsia*, 44, 986-987.

[66] Verhelst H, Boon P, Buyse G, *et al.* (2005). Steroids in intractable childhood epilepsy: clinical experience and review of the literature, *Seizure,* 14, 412-421.

[67] Verrotti, A., Laino, D., Rinaldi, V.E., Suppiej, A., Giordano, L., Toldo, I., Margari, L., Parisi, P., Rizzo, R., Matricardi, S., *et al.* (2016). Clinical dissection of childhood occipital epilepsy of Gastaut and prognostic implication, *Eur. J. Neurol.*, 23, 241-246.

[68] Wallace, A., Wirrell, E., and Kenney-Jung, D.L. (2016). Pharmacotherapy for Dravet syndrome, *Paediatr. Drugs*, 18, 197-208

[69] Waseem, H., Vivas, A.C., and Vale, F.L. (2017). MRI-guided laser interstitial thermal therapy for treatment of medically refractory non–lesional mesial temporal lobe epilepsy: outcomes, complications, and current limitations: A review, *J. Clin. Neurosci.*, 38, 1-7.

[70] Willoughby, J., Pope, K., and Eaton, V. (2003). Nicotine as an antiepileptic agent in ADNFLE: an N-of-one study, *Epilepsia,* 44, 1238-1240.

[71] Wilmshurst, J.M., Gaillard, W.D., Vinayan, K.P., Tsuchida, T.N., Plouin, P., Van Bogaert, P., Carrizosa, J., Elia, M., Craiu, D., Jovic, N.J., *et al.* (2015). Summary of recommendations for the management of infantile seizures: Task Force Report for the ILAE Commission of Pediatrics, *Epilepsia*, 56, 1185-1197.

[72] Wykes, R.C. and Lignani, G. (2018). Gene therapy and editing: Novel potential treatments for neuronal channelopathies, *Neuropharmacology*, 132, 108-117.

第 5 章　热性惊厥及其对颞叶癫痫与相关认知问题的作用

Febrile Seizures and Their Contribution to Temporal Lobe
Epilepsy and Associated Cognitive Problems

Megan M. Curran　Tallie Z. Baram　著

一、颞叶癫痫及其起源概述

自发性惊厥发作是癫痫最明显的表现，总体人群约有 1% 受累（Browne 和 Holmes，2008；Hesdorffer 等，2011a；Zack 和 Kobau，2017）。癫痫发作及其不可预测性会导致患病个体的生活质量下降，这些患者通常无法开车，并且可能会受到周围社区同龄人的歧视。颞叶癫痫（temporal lobe epilepsy，TLE）是一种累及海马 – 边缘回路的癫痫，治疗起来特别困难，1/3 的颞叶癫痫患者的癫痫发作时，抗癫痫发作药物难以控制（Schmidt 和 Löscher，2005）。颞叶癫痫通常青春期发病，导致数十年生活质量下降和很高的医疗费用支出。

除了癫痫发作本身的负担外，癫痫发作还常常伴随着记忆和执行功能方面的问题，导致生活质量下降（Loiselle 等，2016）。这在颞叶癫痫中尤其成问题，因为颞叶由学习和记忆功能所需的许多大脑回路组成。这些认知缺陷，包括记忆力和决策困难，通常在患者还在就学时期就开始出现，从而进一步阻碍了他们的教育和未来的职业发展潜能（Helmstaedter 等，2003）。实际上，尽管颞叶癫痫的癫痫发作被认为是导致记忆问题的原因，但最近的研究表明，记忆缺陷常常在发病之前开始出现或独立于自发性癫痫发作而出现（Aikia 等，2001；Chowdhury 等，2014；Elger 等，2004；Hoppe 等，2007；Weiss 等，2017）。

这表明慢性癫痫的认知缺陷不能完全解释为癫痫发作的长期作用或抗癫痫发作药物。除了学习和记忆困难外，癫痫患儿相比健康同龄儿有更高的抑郁症（23%）和焦虑症（36%）患病率，这些异常可能出现在第 1 次痫性发作之前或数月内（Jones 等，2007）。

颞叶癫痫最常见发生在儿童期，存在持续较长时间的热性惊厥发作或热性惊厥持续状态（febrile status epilepticus，FSE）病史的个体（French 等，1993；Harvey 等，1995）。一项正在进行的研究（FEBSTAT 研究），已经跟踪了 199 名儿童自发生热性惊厥持续状态以来的情况。这是首个针对儿童的大规模前瞻性研究，结合了早期脑影像学，认知和医学预后指标。这项始于 2002 年的突破性研究的结果最近开始浮出水面。它肯定了早期在动物和人类的研究中的发现：热性惊厥持续状态直接引起海马损伤（Lewis 等，2014；McClelland 等，2016；Provenzale 等，2008；Shinnar 等，2012）和记忆障碍（Martinos 等，2012；Weiss 等，2017）。这里，我们讨论了新的证据，即热性惊厥持续状态可能对惊厥和认知问题有贡献，而这常常是颞叶癫痫的固有组成部分。

二、热性惊厥持续状态促进颞叶癫痫的发生：来自人体及实验室的证据支持

颞叶癫痫是成人中最常见的癫痫综合征，其中有一部分人儿童期有持续较长时间的热性惊厥发作病史（Hesdorffer 等，2011b）。热性惊厥（febrile seizure，FS）定义为发生在之前无热惊厥病史的儿童中的与发热有关而没有中枢神经系统感染或急性电解质紊乱的惊厥发作。热性惊厥发生在 6 个月至 5 岁的儿童中，发病高峰在 18 个月（AAP 热性惊厥小组委员会，2008）。热性惊厥很常见（人群患病率2%～5%），通常是短暂和良性的，单次短时间的发作不会产生长期后遗症。热性惊厥的其中一种情况是长时间的，持续时间超过30min 的发作，被归类为热性惊厥持续状态。这种惊厥发作占所有儿科癫痫持续状态的25%，据估计每年影响 25 000～30 000 名儿童（Shinnar 等，1997）。几十年来，我们已经知道早期的热性惊厥持续状态与后期发展的颞叶癫痫存在

联系。近年来，FEBSTAT 研究和其他研究报道已开始揭示热性惊厥持续状态可能直接导致癫痫，可能与遗传因素相辅相成。网络重塑的平均时间为 8～12 年，被称为热性惊厥持续状态与首次癫痫发作的潜伏期（Berg 和 Shinnar，1996；Dubé 等，2007；Mathern 等，1995）。

人类的前瞻性研究使我们能够确定热性惊厥持续状态与发生颞叶癫痫或认知缺陷风险的确切关系。人类研究不能直接明确确定热性惊厥持续状态是否是颞叶癫痫的致病因素，很显然，遗传因素和其他因素是潜在的原因（Eckhaus 等，2013；Hildebrand 等，2016；Martin 等，2010a；Nur 等，2012）。如图 5-1 所示，存在 3 种可能的情况：A. 热性惊厥持续状态是颞叶癫痫和（或）认知缺陷的直接原因，如果没有热性惊厥，大脑将正常发育；B. 热性惊厥持续状态在已经易感的大脑中产生，但也独立地导致颞叶癫痫和（或）认知缺陷的发展；C. 颞叶癫痫和（或）认知缺陷的发生与热性惊厥持续状态相独立，而热

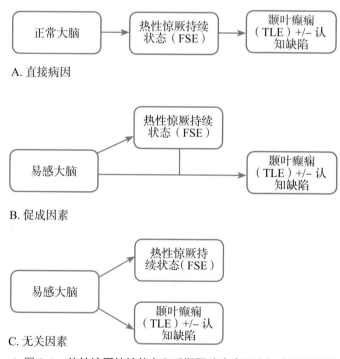

▲ 图 5-1　热性惊厥持续状态和后期颞叶癫痫及认知缺陷的发展

性惊厥持续状态只是"无知的旁观者"。我们已经建立了实验性热性惊厥持续状态（experimental febrile status epilepticus，eFSE）的啮齿动物模型，该模型为探索这些可能性提供了有力的工具。

我们特别在大鼠中建立了适龄的模型，并发现 eFSE 直接导致边缘性颞叶样癫痫（Choy 等，2014；Dubé 等，2006，2010）。该模型基于儿童最显著发热症状的高体温。此外，在儿童中，发热通常是由感染导致的炎症反应引起的，因此在 eFSE 中诱发惊厥也必须有所涉及，所以引入了相同的炎症介质（Dubé 等，2005）。通过可调节的持续 60min 的热气流在大鼠幼鼠中引起高体温。调节加热时间以使它们的核心体温保持在通过脑电图（electroencephalography，EEG）记录的引起热性惊厥的体温范围内（为 38.5～41.0℃）（Baram 等，1997）。在这些实验中，野生型和遗传易感品系的小鼠都被用于试验，揭示了虽然遗传因素增加了热性惊厥持续状态的易感性（van Gassen 等，2008；Martin 等，2010b），但对于热性惊厥持续状态的产生或热性惊厥持续状态可能引起的永久性大脑改变而言，遗传易感性并不是必需的（Dubé 等，2006，2010；Lemmens 等，2009）。eFSE 中使用的未成熟大鼠的年龄（出生后 10～11 天，P10～11）体现了大部分人类热性惊厥持续状态发生所处的发育阶段（Dubé 等，2007）。未成熟大鼠的惊厥行为包括高热引起的过度运动的停止，伴随其后出现面部自动症。从热性惊厥持续状态后的几个月内开始，30%～40% 的大鼠开始出现自发性边缘性发作（颞叶癫痫），数量比例与人类相似（Annegers 等，1987；Choy 等，2014；Dubé 等，2006，2010；Hesdorffer 等，2011a）。因此，实验为热性惊厥持续状态直接促进颞叶癫痫的发生（而非遗传学引起）提供了有力的支持，人类的双胞胎研究也支持这种假设（Jackson 等，1998）。

三、热性惊厥持续状态在部分个体中产生认知缺陷：来自人体及实验研究的证据支持

儿童神经病学文献中普遍存在的教条是热性惊厥持续状态不会导致认知

问题，但记忆问题是脑病的病变产生的结果，后者也是热性惊厥持续状态产生的基础（Chang 等，2000；Verity 等，1998）。过去的十年里，人类的研究（Martinos 等，2012；Nørgaard 等，2009；Shinnar 等，2012）和啮齿动物模型（Barry 等，2016；Dubé 等，2009；Patterson 等，2017）都提供了令人信服的信息，以针对这一流行的教条提出挑战。转化医学研究和临床研究已开始揭示颞叶癫痫与认知缺陷之间的关系（图 5-2），以检验是否：A. 热性惊厥持续状态导致颞叶癫痫，然后颞叶癫痫导致认知缺陷的发生；B. 热性惊厥持续状态引起神经元结构和连接的改变，很可能是过度兴奋性异常，然后分别（或通过重叠机制）引起颞叶癫痫和认知缺陷；或 C. 在热性惊厥持续状态之后，颞叶癫痫和认知缺陷通过两种不重叠的机制独立产生。

动物研究使我们能够区分是热性惊厥持续状态的影响直接引起认知障碍，还是者认知障碍独立于热性惊厥而产生，如图 5-1C 所示。当大鼠在生命早期经历热性惊厥持续状态，成年后它们在各种认知测试包括 Morris 水迷宫（Dubé

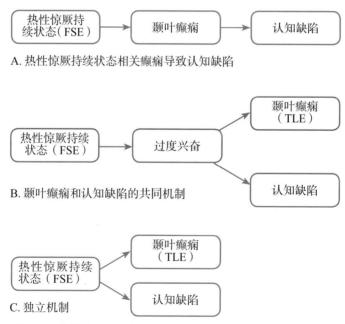

A. 热性惊厥持续状态相关癫痫导致认知缺陷

B. 颞叶癫痫和认知缺陷的共同机制

C. 独立机制

▲ 图 5-2　热性惊厥持续状态后颞叶癫痫产生与认知缺陷产生的关系

等，2009）、主动回避任务（Patterson 等，2017）和新物体定位（Curran 等，未发表）等中与它们的同窝对照相比，表现受损。通过控制各种可能影响认知任务表现的任何遗传学或环境性差异，我们可以清楚地表明热性惊厥持续状态直接导致认知缺陷的产生，这一影响持续到成年期。

儿童的最新研究表明，儿童的认知缺陷可产生于癫痫引起的损害，而非产生于自发性惊厥发作之前或与癫痫发作无关（Bender 等，2013；Elger 等，2004；Hoppe 等，2007）。人类研究表明，在热性惊厥持续状态后 6 周、1 年分别进行测试，即使在热性惊厥持续状态之前没有已知的发育迟缓的儿童中，也存在语言、运动和认知结果方面的差异（Martinos 等，2013；Weiss 等，2016）。这些发现表明，热性惊厥持续状态引起的记忆问题并不取决于这些惊厥发作后是否导致癫痫结局的产生。当然，相同的边缘 / 海马网络同时作用于记忆过程和癫痫，但是这些网络可能会受到独立或部分重叠的过程的影响。确实，FEBSTAT 研究的数据表明，热性惊厥持续状态后海马损伤和记忆问题在同一个孩子中并存（Weiss 等，2017），该研究为热性惊厥持续状态会损伤海马回路并因此引发记忆问题的观点提供了有力支持。这些发现为研究热性惊厥持续状态如何影响海马皮质回路以及细胞和分子机制如何引发记忆缺陷提供了主要动力。

四、热性惊厥持续状态诱发癫痫和认知缺陷的可能机制

（一）炎症反应对热性惊厥持续状态结局的影响

预防或消除诸如热性惊厥持续状态之类的获得性损伤对过度兴奋和记忆问题的影响应该是一个可以被实现的目标，这将为研究热性惊厥持续状态如何导致这些结果提供强大的动力。炎症反应过程是介导热性惊厥持续状态对癫痫发生和记忆问题的影响的极佳候选因素。一直以来，我们知道，在癫痫动物的大脑以及从癫痫患者切除的脑组织中都发现了炎症细胞因子水平的升高（Aronica 和 Gorter，2007；Balosso 等，2013）（见第 10 章）。炎症反应是癫痫大脑异常

的良好标志物，但是分析癫痫发作后组织的差异并不能区分炎症是自发性惊厥发作的原因还是惊厥的大脑影响的结果。

由于其在产生发热中的作用，炎症反应与最初的热性惊厥有内在的联系（Eskilsson 等，2014；Heida 和 Pittman，2005；Heida 等，2009；Luheshi 等，1997；Riazi 等，2010）。炎症反应不仅会引起发热，而且还直接增加了边缘回路发生自发性惊厥的可能性（Dubé 等，2007；Patterson 等，2015；Vezzani 等，2011）。

炎症反应不仅是热性惊厥持续状态发热的内在基础，热性惊厥持续状态后大脑内的炎症标记物也有所增加，在儿童的热性惊厥中也是如此。在实验模型中，炎症的产生非常迅速，早在热性惊厥后 1h，信使 RNA（messenger RNA，mRNA）的增加就可被检测到，直到惊厥后 96h 几乎完全消失（Dubé 等，2010）。这种增加在相同边缘区域和在癫痫预测性磁共振成像（magnetic resonance imaging，MRI）信号被观察到的相同动物中均存在（Choy 等，2014；Patterson 等，2015）。炎症反应包括多种免疫标记物，包括环氧合酶 2（cyclooxygenase 2，COX2），GFAP（一种星形胶质细胞激活标记物），TNF-α，白介素 -1β（Interleukin-1β，IL-1β）和白介素 -1 受体 1（interleukin-1 receptor，IL-1R1）（Patterson 等，2015）。正如在 IL-1β 缺陷小鼠中所见，如果没有脑内炎症反应的增加，尤其是 IL-1β 炎症因子的增加，大脑对热性惊厥的抵抗力就会大大增强（Dubé 等，2005）。因此，炎症反应可能既是热性惊厥持续状态之后在大脑中发生的永久性致痫性改变的原因，又是其结果的反映。

炎症反应是预防癫痫发生的一个吸引人的靶标，因为许多临床可以获得或正在研发的药物可直接作用于炎症级联反应。这些药物范围包括从广泛的抗炎药［如地塞米松（糖皮质激素受体激动药）］，到非处方类的非甾体抗炎药（nonsteroidal anti-inflammatory drug，NSAID）（包括布洛芬），到特异性作用于抗炎症级联反应的下游成分的药物［如可阻碍前列腺素 E2（prostaglandin E2，PGE2）与 EP2 受体结合的 TG6-10-1］。在人类和动物模型中的许多研究，已经对抗炎药预防癫痫发生的方法进行了探索。结果中既有有效结果（Akula 等，2008；Gobbo 和 O'Mara，2004；Jiang 等，2015），也有阴性结果（Claycomb

等，2011；Holtman 等，2010；Polascheck 等，2010）。这可能是因为，尽管炎症反应会引起致痫性损害，但部分炎症级联反应可能具有神经保护作用，并且对于恢复正常的神经元功能也很重要（Schwartz 和 Kipnis，2005）。

（二）癫痫和认知问题在细胞学和分子学水平上的改变

损伤的作用，包括如热性惊厥持续状态在内的长时间的惊厥发作，对神经元和脑回路的影响是高度年龄依赖的。已知成人的惊厥会促进神经元死亡（Fujikawa，1996），即使出生后早期，延长的惊厥也会导致极少量细胞死亡（Dubé 等，2010；Sankar 等，1998；Toth 等，1998）。确实，无细胞死亡常被认为是惊厥发作对发育中的大脑几乎没有影响的论据，对发育性癫痫长期随访观察到的任何认知障碍都是先前存在的因素作用的结果（Baram 等，2011）。

在过去的 10 年中，来自人类的研究和啮齿动物模型的可靠数据提示（Dubé 等，2004；Patterson 等，2015），早期损害可以在没有细胞死亡的情况下产生功能性改变。确实，尽管发育中的大脑对惊厥诱发的兴奋毒性更具抵抗力（Sullivan 等，2003），但神经元群落和网络的不成熟导致发育中的大脑具有特殊的脆弱性（Haut 等，2004）。基于大鼠和小鼠的多种不同试验方法，已达成普遍共识，即发育中的齿状回颗粒细胞（gyrus granule cell，GC）对癫痫持续状态有成熟依赖的脆弱性：一次致痫性损害后，一部分齿状回颗粒细胞会发生结构和功能重组（Hosford 等，2016；Kron 等，2010）。在癫痫持续状态损伤大概前后 2 周产生的细胞要么发展成门区基底树突状细胞（hilar basal dendrite，HBD），要么迁移至门区，或两者兼有，从而导致异常回路发生（Goldberg 和 Coulter，2013），这是过度兴奋性和齿状回准确性下降的潜在原因。门区基底树突状细胞在新生颗粒细胞上很明显，但通常会随着齿状回颗粒细胞的成熟而丢失，并且是自发性兴奋性突触和邻近齿状回颗粒细胞的兴奋性突触的靶标（Kron 等，2010）。这导致兴奋性增加和癫痫发作易感性增加。我们有证据证明，在体外暴露于"癫痫持续状态"的齿状回颗粒细胞中未成熟的门区基底树突状细胞可以获得保留，也有证据证明，在幼崽时经历热性惊厥持续状态的成年大鼠中，这种未成熟特征的齿状回颗粒细胞数量存在异常（Patterson 等，

2017）。

此外，我们发现虽然没有证据表明热性惊厥持续状态后海马存在细胞丢失（Dubé 等，2010；Patterson 等，2015，Toth 等，1998），但热性惊厥持续状态后海马锥体细胞出现树突发育迟缓（Choy 等，2014；Patterson 等，2017）；也发现存在其他发育性损伤，如慢性早期生命应激，可能会促使顶端树突分支数量减少并丧失与记忆问题直接相关的海马 CA1 和 CA3 的突触数量（Brunson 等，2005；Ivy 等，2010）。相应地，挽救树突和突触的干预措施改善了记忆问题（Ivy 等，2010）。由于树突和突触丢失和记忆问题之间存在的密切而明显的因果关系（Chen 等，2004；Ivy 等，2010；Patterson 等，2017），这种结构变化提供了可重现的生物标志物和干预目标。

我们已经开始寻找和鉴定直接导致热性惊厥持续状态诱发认知障碍的相关神经元通路，阻滞这些神经通路将可以挽救认知的损害。我们进行了转录组分析，然后进行了生物信息学研究，发现了调控神经元行为的多个基因的表达出现协同性转录调控的改变。重要的是，这种促癫痫发生的转录调控程序包含了神经元限制性沉默因子（neuron-restrictive silencing factor，NRSF），它与介导神经元可塑性的能力保持独特的平衡。神经元限制性沉默因子最早在非神经组织中表达，以抑制神经元特异性基因的表达（Chen 等，1998；Schoenherr 和 Anderson，1995），提示神经元基因携带有神经元限制性沉默因子的响应元件（NRSF-response element，NRSE），并受到神经元限制性沉默因子含量增加的抑制，从而阻止了在非神经元组织中的表达（McClelland 等，2014）。近来发现成熟神经元中也存在神经元限制性沉默因子表达，该因子对于正常功能可能至关重要（Ballas 和 Mandel，2005；Gao 等，2011；Singh-Taylor 等，2017）。神经元限制性沉默因子的功能对神经元的发育过程尤其重要，神经元限制性沉默因子调控的基因表达对成熟化的诸多方面有重要影响，包括兴奋性突触的形成（Chen 等，1998；Schoenherr 和 Anderson，1995）。这一过程非常重要。在人类的婴儿和儿童早期及大鼠的 P10～11 日龄（Avishai-Eliner 等，2002），都是可能发生热性惊厥持续状态的发育期，这时候许多脑神经元已经成熟，但是特定的神经元群落，包括齿状回（dentate gyrus，DG）的颗粒细胞（granule cell，

GC）仍处于分化和成熟中（Schlessinger 等，1975；Thind 等，2008）。因此，齿状回颗粒细胞应当受到神经元限制性沉默因子异常升高水平的影响更大。

癫痫发作可能会增加神经元限制性沉默因子的水平和活性（Brennan 等，2016；Garriga-Canut 等，2006；McClelland 等，2011，2014；Rodenas-Ruano 等，2012；Roopra 等，2001）。我们发现热性惊厥持续状态也是这种情况（Patterson 等，2017），然后检测了神经元限制性沉默因子阻断对成年认知的影响。热性惊厥持续状态后连续 2d 进行急性神经元限制性沉默因子结合性阻断的大鼠，执行主动回避任务的水平与对照组大鼠相同，并且显著优于热性惊厥持续状态后未进行神经元限制性沉默因子阻断的大鼠。这些行为表现的增强在训练大鼠的第 2 天就已经显而易见，并且持续了至少 1 个月（Patterson 等，2017）。

急性神经元限制性沉默因子阻滞不仅可以预防记忆问题，通过检测异常门区基底树突的数量，发现其还可以恢复热性惊厥持续状态后齿状回 – 齿状回颗粒细胞的正常成熟。总之，这些事实表明，神经元限制性沉默因子抑制的基因集是热性惊厥持续状态诱导的异常海马 – 皮质网络结构和功能的可能候选机制。重要的是，涉及的基因数量可能相对较少，约 600 个海马基因是神经元限制性沉默因子的潜在靶标，而持续状态后增高的神经元限制性沉默因子水平仅抑制了成年海马中约 30 个靶基因，这取决于这些基因与神经元限制性沉默因子的亲和力（McClelland 等，2014）。

五、预测哪些热性惊厥持续状态患儿可能发展为癫痫和（或）认知缺陷

目前还没有有效、实用的方法来预测热性惊厥持续状态后继发的癫痫或认知问题。实现预测，可使开发出一种在癫痫发生和认知改变之前将其停止的方法成为可能，然后将治疗重点放在高危儿童上。MRI 是追踪痫性大脑变化的最有价值的可行技术之一。MRI 是非侵入性的，可在临床上实现，是对潜在生物学结构的直接测量。众所周知，热性惊厥持续状态后 MRI 会发生变化（Dubé 等，2004，Scott 等，2003，Shinnar 等，2012），但这些改变无法准

确预测颞叶癫痫的未来发展。我们描述了一种非侵入性 MRI 信号用以预测哪些暴露于 eFSE 的未成熟大鼠会发展为癫痫，而哪些不会（Choy 等，2014；2011；Curran 等，2018）。这些 MRI 扫描是在 eFSE 后 4h 之内，时间点比以往的研究要早得多，结果显示整个边缘回路的 T_2^* 信号降低，而基底外侧杏仁核（basolateral amygdala，BLA）的信号降低强烈预示着癫痫的发生。

这些信号改变最初在 11.7T 高磁场 T_2 MRI 上发现，但也可以在低强度 4.7T 扫描的 T_2 信号中找到，该信号可以测量脱氧血红蛋白的变化（Chavhan 等，2009）。这种信号减少可能代表了静脉不饱和脱氧血红蛋白增加引起的顺磁敏感性效应，在强磁场（11.7T）中静脉血中的脱氧血红蛋白与脑 T_2 值存在强的负相关支持这种可能（Choy 等，2014）。对预测信号变化潜在机制的探索并继续提高其预测价值，有望能够帮助我们告知父母其子女是否存在癫痫或认知缺陷高风险，并且最好对此能够进行干预和预防。

在过去的 10 年中，我们对单次长时间的热性惊厥，尤其是热性惊厥持续状态，如何导致永久性脑部改变的知识和理解有了相当大的进步。我们已经开始理解分子和细胞水平的变化，这些变化在热性惊厥持续状态后几分钟之内开始，并持续变化至成年期。这些变化增加了导致癫痫和永久性学习与记忆缺陷的风险，但新进展将使我们更接近能够预防它们的可能性。

致谢

该项研究受 NIH 基金 NS35439，NS78279 T32 NS45540 和 T32 GM008620 资助。

参 考 文 献

[1] Aikia, M., Salmenpera, T., Partanen, K., and Kalviainen, R. (2001). Verbal memory in newly diagnosed patients and patients with chronic left temporal lobe epilepsy, *Epilepsy Behav.*, 2, 20-27.

[2] Akula, K.K., Dhir, A., and Kulkarni, S.K. (2008). Rofecoxib, a selective cyclooxygenase-2 (COX-2) inhibitor increases pentylenetetrazol seizure threshold in mice: Possible involvement of adenosinergic mechanism, *Epilepsy Res.*, 78,

60-70.

[3] Annegers, J.F., Hauser, W.A., Shirts, S.B., and Kurland, L.T. (1987). Factors prognostic of unprovoked seizures after febrile convulsions, *N. Engl. J.Med.*, 316, 493-498.

[4] Aronica, E. and Gorter, J.A (2007). Gene expression profile in temporal lobe epilepsy, *Neuroscientist*, 13, 100-108.

[5] Avishai-Eliner, S., Brunson, K.L., Sandman, C. A., and Baram, T.Z. (2002). Stressed-out, or in (utero)?, *Trends Neurosci.*, 25, 518-524.

[6] Ballas, N. and Mandel, G. (2005). The many faces of REST oversee epigenetic programming of neuronal genes, *Curr. Opin. Neurobiol.*, 15, 500-506.

[7] Balosso, S., Ravizza, T., Aronica, E., and Vezzani, A. (2013). The dual role of TNF-α and its receptors in seizures, *Exp. Neurol.* 247, 267-271.

[8] Baram, T.Z., Gerth, A., and Schultz, L. (1997). Febrile seizures: an appropriate-aged model suitable for long-term studies, *Brain Res. Dev. Brain Res.*, 98, 265-270.

[9] Baram, T.Z., Jensen, F.E., and Brooks-Kayal, A. (2011). Does acquired epileptogenesis in the immature brain require neuronal death, *Epilepsy Curr.*, 11, 21-26.

[10] Barry, J.M., Sakkaki, S., Barriere, S.J., Patterson, K.P., Lenck-Santini, P.P., Scott, R.C., Baram, T.Z., and Holmes, G.L. (2016). Temporal coordination of hippocampal neurons reflects cognitive outcome post-febrile status epilepticus, *EBioMedicine*, 7, 175-190.

[11] Bender, A.C., Natola, H., Ndong, C., Holmes, G.L., Scott, R.C., and Lenck-Santini, P.P. (2013). Focal Scn1a knockdown induces cognitive impairment without seizures, *Neurobiol. Dis.*, 54, 297-307.

[12] Berg, A.T. and Shinnar, S. (1996). Complex febrile seizures, *Epilepsia*, 37, 126-133.

[13] Brennan, G.P., Dey, D., Chen, Y., Patterson, K.P., Magnetta, E.J., Hall, A.M., Dube, C.M., Mei, Y.T., and Baram, T.Z. (2016). Dual and opposing roles of microRNA-124 in epilepsy are mediated through inflammatory and NRSF-dependent gene networks, *Cell Rep.*, 14, 2402-2412.

[14] Browne, T.R. and Holmes, G.L. (2008). Handbook of Epilepsy (Jones & Bartlett Learning).

[15] Brunson, K.L., Baram, T.Z., and Bender, R.A. (2005). Hippocampal neurogenesis is not enhanced by lifelong reduction of glucocorticoid levels, *Hippocampus*, 15, 491-501.

[16] Chang, Y.C., Guo, N.W., Huang, C.C., Wang, S.T., and Tsai, J.J. (2000). Neurocognitive attention and behavior outcome of school-age children with a history of febrile convulsions: a population study, *Epilepsia*, 41, 412-420.

[17] Chavhan, G.B., Babyn, P.S., Thomas, B., Shroff, M.M., and Haacke, E.M. (2009). Principles, techniques, and applications of T2*-based MR imaging and its special applications, *Radiographics*, 29, 1433-1449.

[18] Chen, Y., Bender, R.A., Brunson, K.L., Pomper, J.K., Grigoriadis, D.E., Wurst, W., and Baram, T.Z. (2004). Modulation of dendritic differentiation by corticotropin-releasing factor in the developing hippocampus, *Proc.Natl. Acad. Sci. U. S. A.*, 101, 15782-15787.

[19] Chen, Z.–F., Paquette, A.J., and Anderson, D.J. (1998). NRSF/REST is required in vivo for repression of multiple neuronaltarget genes during embryogenesis, *Nat. Genet.*, 20, 136-142.

[20] Chowdhury, F.A., Elwes, R.D.C., Koutroumanidis, M., Morris, R.G., Nashef, L., and Richardson, M.P. (2014). Impaired cognitive function in idiopathic generalized epilepsy and unaffected family members: An epilepsy endophenotype, *Epilepsia*, 55, 835-840.

[21] Choy, M., Dubé, C.M., Patterson, K., Barnes, S.R., Maras, P., Blood, A.B., Hasso, A.N., Obenaus, A., and Baram, T.Z. (2014). A novel, noninvasive, predictive epilepsy biomarker with clinical potential, *J. Neurosci.*, 34, 8672-8684.

[22] Claycomb, R.J., Hewett, S.J., and Hewett, J.A. (2011). Prophylactic, prandial rofecoxib treatment lacks efficacy against acute PTZ-induced seizure generation and kindling acquisition, *Epilepsia*, 52, 273-283.

[23] Curran, M.M., Haddad, E., Patterson, K.P., Choy, M., Dubé, C.M., Baram, T.Z., and Obenaus, A. (2018). Epilepsy–predictive magnetic resonance imaging changes following

experimental febrile status epilepticus: Are they translatable to the clinic?, *Epilepsia*, 59, 2005–2018.

[24] Dubé, C., Yu, H., Nalcioglu, O., and Baram, T.Z. (2004). Serial MRI after experimental febrile seizures: altered T2 signal without neuronal death, *Ann. Neurol.*, 56, 709-714.

[25] Dubé, C., Vezzani, A., Behrens, M., Bartfai, T., and Baram, T.Z. (2005). Interleukin-1beta contributes to the generation of experimental febrile seizures, *Ann. Neurol.*, 57, 152-155.

[26] Dubé, C., Richichi, C., Bender, R.A., Chung, G., Litt, B., and Baram, T.Z. (2006). Temporal lobe epilepsy after experimental prolonged febrile seizures: prospective analysis, *Brain*, 129, 911-922.

[27] Dubé, C.M., Brewster, A.L., Richichi, C., Zha, Q., and Baram, T.Z. (2007). Fever, febrile seizures and epilepsy, *Trends Neurosci.*, 30, 490-496.

[28] Dubé, C.M., Zhou, J., Hamamura, M., Zhao, Q., Ring, A., Abrahams, J., McIntyre, K., Nalcioglu, O., Shatskih, T., Baram, T.Z., *et al.* (2009). Cognitive dysfunction after experimental febrile seizures, *Exp. Neurol.*, 215, 167-177.

[29] Dubé, C.M., Ravizza, T., Hamamura, M., Zha, Q., Keebaugh, A., Fok, K., Andres, A.L., Nalcioglu, O., Obenaus, A., Vezzani, A., *et al.* (2010). Epileptogenesis provoked by prolonged experimental febrile seizures: mechanisms and biomarkers, *J.Neurosci.*, 30, 7484-7494.

[30] Eckhaus, J., Lawrence, K.M., Helbig, I., Bui, M., Vadlamudi, L., Hopper, J.L., Scheffer, I.E., and Berkovic, S.F. (2013). Genetics of febrile seizure subtypes and syndromes: A twin study, *Epilepsy Res.*, 105, 103-109.

[31] Elger, C.E., Helmstaedter, C., and Kurthen, M. (2004). Chronic epilepsy and cognition, *Lancet Neurol.*, 3, 663-672.

[32] Eskilsson, A., Mirrasekhian, E., Dufour, S., Schwaninger, M., Engblom, D., and Blomqvist, A. (2014). Immune-induced fever is mediated by IL-6 receptors on brain endothelial cells coupled to STAT3-dependent induction of brain endothelial prostaglandin synthesis, *J. Neurosci.*, 34, 15957-15961.

[33] French, J.A., Williamson, P.D., Thadani, V.M., Darcey, T.M., Mattson, R.H., Spencer, S.S., and Spencer, D.D. (1993). Characteristics of medial temporal lobe epilepsy: I. Results of history and physical examination, *Ann. Neurol.*, 34, 774-780.

[34] Fujikawa, D.G. (1996). The temporal evolution of neuronal damage from pilocarpine–induced status epilepticus, *Brain Res.*, 725, 11-22.

[35] Gao, Z., Ure, K., Ding, P., Nashaat, M., Yuan, L., Ma, J., Hammer, R.E., and Hsieh, J. (2011). The master negative regulator REST/NRSF controls adult neurogenesis by restraining the neurogenic program in quiescent stem cells, *J. Neurosci.*, 31, 9772-9786.

[36] Garriga-Canut, M., Schoenike, B., Qazi, R., Bergendahl, K., Daley, T.J., Pfender, R.M., Morrison, J.F., Ockuly, J., Stafstrom, C., Sutula, T., *et al.*(2006). 2-Deoxy-D-glucose reduces epilepsy progression by NRSF-CtBP-dependent metabolic regulation of chromatin structure, *Nat. Neurosci.*, 9, 1382-1387.

[37] van Gassen, K.L.I., Hessel, E.V.S., Ramakers, G.M.J., Notenboom, R.G.E., Wolterink-Donselaar, I.G., Brakkee, J.H., Godschalk, T.C., Qiao, X., Spruijt, B.M., van Nieuwenhuizen, O., *et al.* (2008). Characterization of febrile seizures and febrile seizure susceptibility in mouse inbred strains, *Genes, Brain Behav.*, 7, 578-586.

[38] Gobbo, O.L. and O'Mara, S.M. (2004). Post-treatment, but not pre-treatment, with the selective cyclooxygenase-2 inhibitor celecoxib markedly enhances functional recovery from kainic acid-induced neurodegeneration, *Neuroscience*, 125, 317-327.

[39] Goldberg, E.M. and Coulter, D.A. (2013). Mechanisms of epileptogenesis: a convergence on neural circuit dysfunction, *Nat. Rev. Neurosci.*, 14, 337-349.

[40] Harvey, A.S., Grattan-Smith, J.D., Desmond, P.M., Chow, C.W., and Berkovic, S.F. (1995). Febrile seizures and hippocampal sclerosis: Frequent and related findings in intractable temporal lobe epilepsy of childhood, *Pediatr. Neurol.*, 12, 201-206.

[41] Haut, S.R., Velíšsková J., and Moshé, S.L. (2004). Susceptibility of immature and adult brains to seizure effects, *Lancet Neurol.*, 3, 608-617.

[42] Heida, J.G. and Pittman, Q.J. (2005).

Causal links between brain cytokines and experimental febrile convulsions in the rat, *Epilepsia*, 46, 1906-1913.

[43] Heida, J.G., Moshé, S.L., and Pittman, Q.J. (2009). The role of interleukin-1beta in febrile seizures, *Brain Dev.*, 31, 388-393.

[44] Helmstaedter, C., Kurthen, M., Lux, S., Reuber, M., and Elger, C.E. (2003). Chronic epilepsy and cognition: a longitudinal study in temporal lobe epilepsy, *Ann. Neurol.*, 54, 425-432.

[45] Hesdorffer, D.C., Logroscino, G., Benn, E.K.T., Katri, N., Cascino, G., and Hauser, W.A. (2011a). Estimating risk for developing epilepsy: A population-based study in Rochester, Minnesota, *Neurology*, 76, 23-27.

[46] Hesdorffer, D.C., Benn, E.K.T., Bagiella, E., Nordli, D., Pellock, J., Hinton, V., and Shinnar, S. (2011b). Distribution of febrile seizure duration and associations with development, *Ann. Neurol.*, 70, 93-100.

[47] Hildebrand, M.S., Phillips, A.M., Mullen, S.A., Adlard, P.A., Hardies, K., Damiano, J.A., Wimmer, V., Bellows, S.T., McMahon, J.M., Burgess, R., *et al.* (2016). Loss of synaptic Zn2$^+$ transporter function increases risk of febrile seizures, *Sci. Rep.*, 5, 17816.

[48] Holtman, L., Van Vliet, E.A., Edelbroek, P.M., Aronica, E., and Gorter, J.A. (2010). Cox-2 inhibition can lead to adverse effects in a rat model for temporal lobe epilepsy, *Epilepsy Res.*, 91, 49-56.

[49] Hoppe, C., Elger, C.E., and Helmstaedter, C. (2007). Long-term memory impairment in patients with focal epilepsy, *Epilepsia*, 48 Suppl. 9, 26-29.

[50] Hosford, B.E., Liska, J.P., and Danzer, S.C. (2016). Ablation of newly generated hippocampal granule cells has disease-modifying effects in epilepsy, *J. Neurosci.*, 36, 11013-11023.

[51] Ivy, A.S., Rex, C.S., Chen, Y., Dubé, C., Maras, P.M., Grigoriadis, D.E., Gall, C.M., Lynch, G., and Baram, T.Z. (2010). Hippocampal dysfunction and cognitive impairments provoked by chronic early-life stress involve excessive activation of CRH receptors, *J. Neurosci.*, 30, 13005-13015.

[52] Jackson, G.D., McIntosh, A.M., Briellmann, R.S., and Berkovic, S.F. (1998). Hippocampal sclerosis studied in identical twins, *Neurology*, 51, 78-84.

[53] Jiang, J., Yang, M., Quan, Y., Gueorguieva, P., Ganesh, T., and Dingledine, R. (2015). Therapeutic window for cyclooxygenase-2 related anti-inflammatory therapy after status epilepticus, *Neurobiol. Dis.*, 76, 126-136.

[54] Jones, J.E., Watson, R., Sheth, R., Caplan, R., Koehn, M., Seidenberg, M., and Hermann, B. (2007). Psychiatric comorbidity in children with new onset epilepsy, *Dev. Med. Child Neurol.*, 49, 493-497.

[55] Kron, M.M., Zhang, H., and Parent, J.M. (2010). The developmental stage of dentate granule cells dictates their contribution to seizure-induced plasticity, *J. Neurosci.*, 30, 2051-2059.

[56] Lemmens, E.M.P., Aendekerk, B., Schijns, O.E.M.G., Blokland, A., Beuls, E.A.M., and Hoogland, G. (2009). Long-term behavioral outcome after early-life hyperthermia-induced seizures, *Epilepsy Behav.*, 14, 309-315.

[57] Lewis, D. V, Shinnar, S., Hesdorffer, D.C., Bagiella, E., Bello, J.A., Chan, S., Xu, Y., MacFall, J., Gomes, W. a, Moshé, S.L., *et al.* (2014). Hippocampal sclerosis after febrile status epilepticus: the FEBSTAT study, *Ann. Neurol.*, 75, 178-185.

[58] Loiselle, K.A., Ramsey, R.R., Rausch, J.R., and Modi, A.C. (2016). Trajectories of health–related quality of life among children with newly diagnosed epilepsy, *J. Pediatr. Psychol.*, 41, 1011-1021.

[59] Luheshi, G.N., Stefferl, A., Turnbull, A. V, Dascombe, M.J., Brouwer, S., Hopkins, S.J., and Rothwell, N.J. (1997). Febrile response to tissue inflammation involves both peripheral and brain IL-1 and TNF-alpha in the rat, *Am. J. Physiol.*, 272, R862-8.

[60] Martin, M.S., Dutt, K., Papale, L.A., Dubé, C.M., Dutton, S.B., de Haan, G., Shankar, A., Tufik, S., Meisler, M.H., Baram, T.Z., *et al.* (2010a). Altered function of the SCN1A voltage–gated sodium channel leads to γ-aminobutyric acid–ergic (GABAergic) interneuron abnormalities, *J. Biol. Chem.*, 285, 9823-9834.

[61] Martin, M.S., Dutt, K., Papale, L.A., Dubé, C.M., Dutton, S.B., de Haan, G., Shankar, A., Tufik, S., Meisler, M.H., Baram, T.Z., *et al.* (2010b). Altered Function of the SCN1A

Voltage-gated Sodium Channel Leads to γ-Aminobutyric Acid-ergic (GABAergic) Interneuron Abnormalities, *J. Biol.Chem.*, 285, 9823-9834.

[62] Martinos, M.M., Yoong, M., Patil, S., Chin, R.F.M., Neville, B.G., Scott, R.C., and De Haan, M. (2012). Recognition memory is impaired in children after prolonged febrile seizures, *Brain*, 135, 3153-3164.

[63] Martinos, M.M., Yoong, M., Patil, S., Chong, W.K., Mardari, R., Chin, R.F.M., Neville, B.G.R., De Haan, M., and Scott, R.C. (2013). Early developmental outcomes in children following convulsive status epilepticus: A longitudinal study, *Epilepsia*, 54, 1012-1019.

[64] Mathern, G.W., Babb, T.L., Vickrey, B.G., Melendez, M., and Pretorius, J.K. (1995). The clinical-pathogenic mechanisms of hippocampal neuron loss and surgical outcomes in temporal lobe epilepsy, *Brain*, 118, 105-118.

[65] McClelland, A.C., Gomes, W.A., Shinnar, S., Hesdorffer, D.C., Bagiella, E., Lewis, D.V, Bello, J.A., Chan, S., MacFall, J., Chen, M., *et al.* (2016). Quantitative evaluation of medial temporal lobe morphology in children with febrile status epilepticus: Results of the FEBSTAT study, *Am. J.Neuroradiol.*, 37, 2356-2362.

[66] McClelland, S., Flynn, C., Dubé, C., Richichi, C., Zha, Q., Ghestem, A., Esclapez, M., Bernard, C., and Baram, T.Z. (2011). Neuron-restrictive silencer factor-mediated hyperpolarization-activated cyclic nucleotide gated channelopathy in experimental temporal lobe epilepsy, *Ann. Neurol.*, 70, 454-464.

[67] McClelland, S., Brennan, G.P., Dubé, C., Rajpara, S., Iyer, S., Richichi, C., Bernard, C., and Baram, T.Z. (2014). The transcription factor NRSF contributes to epileptogenesis by selective repression of a subset of target genes, *Elife*, 3, e01267.

[68] Nørgaard, M., Ehrenstein, V., Mahon, B.E., Nielsen, G.L., Rothman, K.J., and Sørensen, H.T. (2009). Febrile seizures and cognitive function in young adult life: a prevalence study in Danish conscripts, *J. Pediatr.*, 155, 404-409.

[69] Nur, B.G., Kahramaner, Z., Duman, O., Dundar, N.O., Sallakcı N., Yavuzer, U., and Haspolat, S. (2012). Interleukin-6 gene polymorphism in febrile seizures, *Pediatr. Neurol.*, 46, 36-38.

[70] Patterson, K.P., Brennan, G.P., Curran, M., Kinney-lang, E., Dubé, C., Ly, C., Obenaus, A., and Baram, T.Z. (2015). Rapid, coordinate inflammatory responses after experimental febrile status epilepticus: Implications for epileptogenesis, *ENeuro*, 2, 1-12.

[71] Patterson, K.P., Barry, J.M., Curran, M.M., Singh-Taylor, A., Brennan, G., Rismanchi, N., Page, M., Noam, Y., Holmes, G.L., and Baram, T.Z. (2017). Enduring memory impairments provoked by developmental febrile seizures are mediated by functional and structural effects of neuronal restrictive silencing factor, *J. Neurosci.*, 37, 3748-16.

[72] Polascheck, N., Bankstahl, M., and Löcher, W. (2010). The COX-2 inhibitor parecoxib is neuroprotective but not antiepileptogenic in the pilocarpine model of temporal lobe epilepsy, *Exp. Neurol.*, 224, 219-233.

[73] Provenzale, J.M., Barboriak, D.P., VanLandingham, K., MacFall, J., Delong, D., and Lewis, D. V. (2008). Hippocampal MRI signal hyperintensity after febrile status epilepticus is predictive of subsequent mesial temporal sclerosis, *Am. J. Roentgenol.*, 190, 976-983.

[74] Riazi, K., Galic, M.A., and Pittman, Q.J. (2010). Contributions of peripheral inflammation to seizure susceptibility: Cytokines and brain excitability, *Epilepsy Res.*, 89, 34-42.

[75] Rodenas-Ruano, A., Chávez, A.E., Cossio, M.J., Castillo, P.E., and Zukin, R.S. (2012). REST-dependent epigenetic remodeling promotes the developmental switch in synaptic NMDA receptors, *Nat. Neurosci.*, 15, 1382-1390.

[76] Roopra, A., Huang, Y., and Dingledine, R. (2001). Neurological disease: listening to gene silencers, *Mol. Interv.*, 1, 219-228.

[77] Sankar, R., Shin, D.H., Liu, H., Mazarati, A., Pereira de Vasconcelos, A., and Wasterlain, C.G. (1998). Patterns of status epilepticus-induced neuronal injury during development and long-term consequences, *J. Neurosci.*, 18, 8382-8393.

[78] Schlessinger, A.R., Cowan, W.M., and Gottlieb, D.I. (1975). An autoradiographic study of the time of origin and the pattern of granule cell migration in the dentate gyrus of the rat, *J. Comp. Neurol.*, 159, 149-175.

[79] Schmidt, D. and Löcher, W. (2005). Drug resistance in epilepsy: putative neurobiologic and clinical mechanisms, *Epilepsia*, 46, 858-877.

[80] Schoenherr, C.J., and Anderson, D.J. (1995). The neuron–restrictive silencer factor (NRSF): a coordinate repressor of multiple neuron-specific genes, *Science*, 267, 1360-1363.

[81] Schwartz, M. and Kipnis, J. (2005). Protective autoimmunity and neuroprotection in inflammatory and noninflammatory neurodegenerative diseases, *J. Neurol. Sci.*, 233, 163-166.

[82] Scott, R.C., King, M.D., Gadian, D.G., Neville, B.G.R., and Connelly, A. (2003). Hippocampal abnormalities after prolonged febrile convulsion: A longitudinal MRI study, *Brain*, 126, 2551-2557.

[83] Shinnar, S., Pellock, J.M., Moshé, S.L., Maytal, J., O'Dell, C., Driscoll, S.M., Alemany, M., Newstein, D., and DeLorenzo, R.J. (1997). In whom does status epilepticus occur: Age-related differences in children, *Epilepsia*, 38, 907-914.

[84] Shinnar, S., Bello, J.A., Chan, S., Hesdorffer, D.C., Lewis, D. V, Macfall, J., Pellock, J.M., Nordli, D.R., Frank, L.M., Moshe, S.L., *et al.* (2012). MRI abnormalities following febrile status epilepticus in children: the FEBSTAT study, *Neurology*, 79, 871-877.

[85] Singh-Taylor, A., Molet, J., Jiang, S., Korosi, A., Bolton, J.L., Noam, Y., Simeone, K., Cope, J., Chen, Y., Mortazavi, A., *et al.* (2017). NRSF-dependent epigenetic mechanisms contribute to programming of stress-sensitive neurons by neonatal experience, promoting resilience, *Mol. Psychiatry*, 23, 648-657.

[86] Steering Committee on Quality Improvement and Management, and Subcommittee on Febrile Seizures (2008). Febrile seizures: clinical practice guideline for the long-term management of the child with simple febrile seizures, *Pediatrics*, 121, 1281-1286.

[87] Sullivan, P.G., Dubé, C., Dorenbos, K., Steward, O., and Baram, T.Z. (2003). Mitochondrial uncoupling protein-2 protects the immature brain from excitotoxic neuronal death, *Ann. Neurol.*, 53, 711-717.

[88] Thind, K.K., Ribak, C.E., and Buckmaster, P.S. (2008). Synaptic input to dentate granule cell basal dendrites in a rat model of temporal lobe epilepsy, *J. Comp. Neurol.*, 509, 190-202.

[89] Toth, Z., Yan, X.X., Haftoglou, S., Ribak, C.E., and Baram, T.Z. (1998). Seizure-induced neuronal injury: vulnerability to febrile seizures in an immature rat model, *J. Neurosci.*, 18, 4285-4294.

[90] Verity, C.M., Greenwood, R., and Golding, J. (1998). Long-term intellectual and behavioral outcomes of children with febrile convulsions, *N. Engl. J.Med.*, 338, 1723-1728.

[91] Vezzani, A., French, J., Bartfai, T., and Baram, T.Z. (2011). The role of inflammation in epilepsy, *Nat. Rev. Neurol.*, 7, 31-40.

[92] Weiss, E., DM, M., Shinnar, S., Hesdorffer, D., Lewis, D., Shinnar, R., Bello, J., Chan, S., Seinfeld, S., Gallentine, W., *et al.* (2017). Memory function following febrile status epilepticus: Results of the FEBSTAT Study. In American Epilepsy Society Annual Meeting (Washington DC), Abst. 2.368.

[93] Weiss, E.F., Masur, D., Shinnar, S., Hesdorffer, D.C., Hinton, V.J., Bonner, M., Rinaldi, J., Van de Water, V., Culbert, J., Shinnar, R.C., *et al.* (2016). Cognitive functioning one month and one year following febrile status epilepticus, *Epilepsy Behav.*, 64, 283-288.

[94] Zack, M.M. and Kobau, R. (2017). National and state estimates of the numbers of adults and children with active epilepsy—United States, 2015, *Morb. Mortal. Wkly. Rep.*, 66, 821-825.

第 6 章　首个普通癫痫（青少年肌阵挛发作）基因座 *BRD2* 的发现过程和研究进展

BRD2: The First Locus Discovered for a Common Epilepsy (Juvenile Myoclonic Epilepsy): What Was Right, What Was Wrong, and How Studies of IGE Make Progress

David A. Greenberg　Shilpa Pathak　著

一、遗传基因座的发现

本章节讨论近 30 年来，在影响青少年肌阵挛性癫痫（Juvenile Myoclonic Epilepsy，JME）的 *BRD2* 基因上，有关基因发现、复制、群体遗传学和基本机制的工作。我们将本章内容分为以下主题：

(1) 所有形式癫痫的第 1 个遗传基因座的发现。

(2) 结论的复制。

(3) 青少年肌阵挛癫痫基因座与其他特发性全面性癫痫综合征[1]的关系。

---

1 在本章中，我们特意使用术语特发性全面性癫痫（idiopathic generalized epilepsy，IGE），而不是较新的术语遗传性全面性癫痫（genetic generalized epilepsy，GGE）。一部分是为了强调，在名称"遗传性全面性癫痫"中使用的"遗传性"一词掩盖了事实上其实缺少已鉴定的、被验证的基因。虽然总体上显示特发性全面性癫痫具有家族聚集性，但实际的遗传贡献仍然难以捉摸。例如，尽管做出了明显的艰苦努力，并且有许多基因被报道称引起特发性全面性癫痫（如青少年肌阵挛癫痫），但几乎没有一个被证实。Santos 等的最新报告（2017）对 229 个提议的可能的青少年肌阵挛癫痫基因的证据进行了检验，充分凸显了我们的观点，即遗传性全面性癫痫 GGE 首字母缩写词中"遗传性"的命名为时过早。特发性全面性癫痫是一系列不同综合征的集合，其中某些综合征是遗传性的，但有些可能不是。我们必须首先区分它们。

第 6 章　首个普通癫痫（青少年肌阵挛发作）基因座 *BRD2* 的发现过程和研究进展
BRD2: The First Locus Discovered for a Common Epilepsy (Juvenile Myoclonic Epilepsy):
What Was Right, What Was Wrong, and How Studies of IGE Make Progress

(4) *BRD2* 基因的鉴定，更多结果的复制及内在表型的扩展。

(5) 收集家系数据的困难。

(6) "通道病假说" 对特发性全面性癫痫研究的影响。

(7) 青少年肌阵挛癫痫 JME 小鼠模型验证了 *BRD2* 基因。

(8) *BRD2* 基因 DNA 的哪些变化导致青少年肌阵挛癫痫 JME 易感性？表观遗传学假说。

(9) *BRD2* 的发现在特发性全面性癫痫 IGE 研究的意义。

　　青少年肌阵挛癫痫（OMIM 608816）是最常见的青少年起病的全面性癫痫综合征之一，在全球每 1000 人中约有 1 人患病 [（Camfield 等，2013），NIH]。青少年肌阵挛癫痫的临床特征是无法控制的肌阵挛性发作（主要是在清醒时候）。未经治疗的患者，发作间期脑电图（electroencephalogram，EEG）表现为弥漫性棘慢波（4～6Hz）和多棘慢波发放（Janz，1997；Kasteleijn-Nolst Trenite 等，2013）。尽管大多数患者对药物治疗有反应，但停止使用抗癫痫发作药物后症状复发的频率很高（Pavlovic 等，2011）。

　　青少年肌阵挛癫痫呈高度家族聚集。同样，在青少年肌阵挛癫痫患者最常见的发作间期脑电图表现（4～6Hz 的棘慢复合波），也出现在青少年肌阵挛癫痫患者的其他家庭成员中，这些成员完全没有癫痫（Tsuboi 和 Christian，1973）。

　　1988 年我们发表了一个特发性全面性癫痫（idiopathic generalized epilepsy，IGE）遗传位点的证据，这不仅是特发性全面性癫痫的首个被发现的遗传位点，也是所有形式癫痫的首个遗传位点。该报道选择研究的癫痫是青少年肌阵挛癫痫（Juvenile Myoclonic epilepsy，JME）或 Janz 综合征。Janz 综合征以 Dieter Janz 博士的名字命名，他于 1957 年首次描述了该癫痫综合征，并曾称其为"冲动的小癫痫"（Janz 和 Christian，1957）。

　　选择研究特发性全面性癫痫的遗传学有特殊的原因包括：①它是青少年时期起病的一种常见形式，不表现为简单的孟德尔遗传模式，而我们感兴趣是常见的、复杂形式的癫痫；②它被证明具有很高的家族聚集性（Tsuboi 和

Christian，1973）；③沃兹沃思退伍军人医院癫痫中心主任 A.V. 德尔加多·埃斯库埃塔医生，在不了解 Janz 博士的工作的情况下，独立识别出该综合征并将它命名为特发性全面性癫痫（在 Janz 发表有关该综合征的描述数年后）。由于他对该综合征感兴趣，因此 Delgado-Escueta 医生发现了许多特发性全面性癫痫家系，从而使连锁分析变得可行。

我们对 24 个家族的在基因组中可标记的 30 多种蛋白标记物进行分类（这项工作是在人类基因组测序未完成之前进行的，当时微卫星标记技术也未开始使用，因此我们的基因组搜索能力有限）。所有家庭都是通过一名根据严格的标准进行了仔细诊断的青少年肌阵挛癫痫患者进行鉴定的，同时还对每个合作的家庭成员进行了访谈，收集了 DNA 并对其进行了脑电图检查。无论有无惊厥病史，任何脑电图有特征性棘慢波的家庭成员都视为"受累"。偶尔，会有一名家庭成员承认自己有惊厥（"哦，我已经有这些表现很多年了！没什么大不了的。"），分析表明青少年肌阵挛癫痫与 6 号染色体的 HLA 区（6p21）有关联且存在显著的统计学意义（Greenberg 等，1988b）。

二、结论的复制

约 3 年后，柏林的 Janz 教授分析了他的更多家系，并确认了与 6p21 区的关联（Weissbecker 等，1991）。在该分析研究中，与原始分析研究一样，任何家庭成员发现异常脑电图存在，无论受影响与否，均被视为"受累"进行分析。由于柏林的数据集大于我们的原始研究的数据集，随后的出版物能够进一步分析数据，检验将未受累但存在异常脑电图的家庭成员归类为"受累"或"未受累"的影响。通过改变具有异常脑电图但没有癫痫发作家庭成员的分类，因此检验了以下假设：未受累的家庭成员中异常脑电图代表癫痫的亚临床标志或"内在表型"（Durner 等，1991），即异常的脑电图性状受青少年肌阵挛癫痫相同基因的影响。分析发现，将没有癫痫发作的阳性脑电图结果家庭成员分类为"受累"增加了连锁强度，而将他们分类为"未受累"会降低连锁强度。由于

第6章 首个普通癫痫（青少年肌阵挛发作）基因座 *BRD2* 的发现过程和研究进展
BRD2: The First Locus Discovered for a Common Epilepsy (Juvenile Myoclonic Epilepsy):
What Was Right, What Was Wrong, and How Studies of IGE Make Progress

连锁分析对正确的表型分类高度敏感（与关联分析不同[2]），因此当 EEG 阳性个体被归类为"受累"时，lod 得分增加，表明该分类与癫痫在家庭内的遗传是最一致的分类方法，即同一基因既影响癫痫又影响脑电图特征。

三、青少年肌阵挛癫痫基因座与其他特发性全面性癫痫综合征的关系

在这些发现发表之后，一些癫痫病学家推测青少年肌阵挛癫痫的这个基因座也对其他形式的特发性全面性癫痫易感。为了回答这个问题，我们收集了通过青少年期起病的非青少年肌阵挛癫痫的特发性全面性癫痫先证者（且其家庭中没有青少年肌阵挛癫痫）回溯鉴定的家系，将我们在青少年肌阵挛癫痫家系中所做的又重新在这些家庭中用同样的分析方法进行了分析（我们的工作仅限于已经确定的 6 号染色体区域）。在通过青少年期起病的强直阵挛发作（没有清醒期的肌阵挛性惊厥）或通过青少年期起病的失神性癫痫的先证者家系中，再次发现与 6 号染色体该基因座的强关联（Greenberg 等，1995）。这很重要，因为我们的几乎所有青少年肌阵挛癫痫患者都不是因为肌阵挛性发作的症状就诊，而是因为这些青少年肌阵挛癫痫患者表现出强直阵挛性发作或青少年失神性癫痫而就诊。在那时候，青少年肌阵挛癫痫尚未被以独立的癫痫综合征而被认识。大多数被证实为青少年肌阵挛癫痫的患者最初的诊断通常是"大发作"或"全面性强直阵挛发作性癫痫"（epilepsy with generalized

---

2 连锁分析对不正确的表型分类很敏感，因为连锁会跟踪基因从一代到下一代的移动。错误的表型分类（将没有表型的受试者分类为具有表型的人）很可能在家系中引入"标记物和表型无共遗传"的个体，从而减少了支持连锁的证据，甚至将其转化为不支持连锁的证据。关联分析中错误的表型分类对最终结果的影响要小得多，因为该分析是"病例"和"对照"的合计，而不是家系。当前的观点认为大样本会使错误分类变得不值一提，这是值得质疑的。因此，在关联分析中，一个单独的错误分类对发现的影响要小得多。另外，连锁具有一种检测和补偿异质性的方法，称为"遗传异质性 lod 得分"（hetlod 或 Hlod）。关联分析没有这种方法。

tonic–clonic seizure，EGTCS），有时偶尔是"局灶性癫痫"。该发现的重要性在于，证明青少年肌阵挛癫痫和非青少年肌阵挛癫痫的特发性全面性癫痫存在的遗传差异不可以夸大化。所谓的特发性全面性癫痫，或现在的遗传性全面性癫痫（genetic generalized epilepsy，GGE）是一系列独立的疾病，彼此的临床表现可能只有细微差别（如有或者没有清醒期的肌阵挛），并且有不同但很可能重叠的病因，其中一些病因是遗传相关的（Durner 等，2001a）。在特发性全面性癫痫中发现的遗传异质性（即多种类似表现的疾病但病因存在差异）的意义在于，如果没有仔细的诊断和症状学分类，则难以找到癫痫综合征的遗传学病因，因为无论用什么方法发现致病性基因，遗传异质性将掩盖一个基因对疾病的真正作用。最近关于癫痫遗传学的研究证实了这一点（见下文）。

一份新的柏林数据的分析，也显示出有趣的结果（Sander 等，1997）。柏林的新数据继续证实了与 6 号染色体的关联，但也提出种族差异的影响。来自非欧洲国家的家系在该基因区间没有存在连锁。

四、*BRD2* 基因的鉴定，更多结果的复制及内在表型扩展

2000 年，在纽约地区收集了近 10 年的新的特发性全面性癫痫数据，Greenberg 等（2000a）终于能够确认早期观察的几个方面结论并添加新的信息：①纽约的数据集再次证实了青少年肌阵挛癫痫与染色体 6p21 位置的关联，该染色体区间最早在 12 年前被发表，并已在柏林的数据分析中被复制；②数据再次证实了与 6p21 连锁的现象只在欧洲血统家系中出现；将非裔美国人和西班牙裔家系从数据中剔除，则关联的证据加强；仅对那些非欧洲裔原住民家系进行分析，则产生了无关联的结果；③新数据还展示了青少年肌阵挛癫痫与 6p21 区域内的标志物相关的证据。最后一个发现特别有意思的是，在病例对照的相关性研究中，使用非青少年肌阵挛癫痫先证者作为对照组。因此，这一发现不仅是在与连锁分析相同的区域中首次证明了与青少年肌阵挛癫痫的相关性，而且还强调了青少年肌阵挛癫痫和非青少年肌阵挛癫痫的特发性全面性癫

第 6 章　首个普通癫痫（青少年肌阵挛发作）基因座 *BRD2* 的发现过程和研究进展
BRD2: The First Locus Discovered for a Common Epilepsy (Juvenile Myoclonic Epilepsy):
What Was Right, What Was Wrong, and How Studies of IGE Make Progress

病的基础是不同的。仅以"对照组"没有肌阵挛性发作的表型来区分"对照组"与"病例组"，为了得到统计学差异的结果，疾病的遗传基础本身必须在该基因位点上有所不同。但是，尽管关联的发现强调了基因定位的遗传学证据，但并没有指出确切的基因位置。

为了发现并鉴定现在称为 *EJM1* 的基因，我们进行了详细的 SNP 分析。由于在 HLA 区域进行了广泛的 SNP 分型，有幸发现了 2 个重组事件（我们的数据中有一个，柏林发表的数据中有一个），我们能够将范围缩小到距 HLA–DP 基因远端不超过 1/2 兆碱基的候选区间。在 Pal 等（2003）的报道中，证据指向当时被称为 RING3（"真正有趣的新基因"）的基因，该基因后来被证明是 *BRD2*。那时候，该基因的功能大部分都不清楚，但已知该基因产生的蛋白质可与组蛋白结合，并参与从 DNA 到 RNA 的转录过程。最终发现，其关联的微卫星标记竟然位于 *BRD2* 中间位置的内含子 2a 中（图 6–1）。

此后不久，更多来自其他实验室的发现支持了 *BRD2* 参与癫痫和癫痫相关现象。Tauer 等（2005）分析了来自具有光阵发性反应（PPR 或光敏性，即对闪光刺激的异常 EEG 反应）家系的连锁数据。其全基因组连锁扫描显示，该特性（就像青少年肌阵挛癫痫）定位于染色体 6p21 区间。1 年后发表的后续工作中，发现 *BRD2* 基因座与该特性有关（Lorenz 等，2006）。继 Tauer 等和 Lorenz 等的发现不久，Cavalleri 等（2007）发表了一项研究，阐明了青少年肌阵挛癫痫的异质性和基于种族的混杂因素。这些作者研究了 5 个独立人群中 *BRD2* 与青少年肌阵挛癫痫的关联，即英国、爱尔兰、德国，澳大利亚和印度。英国和爱尔兰人群都不仅证实了青少年肌阵挛癫痫与 *BRD2* 的关联，而且还发现了一个与青少年肌阵挛癫痫有关的 SNP，该 SNP 位于 *BRD2* 的启动子区，Pal 等也发现过（见下文）。印度人群不支持该基因与青少年肌阵挛癫痫相关联，鉴于有证据表明 *BRD2* 对青少年肌阵挛癫痫敏感性的影响仅限于欧洲血统，因此这并不奇怪。澳大利亚人群没有找到关联的证据，但是和美国一样，澳大利亚在种族来源上也具有多样性，并且没有仔细描述受试者的种族背景，因此很难下结论。令人费解的是德国的数据，该数据不仅 2 次重复了连锁存在，而且还同时发现了 *BRD2* 与光阵发性反应 PPR 的连锁和相关。事后看来，几乎不可能回答以下问题，为什么原始德国研究中使用的数据集很容易找到连锁存在，却无法找到关联性存在，而另一个子集却同时发现连锁和相关性（光阵发性反应 PPR 的发现）。但是，在 Janz 医生退休后，通过从多处收集家系，数据不断被扩大了。（Janz 医生在 Gertrude Beck-Managett 医生的大力协助下进行的数据收集，他们都是已故的顶级癫痫病学家。）鉴于遗传异质性对遗传研究的影响，特别是当多地区来源和可能的诊断上的偏移需要被考虑时，复制结果的困难很难被最小化。

五、遗传学研究诊断和收集家庭数据上的困难

我们在特发性全面性癫痫项目数据收集方面的经验强调了将病例/家系纳入研究数据之前进行仔细、一致的临床评估的重要性和难度。在审查了 Greenberg 等的研究后（绝大多数来自美国东部沿海大城市），我们在开始电话访谈和脑电图检查之前，仅根据病历资料就否定了约 50% 不符合标准的病例。必须强调的是，这些诊断对于治疗目的而言并不一定是错误的，但如随后的数据分析所示，青少年肌阵挛癫痫作为一种疾病而言，是一种异质性疾病。仅从连锁数据（见上文）中，了解其存在种族遗传异质性，随后的分析（见下文）显示出异质性的进一步证据（重要的是，要强调用于治疗的诊断不同于用于遗传学研究的诊断；用于治疗时的诊断，应确定症状是否符合普遍标准，然后选择适合诊断的治疗；如果治疗成功，则认为诊断为"正确"；如果治疗不成功，则需要重新考虑诊断或改变治疗方法；为确保可靠的结果，在遗传学研究中假设检验的余地要少得多）。根据我们的经验，并非所有的医生都以相同的方式诊断青少年肌阵挛癫痫，这增加了数据收集问题。例如，一些转入我们研究的所谓青少年肌阵挛癫痫患者中，由于一些原因而被诊断为青少年肌阵挛癫痫：①该患者对丙戊酸治疗有效；②患者没有惊厥，但脑电图上有 4～6Hz 的棘慢波；③患者报告"抖动"，仅在闪光灯闪烁时才发生肌肉颤抖；④1 天中的任何时候都会发生肌肉颤抖（不仅或大部分在清醒时发生）；⑤肌肉颤抖发生在晚上的睡眠中。此列表中的前 3 个症状不足以诊断青少年肌阵挛癫痫，其他可

第 6 章　首个普通癫痫（青少年肌阵挛发作）基因座 *BRD2* 的发现过程和研究进展
BRD2: The First Locus Discovered for a Common Epilepsy (Juvenile Myoclonic Epilepsy):
What Was Right, What Was Wrong, and How Studies of IGE Make Progress

能指向青少年肌阵挛癫痫，但对于遗传学研究而言并不正确。如果它们不是青少年肌阵挛癫痫但是被纳入研究，则引入了异质性并可能破坏数据中的遗传学信号。同样，纳入非白种人病例（用于我们的研究）也会降低 *BRD2* 的任何遗传学信号，使用具有足够异质性的数据集，可以不支持任何一种基因的鉴定。

六、"通道病假说"对特发性全面性癫痫研究的影响

随着时间的推移，事实证明很难鉴定任何常见疾病的基因。被认为会引起某种形式的癫痫的基因几乎都属于罕见且遗传模式简单的癫痫（如 Dravet 综合征，GLUT1 相关性癫痫），这些都有类似 *BRD2* 与青少年肌阵挛癫痫的关系的复制水平。在遗传复杂的癫痫，除了青少年肌阵挛癫痫之外，只有 Rolandic 癫痫的研究（Strug 等，2009）被发现具有很强的连锁和关联信号，但是即使 Rolandic 癫痫的数据也尚未被独立复制。6p12 上的 EFHC1 基因座（Suzuki 等，2004）已独立复制连锁性（Pinto 等，2006），但据称在 *EFHC1* 中与癫痫发作有关的突变在其他人群中很常见（Subaran 等，2014），遗传相关性尚未被观察到（Bai 等，2009），但很明显该区域中有一些与西班牙裔患者癫痫发作有关的基因。该基因可能是、也可能不是 *EFHC1*。

尽管 6p21 的连锁被多次重复复制，*BRD2* 相关性也有多次复制，包括光敏性和异常 EEG 的表型的扩展及（见下文）小鼠模型的证据，但由于其复杂且很大程度上未知的原因，直到最近，*BRD2* 基因才被列入与癫痫相关的基因列表中。

从最初发现 *BRD2* 与青少年肌阵挛癫痫的关系（1988 年，于 1991 年首次复制）到后来 2000 年之后发生的连锁和关联上复制的时间内，通道病假说开始成为大多数癫痫病因的主要考虑。通道病假说假设所有癫痫都是由离子通道基因的突变引起的，该假说在 20 世纪 90 年代后期颁布，并得到相当广泛程度的认可，以至于当与癫痫相关遗传研究发现与惊厥有关的基因座时，如果附近没有离子通道基因，那么该区域将被忽略。在其他地方，我们将讨论因对该假说的非批判性认可而导致的该领域的挫败（Greenberg，2011；Subaran 等，

2014）。*BRD2* 不是通道基因，因不符合当时流行的模式，从而限制了其对青少年肌阵挛癫痫影响的被接纳程度。

更严重的是，自从 *BRD2* 的发现被发表以来，整个人类遗传学领域及特发性全面性癫痫研究都走了一条在我们看来是限制解决遗传学问题方法的道路，就像通道病假说对特发性全面性癫痫研究充满限制一样。先前对表型重要性的强调已被放弃，近来的研究则像对待一种病一样对待特发性全面性癫痫。这种方法基于以下思想，即如果对足够多的基因组进行 SNP 分型或测序，并用于关联研究（全基因组关联研究，或 GWAS），则将发现基因，而无关于混杂因素。这种信念类似于基于大量病例和对照样本的 GWAS 研究对"大数据"的膜拜。在普通癫痫的研究中，这种方法的结果可以忽略不计（Heinzen，2012；Leu 等，2012；Steffens 等，2012）。在常见疾病研究中，如果发现与标记物的关联具有统计学意义，则比值比很少会大于 1.5，并且通常会更低（Wray 等，2008）。这些低的比值比（衡量该基因对疾病总体"效应"的一种度量）已通过 2 种方式进行了解释：①相互作用的基因众多（所谓的多基因模型），以至于任何确定的基因座只对疾病风险有很小部分贡献，据说可以解释低比值比（通常需要成千上万的病例和对照以获得足够的数据来检测如此小的影响）；②某被发现的基因是一小部分病例的致病基因或主要致病因素，但是导致的表型在临床上无法与大量常见疾病进行区分。那么，该基因由于它的强效作用，在总样品的一小部分中，将很容易脱颖而出。但是，放到总体的大样本中，由于异质性存在，则该效应的大小被稀释了。因此，如果没有详细的个体临床信息来发现相关标志物到底是如何"引起"一种在临床表现上与其他疾病形式不同的疾病，那么导致关联的疾病的亚型就无法被分离出来。尽管分析表明，即使是多基因模型也无法解释在 GWAS 研究中发现的低比值比，但目前多基因模型的解释仍占统治地位（Hodge 和 Greenberg，2016）。因此，遗传异质性再加上忽略表型的关键重要性，继续削弱在基因组测序方面取得的技术进步的效用，以及在产生基因组相关数据中的其他进展。

关于基因研究的另一个最新发现值得一提。Santos 等（2017）回顾了涉及青少年肌阵挛癫痫的基因研究报告。50 项研究几乎全部使用候选基因方法，

第 6 章　首个普通癫痫（青少年肌阵挛发作）基因座 *BRD2* 的发现过程和研究进展
BRD2: The First Locus Discovered for a Common Epilepsy (Juvenile Myoclonic Epilepsy):
What Was Right, What Was Wrong, and How Studies of IGE Make Progress

发现了 55 个不同基因中或附近的 229 个多态性的数据。作者报告说，在这 55 个基因中，只有 3 个经得起推敲，GRM4 中的 rs2029461 SNP，CX36 中的 rs3743123 和 *BRD2* 中前文提到的 rs3918149。该报告还提出了我们在此处讨论的主题，并指出，尽管在寻找与青少年肌阵挛癫痫相关的基因座上付出了巨大的努力，但仍未见有实质性的成果。但是，正如我们在本报告中所讨论的那样，我们在 *BRD2* 上获得的广泛结果已被证明是可复制的，并产生了经受住检验的生物学假说。

七、青少年肌阵挛癫痫 JME 小鼠模型验证了 *BRD2* 基因

积累的数据使我们确信 *BRD2* 对青少年肌阵挛癫痫有影响。那么，*BRD2* 是如何产生癫痫易感性的？这个答案对理解其他形式特发性全面性癫痫的机制及青少年肌阵挛癫痫是关键。回顾青少年肌阵挛癫痫的表现通常不仅仅是肌阵挛性惊厥。事实上，通常是强直阵挛性发作会导致患者寻求医疗帮助，即使肌肉阵挛在这些大发作之前已经开始出现。此外，约 30% 的青少年肌阵挛癫痫患者也有失神发作。因此，似乎无论 *BRD2* 在大脑中做什么或不做什么，都有可能产生关于其他形式特发性全面性癫痫潜在神经基础的信息。因为我们的一个目标是确定 *BRD2* 是如何影响大脑的，我们决定创建一个小鼠模型，其中 1～2 个 *BRD2* 等位基因被关闭。小鼠模型提供了一些令人惊讶的结果。

(1) 纯合缺失（*Brd2*$^{-/-}$）（即缺乏任何一个 *Brd2* 基因）裸鼠在妊娠的第 8～10 天在子宫中死亡，这表明 *Brd2* 是维持生存能力的一个重要基因。*Brd2* 裸胚的神经系统高度发育不全，神经管开放，生长退化无序，而其他可观察到的器官系统的外观或多或少正常（Gyuris 等，2009；Shang 等，2009）。同样令人惊讶的是，在约妊娠第 8 天的正常（*Brd2*$^{+/+}$）胚胎中，胚胎中表达的 *Brd2* 大部分位于发育中的神经系统（Shang 等，2009）。无论 *Brd2* 如何参与促进癫痫的表达，其功能对大脑的正常成熟至关重要。

(2) 杂合小鼠（*Brd2*$^{+/-}$，缺少 2 个 *Brd2* 等位基因之一）在外观上是正常的，在发育、行为、繁殖、认知和其他健康指标上表面上也是正常的。然而，

在检查中，它们既有自发惊厥发作，又有异常的 EEG，而且与野生型小鼠相比，对氟乙啶诱发的惊厥更易感（Velisek 等，2011）。对化学诱导惊厥发作的这种敏感性直到青春期后才开始出现，类似于青少年肌阵挛癫痫，后者在青春期发病。在强直阵挛性发作出现的时间上也存在明显的雌雄差异，雌性小鼠对大发作的敏感性比雄性小鼠高，类似于青少年肌阵挛癫痫中女性占优势（Asadi-Pooya 等，2015；Camfield 等，2013；Genton P，2000；Janz D，1989；Kleveland 和 Engelsen，1998；Pal 等，2006；Pedersen 和 Petersen，1998；Tsuboi 和 Christian，1973）。

(3) $Brd2^{+/-}$ 小鼠还表现出与青少年肌阵挛癫痫患者相似的行为，据报道这些患者具有的某些行为特征显著到足以被定义"JME 人格"（Chachua，2014；Moschetta 等，2011）。小鼠的认知正常，但表现出冲动／攻击行为。

(4) 也许最引人注目的是，$Brd2^{+/-}$ 小鼠在特定的大脑区域显示存在 GABA 能神经元缺陷，而这些区域在正常小鼠中与抑制惊厥有关（Velisek 等，2011）。在杏仁核等某些其他大脑区域（Chachua，2014）中也可以看到这种缺陷，而在其他大脑区域（如海马体）则没有。

从这些观察结果，我们首先提出，缺乏 $Brd2$ 会在小鼠身上产生明显类似青少年肌阵挛癫痫的惊厥发作特征。其次，GABA 能系统主要受累，某些大脑区域的 GABA 能神经元存在显著缺陷，而其他脑区域则没有。最后，快速放电的小清蛋白（parvalbumin）阳性 GABA 能神经元群主要受累。观察到的惊厥发病的敏感期仅在青春期后才开始，强调了青少年肌阵挛癫痫的神经发育层面特点，对其他特发性全面性癫痫也可能存在。

虽然工作远未完成（如 $Brd2$ 的缺乏如何导致 parvalbumin 阳性神经元数量减少？），但它为我们提供了一个了解特发性全面性癫痫易感性如何产生的起点。我们推断，随着 BRD2 量的减少，整个发育过程的完整链条就无法彻底完成。回顾 $Brd2$ 完全丧失会在胚胎发生过程中导致大脑发育大乱。我们可以轻松设想 $Brd2$ 不可或缺的发育过程，对于其他可以巧妙地破坏大脑发育、产生相似的缺陷和结果、但不同表型的其他分子，也同样适用。正如我们在其他地方（Greenberg 等，1992）所述，所有迹象都表明，特发性全面性癫痫总体

第 6 章　首个普通癫痫（青少年肌阵挛发作）基因座 *BRD2* 的发现过程和研究进展
BRD2: The First Locus Discovered for a Common Epilepsy (Juvenile Myoclonic Epilepsy):
What Was Right, What Was Wrong, and How Studies of IGE Make Progress

上，特别是青少年肌阵挛癫痫，即使是单基因病，也需要多种基因输入。我们在青少年肌阵挛癫痫上的第 1 项研究（Greenberg 等，1988a）支持了至少 2 个基因需要相互作用才能产生表型的假设。我们有证据表明，其他基因编码苹果酸酶 2 也参与表型的产生（Durner 等，2001b；Greenberg 等，2005；Wang 等，2019）。

八、*BRD2* 基因 DNA 的哪些变化导致 JME 易感性？表观遗传学假说

当 *BRD2* 首次被发现是导致青少年肌阵挛癫痫的罪魁祸首时，我们相信会在 *BRD2* 的外显子区发现突变。我们不仅没有发现任何这样的突变，直到当前为止，在 *BRD2* 基因的任何位置都少有发现突变，也没有与癫痫相关的突变（遗传测试注册表，2018 年 12 月访问）。最近，Maniyar 等（2017）报道，在印度南部人群中，对全部 12 个外显子进行测序后，在 2.2% 的青少年肌阵挛癫痫患者中发现了 3 个新的错义突变。在对照组中未发现突变。值得注意的是，在以前的工作中，*BRD2* 对 JME 表型的影响主要出现在白种人患者中，并且，正如我们在下面讨论的那样，白种人青少年肌阵挛癫痫患者似乎涉及表观遗传现象，而不是外显子突变。

仔细检查 DNA 序列后发现，在 2 号外显子和 3 号外显子之间有一个选择性剪接的外显子，我们将其命名为 exon2a（Shang 等，2011）（图 6-1）。外显子 2a 如果存在于 mRNA 中，会诱导终止密码子，可能不会产生蛋白质。值得注意的是，这个选择性剪接的外显子在进化上是高度保守的，与有袋类哺乳动

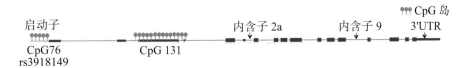

▲ 图 6-1　**BRD2 基因座示意图**
标注 CpG 岛、SNP 和其他特征性标志坐标

物有相同的序列，这表明该 DNA 片段对该基因的功能至关重要。因此，我们认为这种选择性剪接的外显子的存在是人类青少年肌阵挛癫痫患者 BRD2 表达降低的可能机制，类似于小鼠模型中的降低。

我们还发现，在人类 DNA 中，外显子 2a 和外显子 3 之间的内含子具有数量惊人的变异，该内含子中至少有 5 个多态性位点。在这些变异中，有用于原始关联研究的微卫星标记（Greenberg 等，2000a）。理论上有 240 种可能的变异组合，但在我们的队列中 100 个青少年肌阵挛癫痫研究对象里实际上只识别出约 20 种不同的组合。该观察结果表明，变异的不同组合可能影响 exon2a 的剪接，因此可能导致 BRD2 蛋白减少。关于这个问题的初步工作表明，不同的变异组合确实影响了常规剪接方式，如选择性剪切的比例（Shang 等，2011），但最初的发现还是无法得到证实。我们无法检测到不同内含子 2a 构型在 mRNA 丰度上的任何差异，尽管可能是检测敏感性不足。因此，虽然内含子变异有助于降低 BRD2 表达的可能性还不能排除，但我们所获得的证据不足以令人信服。

最后，除了 exon2a 剪接以外，我们还研究了 BRD2 与青少年肌阵挛癫痫联系的另一种可能解释。当我们重新检查病例组和对照组中 BRD2 差异的证据时，我们注意到在我们的关联研究中（Pal 等，2003）和 Cavalleri 等的研究中（Cavalleri 等，2007）都存在与青少年肌阵挛癫痫相关的 SNP：rs3918149。该 SNP 位于 BRD2 的（其中一个）启动子区域。此外，它位于 CpG 岛 CpG76 中，该区域可以通过甲基化进行表观遗传学修饰。甲基化会导致基因沉默。因此，我们检测了从青少年肌阵挛癫痫患者和家属那里收集来的淋巴母细胞在该区域的甲基化情况。图 6-1 显示了 BRD2 DNA 的结构和上述基因结构元件的位置。

我们对比了 3 组患者在 BRD2 启动子区域 CpG76 岛的甲基化情况：①青少年肌阵挛癫痫患者与未受累的家庭成员；②青少年肌阵挛癫痫与非青少年肌阵挛癫痫形式的特发性全面性癫痫（青春期起病的非青少年肌阵挛癫痫的特发性全面性癫痫，包括强直阵挛性发作和青少年失神发作）；③白种青少年肌阵挛癫痫患者与非白种青少年肌阵挛癫痫患者（非白种人包括非裔美国人、西班牙裔或混合血统）。此外，我们还比较了青少年肌阵挛癫痫患者、存在连锁证

第6章 首个普通癫痫（青少年肌阵挛发作）基因座 *BRD2* 的发现过程和研究进展
BRD2: The First Locus Discovered for a Common Epilepsy (Juvenile Myoclonic Epilepsy):
What Was Right, What Was Wrong, and How Studies of IGE Make Progress

据但未受累的家庭成员、无连锁证据的家庭成员之间的甲基化水平（Greenberg 等，2000b）。

结果令人震惊（Pathak，2018），以未受累家庭成员的甲基化水平作为对照，约 50% 的白种青少年肌阵挛癫痫患者启动子区域中 CpG76 岛的甲基化与青少年肌阵挛癫痫表达相关（图 6-2A）。此外，如果仅将那些存在阳性连锁证据的家系的先证者（即青少年肌阵挛癫痫与该区域标记的共分离）与那些没有这种相关性的那些家系进行比较（图 6-2B 和图 6-2C），则相关性会更强。

在白种青少年肌阵挛癫痫患者中，甲基化水平存在明显的双峰分布，略多于 50% 的患者显示出高甲基化水平，其余患者的甲基化水平与未受影响的家庭成员相似（图 6-2A）。此外，显示甲基化的人绝大多数来自 *BRD2* 区域标记物与青少年肌阵挛癫痫存在连锁的家族（图 6-2B），那些没有甲基化的人来自有证据表明青少年肌阵挛癫痫与 *BRD2* 区域标记物没有连锁效应的家庭（图 6-2C）。

非青少年肌阵挛癫痫形式的青春期起病的特发性全面性癫痫（图 6-3A）和非白种血统的青少年肌阵挛癫痫家族的结果（图 6-3B）同样令人吃惊。没有一个非青少年肌阵挛癫痫的特发性全面性癫痫患者的甲基化水平达到与我们在连锁的青少年肌阵挛癫痫患者中观察到的甲基化水平。在种族差异图中，将非白种青少年肌阵挛癫痫患者与未受累的家庭成员进行了比较，两组的差异很

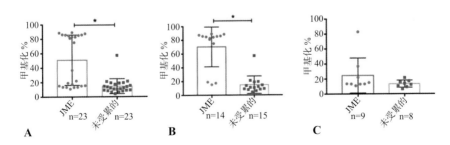

▲ 图 6-2 通过一个 **JME** 先证者鉴定的人类家系的 *BRD2* 启动子 **DNA** 甲基化情况

2A-C：箱形图表示白种人 JME 患者和未受累的家庭成员 CpG76 甲基化水平。A. 具有与 *BRD2* 连锁的阳性证据的白种人 JME 患者和未受累的家庭成员；B. 不具有与 *BRD2* 阳性连锁证据的白种 JME 患者和未受累的家庭成员；C. 数据表示为 x ± s。*. 表示显著性比较

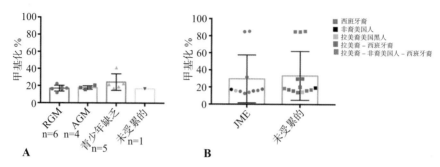

▲ 图 6–3　通过焦磷酸测序对白种非 JME 特发性全面性癫痫患者（A）和非白种 JME 家系（B）淋巴母细胞中来源的 DNA 进行 CpG76 的 DNA 甲基化分析

小。仍然值得注意的是，有 5 个研究对象存在高甲基化水平，2 个为青少年肌阵挛癫痫，另外 3 个未受累家族成员（均为西班牙裔），进一步强调了遗传异质性问题在 IGE 研究中为何如此重要的原因（甲基化水平较高的未受累家庭成员的脑电图情况未知）。

九、*BRD2* 的发现在特发性全面性癫痫研究中的意义

这些惊人的结果巩固了以前有关 *BRD2* 相关青少年肌阵挛癫痫种族特异性的所有发现（Cavalleri 等，2007；Greenberg 等，2000b；Sander，1996），并证实白种人中的青少年肌阵挛癫痫是特发性全面性癫痫的一种特殊的遗传学形式。尽管其临床表现与其他形式的青春期发病特发性全面性癫痫相似（Greenberg 等，1995）。结果还强调，减少异质性并获得准确的人口统计数据（尤其是家系数据）对于解决特发性全面性癫痫的起源至关重要。

这些问题对特发性全面性癫痫的研究意味着什么？

首先，也许也是最重要的是，这些结果表明，像目前的方法一样，仅在外显子中寻找突变并不能揭示可能导致特发性全面性癫痫易感性在基因表达上的细微变化。如在其他地方所讨论的（Greenberg，2011），总体上在多个基因的基因调控区（如内含子、启动子、siRNA 等）的细微变化很可能通常参与常见疾病的表达，尤其是特发性全面性癫痫。简单的外显子测序和关联研究未能产

第6章　首个普通癫痫（青少年肌阵挛发作）基因座 *BRD2* 的发现过程和研究进展
BRD2: The First Locus Discovered for a Common Epilepsy (Juvenile Myoclonic Epilepsy):
What Was Right, What Was Wrong, and How Studies of IGE Make Progress

生有关特发性全面性癫痫的有用信息，这应该足以表明，不局限于仅对序列的理解而是对基因组进行更深入的思考和理解，是必不可少的。

其次，这些结果来自家系研究和遗传特征研究。当前常见疾病的通用研究方法是从数百、数千或数万个病例和对照中寻找疾病和标志物的关联，但未收集详细的临床信息。没有这些信息，几乎不可能确定哪种表型或表型性状的组合是受所提出的标记物或基因影响的。这种研究最后可能只剩下一个具有统计意义的 P 值，该 P 值指向某个相对风险（如基因座）。也就是说，在基因组区域中某个有指示作用的东西，如果对疾病的表达具有可检测的影响，但是影响又很小，在足够大的样本下，就几乎很难讲到底是什么引起了疾病。更加困难的是，这样的结果对如何使用该信息几乎很难提供什么线索。在一个对表型影响很小的基因的实验室研究中，人们会寻找什么样的变化？此外，最近在特发性全面性癫痫遗传学研究中的实践是将所有特发性全面性癫痫简单聚集在一起，将其视为一种疾病。这种方法忽略了遗传异质性问题及其对遗传学研究的影响，因此很难找到特发性全面性癫痫的遗传基因座，至少是，也是至关重要的，几乎不可能用作理解潜在的神经元/化学/结构变化引起惊厥易感性的起点。

连锁分析的一个优点是它对次要作用的基因相对不敏感。"次要作用的基因"是指那些仅将相对风险提高到约 2.0 或更低的基因（Greenberg，1993）。因此，当鉴定出牢固的连锁结果时，可以肯定的是，无论连锁区域中的哪个基因影响该性状，它都对表型有强烈的影响，因此值得去探索它如何导致疾病。关联分析对次要作用基因比连锁分析要敏感得多，并且会产生有意义的多种基因，但如上所述，由于涉及的样本大小通常无法获得将重要作用与不重要作用分开所需的表型信息〔请注意 Santo 等对 259 个提议的青少年肌阵挛癫痫候选基因做了检验（2007）〕。数据集越大，越容易检测到越来越小的效应，即获得高度显著的 P 值，但统计学意义与生物学意义不同。对于如特发性全面性癫痫这样的常见病尤其如此，其中涉及遗传异质性，困难的表型分类，并涉及多个基因，甚至具有孟德尔遗传特征的基因也可能需要数十年的工作来确定它们是如何引起疾病的、了解疾病的机制及设计有效干预措施所需的知识。关联分析产生比值比仅勉强高于 1.0，这意味着将很难发现该基因的作用，更糟糕的是，后续工作很可能与该常见疾病的相关性不确定。当处理人类数据而不是鼠类数据时，还有一个问题是要考虑的，哪些研究对象需要被纳入随访中？因为在关联分析中比值比很低，只有一部分携带相关标志物的受累患者会具有相关的疾病基因型，对于更多数量的患者，仅偶然能成为相关标记物的携带者。可以使用该区域的候选基因来创建转基因小鼠模型，但是这些模型很昂贵，且无法保证小鼠会反映人类疾病的过程。

正如这份有关 *BRD2* 和癫痫的工作总结所表明的，即使具有令人信服的可复制的连锁、种群、关联、甚至小鼠模型证据都指向一个基因，也无法确定是否存在外显子突变。我们对外显子 2a 的研究（该外显子与邻近的内含子 2a 中的大量变异体一起，似乎导致了无义介导的衰变）使我们投入资源来研究这些内含子变异体组合对 *BRD2* 表达的影响。只有当这些结果在我们手中没有办法得到定论时，我们才转向检查包含一个青少年肌阵挛癫痫相关 SNP 的启动子区。这使我们注意到该报道中引用的 CpG 岛和甲基化差异。但是，如果我们无法分离出不同的层次（连锁与非连锁、青少年肌阵挛癫痫与非青少年肌阵挛癫痫的特发性全面性癫痫，白种青少年肌阵挛癫痫与非白种青少年肌阵挛癫痫）并分别进行检测，那么我们可能就得不到任何线索表明表观遗传效应对青少年肌阵挛癫痫表达的影响。

参 考 文 献

[1] Asadi-Pooya, A.A., Hashemzehi, Z., and Emami, M. (2015). Epidemiology and clinical manifestations of juvenile myoclonic epilepsy (JME) in Iran, *Neurol. Sci.*, 36, 713-716.

[2] Bai, D., Bailey, J.N., Duron, R.M., Alonso, M.E., Medina, M.T., Martinez-Juarez, I.E., Suzuki, T., Machado-Salas, J., Ramos-Ramirez, R., Tanaka, M., Ortega, R.H., Lopez-Ruiz, M., Rasmussen, A., Ochoa, A., Jara-Prado, A., Yamakawa, K., and Delgado-Escueta, A.V. (2009). DNA variants in coding region of EFHC1: SNPs do not associate with juvenile myoclonic epilepsy, *Epilepsia*, 50, 1184-1190.

[3] Camfield, C.S., Striano, P., and Camfield, P.R. (2013). Epidemiology of juvenile myoclonic epilepsy. *Epilepsy Behav.*, 28 Suppl 1, S15-17.

[4] Cavalleri, G.L., Walley, N.M., Soranzo, N., Mulley, J., Doherty, C.P., Kapoor, A., Depondt, C., Lynch, J.M., Scheffer, I.E., Heils, A., Gehrmann, A., Kinirons, P., Gandhi, S., Satishchandra, P.,

第 6 章　首个普通癫痫（青少年肌阵挛发作）基因座 *BRD2* 的发现过程和研究进展
BRD2: The First Locus Discovered for a Common Epilepsy (Juvenile Myoclonic Epilepsy):
What Was Right, What Was Wrong, and How Studies of IGE Make Progress

Wood, N.W., Anand, A., Sander, T., Berkovic, S.F., Delanty, N., Goldstein, D.B., and Sisodiya, S.M. (2007). A Multicenter Study of BRD2 as a Risk Factor for Juvenile Myoclonic Epilepsy, *Epilepsia*, 48, 706-712.

[5] Chachua, T., Goletiani, C., Maglakelidze, G., Sidyelyeva, G., Daniel, M., Morris, M., Miller, J., Shang, E., Wolgemuth, D., Greenberg, D.A., Velíšková J., Velíšek, L. (2014). Sex-specific behavioral traits in the Brd2 mouse model of Juvenile Myoclonic Epilepsy, *Genes Brain Behav.*, 13, 702-712.

[6] Durner, M., Keddache, M.A., Tomasini, L., Shinnar, S., Resor, S.R., Cohen, J., Harden, C., Moshe, S.L., Rosenbaum, D., Kang, H., Ballaban–Gil, K., Hertz, S., Labar, D.R., Luciano, D., Wallace, S., Yohai, D., Klotz, I., Dicker, E., and Greenberg, D.A. (2001a). Genome scan of idiopathic generalized epilepsy: evidence for major susceptibility gene and modifying genes influencing the seizure type, *Ann. Neurol.*, 49, 328-335.

[7] Durner, M., Keddache, M.A., Tomasini, L., Shinnar, S., Resor, S.R., Cohen, J., Harden, C., Moshe, S.L., Rosenbaum, D., Kang, H., Ballaban-Gill, K., Hertz, S., Labar, D.R., Luciano, D., Wallace, S., Yohai, D., Klotz, I., Dicker, D., and Greenberg, D.A. (2001b). Genome scan of idiopathic generalised epilepsy: evidence for major susceptibility gene and modifying genes influencing the seizure type, *Ann. Neurol.*, 49, 328-335.

[8] Durner, M., Sander, T., Greenberg, D.A., Johnson, K., Beck-Mannagetta, G., and Janz, D. (1991). Localization of idiopathic generalized epilepsy on chromosome 6p in families of juvenile myoclonic epilepsy patients, *Neurology*, 41, 1651-1655.

[9] Genton, P., Thomas P. (2000). Juvenile myoclonic epilepsy today: current definition and limits. In *Juvenile Myoclonic Epilepsy: The Janz Syndrome*, Schmitz B., Sander T., eds. (Petersfield, UK: Wright Biomedical Publishing Ltd), pp. 12-32.

[10] Greenberg, D.A. (1993). Linkage analysis of "necessary" disease loci versus "susceptibility" loci, *Am. J. Hum. Genet.*, 52, 135-143.

[11] Greenberg, D.A., Cayanis, E., Strug, L., Marathe, S., Durner, M., Pal, D.K., Alvin, G.B., Klotz, I., Dicker, E., Shinnar, S., Bromfield, E.B., Resor, S., Cohen, J., Moshe, S.L., Harden, C., and Kang, H. (2005). Malic enzyme 2 may underlie susceptibility to adolescent–onset idiopathic generalized epilepsy, *Am. J. Hum. Genet.*, 76, 139-146.

[12] Greenberg, D.A., Delgado-Escueta, A.V., Maldonado, H.M., and Widelitz, H. (1988a). Segregation analysis of juvenile myoclonic epilepsy, *Genet. Epidemiol.*, 5, 81-94.

[13] Greenberg, D.A., Delgado-Escueta, A.V., Widelitz, H., Sparkes, R.S., Treiman, L., Maldonado, H.M., Park, M.S., and Terasaki, P.I. (1988b). Juvenile myoclonic epilepsy (JME) may be linked to the BF and HLA loci on human chromosome 6, *Am. J. Med. Genet.*, 31, 185-192.

[14] Greenberg, D.A., Durner, M., and Delgado-Escueta, A.V. (1992). Evidence for multiple gene loci in the expression of the common generalized epilepsies, *Neurology*, 42, 56-62.

[15] Greenberg, D.A., Durner, M., Keddache, M., Shinnar, S., Resor, S.R., Moshe, S.L., Rosenbaum, D., Cohen, J., Harden, C., Kang, H., Wallace, S., Luciano, D., Ballaban-Gil, K., Tomasini, L., Zhou, G., Klotz, I., and Dicker, E. (2000a). Reproducibility and complications in gene searches: linkage on chromosome 6, heterogeneity, association and maternal inheritance in juvenile myoclonic epilepsy, *Am. J. Hum. Genet.*, 66, 508-516.

[16] Greenberg, D.A., Durner, M., Keddache, M., Shinnar, S., Resor, S.R., Moshe, S.L., Rosenbaum, D., Cohen, J., Harden, C., Kang, H., Wallace, S., Luciano, D., Ballaban-Gil, K., Tomasini, L., Zhou, G., Klotz, I., and Dicker, E. (2000b). Reproducibility and complications in gene searches: linkage on chromosome 6, heterogeneity, association, and maternal inheritance in juvenile myoclonic epilepsy, *Am. J. Hum. Genet.*, 66, 508-516.

[17] Greenberg, D.A., Durner, M., Resor, S., Rosenbaum, D., and Shinnar, S. (1995). The genetics of idiopathic generalized epilepsies of adolescent onset: differences between juvenile myoclonic epilepsy and epilepsy with random grand mal and with awakening grand mal, *Neurology*, 45, 942-946.

[18] Greenberg, D.A. and Subaran, R. (2011). Blinders, phenotype, and fashionable genetic analysis: a critical examination of the current state of epilepsy genetic studies, *Epilepsia*, 52, 1-9.

[19] Gyuris, A., Donovan, D.J., Seymour, K.A., Lovasco, L.A., Smilowitz, N.R., Halperin, A.L., Klysik, J.E., and Freiman, R.N. (2009). The chromatin-targeting protein Brd2 is required for neural tube closure and embryogenesis, *Biochim. Biophys. Acta*, 1789, 413-421.

[20] Heinzen, E.L., Depondt, C., Cavalleri, G.L., Ruzzo, E.K., Walley, N.M., Need, A.C., Ge, D., He, M., Cirulli, E.T., Zhao, Q., Cronin, K.D., Gumbs, C.E., Campbell, C.R., Hong, L.K., Maia, J.M., Shianna, K.V., McCormack, M., Radtke, R.A., O'Conner, G.D., Mikati, M.A., Gallentine, W.B., Husain, A.M., Sinha, S.R., Chinthapalli, K., Puranam, R.S., McNamara, J.O., Ottman, R., Sisodiya, S.M., Delanty, N., and Goldstein, D.B. (2012). Exome sequencing followed by large–scale genotyping fails to identify single rare variants of large effect in idiopathic generalized epilepsy, *Am. J. Hum. Genet.*, 91, 293-302.

[21] Hodge, S.E., and Greenberg, D.A. (2016). How Can We Explain Very Low Odds Ratios in GWAS? I. Polygenic Models, *Hum. Hered.*, 81, 173-180.

[22] Janz, D. (1997). The idiopathic generalised epilepsies of adolescence with childhood and juvenile age of onset, *Epilepsia*, 38, 4-11.

[23] Janz D, B.-M.G., Pantazis, G. (1989). Family studies on the genetics of juvenile myoclonic epilepsy (epilepsy with impulsive petit-mal). In Genetics of the Epilepsies., A.V. Beck-Mannagetta G, Janz D, ed. (Berlin: Springer), pp. 43-66.

[24] Janz, D. and Christian, W. (1957). Impulsiv-petit mal, *Dtsch. Z. Nervenheilk.*, 176, 348-386.

[25] Kasteleijn-Nolst Trenite, D.G., Schmitz, B., Janz, D., Delgado-Escueta, A.V., Thomas, P., Hirsch, E., Lerche, H., Camfield, C., Baykan, B., Feucht, M., Martinez-Juarez, I.E., Duron, R.M., Medina, M.T., Rubboli, G., Jerney, J., Hermann, B., Yacubian, E., Koutroumanidis, M., Stephani, U., Salas-Puig, J., Reed, R.C., Woermann, F., Wandschneider, B., Bureau, M., Gambardella, A., Koepp, M.J., Gelisse, P., Gurses, C., Crespel, A., Nguyen-Michel, V.H., Ferlazzo, E., Grisar, T., Helbig, I., Koeleman, B.P., Striano, P., Trimble, M., Buono, R., Cossette, P., Represa, A., Dravet, C., Serafini, A., Berglund, I.S., Sisodiya, S.M., Yamakawa, K., and Genton, P. (2013). Consensus on diagnosis and management of JME: From founder's observations to current trends, *Epilepsy Behav.*, 28 Suppl 1, S87-90.

[26] Kleveland, G. and Engelsen, B.A. (1998). Juvenile myoclonic epilepsy: clinical characteristics, treatment and prognosis in a Norwegian population of patients, *Seizure*, 7, 31-38.

[27] Leu, C., de Kovel, C.G., Zara, F., Striano, P., Pezzella, M., Robbiano, A., Bianchi, A., Bisulli, F., Coppola, A., Giallonardo, A.T., Beccaria, F., Trenite, D.K., Lindhout, D., Gaus, V., Schmitz, B., Janz, D., Weber, Y.G., Becker, F., Lerche, H., Kleefuss-Lie, A.A., Hallman, K., Kunz, W.S., Elger, C.E., Muhle, H., Stephani, U., Moller, R.S., Hjalgrim, H., Mullen, S., Scheffer, I.E., Berkovic, S.F., Everett, K.V., Gardiner, M.R., Marini, C., Guerrini, R., Lehesjoki, A.E., Siren, A., Nabbout, R., Baulac, S., Leguern, E., Serratosa, J.M., Rosenow, F., Feucht, M., Unterberger, I., Covanis, A., Suls, A., Weckhuysen, S., Kaneva, R., Caglayan, H., Turkdogan, D., Baykan, B., Bebek, N., Ozbek, U., Hempelmann, A., Schulz, H., Ruschendorf, F., Trucks, H., Nurnberg, P., Avanzini, G., Koeleman, B.P., and Sander, T. (2012). Genome-wide linkage meta-analysis identifies susceptibility loci at 2q34 and 13q31. 3 for genetic generalized epilepsies, *Epilepsia*, 53, 308-318.

[28] Lorenz, S., Taylor, K.P., Gehrmann, A., Becker, T., Muhle, H., Gresch, M., Tauer, U., Sander, T., and Stephani, U. (2006). Association of BRD2 polymorphisms with photoparoxysmal response, *Neurosci. Lett.*, 400, 135–139.

[29] Maniyar, R.Z., Dosi, M.A., Parveen Jahan, B.N. Umarji, Shivannaryan, Parthansaradhi G., Syed Muneer. (2017). Novel missense mutations in BRD2 gene of JME patients: A study from South India. *Int. J. Med. Health Res.*, 3(5), 5.

[30] Moschetta, S., Fiore, L.A., Fuentes, D., Gois,

130

第 6 章 首个普通癫痫（青少年肌阵挛发作）基因座 *BRD2* 的发现过程和研究进展
BRD2: The First Locus Discovered for a Common Epilepsy (Juvenile Myoclonic Epilepsy):
What Was Right, What Was Wrong, and How Studies of IGE Make Progress

J., and Valente, K.D. (2011). Personality traits in patients with juvenile myoclonic epilepsy, *Epilepsy Behav.*, 21, 473-477.

[31] Pal, D.K., Durner, M., Klotz, I., Dicker, E., Shinnar, S., Resor, S., Cohen, J., Harden, C., Moshe, S.L., Ballaban-Gill, K., Bromfield, E.B., and Greenberg, D.A. (2006). Complex inheritance and parent-of-origin effect in juvenile myoclonic epilepsy, *Brain Dev.*, 28, 92-98.

[32] Pal, D.K., Evgrafov, O.V., Tabares, P., Zhang, F., Durner, M., and Greenberg, D.A. (2003). BRD2 (RING3) is a probable major susceptibility gene for common juvenile myoclonic epilepsy, *Am. J. Hum. Genet.*, 73, 261-270.

[33] Pathak, S., Miller, J., Morris, E.C., Stewart, W.C.L., Greenberg, D.A. (2018) DNA methylation of the BRD2 promoter is associated with juvenile myoclonic epilepsy in Caucasians. *Epilepsia*, 59, 1011-1019.

[34] Pavlovic, M., Jovic, N., and Pekmezovic, T. (2011). Antiepileptic drugs withdrawal in patients with idiopathic generalized epilepsy, *Seizure*, 20, 520-525.

[35] Pedersen, S.B. and Petersen, K.A. (1998). Juvenile myoclonic epilepsy: clinical and EEG features, *Acta Neurol. Scand.*, 97, 160-163.

[36] Pinto, D., Louwaars, S., Westland, B., Volkers, L., de Haan, G.J., Trenite, D.G., Lindhout, D., and Koeleman, B.P. (2006). Heterogeneity at the JME 6p11-12 locus: absence of mutations in the EFHC1 gene in linked Dutch families, *Epilepsia*, 47, 1743-1746.

[37] Sander, T. (1996). The genetics of idiopathic generalized epilepsy: implications for the understanding of its aetiology, *Mol. Med. Today*, 2, 173-180.

[38] Sander, T., Bockenkamp, B., Hildmann, T., Blasczyk, R., Kretz, R., Wienker, T.F., Volz, A., Schmitz, B., Beck-Mannagetta, G., Riess, O., Epplen, J.T., Janz, D., and Ziegler, A. (1997). Refined mapping of the epilepsy susceptibility locus EJM1 on chromosome 6, *Neurology*, 49, 842-847.

[39] Santos, B.P.D., Marinho, C.R.M., Marques, T., Angelo, L.K.G., Malta, M., Duzzioni, M., Castro, O.W., Leite, J.P., Barbosa, F.T., and Gitai, D.L.G. (2017). Genetic susceptibility in Juvenile Myoclonic Epilepsy: Systematic review of genetic association studies, *PLoS One*, 12, e0179629.

[40] Shang, E., Cui, Q., Wang, X., Beseler, C., Greenberg, D.A., and Wolgemuth, D.J. (2011). The bromodomain-containing gene BRD2 is regulated at transcription, splicing, and translation levels, *J. Cell Biochem.*, 112, 2784-2793.

[41] Shang, E., Wang, X., Wen, D., Greenberg, D.A., and Wolgemuth, D.J. (2009). Double bromodomain-containing gene Brd2 is essential for embryonic development in mouse, *Dev. Dyn.*, 238, 908-917.

[42] Steffens, M., Leu, C., Ruppert, A.K., Zara, F., Striano, P., Robbiano, A., Capovilla, G., Tinuper, P., Gambardella, A., Bianchi, A., La Neve, A., Crichiutti, G., de Kovel, C.G., Kasteleijn-Nolst Trenite, D., de Haan, G.J., Lindhout, D., Gaus, V., Schmitz, B., Janz, D., Weber, Y.G., Becker, F., Lerche, H., Steinhoff, B.J., Kleefuss-Lie, A.A., Kunz, W.S., Surges, R., Elger, C.E., Muhle, H., von Spiczak, S., Ostertag, P., Helbig, I., Stephani, U., Moller, R.S., Hjalgrim, H., Dibbens, L.M., Bellows, S., Oliver, K., Mullen, S., Scheffer, I.E., Berkovic, S.F., Everett, K.V., Gardiner, M.R., Marini, C., Guerrini, R., Lehesjoki, A.E., Siren, A., Guipponi, M., Malafosse, A., Thomas, P., Nabbout, R., Baulac, S., Leguern, E., Guerrero, R., Serratosa, J.M., Reif, P.S., Rosenow, F., Morzinger, M., Feucht, M., Zimprich, F., Kapser, C., Schankin, C.J., Suls, A., Smets, K., De Jonghe, P., Jordanova, A., Caglayan, H., Yapici, Z., Yalcin, D.A., Baykan, B., Bebek, N., Ozbek, U., Gieger, C., Wichmann, H.E., Balschun, T., Ellinghaus, D., Franke, A., Meesters, C., Becker, T., Wienker, T.F., Hempelmann, A., Schulz, H., Ruschendorf, F., Leber, M., Pauck, S.M., Trucks, H., Toliat, M.R., Nurnberg, P., Avanzini, G., Koeleman, B.P., and Sander, T. (2012). Genome-wide association analysis of genetic generalized epilepsies implicates susceptibility loci at 1q43, 2p16. 1, 2q22. 3 and 17q21. 32, *Hum. Mol. Genet.*, 21, 5359-5372.

[43] Strug, L.J., Clarke, T., Chiang, T., Chien, M., Baskurt, Z., Li, W., Dorfman, R., Bali, B., Wirrell, E., Kugler, S.L., Mandelbaum, D.E.,

Wolf, S.M., McGoldrick, P., Hardison, H., Novotny, E.J., Ju, J., Greenberg, D.A., Russo, J.J., and Pal, D.K. (2009). Centrotemporal sharp wave EEG trait in rolandic epilepsy maps to Elongator Protein Complex 4 (ELP4), *Eur. J.Hum. Genet.*, 17, 1171-1181.

[44] Subaran, R.L., Conte, J.M., Stewart, W.C., and Greenberg, D.A. (2014). Pathogenic EFHC1 mutations are tolerated in healthy individuals dependent on reported ancestry, *Epilepsia*, 56, 188-194.

[45] Suzuki, T., Delgado-Escueta, A.V., Aguan, K., Alonso, M.E., Shi, J., Hara, Y., Nishida, M., Numata, T., Medina, M.T., Takeuchi, T., Morita, R., Bai, D., Ganesh, S., Sugimoto, Y., Inazawa, J., Bailey, J.N., Ochoa, A., Jara-Prado, A., Rasmussen, A., Ramos-Peek, J., Cordova, S., Rubio-Donnadieu, F., Inoue, Y., Osawa, M., Kaneko, S., Oguni, H., Mori, Y., and Yamakawa, K. (2004). Mutations in EFHC1 cause juvenile myoclonic epilepsy, *Nat. Genet.*, 36, 842-849.

[46] Tauer, U., Lorenz, S., Lenzen, K.P., Heils, A., Muhle, H., Gresch, M., Neubauer, B.A., Waltz, S., Rudolf, G., Mattheisen, M., Strauch, K., Nurnberg, P., Schmitz, B., Stephani, U., and Sander, T. (2005). Genetic dissection of photosensitivity and its relation to idiopathic generalized epilepsy, *Ann.*

Neurol., 57, 866-873.

[47] Tsuboi, T. and Christian, W. (1973). On the genetics of primary generalized epilepsy with sporadic myoclonias of impulsive petit mal. A clinical and electroencephalographic study of 399 probands, *Humangenetik*, 19, 155-182.

[48] Velíšek, L., Shang, E., Velíšková J., Chachua, T., Macchiarulo, S., Maglakelidze, G., Wolgemuth, D.J., and Greenberg, D.A. (2011). GABAergic neuron deficit as an idiopathic generalized epilepsy mechanism: the role of BRD2 haploinsufficiency in juvenile myoclonic epilepsy, *PloS One*, 6, e23656.

[49] Wang, M., Greenberg, D.A., Stewart, C.L.S. (2019). Replication, reanalysis, and gene expression: *ME2* and genetic generalized epilepsy, *Epilepsia* (in press).

[50] Weissbecker, K.A., Durner, M., Janz, D., Scaramelli, A., Sparkes, R.S., and Spence, M.A. (1991). Confirmation of linkage between juvenile myoclonic epilepsy locus and the HLA region of chromosome 6, *Am. J. Med. Genet.*, 38, 32-36.

[51] Wray, N.R., Goddard, M.E., and Visscher, P.M. (2008). Prediction of individual genetic risk of complex disease, *Curr. Opin. Genet. Dev.*, 18, 257-263.

第 7 章　发育中大脑的表观遗传学与癫痫

Epigenetics and Epilepsy in the Developing Brain

Detlev Boison　著

一、概述

由于遗传学在发育性癫痫中起着重要作用（见上文），这隐含着一个结论，即可能影响相同"癫痫基因"表达的表观遗传变化同样有助于或改变癫痫的发展。与通过继承得到的遗传突变不同，表观遗传的变化是获得性的并可以通过治疗干预可能可以被逆转，即使遗传给后代也是如此。表观遗传学在癫痫中的作用是一个相对较新的研究领域，有助于我们了解大脑发育期和成年期的癫痫发生过程，并为疾病修饰的新型治疗和干预手段带来希望。

二、表观遗传

表观遗传的基因调控是通过组蛋白和 DNA 的化学修饰来介导的，如组蛋白甲基化、组蛋白乙酰化和 DNA 甲基化。另外，基因表达受非编码 RNA 的控制。这些表观遗传修饰取决于催化甲基或乙酰基交换的酶促反应。表观遗传基因调控的基本生化过程相对简单，将表观遗传变化与新陈代谢以及可用于转移甲基或乙酰基的代谢物直接偶联，而后者又受环境和饮食因素的影响。通过这些机制，基因组可以迅速适应环境变化。从进化的角度来看，表观遗传机制很可能最早是作为一种普遍的快速有效的策略来调节基因表达而在进化中被引入（Boison，2016）。这是因为对 DNA 或组蛋白的化学修饰简单、可逆，并且能够适应环境和能量需求。转录因子需要复杂的由 G 蛋白耦联受体和蛋白激酶通路组成的网络，因此可能会在很后期才在进化过程中出现，以便对基因调控的已有的原始的表观遗传系统进行更精细的调控。因此，也就不奇怪，这种进化上古老的表观遗传控制系统将新陈代谢与疾病独特地联系在一起（Kaelin 和 McKnight，2013），因而对于我们理解正常的生理过程（如发育和衰老）至关重要。另外，导致不良适应的表观遗传学改变会导致多种病理变化，包括癌症、癫痫和发育障碍（Kinnaird 等，2016；Qureshi 和 Mehler，2010b，2014a, c）。

三、影响表观遗传印记的发育与环境因素

如上所述，表观遗传调控系统被设计为类似变阻器的作用，针对能量稳态或环境因素的变化，对生理反应进行调节。以下段落描述了表观遗传机制在大脑发育中的作用以及影响表观遗传印记的已知因素。

（一）大脑发育的表观遗传及作用

DNA 甲基化引入了基本的表观遗传屏障，该屏障指导并限制了发育性分化。因此，基因表达的表观遗传控制对于从单个受精卵衍生出多种细胞和组织类型至关重要。对表观遗传标记进行重新编程对于许多发育过程至关重要。为了重置表观基因组的全能性，原始生殖细胞要进行连续的表观遗传学变化和全基因组去甲基化（Hajkova 等，2010；Surani 等，2007）。但某些基因，如新皮质发育所需的那些，在出生后发生后期重编程（Tuesta 和 Zhang，2014）。因此，皮质神经元在整个成年生活中保持通过去甲基化 / 甲基化循环进行重编程的能力很重要。通过酶 Tet1 介导的去甲基化与海马学习和记忆以及成年的神经发生有关（Colquitt 等，2013；Levenson 等，2006）。与这些发现一致，DNA 甲基转移酶（DNA methyltransferases, DNMT）的阻断损害了海马的长时程增强，这与 Reelin 蛋白和脑源性神经营养因子（brain-derived neurotrophic factor, BDNF）基因的启动子区域中的 DNA 甲基化改变有关（Levenson 等，2006）。Tet 介导的去甲基化主要在大脑中活跃，并促进成年大脑中兴奋性依赖的海马

突触的 DNA 去甲基化（Kaas 等，2013）。因此，对表观遗传过程的紧密控制对于正常的大脑发育和功能至关重要。这些机制的破坏会导致神经发育缺陷，例如在 Rett 综合征中所见（Amir 等，1999），这是表观遗传疾病的一个主要例子。MeCP2 是一种甲基化的 DNA 结合蛋白和转录抑制物，其功能异常会引发 Rett 综合征和一些其他形式的孤独谱系障碍疾病（Cheng 和 Qiu，2014）。因为各种形式的产前应激被认为是孤独症产生的潜在病因（Gardener 等，2011；Kolevzon 等，2007；Patterson，2009），表观遗传改变是孤独症样谱系疾病及相关发育障碍的显而易见的候选机制。由于表观遗传学变化与神经发育畸变之间的紧密联系，探索影响表观遗传学变化并指导正常大脑发育的机制非常重要。

（二）环境因素

尽管尚未确定病因机制，但影响神经发育障碍和表观遗传变化的环境因素之间有很强的联系。因妊娠期间病毒或细菌感染引起的母源性免疫激活（Maternal immune activation，MIA）被广泛认为是后代发生精神分裂症、孤独症或发育性癫痫的危险因素（Estes 和 McAllister，2016）。干扰发生的时机似乎有助于确定结局的性质和严重程度（Meyer，2014），其中中期妊娠时间点倾向发生精神分裂症，而后期妊娠时间点倾向孤独谱系障碍或发育性癫痫的发生（Mazarati 等，2017，Meyer，2014；Pineda 等，2013；Washington 等，2015）。

睡眠会影响表观遗传功能，进而反过来影响睡眠和时间生物学（Qureshi 和 Mehler，2014b）。尤其是在儿童中，许多形式的癫痫都有不同的昼夜节律模式，（Gurkas 等，2016；Ramgopal 等，2014；Ramgopal 等，2012），很容易推测出表观遗传机制对儿童癫痫发作昼夜节律模式存在影响。

（三）饮食

饮食与表观遗传结果的相互作用已被很好建立，多基于癌症饮食与表观遗传组学相互作用的研究（Mayne 等，2016）。因而，"人如其食"获得一个新的诠释，饮食通过表观遗传的机制来调节基因的表达。尤其引起注意的是高脂、低碳水化合物的生酮饮食（ketogenic Diets，KD）在儿童群体的难治性惊厥发作中治疗效果尤佳（Freeman 等，2009；Kossoff 和 Rho，2009；Kossoff 等，2009；Stafstrom，2004；Stafstrom 和 Rho，2012）。生酮饮食治疗增强了 2 个表观调节因子的产生，即一种强效组蛋白去乙酰酶 HDAC 抑制药 β- 羟基丁酸盐（Shimazu 等，2013）和腺苷（Lusardi 等，2015；Masino 等，2011）。与该作用机制相一致（见下文），生酮饮食治疗不仅抑制惊厥发作，也在癫痫中发挥疾病修饰的作用，支持表观遗传机制参与其中的结论。

（四）腺苷

嘌呤核苷腺苷是一种有很多作用的在进化上很古老的代谢物（Boison，2015，2016；Park 和 Gupta，2013）。作为 ATP 和 RNA（包括信使 RNAs 的 poly-A 尾部）的结构性成分，它被假定为在早期进化中扮演控制能量稳态的变阻器的角色。因此，在需要更多能量供应的情况下，腺苷水平升高，可以减缓需要耗能的活动。作为一个"报复性代谢物"（Newby，1984），人们假设，腺苷的早期进化角色是通过表现遗传学机制对基因表达进行调节的调节因子（Boison，2016）。腺苷受体在进化上出现地更晚，主要为已存的基于代谢的调控网络提供进一步精调。DNA 和组蛋白甲基化需要从 S- 腺蛋氨酸（S-adenosylmethionine，SAM）上转移一个甲基基团，形成 S- 腺苷高半胱氨酸，后者进一步裂解为腺苷和同型半胱氨酸。近来发现，腺苷激酶（adenosine kinase，ADK）通过移动腺苷，促使甲基基团通过转甲基途径进行流动，进而上调表观遗传组的甲基化状态，反之实验性或治疗性给予补充腺苷则通过质量效应阻止甲基化反应（Fedele 等，2004，Williams-Karnesky 等，2013）。这是一个直接与环境因素联系的重要机制，通过腺苷达到表观遗传改变，如睡眠（Huang 等，2011；Porkka-Heiskanen 和 Kalinchuk，2011）、外伤（Clark 等，1997；Lusardi 等，2012）或饮食（Lusardi 等，2015，Masino 等，2011）等因素均可影响腺苷，提示腺苷可能是联系表观遗传改变和环境信号的一种生化介质。

四、癫痫的表观遗传学

癫痫的表观遗传学是一个相对较新的研究领域，已有很多文章对此进行综述（Boison，2016；Chen 等，2017a；Grote 等，2015；Henshall 和 Kobow，2015；Hwang 等，2013；Kobow 和 Blumcke，2014；Qureshi 和 Mehler，2014d；Younus 和 Reddy，2017）。迄今为止的多数研究都聚焦于成人癫痫，特别是颞叶癫痫，而发育性癫痫中的发育性因素还未被探索（见第 1 章）。在此，将在成人癫痫与发育性癫痫范围内讨论 DNA 甲基化、组蛋白甲基化和乙酰化，以及非编码 RNAs 改变的作用。

（一）DNA 甲基化

DNA 甲基化过程由一组 DNA 甲基转移酶（DNMT1，DNMT3a 和 DNMT3b）催化，这些酶将 S- 腺蛋氨酸（SAM）的甲基转移至 DNA 上的胞嘧啶残基上（主要在所谓的 CpG 岛内），并形成 5- 甲基胞嘧啶（5-methylcytosine，5mC）。"癫痫发生的甲基化假说"（Kobow 和 Blumcke，2011）提出，DNA 甲基转移酶活性增加及由此导致的整体 DNA 超甲基化与癫痫的发生和维持有关。该假说基于以下初步发现，*RELN* 基因的过度甲基化直接与颞叶癫痫的病理生理有关（Kobow 等，2009）。由于 Reelin 蛋白在齿状回层状结构的维持中起作用，因此增加 DNA 甲基化使 *RELN* 基因的表达降低，会导致齿状回的颗粒细胞发生特征性的组织病理学改变（Heinrich 等，2006）。

DNA 甲基化变化是癫痫发生的重要因素，与这种关键作用相一致，颞叶癫痫患者中存在 DNA 甲基转移酶活性上调及与 DNA 甲基化相关的变化（Kobow 和 Blumcke，2011，2012；Kobow 等，2009，2013a；Miller–Delaney 等，2015；Zhu 等，2012）。与临床发现一致，在癫痫持续状态诱发慢性癫痫的啮齿动物模型中也发现了全基因组水平的普遍 DNA 甲基化（Kobow 等，2013b；Lusardi 等，2015；Williams–Karnesky 等，2013）。因为腺苷通过质量效应对 DNA 甲基转移酶活性进行负反馈控制（Boison，2016；Williams–Karnesky 等，2013），腺苷激酶的过表达，作为颞叶癫痫的典型病理特征（Aronica 等，

2011，2013；Boison 和 Aronica，2015；Gouder 等，2004；Li 等，2008），被认为是通过转甲基途径增加甲基流从而导致总体 DNA 甲基化状态增强来驱动癫痫发生。该机制在癫痫发生中起关键作用的观点得到以下发现的支持，即通过工程丝基腺苷释放聚合物将瞬时剂量的腺苷输送到海马结构中，可在颞叶癫痫的全身性红藻氨酸模型中长期阻止癫痫进展（Williams-Karnesky 等，2013）。在颞叶癫痫中同样失调的氨基酸和神经递质甘氨酸（Shen 等，2015），在一碳代谢中起着重要作用，并且可以充当甲基的受体，从而使甲基基团与 DNA 甲基化途径分离开（Boison，2016 年）。通过这种相互作用，甘氨酸和腺苷系统相互联系，颞叶癫痫中这两个系统的失调可能对 DNA 甲基化产生重大影响（Boison，2016）。

（二）组蛋白修饰

与癫痫及其发展相关的组蛋白修饰包括组蛋白磷酸化，乙酰化和甲基化。据报道，毛果芸香碱和红藻氨酸（kainic acid，KA）诱发惊厥发作后，组蛋白 H3 的磷酸化增加（Crosio 等，2003；Sng 等，2006）。H3 的磷酸化反过来又与其他组蛋白修饰发生复杂的互相干扰（Banerjee 和 Chakravarti，2011）。相同触发因素以及电惊厥性发作也诱导 H4 的乙酰化，这一过程与 BDNF、c-fos 和 c-jun 的上调有关（Huang 等，2002；Sng 等，2006；Tsankova 等，2004）。然而，在另一系列不同的基因位点如 GluR2［AMPA 受体的一个亚基（Huang 等，2002；Tsankova 等，2004）］，其抑制作用与癫痫发生的启动和神经元过度兴奋性的增加有关（Tanaka 等，2000），癫痫发作后, H4 乙酰化则降低。因此，阻断 GluR2 基因位点去乙酰化的 HDAC 抑制药可能通过这种机制发挥其神经保护作用（Huang 等，2002）。颅脑外伤（Traumatic brain injury，TBI）可引起组蛋白乙酰化模式的重大变化，是继发性癫痫发生的公认触发因素（Pitkanen 和 Lukasiuk，2011）。例如，可控的皮质撞击触发了 H3 乙酰化的降低，这可以通过抑制 HDAC 来逆转（Dash 等，2009a,b，2010；Rao 等，2006；Shein 等，2009；Zhang 等，2008）。

如上所述，生命早期的环境因素和不良事件可能会对表观遗传标记产生持久影响。特别是，如精神分裂症或孤独谱系障碍等神经发育障碍已与表观遗传学改变联系在一起，这些表观遗传学改变维持了产前应激的长期影响（Cattane 等，2018）。早期生命的事件可触发组蛋白乙酰化的改变，对行为表型产生持久影响，包括应激、焦虑和活动增多（Weaver 等，2004）。重要的是，使用 HDAC 抑制药可以逆转其中某些表型（Weaver 等，2006）。这些发现为研究 HDAC 抑制药（如丙戊酸、丁酸钠或曲古抑菌素 A）通过干扰表观遗传确定的基因表达谱来干预癫痫发生的潜在作用提供了理论依据（Qureshi 和 Mehler，2010a, b, 2014d）。

（三）非编码 RNAs

在癫痫的表观遗传调控因子，microRNA（microRNAs，miRNA）是非编码 RNA 中最受关注的一员。miRNAs 靶向作用于信使 RNA（messenger RNAs，mRNA）的降解或翻译抑制，从而修饰基因表达。在"表观遗传 –miRNA 调控回路"系统中，miRNA 的表达通过 DNA 甲基化和组蛋白修饰来调控，并通过整合多种表观遗传机制提供调控反馈（Sato 等，2011）。在几项研究中，已经确定了 miRNA 在神经炎症和神经保护过程中的关键作用（Bake 等，2014；Lopez-Ramirez 等，2014；Selvamani 等，2012；Yin 等，2014）。 与神经炎症和神经保护作用相一致，某些 miRNA 既在促癫痫发生作用谱中出现（Hu 等，2011a，2012；Jimenez-Mateos 等，2011，2012；Sano 等，2012；Song 等，2011），也在抗癫痫发生作用谱中出现（McKiernan 等，2012；Tan 等，2013）。在独立研究中，癫痫持续状态诱导了 miR-134［一种负责促进细胞凋亡的 miRNA（Zhang 等，2014）］的上调（Jimenez-Mateos 等，2012，2015；Peng 等，2013）。与 miR134 的促癫痫作用相一致，使用选择性的 miR-134 反义寡核苷酸可降低癫痫持续状态小鼠模型中癫痫发作的发生率（Jimenez-Mateos 等，2012，2015）。在几种癫痫模型中均确定存在抗炎标记物 miR132 的一致性上调，这提供了癫痫发生与神经炎症反应过程联系的依据（Shaked 等，2009；Vezzani 等，2011）。因此，miRNA 既是癫痫发生的生物标志物，又是癫痫发生的治疗靶标。

（四）REST/NRSF

除了决定 DNA 或组蛋白上化学修饰速率的非选择性生化机制外，更多的选择性表观遗传学改变被认为是处于主调控因子的控制之下。这些"元调节器"之一是抑制元件 1 沉默转录因子（repressor element 1-silencing transcription factor，REST），也称为神经元限制性沉默因子（neuronrestrictive silencer factor，NRSF）。REST/NRSF 控制着超过 1800 个与突触功能和结构、神经可塑性和兴奋性有关的基因（Ballas 等，2005；Ballas 和 Mandel，2005；D'Alessandro 等，2009；Qureshi 等，2010；Qureshi 和 Mehler，2009；Tahiliani 等，2007）。与癫痫中的重要作用相一致，几项研究已证明诱发癫痫发作后 REST/NRSF 强烈上调（Gillies 等，2009；Palm 等，1998）。一项开创性研究表明，REST/NRSF 对代谢干预也有反应。Garriga-Canut 及其同事证明了糖酵解抑制药 2 脱氧 -D- 葡萄糖（2DG）抑制了点燃性癫痫发生和惊厥诱导的 BDNF 上调的进程。2DG 通过降低 REST/NRSF 的表达来影响 BDNF 的表达，其在 BDNF 基因启动子上产生了抑制性环境（Garriga-Canut 等，2006）。然而，使用敲除模型进一步研究 REST/NRSF 在癫痫中的作用却产生了矛盾的结果：前脑谷氨酸能神经元中 REST/NRSF 基因破坏加速了点燃性的癫痫发生（Hu 等，2011b），而敲除所有神经元中的 REST/NRSF 基因降低了对戊四氮（pentylenetetrazole，PTZ）诱发的惊厥和兴奋性毒性的敏感性。目前尚不清楚差异产生是否是由于细胞类型对该作用的选择性所致，还是所用的动物模型，或品系及其他生物学和技术上的变量所致。

五、发育性癫痫的表观遗传因素

由于许多发育性癫痫均基于基因突变（Howard 和 Baraban，2017），因此涉及发育性癫痫的表观遗传学因素受到的关注较少。然而，由于表观遗传修饰会影响已知与发育性癫痫有关的基因的表达，因此很容易得出结论，即在妊娠期间，广泛的表观遗传活性触发因素（见上文），可能有助于所谓的非遗传性发育性癫痫的发展。表观基因组和基因突变的相互作用还暗示表观遗传修饰可能是可逆的，并且表观遗传改变可以使基因突变"沉默"。

可能的表观基因组—基因组相互作用的一个例子是甲基化 CpG 结合蛋白 2（MeCP2），它是 DNA 甲基化状态的"读取器"（Fasolino 和 Zhou，2017；Kriaucionis 和 Bird，2003）。MeCP2 基因突变已被确定为导致某些形式的孤独谱系障碍（autism spectrum disorder，ASD），包括 Rett 综合征的原因（Amir 等，1999；Wan 等，1999）；Rett 综合征是一种神经发育性障碍，包括获得性运动技能退化，目的性活动丧失，手部刻板动作，获得性口头语言丧失和癫痫发作（Ben Zeev Ghidoni，2007；Chahrour 和 Zoghbi，2007；Krajnc，2015）。MeCP2 在关键神经发育过程的调节中扮演着关键角色，与之类似，DNA 甲基化状态的变化现在也被认为是导致孤独谱系障碍和相关神经发育障碍进展的潜在因素（Vogel Ciernia 和 LaSalle，2016）。同样，丙戊酸引起的表观遗传改变（短暂性组蛋白超乙酰化）与啮齿动物模型中孤独谱系障碍的发生有关（Mabunga 等，2015）。人们试图推测胎儿大脑发育过程中的表观遗传学改变可能会复制由基因突变（如 MeCP2）引起的影响。该概念具有潜在的治疗应用价值，因为与遗传突变相比，表观遗传变化是潜在可逆的。针对性的表观遗传疗法甚至有可能抵消基因突变的影响。

六、表观遗传治疗方法

表观遗传药物（如 HDAC 抑制药或 DNA 甲基转移酶抑制药）已在临床上用于多种癌症的治疗，主要是淋巴瘤和骨髓瘤（Singh 等，2013，Virani 等，2012）。相反，用于治疗癫痫的表观遗传疗法仍在开发中。

（一）DNA 甲基化阻滞药

有少量研究探索了 DNA 甲基化阻滞药在癫痫发生模型中的作用。原理性证据之一，通过泽布拉林（zebularine）抑制 DNA 甲基转移酶 DNMT 从而改变癫痫持续状态引起的海马甲基化和突触可塑性，并恢复了转录结合因子 AP2α 与 Nr2b 基因启动子结合减少的情况（Ryley Parrish 等，2013）。类似的，DNA 甲基转移酶抑制药 RG108 阻断 RASgrf1 启动子的超甲基化并抑制了红藻氨酸诱导的癫痫小鼠模型中的急性癫痫活动（Chen 等，2017b）。作为一个潜在的抗癫痫发生的治疗方法，DNA 甲基转移酶抑制药 5-Aza-2dC 可提高戊四氮诱导癫痫发作的阈值，减弱完全点燃大鼠的惊厥发作并抑制点燃性癫痫发生（Williams-Karnesky 等，2013）。总之，这些研究都表明，DNA 甲基转移酶抑制药可能在癫痫中具有疾病修饰作用。使用这些试剂预防癫痫的一个障碍是，大多数已知的 DNA 甲基转移酶抑制药会诱导 DNA 发生改变，从而导致 DNA 甲基转移酶的二次抑制。因此，这些试剂的治疗作用尽管对癌症治疗是非常有用的，但对癫痫，可能过于非特异而不能提供显著的治疗效果。

（二）HDAC 抑制药

众所周知，抗癫痫发作药丙戊酸（valproic acid，VPA）通过增加大脑中 GABA 的水平来抑制癫痫发作。此外，丙戊酸还是有效的 HDAC 抑制药（Gottlicher，2004）。丙戊酸的慢性治疗可促进大脑中 H3 乙酰化增加（Eleuteri 等，2009）。因此，丙戊酸同时具有表观遗传学特性的抗癫痫作用。通过抑制 HDAC 并使痫性齿状回中的 HDAC 依赖的基因表达正常化，丙戊酸可以有效阻止癫痫发作诱导的神经元发生。重要的是，在依赖海马的学习任务中，抑制异常神经元发生可保护动物免受癫痫发作引起的认知损害（Jessberger 等，2007）。尽管在这项研究中不能区分表观遗传效应和对 GABA 能神经传递的直接效应，这些发现依然支持了 HDAC 抑制可能的缓解疾病的作用。同样，HDAC 抑制药丁酸钠在应激反应中也显示出改善疾病活动的作用（Deutsch 等，2008、2009）。每天 2 次使用丁酸钠治疗可显著延缓小鼠的点燃性癫痫发生，如显示的 4/5 期惊厥发作发展的显著延迟和行为性发作的严重程度降低（Younus 和 Reddy，2017）。这些发现表明丁酸钠具有潜在的抗癫痫发生的作用。

（三）腺苷

通过干扰甲基转移途径，腺苷特别适合用于阻断 DNA 甲基化和组蛋白甲基化（Boison，2016）。腺苷的短暂增加可以预防癫痫及其进展。过去的研究表明，通过基于局部腺苷释放丝或细胞的脑内移植物这两种增加局部腺苷的方法（Li 等，2007，2008；Szybala 等，2009；Williams-Karnesky 等，2013），以及通过小分子腺苷激酶抑制药进行全身性腺苷强化，可以预防不同病因啮齿动物系统中的癫痫及癫痫发生的进展。这些系统模拟了我们临床目标中的癫痫发生。目前已经证明，治疗性的腺苷强化可预防大鼠中点燃性癫痫的发生（Li 等，2007；Szybala 等，2009），可以预防杏仁核内注射红藻氨酸和海马内注射红藻氨酸小鼠模型的癫痫发展（Li 等，2008），可以预防全身性红藻氨酸大鼠模型中的癫痫进展（Williams-Karnesky 等，2013）。这证明了腺苷强大的抗癫痫作用是基于表观遗传机制，通过质量效应增加的腺苷水平降低了总体 DNA 甲基化水平（Williams-Karnesky 等，2013）。DNA 甲基化状态发生病理性增加的关键驱动力是腺苷代谢酶——腺苷激酶的病理性过表达引发的腺苷代谢的不良适应性改变（Aronica 等，2013；Boison，2008，2013；Li 等，2008；Williams-Karnesky 等，2013）。尽管以前的药物开发工作都针对细胞质亚型腺苷激酶 ADK-S 以增强腺苷受体激活，但最近发现，位于细胞核中的腺苷激酶 ADK 的特定亚型（ADK-L）在非腺苷受体依赖的腺苷表观遗传调节中起关键作用（Williams-Karnesky 等，2013）。与这些发现一致，瞬时剂量的小分子腺苷激酶抑制药可防止海马内注射红藻氨酸的颞叶癫痫小鼠模型中的癫痫发生。由于腺苷激酶在癫痫脑中过表达并且与癫痫发生有关（Aronica 等，2011，2013；Boison，2012，2013；de Groot 等，2012；Fedele 等，2005；Gouder 等，2004；Li 等，2008；Williams-Karnesky 等，2013），恢复正常腺苷功能的腺苷激酶抑制药的临床开发有强烈的合理性。通过短暂的 ADK-L 抑制作用，可产生持久的抗癫痫发生的表观遗传效应，这样的新型腺苷激酶抑制药的开发和验证，将增强腺苷基于表观遗传学的抗癫痫发生的作用。重要的是，腺苷激酶抑制药的短暂治疗性使用可减轻慢性腺苷激酶抑制相关的风险。

（四）生酮饮食

生酮饮食已成功用于癫痫治疗近百年。生酮饮食的抗癫痫发生治疗作用也备受关注，因为生酮饮食会导致 β- 羟基丁酸（一种有效的 HDAC 抑制药）（Shimazu 等，2013）和腺苷的产生（Lusardi 等，2015；Masino 等，2011）。与这些机制一致，生酮饮食治疗在代谢性癫痫的遗传模型以及颞叶癫痫啮齿类动物模型中通过表观遗传机制发挥疾病修饰作用。生酮饮食疗法延缓疾病的进展，延迟严重癫痫发作的发生，并延长了 *Kcna1* 缺失裸鼠（一种进展性癫痫模型）的寿命（Simeone 等，2016）。生酮饮食疗法可减轻惊厥进程并改善 DNA 甲基化介导的基因表达变化（Kobow 等，2013），这一发现进一步支持了生酮饮食疗法改善疾病的表观遗传机制。随后，研究表明，短暂的生酮饮食治疗可在毛果芸香碱的颞叶癫痫大鼠模型中恢复正常的腺苷水平和总体 DNA 甲基化水平，而癫痫对照动物则表现腺苷缺乏和过甲基化。重要的是，即使转变回对照饮食，暂时性生酮饮食治疗也可长期降低惊厥活动（Lusardi 等，2015）。因为生酮饮食治疗会增加腺苷（Lusardi 等，2015；Masino 等，2011），而腺苷会阻断 DNA 甲基化（Williams–Karnesky 等，2013），生酮饮食治疗可能通过腺苷依赖的表观遗传机制发挥其疾病修饰的作用。

七、总结和未来展望

有令人信服的数据表明，胎儿发育过程中的多种因素可通过表观遗传学改变长期影响大脑。已知基因突变会引起发育性癫痫，推测通过环境诱导的表观遗传学变化对大脑发育的关键基因的表达产生影响，也是一个合理的导致神经发育性癫痫的原因。我们需要更多的研究来探索哪些发育性应激和哪些表观遗传机制可能起作用。如果表观遗传学改变可以引起癫痫，这些改变，与基因突变相反，可能是可逆的。因此，开发靶向表观基因组以在基因表达中产生持久变化的新型疾病修饰疗法具有现实的可能性。表观遗传学在癫痫中的作用是一个新兴的研究领域，需要更多的研究来回答诸如以下的迫切的问题，如癫痫可以预防吗？癫痫病是可逆的吗？

致谢

作者受 NINDS（NS084920，NS103740，NS065957）和好撒玛利亚医院基金会的资助。

参 考 文 献

[1] Amir, R.E., Van den Veyver, I.B., Wan, M., Tran, C.Q., Francke, U., and Zoghbi, H.Y. (1999). Rett syndrome is caused by mutations in X-linked MECP2, encoding methyl-CpG-binding protein 2, *Nat. Genet.*, 23, 185-188.

[2] Aronica, E., Sandau, U.S., Iyer, A., and Boison, D. (2013). Glial adenosine kinase—A neuropathological marker of the epileptic brain, *Neurochem.Int.*, 63, 688-695.

[3] Aronica, E., Zurolo, E., Iyer, A., de Groot, M., Anink, J., Carbonell, C., van Vliet, E.A., Baayen, J.C., Boison, D., and Gorter, J.A. (2011). Upregulation of adenosine kinase in astrocytes in experimental and human temporal lobe epilepsy, *Epilepsia*, 52, 1645-1655.

[4] Bake, S., Selvamani, A., Cherry, J., and Sohrabji, F. (2014). Blood brain barrier and neuroinflammation are critical targets of IGF-1-mediated neuroprotection in stroke for middle-aged female rats, *PloS One*, 9, e91427.

[5] Ballas, N., Grunseich, C., Lu, D.D., Speh, J.C., and Mandel, G. (2005). REST and its corepressors mediate plasticity of neuronal gene chromatin throughout neurogenesis, *Cell,* 121, 645-657.

[6] Ballas, N. and Mandel, G. (2005). The many faces of REST oversee epigenetic programming of neuronal genes, *Curr. Opin. Neurobiol.*, 15, 500-506.

[7] Banerjee, T. and Chakravarti, D. (2011). A peek into the complex realm of histone phosphorylation, *Mol. Cell. Biol.*, 31, 4858-4873.

[8] Ben Zeev Ghidoni, B. (2007). Rett syndrome, *Child Adolesc. Psychiatr. Clin. N. Am.*, 16, 723-743.

[9] Boison, D. (2008). The adenosine kinase hypothesis of epileptogenesis, *Progr. Neurobiol.*, 84, 249-262.

[10] Boison, D. (2012). Adenosine dysfunction in epilepsy, *Glia*, 60, 1234-1243.

[11] Boison, D. (2013). Adenosine kinase: exploitation for therapeutic gain, *Pharmacol. Rev.*, 65, 906-943.

[12] Boison, D. (2016). Adenosinergic signaling in epilepsy, *Neuropharmacology*, 104, 131-139.

[13] Boison, D. (2016). The biochemistry and epigenetics of epilepsy: focus on adenosine and glycine, *Front. Mol. Neurosci.*, 9, 26.

[14] Boison, D., and Aronica, E. (2015). Comorbidities in neurology: is adenosine the common link?, *Neuropharmacology*, 97, 18-34.

[15] Cattane, N., Richetto, J., and Cattaneo, A. (2018). Prenatal exposure to environmental insults and enhanced risk of developing schizophrenia and autism spectrum disorder: focus on biological pathways and epigenetic mechanisms, *Neurosci. Biobehav. Rev.*, pii: S0149-7634(17)30972-7.

[16] Chahrour, M., and Zoghbi, H.Y. (2007). The story of Rett syndrome: from clinic to neurobiology, *Neuron*, 56, 422-437.

[17] Chen, T., Giri, M., Xia, Z., Subedi, Y.N., and Li, Y. (2017a). Genetic and epigenetic mechanisms of epilepsy: a review, *Neuropsychiatr. Dis.*

Treat., 13, 1841-1859.

[18] Chen, X., Peng, X., Wang, L., Fu, X., Zhou, J.X., Zhu, B., Luo, J., Wang, X., and Xiao, Z. (2017b). Association of RASgrf1 methylation with epileptic seizures, *Oncotarget*, 8, 46286-46297.

[19] Cheng, T.L., and Qiu, Z. (2014). MeCP2: multifaceted roles in gene regulation and neural development, *Neurosci. Bull.*, 30, 601-609.

[20] Clark, R.S., Carcillo, J.A., Kochanek, P.M., Obrist, W.D., Jackson, E.K., Mi, Z., Wisneiwski, S.R., Bell, M.J., and Marion, D.W. (1997). Cerebrospinal fluid adenosine concentration and uncoupling of cerebral blood flow and oxidative metabolism after severe head injury in humans, *Neurosurgery*, 41, 1284-1292; discussion 1292-1293.

[21] Colquitt, B.M., Allen, W.E., Barnea, G., and Lomvardas, S. (2013). Alteration of genic 5–hydroxymethylcytosine patterning in olfactory neurons correlates with changes in gene expression and cell identity, *Proc.Nat. Acad. Sci. U S A*, 110, 14682-14687.

[22] Crosio, C., Heitz, E., Allis, C.D., Borrelli, E., and Sassone-Corsi, P. (2003). Chromatin remodeling and neuronal response: multiple signaling pathways induce specific histone H3 modifications and early gene expression in hippocampal neurons, *J. Cell Sci.*, 116, 4905-4914.

[23] D'Alessandro, R., Klajn, A., and Meldolesi, J. (2009). Expression of dense-core vesicles and of their exocytosis are governed by the repressive transcription factor NRSF/REST, *Ann. N Y Acad Sci.*, 1152, 194-200.

[24] Dash, P.K., Orsi, S.A., and Moore, A.N. (2009a). Histone deactylase inhibition combined with behavioral therapy enhances learning and memory following traumatic brain injury, *Neuroscience*, 163, 1-8.

[25] Dash, P.K., Orsi, S.A., Zhang, M., Grill, R.J., Pati, S., Zhao, J., and Moore, A.N. (2010). Valproate administered after traumatic brain injury provides neuroprotection and improves cognitive function in rats, *PloS One*, 5, e11383.

[26] Dash, P.K., Zhao, J., Orsi, S.A., Zhang, M., and Moore, A.N. (2009b). Sulforaphane improves cognitive function administered following traumatic brain injury, *Neurosci. Lett.*, 460, 103-107.

[27] de Groot, M., Iyer, A., Zurolo, E., Anink, J., Heimans, J.J., Boison, D., Reijneveld, C.J., and Aronica, E. (2012). Overexpression of ADK in human astrocytic tumors and peritumoral tissue is related to tumorassociated epilepsy., *Epilepsia*, 53, 58-66.

[28] Deutsch, S.I., Mastropaolo, J., Burket, J.A., and Rosse, R.B. (2009). An epigenetic intervention interacts with genetic strain differences to modulate the stress-induced reduction of flurazepam's antiseizure efficacy in the mouse, *Eur. Neuropsychopharmacol.*, 19, 398-401.

[29] Deutsch, S.I., Rosse, R.B., Long, K.D., Gaskins, B.L., Burket, J.A., and Mastropaolo, J. (2008). Sodium butyrate, an epigenetic interventional strategy, attenuates a stress-induced alteration of MK-801's pharmacologic action, *Eur. Neuropsychopharmacol.*, 18, 565-568.

[30] Eleuteri, S., Monti, B., Brignani, S., and Contestabile, A. (2009). Chronic dietary administration of valproic acid protects neurons of the rat nucleus basalis magnocellularis from ibotenic acid neurotoxicity, *Neurotox. Res.*, 15, 127-132.

[31] Estes, M.L. and McAllister, A.K. (2016). Maternal immune activation: Implications for neuropsychiatric disorders, *Science*, 353, 772-777.

[32] Fasolino, M. and Zhou, Z. (2017). The Crucial Role of DNA Methylation and MeCP2 in Neuronal Function, *Genes*, 8.

[33] Fedele, D.E., Gouder, N., Güttinger, M., Gabernet, L., Scheurer, L., Rulicke, T., Crestani, F., and Boison, D. (2005). Astrogliosis in epilepsy leads to overexpression of adenosine kinase resulting in seizure aggravation, *Brain*, 128, 2383-2395.

[34] Fedele, D.E., Koch, P., Brüstle, O., Scheurer, L., Simpson, E.M., Mohler, H., and Boison, D. (2004). Engineering embryonic stem cell derived glia for adenosine delivery, *Neurosci. Lett.*, 370, 160-165.

[35] Freeman, J.M., Vining, E.P., Kossoff, E.H., Pyzik, P.L., Ye, X., and Goodman, S.N.

(2009). A blinded, crossover study of the efficacy of the ketogenic diet, *Epilepsia*, 50, 322-325.

[36] Gardener, H., Spiegelman, D., and Buka, S.L. (2011). Perinatal and neonatal risk factors for autism: a comprehensive meta-analysis, *Pediatrics*, 128, 344-355.

[37] Garriga–Canut, M., Schoenike, B., Qazi, R., Bergendahl, K., Daley, T.J., Pfender, R.M., Morrison, J.F., Ockuly, J., Stafstrom, C., Sutula, T., and Roopra, A. (2006). 2-Deoxy-D-glucose reduces epilepsy progression by NRSF-CtBP-dependent metabolic regulation of chromatin structure, *Nat.Neurosci.*, 9, 1382-1387.

[38] Gillies, S., Haddley, K., Vasiliou, S., Bubb, V.J., and Quinn, J.P. (2009). The human neurokinin B gene, TAC3, and its promoter are regulated by Neuron Restrictive Silencing Factor (NRSF) transcription factor family, *Neuropeptides*, 43, 333-340.

[39] Gottlicher, M. (2004). Valproic acid: an old drug newly discovered as inhibitor of histone deacetylases, *Ann. Hematol.*, 83 Suppl 1, S91-92.

[40] Gouder, N., Scheurer, L., Fritschy, J.-M., and Boison, D. (2004). Overexpression of adenosine kinase in epileptic hippocampus contributes to epileptogenesis, *J. Neurosci.*, 24, 692-701.

[41] Grote, A., Schoch, S., and Becker, A.J. (2015). Temporal lobe epilepsy: a unique window into living human brain epigenetic gene regulation, *Brain*, 138, 509-511.

[42] Gurkas, E., Serdaroglu, A., Hirfanoglu, T., Kartal, A., Yilmaz, U., and Bilir, E. (2016). Sleep-wake distribution and circadian patterns of epileptic seizures in children, *Eur. J. Paediatr. Neurol.*, 20, 549-554.

[43] Hajkova, P., Jeffries, S.J., Lee, C., Miller, N., Jackson, S.P., and Surani, M.A. (2010). Genome-wide reprogramming in the mouse germ line entails the base excision repair pathway, *Science*, 329, 78-82.

[44] Heinrich, C., Nitta, N., Flubacher, A., Muller, M., Fahrner, A., Kirsch, M., Freiman, T., Suzuki, F., Depaulis, A., Frotscher, M., and Haas, C.A. (2006). Reelin deficiency and displacement of mature neurons, but

not neurogenesis, underlie the formation of granule cell dispersion in the epileptic hippocampus, *J. Neurosci.*, 26, 4701-4713.

[45] Henshall, D.C. and Kobow, K. (2015). Epigenetics and epilepsy, *Cold Spring Harb. Perspect. Med.*, 5 pii: a022731. doi: 10. 1101/cshperspect.a022731.

[46] Howard, M.A. and Baraban, S.C. (2017). Catastrophic epilepsies of childhood, *Ann. Rev. Neurosci.*, 40, 149-166.

[47] Hu, K., Xie, Y.Y., Zhang, C., Ouyang, D.S., Long, H.Y., Sun, D.N., Long, L.L., Feng, L., Li, Y., and Xiao, B. (2012). MicroRNA expression profile of the hippocampus in a rat model of temporal lobe epilepsy and miR34a-targeted neuroprotection against hippocampal neurone cell apoptosis post-status epilepticus, *BMC Neurosci.*, 13, 115.

[48] Hu, K., Zhang, C., Long, L., Long, X., Feng, L., Li, Y., and Xiao, B. (2011a). Expression profile of microRNAs in rat hippocampus following lithium-pilocarpine-induced status epilepticus, *Neurosci. Lett.*, 488, 252-257.

[49] Hu, X.L., Cheng, X., Cai, L., Tan, G.H., Xu, L., Feng, X.Y., Lu, T.J., Xiong, H., Fei, J., and Xiong, Z.Q. (2011b). Conditional deletion of NRSF in forebrain neurons accelerates epileptogenesis in the kindling model, *Cereb. Cortex*, 21, 2158-2165.

[50] Huang, Y., Doherty, J.J., and Dingledine, R. (2002). Altered histone acetylation at glutamate receptor 2 and brain-derived neurotrophic factor genes is an early event triggered by status epilepticus, *J. Neurosci.*, 22, 8422-8428.

[51] Huang, Z.L., Urade, Y., and Hayaishi, O. (2011). The role of adenosine in the regulation of sleep, *Curr. Top. Med. Chem.*, 11, 1047-1057.

[52] Hwang, J.Y., Aromolaran, K.A., and Zukin, R.S. (2013). Epigenetic mechanisms in stroke and epilepsy, *Neuropsychopharmacology*, 38, 167-182.

[53] Jessberger, S., Nakashima, K., Clemenson, G.D., Jr., Mejia, E., Mathews, E., Ure, K., Ogawa, S., Sinton, C.M., Gage, F.H., and Hsieh, J. (2007). Epigenetic modulation of seizure–induced neurogenesis and cognitive decline, *J. Neurosci.*, 27, 5967-5975.

[54] Jimenez–Mateos, E.M., Bray, I., Sanz-

Rodriguez, A., Engel, T., McKiernan, R.C., Mouri, G., Tanaka, K., Sano, T., Saugstad, J.A., Simon, R.P., Stallings, R.L. and Henshall, D.C. (2011). miRNA Expression profile after status epilepticus and hippocampal neuroprotection by targeting miR-132, *Am. J. Pathol.*, 179, 2519-2532.

[55] Jimenez-Mateos, E.M., Engel, T., Merino-Serrais, P., Fernaud-Espinosa, I., Rodriguez-Alvarez, N., Reynolds, J., Reschke, C.R., Conroy, R.M., McKiernan, R.C., deFelipe, J., and Henshall, D.C. (2015). Antagomirs targeting microRNA-134 increase hippocampal pyramidal neuron spine volume in vivo and protect against pilocarpine-induced status epilepticus, *Brain Struct. Funct.*, 220, 2387-2399.

[56] Jimenez-Mateos, E.M., Engel, T., Merino-Serrais, P., McKiernan, R.C., Tanaka, K., Mouri, G., Sano, T., O'Tuathaigh, C., Waddington, J.L., Prenter, S., Delanty, N., Farrell, M.A., O'Brien, D.F., Conroy, R.M., Stallings, R.L., DeFelipe, J., and Henshall, D.C. (2012). Silencing microRNA-134 produces neuroprotective and prolonged seizuresuppressive effects, *Nat. Med.*, 18, 1087-1094.

[57] Kaas, G.A., Zhong, C., Eason, D.E., Ross, D.L., Vachhani, R.V., Ming, G.L., King, J.R., Song, H., and Sweatt, J.D. (2013). TET1 controls CNS 5-methylcytosine hydroxylation, active DNA demethylation, gene transcription, and memory formation, *Neuron*, 79, 1086-1093.

[58] Kaelin, W.G., Jr. and McKnight, S.L. (2013). Influence of metabolism on epigenetics and disease, *Cell*, 153, 56-69.

[59] Kinnaird, A., Zhao, S., Wellen, K.E., and Michelakis, E.D. (2016). Metabolic control of epigenetics in cancer, *Nat. Rev. Cancer*, 16, 694-707.

[60] Kobow, K. and Blumcke, I. (2011). The methylation hypothesis: do epigenetic chromatin modifications play a role in epileptogenesis?, *Epilepsia*, 52 Suppl 4, 15-19.

[61] Kobow, K. and Blumcke, I. (2012). The emerging role of DNA methylation in epileptogenesis, *Epilepsia*, 53 Suppl 9, 11-20.

[62] Kobow, K. and Blumcke, I. (2014). Epigenetic mechanisms in epilepsy, *Progress in brain research*, 213, 279-316.

[63] Kobow, K., El-Osta, A., and Blumcke, I. (2013a). The methylation hypothesis of pharmacoresistance in epilepsy, *Epilepsia*, 54 Suppl 2, 41-47.

[64] Kobow, K., Jeske, I., Hildebrandt, M., Hauke, J., Hahnen, E., Buslei, R., Buchfelder, M., Weigel, D., Stefan, H., Kasper, B., Pauli, E., and Blumcke, I. (2009). Increased reelin promoter methylation is associated with granule cell dispersion in human temporal lobe epilepsy, *J. Neuropathol. Exp.Neurol.*, 68, 356-364.

[65] Kobow, K., Kaspi, A., Harikrishnan, K.N., Kiese, K., Ziemann, M., Khurana, I., Fritzsche, I., Hauke, J., Hahnen, E., Coras, R., Muhlebner, A., El-Osta, A., and Blumcke, I. (2013b). Deep sequencing reveals increased DNA methylation in chronic rat epilepsy, *Acta Neuropathol.*, 126, 741-756.

[66] Kolevzon, A., Gross, R., and Reichenberg, A. (2007). Prenatal and perinatal risk factors for autism: a review and integration of findings, *Arch. Pediatr.Adolesc. Med.*, 161, 326-333.

[67] Kossoff, E.H. and Rho, J.M. (2009). Ketogenic diets: evidence for short-and long-term efficacy, *Neurotherapeutics*, 6, 406-414.

[68] Kossoff, E.H., Zupec-Kania, B.A., and Rho, J.M. (2009). Ketogenic diets: an update for child neurologists, *J. Child Neurol.*, 24, 979-988.

[69] Krajnc, N. (2015). Management of epilepsy in patients with Rett syndrome: perspectives and considerations, *Ther. Clin. Risk Manag.*, 11, 925-932.

[70] Kriaucionis, S. and Bird, A. (2003). DNA methylation and Rett syndrome, *Hum. Mol. Genet.*, 12 Spec No 2, R221-227.

[71] Levenson, J.M., Roth, T.L., Lubin, F.D., Miller, C.A., Huang, I.C., Desai, P., Malone, L.M., and Sweatt, J.D. (2006). Evidence that DNA (cytosine-5) methyltransferase regulates synaptic plasticity in the hippocampus, *J. Biol. Chem.*, 281, 15763-15773.

[72] Li, T., Ren, G., Lusardi, T., Wilz, A., Lan, J.Q., Iwasato, T., Itohara, S., Simon, R.P., and Boison, D. (2008). Adenosine kinase is

a target for the prediction and prevention of epileptogenesis in mice, *J. Clin. Inv.*, 118, 571-582.

[73] Li, T., Steinbeck, J.A., Lusardi, T., Koch, P., Lan, J.Q., Wilz, A., Segschneider, M., Simon, R.P., Brustle, O., and Boison, D. (2007). Suppression of kindling epileptogenesis by adenosine releasing stem cellderived brain implants, *Brain*, 130, 1276-1288.

[74] Lopez-Ramirez, M.A., Wu, D., Pryce, G., Simpson, J.E., Reijerkerk, A., King-Robson, J., Kay, O., de Vries, H.E., Hirst, M.C., Sharrack, B., Baker, D., Male, D.K., Michael, G.J., and Romero, I.A. (2014). MicroRNA-155 negatively affects blood–brain barrier function during neuroinflammation, *FASEB J.*, 28, 2551-2565.

[75] Lusardi, T.A., Akula, K.K., Coffman, S.Q., Ruskin, D.N., Masino, S.A., and Boison, D. (2015). Ketogenic diet prevents epileptogenesis and disease progression in adult mice and rats, *Neuropharmacology*, 99, 500-509.

[76] Lusardi, T.A., Lytle, N.K., Szybala, C., and Boison, D. (2012). Caffeine prevents acute mortality after TBI in rats without increased morbidity, *Exp. Neurol.*, 234, 161-168.

[77] Mabunga, D.F., Gonzales, E.L., Kim, J.W., Kim, K.C., and Shin, C.Y. (2015). Exploring the validity of valproic acid animal model of autism, *Exp. Neurobiol.*, 24, 285-300.

[78] Masino, S.A., Li, T., Theofilas, P., Sandau, U.S., Ruskin, D.N., Fredholm, B.B., Geiger, J.D., Aronica, E., and Boison, D. (2011). A ketogenic diet suppresses seizures in mice through adenosine A1 receptors, *J. Clin. Inv.*, 121, 2679-2683.

[79] Mayne, S.T., Playdon, M.C., and Rock, C.L. (2016). Diet, nutrition, and cancer: past, present and future, *Nature reviews. Clin. Oncol.*, 13, 504-515.

[80] Mazarati, A.M., Lewis, M.L., and Pittman, Q.J. (2017). Neurobehavioral comorbidities of epilepsy: Role of inflammation, *Epilepsia*, 58 Suppl 3, 48-56.

[81] McKiernan, R.C., Jimenez-Mateos, E.M., Sano, T., Bray, I., Stallings, R.L., Simon, R.P., and Henshall, D.C. (2012). Expression profiling the microRNA response to epileptic

preconditioning identifies miR-184 as a modulator of seizure–induced neuronal death, *Exp. Neurol.*, 237, 346-354.

[82] Meyer, U. (2014). Prenatal poly(i:C) exposure and other developmental immune activation models in rodent systems, *Biol. Psychiatry*, 75, 307-315.

[83] Miller-Delaney, S.F., Bryan, K., Das, S., McKiernan, R.C., Bray, I.M., Reynolds, J.P., Gwinn, R., Stallings, R.L., and Henshall, D.C. (2015). Differential DNA methylation profiles of coding and non-coding genes define hippocampal sclerosis in human temporal lobe epilepsy, *Brain*, 138, 616-631.

[84] Newby, A.C. (1984). Adenosine and the concept of 'retaliatory metabolites'. *Trends Biochem. Sci.*, 9, 42-44.

[85] Palm, K., Belluardo, N., Metsis, M., and Timmusk, T. (1998). Neuronal expression of zinc finger transcription factor REST/NRSF/XBR gene, *J. Neurosci.*, 18, 1280-1296.

[86] Park, J. and Gupta, R.S. (2013). Adenosine metabolism, adenosine kinase, and evolution. In Adenosine: a key link between metabolism and central nervous system activity, D. Boison, and M.A. Masino, eds. (New York: Springer), pp. 23-54.

[87] Patterson, P.H. (2009). Immune involvement in schizophrenia and autism: etiology, pathology and animal models, *Behav. Brain Res.*, 204, 313-321.

[88] Peng, J., Omran, A., Ashhab, M.U., Kong, H., Gan, N., He, F., and Yin, F. (2013). Expression patterns of miR-124, miR-134, miR-132, and miR-21 in an immature rat model and children with mesial temporal lobe epilepsy, *J. Mol. Neurosci.*, 50, 291-297.

[89] Pineda, E., Shin, D., You, S.J., Auvin, S., Sankar, R., and Mazarati, A. (2013). Maternal immune activation promotes hippocampal kindling epileptogenesis in mice, *Ann. Neurol.*, 74, 11-19.

[90] Pitkanen, A. and Lukasiuk, K. (2011). Mechanisms of epileptogenesis and potential treatment targets, *Lancet Neurol.*, 10, 173-186.

[91] Porkka-Heiskanen, T. and Kalinchuk, A.V. (2011). Adenosine, energy metabolism and sleep homeostasis, *Sleep Med. Rev.*, 15, 123-135.

[92] Qureshi, I.A., Gokhan, S., and Mehler, M.F. (2010). REST and CoREST are transcriptional and epigenetic regulators of seminal neural fate decisions, *Cell Cycle*, 9, 4477-4486.

[93] Qureshi, I.A. and Mehler, M.F. (2009). Regulation of non–coding RNA networks in the nervous system—what's the REST of the story?, *Neurosci. Lett.*, 466, 73-80.

[94] Qureshi, I.A. and Mehler, M.F. (2010a). Emerging role of epigenetics in stroke: part 1: DNA methylation and chromatin modifications, *Arch. Neurol.*, 67, 1316-1322.

[95] Qureshi, I.A. and Mehler, M.F. (2010b). Epigenetic mechanisms underlying human epileptic disorders and the process of epileptogenesis, *Neurobiol. Dis.*, 39, 53-60.

[96] Qureshi, I.A. and Mehler, M.F. (2014a). Epigenetic mechanisms underlying the pathogenesis of neurogenetic diseases, *Neurotherapeutics*, 11, 708-720.

[97] Qureshi, I.A. and Mehler, M.F. (2014b). Epigenetics of sleep and chronobiology, *Cur. Neurol. Neurosci. Rep.* 14, 432.

[98] Qureshi, I.A. and Mehler, M.F. (2014c). An evolving view of epigenetic complexity in the brain, *Philos. Trans. R. Soc. Lond. B Biol. Sci.*, 369, pii: 20130506, doi: 10. 1098/rstb. 2013. 0506.

[99] Qureshi, I.A. and Mehler, M.F. (2014d). Sex, epilepsy, and epigenetics, *Neurobiol Dis.*, 72 Pt B, 210-216.

[100] Ramgopal, S., Powell, C., Zarowski, M., Alexopoulos, A.V., Kothare, S.V., and Loddenkemper, T. (2014). Predicting diurnal and sleep/wake seizure patterns in paediatric patients of different ages, *Epileptic Disord.*, 16, 56-66.

[101] Ramgopal, S., Vendrame, M., Shah, A., Gregas, M., Zarowski, M., Rotenberg, A., Alexopoulos, A.V., Wyllie, E., Kothare, S.V., and Loddenkemper, T. (2012). Circadian patterns of generalized tonicclonic evolutions in pediatric epilepsy patients, *Seizure*, 21, 535-539.

[102] Rao, M.S., Hattiangady, B., Reddy, D.S., and Shetty, A.K. (2006). Hippocampal neurodegeneration, spontaneous seizures, and mossy fiber sprouting in the F344 rat model of temporal lobe epilepsy, *J. Neurosci.*

Res., 83, 1088-1105.

[103] Ryley Parrish, R., Albertson, A.J., Buckingham, S.C., Hablitz, J.J., Mascia, K.L., Davis Haselden, W., and Lubin, F.D. (2013). Status epilepticus triggers early and late alterations in brain-derived neurotrophic factor and NMDA glutamate receptor Grin2b DNA methylation levels in the hippocampus, *Neuroscience*, 248C, 602-619.

[104] Sano, T., Reynolds, J.P., Jimenez-Mateos, E.M., Matsushima, S., Taki, W., and Henshall, D.C. (2012). MicroRNA-34a upregulation during seizure-induced neuronal death, *Cell Death Dis.*, 3, e287.

[105] Sato, F., Tsuchiya, S., Meltzer, S.J., and Shimizu, K. (2011). MicroRNAs and epigenetics, *FEBS J.*, 278, 1598-1609.

[106] Selvamani, A., Sathyan, P., Miranda, R.C., and Sohrabji, F. (2012). An antagomir to microRNA Let7f promotes neuroprotection in an ischemic stroke model, *PloS One*, 7, e32662.

[107] Shaked, I., Meerson, A., Wolf, Y., Avni, R., Greenberg, D., Gilboa-Geffen, A., and Soreq, H. (2009). MicroRNA-132 potentiates cholinergic antiinflammatory signaling by targeting acetylcholinesterase, *Immunity*, 31, 965-973.

[108] Shein, N.A., Grigoriadis, N., Alexandrovich, A.G., Simeonidou, C., Lourbopoulos, A., Polyzoidou, E., Trembovler, V., Mascagni, P., Dinarello, C.A., and Shohami, E. (2009). Histone deacetylase inhibitor ITF2357 is neuroprotective, improves functional recovery, and induces glial apoptosis following experimental traumatic brain injury, *FASEB J.*, 23, 4266-4275.

[109] Shen, H.Y., van Vliet, E.A., Bright, K.A., Hanthorn, M., Lytle, N.K., Gorter, J., Aronica, E., and Boison, D. (2015). Glycine transporter 1 is a target for the treatment of epilepsy, *Neuropharmacology*, 99, 554-565.

[110] Shimazu, T., Hirschey, M.D., Newman, J., He, W., Shirakawa, K., Le Moan, N., Grueter, C.A., Lim, H., Saunders, L.R., Stevens, R.D., Newgard, C.B., Farese, R.V., Jr., de Cabo, R., Ulrich, S., Akassoglou, K., and Verdin, E. (2013). Suppression of oxidative stress by beta-hydroxybutyrate, an endogenous histone

deacetylase inhibitor, *Science*, 339, 211-214.

[111] Simeone, K.A., Matthews, S.A., Rho, J.M., and Simeone, T.A. (2016). Ketogenic diet treatment increases longevity in Kcna1–null mice, a model of sudden unexpected death in epilepsy, *Epilepsia*, 57, e178-182.

[112] Singh, V., Sharma, P., and Capalash, N. (2013). DNA methyltransferase-1 inhibitors as epigenetic therapy for cancer, *Curr. Cancer Drug Targets*, 13, 379-399.

[113] Sng, J.C., Taniura, H., and Yoneda, Y. (2006). Histone modifications in kainate-induced status epilepticus, *Eur. J. Neurosci.*, 23, 1269-1282.

[114] Song, Y.J., Tian, X.B., Zhang, S., Zhang, Y.X., Li, X., Li, D., Cheng, Y., Zhang, J.N., Kang, C.S., and Zhao, W. (2011). Temporal lobe epilepsy induces differential expression of hippocampal miRNAs including let-7e and miR-23a/b, *Brain Res.*, 1387, 134-140.

[115] Stafstrom, C.E. (2004). Dietary approaches to epilepsy treatment: old and new options on the menu, *Epilepsy Curr.*, 4, 215-222.

[116] Stafstrom, C.E. and Rho, J.M. (2012). The ketogenic diet as a treatment paradigm for diverse neurological disorders, *Front. Pharmacol.*, 3, 59.

[117] Surani, M.A., Hayashi, K., and Hajkova, P. (2007). Genetic and epigenetic regulators of pluripotency, *Cell*, 128, 747-762.

[118] Szybala, C., Pritchard, E.M., Wilz, A., Kaplan, D.L., and Boison, D. (2009). Antiepileptic effects of silk–polymer based adenosine release in kindled rats., *Exp. Neurol.*, 219, 126-135.

[119] Tahiliani, M., Mei, P., Fang, R., Leonor, T., Rutenberg, M., Shimizu, F., Li, J., Rao, A., and Shi, Y. (2007). The histone H3K4 demethylase SMCX links REST target genes to X-linked mental retardation, *Nature*, 447, 601-605.

[120] Tan, C.L., Plotkin, J.L., Veno, M.T., von Schimmelmann, M., Feinberg, P., Mann, S., Handler, A., Kjems, J., Surmeier, D.J., O'Carroll, D., Greengard, P., and Schaefer, A. (2013). MicroRNA-128 governs neuronal excitability and motor behavior in mice, *Science*, 342, 1254-1258.

[121] Tanaka, H., Grooms, S.Y., Bennett, M.V.,

and Zukin, R.S. (2000). The AMPAR subunit GluR2: still front and center-stage, *Brain Res.*, 886, 190-207.

[122] Tsankova, N.M., Kumar, A., and Nestler, E.J. (2004). Histone modifications at gene promoter regions in rat hippocampus after acute and chronic electroconvulsive seizures, *J. Neurosci.*, 24, 5603-5610.

[123] Tuesta, L.M. and Zhang, Y. (2014). Mechanisms of epigenetic memory and addiction, *EMBO J.*, 33, 1091-1103.

[124] Vezzani, A., French, J., Bartfai, T., and Baram, T.Z. (2011). The role of inflammation in epilepsy, *Nat. Rev. Neurol.*, 7, 31-40.

[125] Virani, S., Colacino, J.A., Kim, J.H., and Rozek, L.S. (2012). Cancer epigenetics: a brief review, *ILAR J.*, 53, 359-369.

[126] Vogel Ciernia, A., and LaSalle, J. (2016). The landscape of DNA methylation amid a perfect storm of autism aetiologies, *Nat. Rev. Neurosci.*, 17, 411-423.

[127] Wan, M., Lee, S.S., Zhang, X., Houwink-Manville, I., Song, H.R., Amir, R.E., Budden, S., Naidu, S., Pereira, J.L., Lo, I.F., Zoghbi, H.Y., Schanen, N.C., and Francke, U. (1999). Rett syndrome and beyond: recurrent spontaneous and familial MECP2 mutations at CpG hotspots, *Am. J. Hum.Genet.*, 65, 1520-1529.

[128] Washington, J., 3rd, Kumar, U., Medel-Matus, J.S., Shin, D., Sankar, R., and Mazarati, A. (2015). Cytokine-dependent bidirectional connection between impaired social behavior and susceptibility to seizures associated with maternal immune activation in mice, *Epilepsy Behav.*, 50, 40-45.

[129] Weaver, I.C., Diorio, J., Seckl, J.R., Szyf, M., and Meaney, M.J. (2004). Early environmental regulation of hippocampal glucocorticoid receptor gene expression: characterization of intracellular mediators and potential genomic target sites, *Ann. N Y Acad. Sci.*, 1024, 182-212.

[130] Weaver, I.C., Meaney, M.J., and Szyf, M. (2006). Maternal care effects on the hippocampal transcriptome and anxiety-mediated behaviors in the offspring that are reversible in adulthood, *Proc. Nat. Acad. Sci. U S A*, 103, 3480-3485.

[131] Williams-Karnesky, R.L., Sandau, U.S., Lusardi, T.A., Lytle, N.K., Farrell, J.M., Pritchard, E.M., Kaplan, D.L., and Boison, D. (2013). Epigenetic changes induced by adenosine augmentation therapy prevent epileptogenesis, *J. Clin. Inv.*, 123, 3552-3563.

[132] Yin, K.J., Hamblin, M., and Chen, Y.E. (2014). Non-coding RNAs in cerebral endothelial pathophysiology: emerging roles in stroke, *Neurochem. Int.*, 77, 9-16.

[133] Younus, I. and Reddy, D.S. (2017). Epigenetic interventions for epileptogenesis: A new frontier for curing epilepsy, *Pharmacol. Ther.*, 177, 108-122.

[134] Zhang, B., West, E.J., Van, K.C., Gurkoff, G.G., Zhou, J., Zhang, X.M., Kozikowski, A.P., and Lyeth, B.G. (2008). HDAC inhibitor increases histone H3 acetylation and reduces microglia inflammatory response following traumatic brain injury in rats, *Brain Res.*, 1226, 181-191.

[135] Zhang, Y., Kim, J., Mueller, A.C., Dey, B., Yang, Y., Lee, D.H., Hachmann, J., Finderle, S., Park, D.M., Christensen, J., Schiff, D., Purow, B., Dutta, A., and Abounader, R. (2014). Multiple receptor tyrosine kinases converge on microRNA-134 to control KRAS, STAT5B, and glioblastoma, *Cell Death Differ.*, 21, 720-734.

[136] Zhu, Q., Wang, L., Zhang, Y., Zhao, F.H., Luo, J., Xiao, Z., Chen, G.J., and Wang, X.F. (2012). Increased expression of DNA methyltransferase 1 and 3a in human temporal lobe epilepsy, *J. Mol. Neurosci.*, 46, 420-426.

第 8 章　癫痫性脑病的模型和机制

Models and Mechanisms of Epileptic Encephalopathies

Aristea S. Galanopoulou　著

一、概述

癫痫性脑病（epileptic encephalopathy，EE）是一种人们认为频繁癫痫活动对脑功能产生不利影响的程度远超其潜在病因或病理学预期影响的疾病状态（Scheffer 等，2017）。癫痫性脑病通常与认知、行为或精神异常有关。基于上述定义，通过治疗潜在的癫痫活动理应能改善认知和行为表现。癫痫性脑病在人类生命的早期（包括新生儿、婴儿和儿童期）更为常见，它们通常与耐药性的癫痫相关。病因可能是多种多样的，包括越来越多的遗传变异（有关这些遗传变异在以下众多综述中进行了回顾总结：Epi4K Consortium 等，2013；Epilepsy Phenome / Genome 等，2017；Epilepsy Phenome / Genome Project Epi，2015；Galanopoulou 和 Moshe，2015），大脑发育畸形、结构或代谢异常、感染性或炎症性或自身免疫性过程。这些可能各自独立地影响大脑发育。

但是，在某些情况下，很难区别病因和（或）潜在病理学与持续癫痫活动的后果，因此引发了关于是否应将具有特定遗传病因的癫痫而非由遗传缺陷的发展和功能性后果驱动的脑病视为癫痫性脑病的讨论和辩论。在因结构或代谢病因导致的各种类型的癫痫性脑病中有类似的问题。随着对基因型—表型（及更广泛的病因 / 表型）关联多样性的了解不断增加，证明了遗传或其他结构或代谢缺陷可能与年龄、性别、部位 / 细胞类型和环境因素发生各种复杂的相互作用，以及癫痫和并发症可能决定结局的证据，使这些定义和术语更加复杂。

因此，可能有多种因素导致在癫痫性脑病中观察到的认知／行为下降，而持续的癫痫活动则起主要作用，或至少起重要作用。

然而，在临床实践中，使用"癫痫性脑病"这一术语有一个突出优点，因为它有助于使医生的精力优先集中于对癫痫病情进行治疗以期改善治疗效果，尤其是在针对每种病因的特定治疗办法稀少或缺乏的特殊时期。在这篇综述中，我将讨论最近的文献，这些文献在很大程度上取决于新动物模型对这种疾病的机制和治疗方法的见解。我主要介绍一些在生命早期（新生儿、婴儿期）发生的癫痫性脑病，这些癫痫性脑病较常见且通常难以治疗。

二、新生儿／婴儿期癫痫性脑病

（一）West 综合征或婴儿痉挛（infantile spasm，IS）

West 综合征（Pellock 等，2010；West，1841）是一种婴儿期癫痫性脑病，它至少包含以下 3 个特征中的 2 个。

① 婴儿痉挛（infantile spasms，IS），是特征性的肢体屈曲或伸展或混合屈 - 伸强直性痉挛伴随特征性放电模式——电减量反应（electrodecremental response，EDR）。

② 高度失律，一种混乱，高幅度，杂乱无章的多灶性癫痫性发作间期脑电图模式，提示双侧、多灶性功能障碍和癫痫发生。

③ 智力缺陷，大多数（约 90%）发病婴儿都受累。West 综合征的特征性诊断性发作类型是出生后前 2 年内出现的年龄特异性的婴儿性痉挛。有时会观察到迟发性癫痫性痉挛。也可以看到其他类型的惊厥，这些发作可能在婴儿痉挛发作之前或之后，并经常演变成持续存在的耐药性癫痫。一定比例的婴儿痉挛婴儿会演变为 Lennox–Gastaut 综合征（LGS）。婴儿痉挛的病因包括结构性／代谢性（约 60%）或遗传因素（Epi4K Consortium 等，2013；Galanopoulou 和 Moshe，2015）。然而，有大量患者，目前的诊断方法还无法确定病因。大多数婴儿痉挛患者在发生高度失律，但某些患者的脑电图可以被称为痫性异常，

而不是必须要归类为高度失律，如结节性硬化症（tuberous sclerosis complex，TSC）相关婴儿痉挛患者中所报道（Dulac 等，2010）。婴儿痉挛的治疗包括促肾上腺皮质激素（ACTH）或糖皮质激素等激素治疗、氨己烯酸（一种 GABA 氨基转移酶抑制药）和生酮饮食，在药物无反应或还有其他类型惊厥的患者中，其他抗癫痫发作药也具有二线治疗作用。

试图解释婴儿痉挛发病机制的早期理论提出了皮质或皮质下结构在婴儿痉挛发生中的关键作用，新近还提出了在皮质 - 皮质下结构相互作用水平上存在的网络功能障碍的观点（Lado 等，2000）。在美国国家神经疾病与中风研究所 / 美国国立卫生研究院（NINDS / NIH）资助的小儿癫痫模型研讨会（Bethesda MD，2004 年 5 月）概述了婴儿痉挛模型的必要性和标准（Stafstrom 等，2006）之后，发表了表现这种症状特征的动物模型。

现有的婴儿痉挛动物模型包括①在给予选择性化学惊厥药后数小时内表现出癫痫性痉挛的急性模型，和②在数天至数周内表现出痉挛但可能还表现出该综合征慢性病程中的其他特征的慢性模型，如其他类型的癫痫发作或认知 / 行为缺陷（Galanopoulou 和 Moshe，2015；Galanopoulou 和 Moshé，2017）。急性模型可以深入了解涉及原发性发作的机制，而慢性模型可能有助于阐明对于癫痫的慢性表型和相关并发症很重要的病理过程。以下对其中一些进行了综述，重点介绍了它们在涉及婴儿痉挛和 West 综合征病理发生的分子机制方面的贡献。

1. 婴儿痉挛的急性模型和导致发作的途径

谷氨酸能药物 N- 甲基 -D- 天冬氨酸（NMDA）可能会在出生后第 7～18 天的幼鼠身上引发痉挛（"前弓反张"）（Mares 和 Velisek，1992）。尽管由于对 $ACTH_{1-24}$ 或鼠源性 $ACTH_{1-39}$ 缺乏反应，最初将此 NMDA 模型描述为 Sprague–Dawley 大鼠的 ACTH 抵抗性痉挛模型（Velisek 等，2007），但独立研究表明 NMDA 在 Wistar 大鼠或 C57 小鼠引起的痉挛对猪源性 $ACTH_{1-39}$ 有效（Shi 等，2015；Wang 等，2012b）。虽然癫痫并未被发现，但在 PN12～20 早期暴露于 NMDA 引起的癫痫持续状态（SE）已证实导致成年期空间记忆障碍，并增加了对戊四氮（PTZ）引起的癫痫发作的敏感性（Stafstrom 和 Sasaki-

Adams，2003）。因此，该模型支持 NMDA 受体途径在产生婴儿痉挛样强直性惊厥中的年龄特异性作用，然而，该模型缺乏慢性癫痫状态因而不能用于研究慢性癫痫和癫痫性脑病。

已经使用了多种方法来研究先导条件如何改变 PN12～15 大鼠出生后 NMDA 痉挛的表型。其中包括：在妊娠第 15d 给予产前倍他米松（Velisek 等，2007）、在 G15d 给予产前束缚应激（Yum 等，2012）、在 PN10 进行产后肾上腺切除术（Wang 等，2012b）及 G15 给予产前乙酸甲基乙氧基甲醇甲酯（MAM）（Kim 等，2017）。这些先导条件模拟了产前应激或围产期下丘脑—垂体—肾上腺轴（HPA）的破坏，或诱发例如发育异常的病理，表现出加剧 NMDA 诱发的痉挛频率。令人关注的是，产前暴露于倍他米松使痉挛对出生后的 ACTH 治疗更敏感（Velisek 等，2007），而在生后进行肾上腺切除后的大鼠中，NMDA 引起的痉挛仍对 ACTH 敏感（Wang 等，2012b）。尽管产前 MAM/ 产后 NMDA 模型已被描述为对 ACTH 具有药物抵抗，但也有必要测试先前报道的其他试验中可减少 NMDA 相关痉挛的 ACTH 治疗方案（Shi 等，2015；Wang 等，2012b）。关于长期结局，这些模型中没有关于癫痫的报道，表明需要更多的元素来产生慢性癫痫表型和 West 综合征相关的癫痫脑病。关于 NMDA 模型的临床相关性，值得一提的是，遗传相关数据中，某些使用 NMDA 受体拮抗药美金刚可获得部分改善的患者中，发现婴儿痉挛与 NMDA 受体 2D（NR2D）基因突变相关（Li 等，2016）。此外，NR2B（*GRIN2B*）或 NR1（*GRIN1*）基因缺陷也被报道与婴儿痉挛相关（Epi4K Consortium 等，2013；Lemke 等，2014）。

唐氏综合征中婴儿痉挛发病率相对较高（0.6%～13%），表明该两种情况下存在一些共同的促发因素。Cortez 等使用唐氏综合征的 Ts（17^{16}）65Dn（Ts65Dn）小鼠模型，显示注射 γ- 丁内酯（GBL，γ- 羟基丁酸酯的前体，弱的 $GABA_B$ 受体激动药）会触发急性伸展性癫痫性痉挛（acute extensor epileptic spasms，AEES），伴有面部肌阵挛和脑电图上的电增量反应爆发（Cortez 等，2009）。$ACTH_{1-24}$ 可降低此类急性伸展性痉挛，但 $ACTH_{1-39}$ 不能，而且出乎意料的是，该类急性伸展性痉挛对用于治疗失神发作的药物乙琥胺敏感。该模型缺乏婴儿痉挛的年龄特异性，并且没有慢性癫痫表型的关联。这提示在唐氏综合征的背景下，$GABA_B$ 受体过度激活在痉挛中的作用。已经报道一个婴儿痉挛患者与 $GABA_B$ 受体基因缺陷的关联（Euro Epinomics–RES Consortium 等，2014）。

2. 痉挛发作的慢性模型和癫痫发生途径

已提出的婴儿痉挛或癫痫性痉挛的几种慢性模型，包括针对结构、遗传或其他先前存在的病因例如早期慢性应激的痉挛进行建模。

婴儿痉挛的多重打击大鼠模型旨在模拟婴儿痉挛的结构性病因（Scantlebury 等，2010）。诱导包括对 PN3 的大鼠右侧脑室（intracerebroventricular，icv）注射阿霉素和在右顶区内注射脂多糖，然后在 PN5 时给予全身性 p- 氯苯丙氨酸（PCPA）。阿霉素和脂多糖的结合足以因细胞毒性和炎性触发而产生以右半球为主的结构性病变，包括皮质、皮质下区域和白质连接（Briggs 等，2014；Jequier Gygax 等，2014；Scantlebury 等，2010）。该模型表现出一段时间的丛集性痉挛发作（PN4～13），PN9 后（包括成年期）出现其他惊厥类型以及视觉空间学习、记忆和社交能力的缺陷（Briggs 等，2014；Raffo 等，2011；Scantlebury 等，2010）。尽管潜在的结构性病变是造成这些缺陷的原因，但是在痉挛发作后，PN4～6 之间给予 mTOR 抑制药雷帕霉素连续 3 天大剂量冲击治疗，可以部分改善视觉空间学习缺陷（Raffo 等，2011）。同样的治疗也可以使痉挛比预期更早地停止痉挛发作。这些发现表明，这些认知缺陷部分归因于潜在的癫痫发生病理机制，包括 mTOR 通路的失调和过度激活。婴儿痉挛的多重打击模型中的痉挛发作对半数致死剂量的合成的 $ACTH_{1-24}$ 无效，但对氨己烯酸部分敏感。因此，它已被用作难治性痉挛鉴定新疗法的模型。该模型揭示了 mTOR 通路失调在婴儿痉挛和相关的认知缺陷中的作用，该模型不是由于 mTOR 通路的组成成分遗传缺陷所致，为神经元间皮质缺损（获得性中间神经元病变）提供了证据（Katsarou 等，2017），也为炎症途径激活的作用提供了证据。数种药物被作为婴儿痉挛的潜在新候选疗法而进行了研究。CPP115 是一种新型的高亲和氨己烯酸类似物，与氨己烯酸相比，视网膜毒性风险更低，在该模型中显示出了更好的疗效和耐受性（Briggs 等，2014），最近的一项病例报告在一个患婴儿痉挛的人类婴儿上验证了其有效性（Doumlele 等，2016）。此外，已经在该模型中对可以较早地终止痉挛发作而具备优势的候选治疗方法进行了研究，例如，氨基甲酸乙酯（目前被指定为婴儿痉挛的孤儿药），该药物可在给药后的头几个小时内抑制痉挛。

具有结构性病因的癫痫性痉挛的另一种模型是河豚毒素（tetrodotoxin，TTX）模型（Lee 等，2008），其在 PN10～40 之间向脑内右皮质和（或）海马体长期注入 TTX 导致痉挛发作，痉挛发作最早于 PN16～20 出现并持续到成年。尽管 TTX 模型中的痉挛发作缺乏婴儿痉挛的年龄特异性，但在大龄大鼠中观察到痉挛发作使灵活使用多电极记录脑电图成为可能，为高度失律模式的脑电图改变提供了证据。值得注意的是，由于年幼的啮齿动物（生后前两周）颅骨小而脆弱，限制了可以放置的电极数量，无法记录到高度失律。对于这种 TTX 模型中的痉挛发作，氨己烯酸治疗有效（Frost 等，2015）。

婴儿痉挛病理机制的一个较古老的理论提出，异常和放大的应激反应可能会使未成熟的动物遭受如促肾上腺皮质激素释放激素（corticotropin releasing hormone，CRH）等激素的促惊厥作用（Baram，1993；Baram 和 Schultz，1991）。尽管早期研究中 CRH 诱发的癫痫发作不具有婴儿痉挛的特征，但随后的研究仍调查了慢性早期应激的作用（Dube 等，2015）。筑窝和铺褥的限制以及网状地板的变化和升高导致低频行为，该行为被描述为与棘波相关、随后出现类似于电增量反应的低电压背景的痉挛发作。在 PN45 早期应激大鼠的杏仁核中发现 CRH 表达增加。痉挛发作的应激大鼠的药敏性和行为表型尚不清楚。

婴儿痉挛的遗传学模型包括 2 种 *Arx*（aristaless X 染色体连锁同源框基因）模型（Marsh 等，2009；Price 等，2009）。*Arx* 是一个与各种早发性癫痫相关的基因，包括引起婴儿痉挛或大田原综合征，表现为中间神经元病，即中间神经元祖细胞迁移不良。目前已有多种 *Arx* 遗传学小鼠模型并有综述对这些 *Arx* 模型进行总结（Katsarou 等，2017）。在这些 *Arx* 模型中，痉挛仅在 *Arx*$^{(GCG)10+7}$（*Arx*+7）敲入（knockin，KI）小鼠模型（Price 等，2009）和一种 *Arx* 基因条件敲除小鼠（conditional knockout，cKO）模型（Marsh 等，2009）中出现。*Arx*+7 基因敲入小鼠在 PN7～11 表现出痉挛发作。脑电图在 PN16～20 记录到了类似于电增量反应的事件，而行为学测验显示，在社交支配测验中焦虑程度降低、退缩回避行为增多，这被解读为孤独样行为。新生儿期在 PN3～10（而非更晚）给予雌二醇，可恢复该模型中报道的中间神经元病变并预防癫痫（Olivetti 等，2014）。因为这些患者可以通过适当的基因检测及早被发现，这种新生儿期给予雌二醇的治疗有望作为 *Arx* 基因缺陷导致的癫痫和中间神经元病的候选治疗方法进行进一步研究。然而，不同病因的其他痉挛模型并未在非 *Arx* 模型中对这些观察进行扩展验证（Chachua 等，2016；Galanopoulou 等，2017）。

Arx 条件敲除模型表现出癫痫性痉挛，但在成年期出现，而边缘性癫痫发作则发生在生后第 2 周。尽管在观察到的中间神经元缺陷类型中存在一些差异，两种 *Arx* 模型都是在遗传性病因的婴儿痉挛病理发生中提倡中间神经元病概念的有用工具（Katsarou 等，2017；Marsh 等，2009，2016；Price 等，2009）。中间神经元病的概念最早由 Kato 等提出（Kato 和 Dobyns，2005）并在遗传性（Marsh 等，2016；Price 等，2009）和获得性（Katsarou 等，2017）婴儿痉挛模型中均得到了支持，与氨己烯酸在治疗婴儿痉挛时的有益作用相吻合。但是，正如 Katsarou 及其同事（Katsarou 等，2017）所讨论的，由于在癫痫或行为 / 认知能区，可能发生更广泛的功能障碍，且癫痫与行为 / 认知能区可能相互作用并难以分离，因此无法建立中间神经元病（或其中的某些类型的病变）与婴儿痉挛之间的严格而特异的病理—表型关联。它们确实提供了一种有趣的机制来探索和确定是否可以在特定患者群体中实施特定治疗。

与 *Arx* 在人类癫痫性脑病患者中的广为人知不同，最近在一种新的小鼠模型中发现与婴儿痉挛存在关联的结肠腺瘤性息肉病基因（adenomatous polyposis colon，*Apc*），是一种相对不被认识的基因；该模型是在兴奋性前脑神经元中进行 *Apc* 基因敲除而制成的 *Apc* 条件性敲除模型（Pirone 等，2017）。*Apc* 是一种已知的抑癌基因，它会干扰某些蛋白的泛素化，包括 β- 连环素和其他癫痫相关蛋白。PN9 的 *Apc* 条件敲除小鼠发现有痉挛发作，成年小鼠表现为自发性惊厥。目前尚无关于并发症或治疗反应的数据报道。该模型提出 β- 连环素积累可能在婴儿痉挛病理机制中具有一定作用。

尽管结节性硬化症是婴儿痉挛的主要遗传性病因之一，但现有的结节性硬化模型尚未发现与婴儿痉挛存在关联。最近，来自 $Tsc1+/-$ 小鼠模型的急性记录发现类似于 PN12～16 小鼠痉挛中所见的脑电图改变模式，被描述为高幅棘波继而快速放电（Gataullina 等，2016）。利用在体 vEEG 研究对模型进行进一步的电临床表征描述将有助于更准确地描述表型。

（二）Dravet 综合征或严重婴儿期肌阵挛癫痫（SMEI）和遗传性癫痫伴热性惊厥附加症（GEFS+）

Dravet 综合征是一种婴儿期起病的癫痫综合征，伴有典型表现为药物难治性癫痫发作、认知缺陷和猝死发生率高的癫痫综合征（Dravet 和 Oguni，2013）。惊厥可能以长时间的热性惊厥为首发表现，病程中可演变为可能包括局灶性或全身性阵挛、强直 – 阵挛或不典型失神等无热惊厥。Dravet 综合征与钠通道中某些遗传缺陷或较少见的 $GABA_A$ 受体的联系（相关综述见于：Galanopoulou 和 Moshe，2015；Katsarou 等，2017）导致了几种动物模型的出现，这些模型为理解基因型 – 表型的关联以及它们背后的分子机制的各个方面提供了可能。由于观察到相似的基因（尽管有不同的突变）均与遗传性热性惊厥附加症（GEFS+）有关，因此以下把这些综合征被放在一并讨论（Galanopoulou 和 Moshe，2015；Katsarou 等，2017）。

Dravet 综合征有多种模型，包括前脑 GABA 能神经元中 $Scn1a$ 基因 25 号外显子的条件性敲除性模型（Cheah 等，2012），全抑制性神经元、前脑兴奋性神经元或小白蛋白 parvalbumin 阳性 GABA 能中间神经元 $Scn1a$ 基因 7 号外显子条件性敲除模型（Ogiwara 等，2007），及 $Scn1a$ 基因的 R1407X 突变模型（Ito 等，2013；Ogiwara 等，2013）。这些模型中的大多数已在高温环境和自发性惊厥方面进行了测试。在携带 $Scn1a$ 缺失的 GABA 能中间神经元（如 parvalbumin 阳性中间神经元）的模型中观察到癫痫和猝死的发生。有趣的是，选择性敲除兴奋性神经元中的 $Scn1a$ 基因改善了癫痫表型，突出了中间神经元功能障碍在这种癫痫表型中的重要贡献（Cheah 等，2012）。

遗传性癫痫伴热性惊厥附加症 GEFS+ 的一种遗传学模型（$GABA_A$ 受体

γ2 亚基的 R43Q 突变敲入小鼠模型）引出以下重要思考。突变被表达的发育时间窗可能会影响结果，突变的早期发育性表达可能会产生持久影响（Chiu 等，2008）。此外，遗传背景对于最终的基因型 – 表型相关性至关重要，正如最近 Reid 及其同事所展示的相同基因不同的突变表型不同一样（Reid 等，2013）。

（三）*KCNQ2* 和 *KCNQ3* 相关早发性癫痫

尽管也可见更严重的脑病表现，*KCNQ2* 或 *KCNQ3* 钾通道基因的突变多与自限性新生儿惊厥相关联（Serino 等，2013）。*Kcnq2*$^{A306T/+}$ 或 *Kcnq3*$^{G311V/+}$ 突变的小鼠模型已被研发，这些模型表现出癫痫和早期死亡风险增加（通常与全面性惊厥有关）（Singh 等，2008）。尽管在这些小鼠的病理研究中未发现海马硬化的经典海马病理改变，但全面性强直阵挛性发作始于生命的早期，并一直持续到成年期，它们被归类为人类情况中相对良性的代表。然而，有趣的是，所用小鼠品系的遗传背景也是决定癫痫严重程度的关键因素（Singh 等，2008），这也可能反映出人类基因型—表型关联的可变性。在具有 *Kcnq2*^{Y284C} 突变的另一种小鼠模型中，使用荷包牡丹碱阻滞 GABA$_A$ 受体降低了新生鼠海马 CA1 神经元的由于过量的 GABA 释放导致的异常爆发放电，这种 GABA 过量释放介导了对 CA1 神经元的兴奋作用（Uchida 等，2017）。这项研究将这些自限性癫痫发作的年龄特异性表达归因于新生儿神经元中存在去极化 GABA$_A$ 受体信号传导（Galanopoulou，2008）。然而，在人的晚期胎儿期和婴儿期增加的年龄特异性 *KCNQ2* 和 *KCNQ3* 的表达也有作用（Kanaumi 等，2008）。

（四）其他早发性婴儿癫痫性脑病

已发现越来越多的早发性婴儿癫痫性脑病基因被发现，其中一些已在小鼠模型中进行了研究（Galanopoulou 和 Moshe，2015）。这些基因缺陷中的部分已证实可导致认知或发育缺陷，但尚无明确的癫痫证据。例如，*Cdkl5* 基因敲除小鼠（Amendola 等，2014；Wang 等，2012a）具有孤独症表现和运动功能障碍而无惊厥发作，这与对兴奋性与抑制性神经元进行 *Cdkl5* 条件性敲除的小鼠的表现也不同。同样，在小鼠体内 *Stxbp1*（突触蛋白结合蛋白 1 或

Munc18-1）单倍剂量不足会产生焦虑行为，但不会引起惊厥发作（Hager 等，2014），这与在人类中产生包括婴儿痉挛在内的早发性婴儿癫痫性脑病也不同（Epi4K Consortium 等，2013）。其他早发性婴儿癫痫性脑病中见到的基因变异小鼠模型的确表现出惊厥。例如，如 $Scn8A^{N1768D}$ 小鼠中的钠通道 $Scn8A$ 基因突变会导致共济失调、全面强直阵挛发作甚至死亡（Wagnon 等，2015）。这种小鼠的年龄特异性症状部分归因于与 $Scn8a$ 缺陷引发的功能缺陷互补的基因（即 $Scn2a$）的代偿性表达。总体而言，为帮助理解与早发性婴儿癫痫性脑病相关的遗传缺陷的病理机制而开发的动物模型数量不断增加，最终将使人们对癫痫病理发生与神经发育缺陷的年龄特异性机制、代偿和调节因子、综合征特异性治疗的开发等均有所了解。

三、其他癫痫性脑病

我们还需要为儿科年龄范围的其他癫痫性脑病开发动物模型。目前尚无清晰描述的 Lennox–Gastaut 综合征、Landau–Kleffner 综合征或慢波睡眠期持续棘慢波（continuous spike waves of slow wave sleep，CSWS）的模型。最近，有人提出一个关于皮质发育不良的新生鼠皮质冷冻小鼠模型可作为慢波睡眠期持续棘慢波 CSWS 模型的报道，其中乙琥胺改善了 EEG 的异常（Sun 等，2016）。然而，仍需要对这些发现进行进一步的验证和复制，并更好地鉴定药物敏感性分布和行为表型。

四、总结

在开发具有可复制人类癫痫性脑病的病因、表型和治疗特征的动物模型方面，我们已经取得了重大进步。此类模型为某些生命早期损伤和基因的可能病因致病作用、修饰因子或补偿因子以及塑造表型的特定年龄特征提供了证据。在动物模型上完全复制人类表型是不可能的，因此理清每种模型的局限性和可以提供什么机会非常重要，有利于最佳化利用和整合从此类研究中获得的知识。为了更好地鉴定早发性癫痫的起病和表型，特别是对于非常年幼的小鼠，我们对 vEEG 监测这些幼年动物的能力的技术改进至关重要。近来在理解机制、鉴定可能的新疗法靶标和开发新的候选疗法方面取得的进展为未来提供了希望，将来有望可以为患有这些毁灭性综合征和疾病的儿童提供更多的帮助。

致谢

ASG 得到了 NINDS-NS91170，NINDS1U54NS100064，国防部（W81XWH-13-1-0180）以及 CURE（癫痫研究联合会）的"婴儿痉挛计划"的研究资助，并感谢来自 Heffer 家族和 Segal 家族基金会以及 Abbe Goldstein/Joshua Lurie 和 Laurie Marsh/Dan Levitz 家庭的研究资助。

参 考 文 献

[1] Amendola, E., Zhan, Y., Mattucci, C., Castroflorio, E., Calcagno, E., Fuchs, C., Lonetti, G., Silingardi, D., Vyssotski, A.L., Farley, D., Ciani, E., Pizzorusso, T., Giustetto, M., and Gross, C.T. (2014). Mapping pathological phenotypes in a mouse model of CDKL5 disorder, *PLoS One*, 9, e91613.

[2] Baram, T.Z. (1993). Pathophysiology of massive infantile spasms: perspective on the putative role of the brain adrenal axis, *Ann. Neurol.*, 33, 231-236.

[3] Baram, T.Z. and Schultz, L. (1991). Corticotropin-releasing hormone is a rapid and potent convulsant in the infant rat, *Brain Res. Dev. Brain Res.*, 61, 97-101.

[4] Briggs, S.W., Mowrey, W., Hall, C.B., and Galanopoulou, A.S. (2014). CPP- 115, a vigabatrin analogue, decreases spasms in the multiple-hit rat model of infantile spasms, *Epilepsia*, 55, 94-102.

[5] Chachua, T., Di Grazia, P., Chern, C.R., Johnkutty, M., Hellman, B., Lau, H.A., Shakil, F., Daniel, M., Goletiani, C., Veliskova, J., and Velisek, L. (2016). Estradiol does not affect spasms in the betamethasone-NMDA rat model of infantile spasms, *Epilepsia*, 57, 1326-1336.

[6] Cheah, C.S., Yu, F.H., Westenbroek, R.E., Kalume, F.K., Oakley, J.C., Potter, G.B., Rubenstein, J.L., and Catterall, W.A. (2012). Specific deletion of NaV1. 1 sodium channels in inhibitory interneurons causes seizures and premature death in a mouse model of Dravet syndrome, *Proc. Natl. Acad. Sci. U.S.A.*, 109, 14646-14651.

[7] Chiu, C., Reid, C.A., Tan, H.O., Davies, P.J., Single, F.N., Koukoulas, I., Berkovic, S.F., Tan, S.S., Sprengel, R., Jones, M.V., and Petrou, S. (2008). Developmental impact of a familial GABAA receptor epilepsy mutation, *Ann. Neurol.*, 64, 284-293.

[8] Cortez, M.A., Shen, L., Wu, Y., Aleem, I.S., Trepanier, C.H., Sadeghnia, H.R., Ashraf, A., Kanawaty, A., Liu, C.C., Stewart, L., and Snead, O.C., 3rd (2009). Infantile spasms and Down syndrome: a new animal model, *Pediatr. Res.*, 65, 499-503.

[9] Doumlele, K., Conway, E., Hedlund, J., Tolete, P., and Devinsky, O. (2016). A case report on

the efficacy of vigabatrin analogue (1S, 3S)-3-amino-4- difluoromethylenyl-1-cyclopentanoic acid (CPP-115) in a patient with infantile spasms, *Epilepsy Behav. Case Rep.*, 6, 67-69.

[10] Dravet, C. and Oguni, H. (2013). Dravet syndrome (severe myoclonic epilepsy in infancy), *Handb. Clin. Neurol.*, 111, 627-633.

[11] Dube, C.M., Molet, J., Singh-Taylor, A., Ivy, A., Maras, P.M., and Baram, T.Z. (2015). Hyper-excitability and epilepsy generated by chronic early-life stress, *Neurobiol. Stress*, 2, 10-19.

[12] Dulac, O., Bast, T., Dalla Bernardina, B., Gaily, E., and Neville, B. (2010). Infantile spasms: towards a selective diagnostic and therapeutic approach., *Epilepsia*, 51, 2218-2219.

[13] Epi4K Consortium, Epilepsy Phenome/Genome, P., Allen, A.S., Berkovic, S.F., Cossette, P., Delanty, N., Dlugos, D., Eichler, E.E., Epstein, M.P., Glauser, T., Goldstein, D.B., Han, Y., Heinzen, E.L., Hitomi, Y., Howell, K.B., Johnson, M.R., Kuzniecky, R., Lowenstein, D.H., Lu, Y.F., Madou, M.R., Marson, A.G., Mefford, H.C., Esmaeeli Nieh, S., O'Brien, T.J., Ottman, R., Petrovski, S., Poduri, A., Ruzzo, E.K., Scheffer, I.E., Sherr, E.H., Yuskaitis, C.J., Abou–Khalil, B., Alldredge, B.K., Bautista, J.F., Berkovic, S.F., Boro, A., Cascino, G.D., Consalvo, D., Crumrine, P., Devinsky, O., Dlugos, D., Epstein, M.P., Fiol, M., Fountain, N.B., French, J., Friedman, D., Geller, E.B., Glauser, T., Glynn, S., Haut, S.R., Hayward, J., Helmers, S.L., Joshi, S., Kanner, A., Kirsch, H.E., Knowlton, R.C., Kossoff, E.H., Kuperman, R., Kuzniecky, R., Lowenstein, D.H., McGuire, S.M., Motika, P.V., Novotny, E.J., Ottman, R., Paolicchi, J.M., Parent, J.M., Park, K., Poduri, A., Scheffer, I.E., Shellhaas, R.A., Sherr, E.H., Shih, J.J., Singh, R., Sirven, J., Smith, M.C., Sullivan, J., Lin Thio, L., Venkat, A., Vining, E.P., Von Allmen, G.K., Weisenberg, J.L., Widdess- Walsh, P., and Winawer, M.R. (2013). De novo mutations in epileptic encephalopathies, *Nature*, 501, 217-221.

[14] Epilepsy Phenome/Genome, P., Epi, K.C., and Euro, E.-R.E.S.C. (2017). De novo mutations in synaptic transmission genes including DNM1 cause epileptic encephalopathies, *Am. J. Hum. Genet.*, 100, 179.

[15] Epilepsy Phenome/Genome Project Epi, K.C. (2015). Copy number variant analysis from exome data in 349 patients with epileptic encephalopathy, *Ann. Neurol.*, 78, 323-328.

[16] Euro Epinomics-RES Consortium, Epilepsy Phenome/Genome Project, and Epi4K Consortium (2014). De novo mutations in synaptic transmission genes including DNM1 cause epileptic encephalopathies, *Am. J. Hum. Genet.*, 95, 360-370.

[17] Frost, J.D., Jr., Le, J.T., Lee, C.L., Ballester-Rosado, C., Hrachovy, R.A., and Swann, J.W. (2015). Vigabatrin therapy implicates neocortical high frequency oscillations in an animal model of infantile spasms, *Neurobiol. Dis.*, 82, 1-11.

[18] Galanopoulou, A.S. (2008). GABA(A) receptors in normal development and seizures: friends or foes?, *Curr. Neuropharmacol.*, 6, 1-20.

[19] Galanopoulou, A.S., and Moshe, S.L. (2015). Pathogenesis and new candidate treatments for infantile spasms and early life epileptic encephalopathies: A view from preclinical studies, *Neurobiol. Dis.*, 79, 135-149.

[20] Galanopoulou, A.S., and Moshé, S.L. (2017). Infantile spasms. In Models of seizures and epilepsy, A. Pitkanen, P. Buckmaster, A.S. Galanopoulou, and S.L. Moshe, eds. (London, U.K.: Elsevier, Inc.), pp. 977-993.

[21] Galanopoulou, A.S., Mowrey, W.B., Liu, W., Li, Q., Shandra, O., and Moshe, S.L. (2017). Preclinical screening for treatments for infantile spasms in the multiple hit rat model of infantile spasms: An update, *Neurochem. Res.*, 42, 1949-1961.

[22] Gataullina, S., Lemaire, E., Wendling, F., Kaminska, A., Watrin, F., Riquet, A., Ville, D., Moutard, M.L., de Saint Martin, A., Napuri, S., Pedespan, J.M., Eisermann, M., Bahi–Buisson, N., Nabbout, R., Chiron, C., Dulac, O., and Huberfeld, G. (2016). Epilepsy in young Tsc1(+/−) mice exhibits age-dependent expression that mimics that of human tuberous sclerosis complex, *Epilepsia*, 57, 648-659.

[23] Hager, T., Maroteaux, G., Pont, P., Julsing, J.,

van Vliet, R., and Stiedl, O. (2014). Munc18-1 haploinsufficiency results in enhanced anxiety-like behavior as determined by heart rate responses in mice, *Behav. Brain Res.*, 260, 44-52.

[24] Ito, S., Ogiwara, I., Yamada, K., Miyamoto, H., Hensch, T.K., Osawa, M., and Yamakawa, K. (2013). Mouse with Nav1.1 haploinsufficiency, a model for Dravet syndrome, exhibits lowered sociability and learning impairment, *Neurobiol. Dis.*, 49, 29-40.

[25] Jequier Gygax, M., Klein, B.D., White, H.S., Kim, M., and Galanopoulou, A.S. (2014). Efficacy and tolerability of the galanin analog NAX 5055 in the multiple-hit rat model of symptomatic infantile spasms, *Epilepsy Res.*, 108, 98-108.

[26] Kanaumi, T., Takashima, S., Iwasaki, H., Itoh, M., Mitsudome, A., and Hirose, S. (2008). Developmental changes in KCNQ2 and KCNQ3 expression in human brain: possible contribution to the age-dependent etiology of benign familial neonatal convulsions, *Brain Dev.*, 30, 362-369.

[27] Kato, M., and Dobyns, W.B. (2005). X-linked lissencephaly with abnormal genitalia as a tangential migration disorder causing intractable epilepsy: proposal for a new term, "interneuronopathy", *J. Child Neurol.*, 20, 392-397.

[28] Katsarou, A.-M., Moshé, S.L., and Galanopoulou, A.S. (2017). Interneuronopathies and their role in early life epilepsies and neurodevelopmental disorders, *Epilepsia Open*, 2, 284-306.

[29] Kim, E.H., Yum, M.S., Lee, M., Kim, E.J., Shim, W.H., and Ko, T.S. (2017). A new rat model of epileptic spasms based on methylazoxy-methano-linduced malformations of cortical development, *Front. Neurol.*, 8, 271.

[30] Lado, F.A., Sankar, R., Lowenstein, D., and Moshe, S.L. (2000). Agedependent consequences of seizures: relationship to seizure frequency, brain damage, and circuitry reorganization, *Ment. Retard. Dev. Disabil. Res. Rev.*, 6, 242-252.

[31] Lee, C.L., Frost, J.D., Jr., Swann, J.W., and Hrachovy, R.A. (2008). A new animal model of infantile spasms with unprovoked persistent seizures, *Epilepsia*, 49, 298-307.

[32] Lemke, J.R., Hendrickx, R., Geider, K., Laube, B., Schwake, M., Harvey, R.J., James, V.M., Pepler, A., Steiner, I., Hortnagel, K., Neidhardt, J., Ruf, S., Wolff, M., Bartholdi, D., Caraballo, R., Platzer, K., Suls, A., De Jonghe, P., Biskup, S., and Weckhuysen, S. (2014). GRIN2B mutations in West syndrome and intellectual disability with focal epilepsy, *Ann. Neurol.*, 75, 147-154.

[33] Li, D., Yuan, H., Ortiz-Gonzalez, X.R., Marsh, E.D., Tian, L., McCormick, E.M., Kosobucki, G.J., Chen, W., Schulien, A.J., Chiavacci, R., Tankovic, A., Naase, C., Brueckner, F., von Stulpnagel-Steinbeis, C., Hu, C., Kusumoto, H., Hedrich, U.B., Elsen, G., Hortnagel, K., Aizenman, E., Lemke, J.R., Hakonarson, H., Traynelis, S.F., and Falk, M.J. (2016). GRIN2D Recurrent de novo dominant mutation causes a severe epileptic encephalopathy treatable with NMDA receptor channel blockers, *Am. J. Hum. Genet.*, 99, 802-816.

[34] Mareš P., and Velíšek, L. (1992). N-methyl-D-aspartate (NMDA)-induced seizures in developing rats, *Brain Res. Dev. Brain Res.* 65, 185-189.

[35] Marsh, E., Fulp, C., Gomez, E., Nasrallah, I., Minarcik, J., Sudi, J., Christian, S.L., Mancini, G., Labosky, P., Dobyns, W., Brooks-Kayal, A., and Golden, J.A. (2009). Targeted loss of Arx results in a developmental epilepsy mouse model and recapitulates the human phenotype in heterozygous females, *Brain*, 132, 1563-1576.

[36] Marsh, E.D., Nasrallah, M.P., Walsh, C., Murray, K.A., Nicole Sunnen, C., McCoy, A., and Golden, J.A. (2016). Developmental interneuron subtype deficits after targeted loss of Arx, *BMC Neurosci.*, 17, 35.

[37] Ogiwara, I., Iwasato, T., Miyamoto, H., Iwata, R., Yamagata, T., Mazaki, E., Yanagawa, Y., Tamamaki, N., Hensch, T.K., Itohara, S., and Yamakawa, K. (2013). Nav1.1 haploinsufficiency in excitatory neurons ameliorates seizure–associated sudden death in a mouse model of Dravet syndrome, *Hum. Mol. Genet.*, 22, 4784-4804.

165

[38] Ogiwara, I., Miyamoto, H., Morita, N., Atapour, N., Mazaki, E., Inoue, I., Takeuchi, T., Itohara, S., Yanagawa, Y., Obata, K., Furuichi, T., Hensch, T.K., and Yamakawa, K. (2007). Nav1.1 localizes to axons of parvalbuminpositive inhibitory interneurons: a circuit basis for epileptic seizures in mice carrying an Scn1a gene mutation, *J. Neurosci.*, 27, 5903-5914.

[39] Olivetti, P.R., Maheshwari, A., and Noebels, J.L. (2014). Neonatal estradiol stimulation prevents epilepsy in Arx model of X-linked infantile spasms syndrome, *Sci. Transl. Med.*, 6, 220ra212.

[40] Pellock, J.M., Hrachovy, R., Shinnar, S., Baram, T.Z., Bettis, D., Dlugos, D.J., Gaillard, W.D., Gibson, P.A., Holmes, G.L., Nordl, D.R., O'Dell, C., Shields, W.D., Trevathan, E., and Wheless, J.W. (2010). Infantile spasms: a U.S. consensus report, *Epilepsia*, 51, 2175–2189.

[41] Pirone, A., Alexander, J., Lau, L.A., Hampton, D., Zayachkivsky, A., Yee, A., Yee, A., Jacob, M.H., and Dulla, C.G. (2017). APC conditional knock-out mouse is a model of infantile spasms with elevated neuronal beta-catenin levels, neonatal spasms, and chronic seizures, *Neurobiol Dis.*, 98, 149-157.

[42] Price, M.G., Yoo, J.W., Burgess, D.L., Deng, F., Hrachovy, R.A., Frost, J.D., Jr., and Noebels, J.L. (2009). A triplet repeat expansion genetic mouse model of infantile spasms syndrome, Arx(GCG)10+7, with interneuronopathy, spasms in infancy, persistent seizures, and adult cognitive and behavioral impairment, *J. Neurosci.*, 29, 8752-8763.

[43] Raffo, E., Coppola, A., Ono, T., Briggs, S.W., and Galanopoulou, A.S. (2011). A pulse rapamycin therapy for infantile spasms and associated cognitive decline, *Neurobiol. Dis.*, 43, 322-329.

[44] Reid, C.A., Kim, T., Phillips, A.M., Low, J., Berkovic, S.F., Luscher, B., and Petrou, S. (2013). Multiple molecular mechanisms for a single GABAA mutation in epilepsy, *Neurology*, 80, 1003-1008.

[45] Scantlebury, M.H., Galanopoulou, A.S., Chudomelova, L., Raffo, E., Betancourth, D., and Moshe, S.L. (2010). A model of symptomatic infantile spasms syndrome, *Neurobiol. Dis.*, 37, 604-612.

[46] Scheffer, I.E., Berkovic, S., Capovilla, G., Connolly, M.B., French, J., Guilhoto, L., Hirsch, E., Jain, S., Mathern, G.W., Moshe, S.L., Nordli, D.R., Perucca, E., Tomson, T., Wiebe, S., Zhang, Y.H., and Zuberi, S.M. (2017). ILAE classification of the epilepsies: Position paper of the ILAE Commission for Classification and Terminology, *Epilepsia*, 58, 512-521.

[47] Serino, D., Specchio, N., Pontrelli, G., Vigevano, F., and Fusco, L. (2013). Video/EEG findings in a KCNQ2 epileptic encephalopathy: a case report and revision of literature data, *Epileptic Disord.*, 15, 158-165.

[48] Shi, X.Y., Yang, X.F., Tomonoh, Y., Hu, L.Y., Ju, J., Hirose, S., and Zou, L.P. (2015). Development of a mouse model of infantile spasms induced by N-methyl-D-aspartate, *Epilepsy Res.*, 118, 29-33.

[49] Singh, N.A., Otto, J.F., Dahle, E.J., Pappas, C., Leslie, J.D., Vilaythong, A., Noebels, J.L., White, H.S., Wilcox, K.S., and Leppert, M.F. (2008). Mouse models of human KCNQ2 and KCNQ3 mutations for benign familial neonatal convulsions show seizures and neuronal plasticity without synaptic reorganization, *J. Physiol.*, 586, 3405-3423.

[50] Stafstrom, C.E., Moshe, S.L., Swann, J.W., Nehlig, A., Jacobs, M.P., and Schwartzkroin, P.A. (2006). Models of pediatric epilepsies: strategies and opportunities, *Epilepsia*, 47, 1407-1414.

[51] Stafstrom, C.E., and Sasaki-Adams, D.M. (2003). NMDA-induced seizures in developing rats cause long-term learning impairment and increased seizure susceptibility, *Epilepsy Res.*, 53, 129-137.

[52] Sun, Q.Q., Zhou, C., Yang, W., and Petrus, D. (2016). Continuous spikewaves during slow-wave sleep in a mouse model of focal cortical dysplasia, *Epilepsia*, 57, 1581-1593.

[53] Uchida, T., Lossin, C., Ihara, Y., Deshimaru, M., Yanagawa, Y., Koyama, S., and Hirose, S. (2017). Abnormal gamma-aminobutyric acid neurotransmission in a Kcnq2 model of early onset epilepsy, *Epilepsia*, 58, 1430-1439.

[54] Velíšek, L., Jehle, K., Asche, S., and Velíšková J. (2007). Model of infantile spasms induced by N-methyl-D-aspartic acid in prenatally impaired brain, *Ann. Neurol.*, 61, 109-119.

[55] Wagnon, J.L., Korn, M.J., Parent, R., Tarpey, T.A., Jones, J.M., Hammer, M.F., Murphy, G.G., Parent, J.M., and Meisler, M.H. (2015). Convulsive seizures and SUDEP in a mouse model of SCN8A epileptic encephalopathy, *Hum. Mol. Genet.*, 24, 506-515.

[56] Wang, I.T., Allen, M., Goffin, D., Zhu, X., Fairless, A.H., Brodkin, E.S., Siegel, S.J., Marsh, E.D., Blendy, J.A., and Zhou, Z. (2012a). Loss of CDKL5 disrupts kinome profile and event-related potentials leading to autistic-like phenotypes in mice, *Proc. Natl. Acad. Sci. U.S.A.*, 109, 21516-21521.

[57] Wang, Y.J., Zhang, Y., Liang, X.H., Yang, G., and Zou, L.P. (2012b). Effects of adrenal dysfunction and high-dose adrenocorticotropic hormone on NMDA-induced spasm seizures in young Wistar rats, *Epilepsy Res.*, 100, 125-131.

[58] West, W.J. (1841). On a peculiar form of infantile convulsions, *Lancet*, 35, 724-725.

[59] Yum, M.S., Chachua, T., Velíšková J., and Velíšek, L. (2012). Prenatal stress promotes development of spasms in infant rats, *Epilepsia*, 53, e46-49.

第 9 章　产前 / 围生期应激与发育性癫痫：从生活及实验中得到的教训

Prenatal/Perinatal Stress and Developmental Epilepsy: Lessons from Life and Experiment

Libor Velíšek　著

一、概述

来自人类疾病和动物实验的大量证据表明，怀孕期间或出生后早期的不良事件会严重影响后代的生理功能。应激是我们生活中的常见组成部分，确实可能是那些产前或围产期不良事件之一。内源性糖皮质激素水平升高介导了应激的影响。这个概念在产科中很重要。合成糖皮质激素类似物经常用于妊娠 24～35 周有早产风险的妊娠女性（Korosi 和 Baram，2008；McGowan 和 Matthews，2018）。

应激和相关的糖皮质激素水平升高也会改变对惊厥发作和复发的敏感性。如下所述，人类应激与惊厥 / 癫痫关系的研究目前仍无定论。应激对成年大脑的癫痫有作用。本章的目的是将关于应激、惊厥和癫痫的重要发现扩展到发育中的大脑。这里用来阐明这种关系的模型是经过应激预处理并受到癫痫影响的发育中的大脑。

本章并不能取代那些已有一些出色的权威，那些综述极其详尽地涵盖了下丘脑 – 垂体 – 肾上腺皮质（hypothalamo–pituitaryadrenal，HPA）轴（Ishimoto 和 Jaffe，2011；Wood 和 Walker，2016）及其发育（Bedont 等，2015；Lee 等，2014；Shimogori 等，2010），包括应激和惊厥（Bale 等，2010）、产前应激

（Weinstock，2008，2017）或产前类固醇的程序性作用（Moisiadis 等，2017；Moisiadis 和 Matthews，2014a, b）或发育性癫痫发作等问题。

二、HPA 轴与应激反应

应激作用的基本改变是糖皮质激素水平的升高。这些激素水平的升高会影响 HPA 轴（图 9-1），并代表应激反应中的最终共同途径。成人 HPA 系统中的应激反应已得到充分描述，包括（通过海马和杏仁核对不良事件的介导）触发始于下丘脑室旁核的内分泌级联反应。在下丘脑室旁核，促肾上腺皮质激

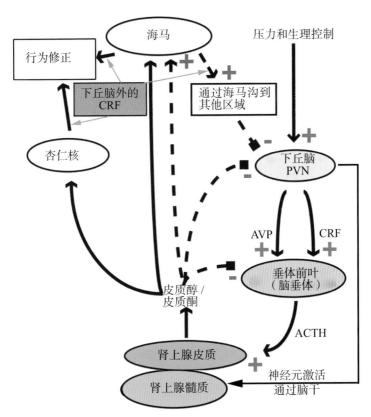

▲ 图 9-1 简图描绘了 HPA 轴的有助于应激反应的重要元素、它们之间的相互关系及对行为的影响

（＋）表示激活，（－）表示抑制。CRF. 促肾上腺皮质激素释放因子；AVP. 精氨酸血管加压素；ACTH. 肾上腺皮质激素；PVN. 下丘脑室旁核

素释放因子 / 激素（corticotropin releasing factor/hormone，CRF/CRH）被释放及精氨酸血管加压素（arginine vasopressin，AVP），这些事件导致了肾上腺皮质激素（adrenocorticotropin，ACTH）前体的合成，即促黑素皮质激素（pro-opiomelanocortin，POMC）分子。ACTH 和相关肽来自 POMC 裂解，ACTH 从腺垂体（垂体前叶）释放到循环系统中。直接对 HPA 轴起反应的 ACTH 效应因子位于肾上腺皮质中，其直接作用是释放主要的糖皮质激素。在人类中，这种糖皮质激素是皮质醇，在大鼠中是皮质酮。肾上腺糖皮质激素通过其自身的糖皮质激素（glucocorticoid，GR）和盐皮质激素（mineralocorticoid，MR）受体与各种组织结合，这些受体在 HPA 轴的所有水平（包括最高的调节中枢）均提供特定的反馈调节。因此，海马中这些受体的激活会减弱 HPA 反应，而杏仁核 GR 的激活会增强这种反应。这是在急性应激负荷下，成人发育完全的系统理应如何工作的粗略简化。

但是，在发育中的大脑中，应激负荷可能不是急性的，而可能是重复甚至是慢性的，其反应可能与成年人不同。同样，应激的时机可能会严重影响应激的反应。在怀孕期间，即使时间差异很小，也会对结局产生不同的影响。例如，在怀孕的前 3 个月（器官发生）中的应激会增加胎儿出生缺陷的风险，包括影响心脏、神经（参见第 1 章）和上颚的发育。在孕晚期，同样强度的应激带来的风险较小，对行为的影响更敏锐（Bale，2005；Glynn 等，2001）。然而，受影响的行为典范范畴仍可能代表该时期内暴露时间的作用。

此处最初的假设是，HPA 轴的具体反应取决于组成个体 HPA 轴各个组分的效应因子充分发育成熟并存在。首先，描述一下 HPA 系统组分的个体发育。

三、HPA 轴组分的个体发育

（一）CRF/CRH 和它的受体系统（图 9-2）

1. 啮齿动物

CRF 系统至少有 2 个不同的组分：首先是 CRF 肽本身。在大鼠和人类中，

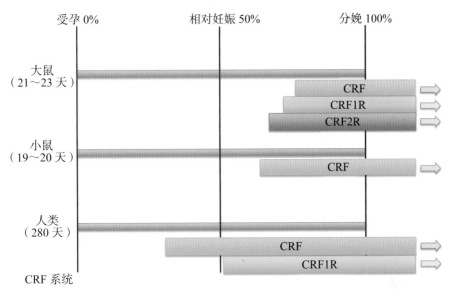

▲ 图 9-2　大鼠、小鼠和人的中枢神经系统中的 CRF 系统效应器的发育与起源
时间相对应每个物种的怀孕时长（在括号中提到的）。绿色箭表示出生后发育的持续，不包括很多其他效应器信息。CRF. 促肾上腺皮质激素释放因子 / 激素（即 CRH）；CRF1R、CRF2R. CRF 受体 1 和受体 2

CRF 都是同源的 41 个氨基酸的多肽。大鼠 *Crh* 基因编码一个 187 个氨基酸的前体（前激素原）。在大鼠个体发育过程中，在胚胎 = 妊娠第 18 天（E = G18）后，在下丘脑室旁核（PVN）的神经元中开始发现 CRF 肽（Bugnon 等，1982）。在海马中，CRF 蛋白早期出现的征象在出生后第 1 天（P1）（Chen 等，2001），在杏仁核中出现于生后第 6 天（Vazquez 等，2006）。同样，在下丘脑室旁核中，CRF mRNA 表达在 E18~19 期间很强，并且在围产期下降（E20~21）。出生后早期升高后，CRF mRNA 表达在出生后第 1 周结束时达到成人水平（Baram 和 Lerner，1991；Grino 等，1989）。有趣的是，小鼠下丘脑室旁核中的 CRF mRNA 首先出现在 E13.5（Keegan 等，1994），比大鼠早 5 天（Murray 等，2010）[1]。

1　在大鼠和小鼠妊娠期是非常恒定的。但是，对啮齿动物的品系有很强的依赖性。Sprague-Dawley 大鼠的妊娠期为 23 天。相比之下，Wistar 大鼠有规律地 21~22 天（21.5 天）排卵 1 次。小鼠的妊娠期较短，可能是遗传决定的。特别指出，C57BL6/J 品系的小鼠妊娠期为 19.25 天。因此，CRF mRNA 在小鼠下丘脑室旁核中出现与大鼠相比呈现不成比例地提前。

这一发现表明，除非引发特定的发育编程，早于这些发育里程碑出现任何涉及胎儿 HPA 轴的不良事件将会避免引起 CRF 的激活或受它作用影响。

CRF 通过与两种 G 蛋白耦联受体连接发挥作用：CRF1 受体 CRF1R 和 CRF2R（Lovenberg 等，1995）。在大鼠脑组织中，在 E17 左右检测到 CRFR1R，其水平约为成年水平的 40%；在 P6 的海马中，CRF1R 的密度超过成人数倍；在杏仁核中，P9 时 CRF1R 的水平约是成人 2 倍；到 E16～19，可以在腹内侧下丘脑和杏仁核中检测到 CRF2R；到 P1 海马中也可以检测到了。这些发现与先前的结合和 cAMP 激活研究一致，表明 G17 的大脑 CRF 结合位点已早期出现（Insel 等，1988）。

因此，尽管配体 CRF 已出现，若效应因子 CRF 受体存在脑组织特异性缺陷，这可能会阻止 CRF 的发育作用。换句话说，在 CRF 肽出现之前在腹内侧下丘脑中出现 CRF2R 可能表明 CRF2R 的另一种功能性作用，或者它们可能被不同的配体（如尿皮质激素 1）激活，这可能对 CRF2R 具有特异性并可能影响非应激依赖的受体（Korosi 和 Baram，2008）。

2. 人类

尽管对 CRF 肽及其受体系统在实验动物中的个体发育和发育性分布已有很多了解，但对人类 CRF 肽的个体发育则知之甚少。人类的 CRF 基因编码一个 196 个氨基酸的前激素原。从发育上看，CRF 系统的存在和活性已在胎龄 12～13 周的胚胎脑组织中有所显示。进一步对 CRF 免疫反应性和 CRF 生物活性进行研究（通过 ACTH 释放来刺激），显示两者与胎龄呈正相关（Ackland 等，1986）。这些发现已通过抗大鼠 CRF 抗体（人 CRF 分子与大鼠同源）的免疫组织化学研究得到证实，显示在孕 12 周时人下丘脑存在 CRF 免疫阳性（Bresson 等，1987）。在人类肾上腺组织中，CRF1R 出现在妊娠中期（Smith 等，1998），但尚缺乏有关人类 CRF2R 发育的确切信息。

3. 补充说明

CRF 产生不仅发生在下丘脑小细胞下丘脑室旁核分泌神经元中；在那些可能对惊厥起源和控制有重要意义的下丘脑之外的脑区域中（主要有海马和杏仁核），CRF 的产生也很重要（Maras 和 Baram，2012）。这一点其实更加重要，因为在发育中的动物（大鼠）中，CRF 在皮摩尔浓度范围内是一种强效的致惊厥药（Baram 和 Schultz，1991）。因此，CRF 肽的早期发育性增高可能使未成熟大脑发生惊厥的可能性增强。

在下丘脑室旁核内的许多小细胞神经元中，CRF 与精氨酸血管加压素（arginine–vasopressin，AVP）一起产生。CRF 和精氨酸血管加压素的共同释放增强了 CRF 的活性。由于神经元群落（仅产生 CRF 的以及同时产生 CRF 和精氨酸血管加压素的）在下丘脑室旁核的分布部位不同，因此测量 CRF 和 HPA 应激反应的强度以及哪些部位被激活可能也很重要。精氨酸血管加压素本身可以以双相改变方式对惊厥发作进行疾病修饰（较低浓度是促惊厥的，较高浓度是抗惊厥的）（Javadian 等，2016）。精氨酸血管加压素的这种双向惊厥调节可能会增加内源性 CRF 释放与惊厥易感性关系相关研究的混淆因素。

前下丘脑室旁核的中产生 CRF 的神经元大部分投射到供应垂体的门脉血管。但是，后下丘脑室旁核的部位中产生 CRF 的神经元投射向脑干区域，尤其是蓝斑，以参与应激反应中的交感肾上腺能组分。因此，CRF 和去甲肾上腺素系统之间的相互作用对于惊厥发作的控制也可能很重要。

有趣的是，人类胎盘早在妊娠的第 7 周也产生 CRF，称为胎盘 CRF（placental，pCRF），并且该 pCRF 被释放到母体和胎儿循环中（Power 和 Schulkin，2006）。该特征表明 pCRF 可能调节胎儿 ACTH 的产生以及胎儿神经系统的发育，并且可能是胎儿——胎盘应激机制的一部分（Ishimoto 和 Jaffe，2011；Smith 等，1998）。通过早期妊娠期间水平呈指数增加，pCRF 还可以改变孕妇的应激反应（Sandman，2015）。因此，在人类中，pCRF 的产生对与妊娠时间以及分娩的开始相关。循环系统的糖皮质激素可以刺激人 pCRF 的表达，与糖皮质激素抑制下丘脑 CRF 产生相反的反馈（Robinson 等，1988）。

产前或围产期应激也可增强下丘脑 CRF 的表达（Hatalski 等，1998；Korgan 等，2015）。这一发现非常重要，因为它表明（连同下面显示的 CRF 相关惊厥发作的信息），产前和围产期应激可能会影响受影响后代的惊厥易感性（Dube 等，2015；Velíšeket 等，2007；Yum 等，2012）。其次，结果清楚地表明，HPA 系统已经可以自动调节产前和围产期（Wood 和 Walker，2016），导致发育障碍性疾病（Harris 和 Seckl，2011；Reynolds，2013）。

（二）ACTH 和黑皮质素受体系统

HPA 链的下一个组成部分由垂体 ACTH 及其受体系统组成（图 9-3）。ACTH 的受体（通常是黑皮质素）代表一个非常复杂的系统。

1. 啮齿类动物

在大鼠中，编码 ACTH 前体促黑皮质激素（pro-opiomelanocortin，POMC）的 mRNA 在 E12.5 的下丘脑神经元和 E13 的垂体前叶已经可以检测到了（Kistler-Heer 等，1998）。但根据一项较新的研究，早于 E11.5 即可检测到中枢神经系统中 POMC 转录物的存在（Thomas 等，2018）。E11.5～12.5 之

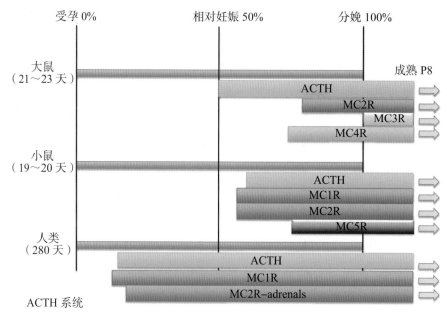

▲ 图 9-3　在大鼠，小鼠和人的中枢神经系统中 ACTH 系统效应器的发育及起源
时间相对应于每个物种的怀孕时长（在括号中提到的）。绿色箭表示出生后发育的持续。不包括其他效应器信息。ACTH. 促肾上腺皮质激素；MC1R-MC5R. 黑皮质素受体 1～5 亚型；大鼠的 ACTH 产生和释放在出生后 8 天成熟（P8）

间可能还没有转录的信息。P8 垂体前叶可达到成人 POMC mRNA 的水平。这表明在胎儿中，在 CRF 系统产生之前 ACTH 就可以从 POMC 中很好地分裂产生，不同来源的 CRF 控制了 ACTH 的产生。这一观察结果强烈提示，在产前发育的这一时期，母体 pCRF 与胎儿垂体发生通讯并在触发其反应中发挥作用。有趣的是，在小鼠中，第 1 次 POMC mRNA 发生的胚胎时期非常接近大鼠，为 E12.5。胎儿发育过程中产生的一些促肾上腺皮质激素形式是多态的，可能不具有生物活性。然而在 E18 时，垂体系统能够产生 ACTH 作为对母体应激的反应（Cohen 等，1983）。

ACTH 通过黑皮素受体系统（melanocortin receptor，MCR）发挥作用。ACTH 是所有 5 种黑皮素受体亚型（MC1R–MC5R）的激动药。MC2R 代表肾上腺皮质中的主要 ACTH 受体系统，即介导 HPA 轴功能的受体系统。有趣的是，大鼠肾上腺中的 MC2R 首先出现于 E17，其浓度 E19 迅速升高，并在大鼠出生后的第 1 个星期内降低到低水平。在小鼠肾上腺中，首先于 E11.5 观察到 MC2R（Schulte 等，2007），再次在 E19 左右达到峰值。其他 MCR 也有有趣的发育模式。MC3R 和 MC4R 在中枢神经系统中含量很高，因此可以介导 ACTH 或其类似物（如 α–MSH）对惊厥活动的影响。在大鼠神经系统中，在交感神经节和上丘脑，从 E14 起，即可检测到 MC4R 的 mRNA，随后 E16 起在脑干和纹状体中，E18 后在小脑和下橄榄中，均可检测到 MC4R 的 mRNA。MC3R 的转录仅在生后第 1 天（P1）的腹内侧下丘脑和下丘脑弓状核开始检测到。出生后，MC4R 广泛分布在 100 多个大脑核团中，而 MC3R 更局限于下丘脑和边缘结构（Girardet 和 Butler，2014）。在小鼠中，MC2R 也短暂存在于脑和脊髓中，但仅存在于 E11.5～13.5 之间，而 MC5R 在从 E16.5 开始（或至少到 E18.5）的端脑中出现（Nimura 等，2006）。小鼠的 MC1R 从 E11.5 开始存在于背根和颅神经节以及室管膜区，E13.5 即可见 MC1R 蛋白在中枢神经系统大量存在（Thomas 等，2018）。

2. 人类

人的促肾上腺皮质激素发育较早。它最初在垂体中出现估计是在胚胎发育的 16 周（Taylor 等，1953）。但是，对 ACTH 个体发育的更详细研究表明，在垂体中，在 9 周大的胚胎中已经可以检测到少量 ACTH 的痕迹。这种低浓度的促肾上腺皮质激素一直持续到胚胎发育的 10～19 周（Pavlova 等，1968）。更新的研究表明，胎儿垂体中 ACTH 发生的时间可能更早，从受孕后第 52 天（days post conception，dpc）增加到 56dpc。此发育与下丘脑中糖皮质激素受体的表达相伴随（见下文）。胚胎 20 周后（140dpc）时，垂体的 ACTH 急剧升高约 3 倍，并持续升高，直到在妊娠 26～27 周达到峰值。足月婴儿的 ACTH 浓度比分娩之前仅略有降低（Pavlova 等，1968）。

黑皮质素受体（ACTH 的效应器或靶标）也很早就开始发育了。MC2R（ACTH 的肾上腺靶标）最早在受孕后 8 周（56dpc）被检测到（Goto 等，2006）。有趣的是，在妊娠第 8 周（56dpc）时，肾上腺皮质中也存在 MC1R 转录体。MC1R 蛋白在妊娠第 6～7 周（43～49dpc）时在室管膜区和神经底板中表达（Thomas 等，2018）。MC1R cDNA 在妊娠第 18 周（126dpc）后的大脑中。在人类中，尽管 MC4R 在儿童肥胖中起着重要作用，但尚无关于 MC2R、MC3R 和 MC4R 在胎脑发育的可用信息（Kohlsdorf 等，2018）。

3. 补充说明

家族性糖皮质激素缺乏症（familial glucocorticoid deficiency，FGD）帮助在黑皮质素受体对 ACTH 的应答中刻画了一种新蛋白的特征。该成分是 MC2R 辅助蛋白（MC2R accessory protein，MRAP），它是 ACTH 受体的新型相互作用伴侣，在将 MC2R 转运到细胞表面中不可或缺（Chan 等，2008）。*MRAP* 基因突变导致 15%～20% 的家族性糖皮质激素缺乏症病例。在不存在盐皮质激素缺乏的情况下，家族性糖皮质激素缺乏综合征表现为糖皮质激素缺乏。家族性糖皮质激素缺乏症患者通常在新生儿期或儿童期出现低血糖性惊厥、色素沉着、反复感染，通常难以存活，并会可能发生虚脱和昏迷（Chan 等，2008）。

（三）糖皮质激素，盐皮质激素及其受体系统（图 9-4）

在啮齿动物中，皮质酮是主要的生物活性糖皮质激素，而在人体中则是皮质醇。皮质酮代表可被代谢为活性形式的生物惰性形式，反之亦然。受体

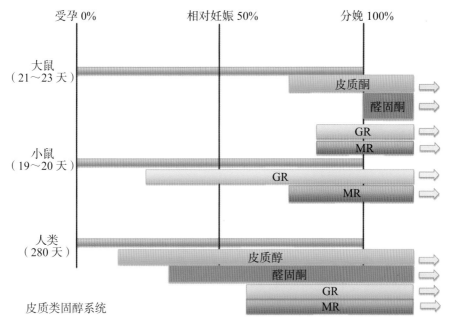

▲ 图 9-4 在大鼠，小鼠和人的外周（肾上腺皮质）和中枢神经系统中糖皮质激素系统效应器的发育及起源

时间相对应于每个物种的怀孕时长（在括号中提到的）。绿色箭表示出生后发育的持续。不包括很多其他效应器信息。GR. 糖皮质激素受体；MR. 盐皮质激素受体

系统包括糖皮质激素受体（GR，由 *Nr3c1* 基因编码）和盐皮质激素受体（MR，由 *Nr3c2* 基因编码）。与 CRF 和黑皮质素受体形成对比，经典的盐皮质激素受体和糖皮质激素受体是胞质受体形成的膜通透性配体的复合物。配体依赖的核易位发生后，二聚化的受体 – 配体与特定的激素反应性元件结合，导致众多基因的反式激活。糖皮质激素还有一个非基因组的作用途径，该途径涉及多种组织特异性途径，与基因组作用相比，对此知之甚少。

1. 啮齿类动物

大鼠的肾上腺分泌功能在 E16 已经出现，并在 E18～19 达到峰值。在这个发育期前后，糖皮质激素也开始对 ACTH 的产生和释放启动了周围性及中枢性控制。E19 后大鼠胎儿血浆皮质酮分泌减少直到大鼠妊娠结束。在此期间，母源性皮质酮持续上升。醛固酮的产生在新生儿中很明显。小鼠糖皮质

激素受体 mRNA 首先出现在 E9.5（Cole 等，1993）。然而，在大鼠中，有证据表明仅从 E18 开始，直到 P11，糖皮质激素受体蛋白和转录物呈平行性增加，大部分发育发生在出生后（Bohn 等，1994）。更新的研究（Noorlander 等，2006）甚至指出从 P5 开始糖皮质激素受体蛋白转录本开始存在。至少在海马中，这种平行性的糖皮质激素受体和盐皮质激素受体发育伴随着蛋白表达的增加（Bohn 等，1994；Meaney 等，1985a, b）。在小鼠中，海马盐皮质激素受体转录物出现在 E14～15.5，然后 P10 开始稍微降低，继而在 P10～20 又有一次增加。

2. 人类

在人类的胎儿发育过程中（灵长类动物，一些小鼠品系以及最近在大鼠中也发现），肾上腺皮质中存在一个"胎儿"区（也称为 X 区）以及一个较小的终区。胎儿区在 6 个月大时消失，而终区在 3 岁大时完全分化。胎儿区的细胞会产生大量的雄激素，脱氢表雄酮（dehydroepiandrosterone，DHEA）和皮质醇（皮质酮）。人类发育过程中，它的质量在妊娠晚期迅速增加（因此，出生时肾上腺的重量是成人的 2 倍），并在出生后退化（Kempna 和 Fluck，2008）。肾上腺皮质的 X 区和终区均对 ACTH 敏感，并且能够合成和释放糖皮质激素（不仅是皮质醇，而且还包括可的松和皮质酮）。这 3 种具有不同生物活性的产物的良好平衡可能有助于解释早产儿肾上腺敏感性的差异。在人类中，皮质醇的从头合成需要依赖 2 型 3-β- 羟基类固醇脱氢酶 /DELTA$^{4-5}$ 异构酶的存在与活性，该酶在 50～52dpc 时的肾上腺呈阳性。在 56～64dpc 时检测到该酶的活性处于峰值，逐渐降至 100dpc 时的零值（Goto 等，2006）。但是，在妊娠后期它又再次显著升高（Lockwood 等，1996）。CYP11B2（一种主要产生盐皮质激素醛固酮的酶）稍后，约在受孕后的第 13 周（91dpc）时与胎儿醛固酮的产生和分泌一起被检测到。醛固酮的合成也在妊娠中期受到抑制，但在分娩附近会增加（Bayard 等，1970）。在人的海马中，盐皮质激素受体和糖皮质激素受体均在妊娠 24 周时表达，且浓度直到妊娠 34 周仍保持不变。

3. 补充说明

11β- 羟类固醇脱氢酶 2 型（HSD11β2）可以保护胎儿免受母体高水平糖皮质激素的侵害。该酶在经胎盘转运途径中能够把具有生物活性的糖皮质激素转化为非活性形式（人体中的皮质醇转化为可的松，啮齿动物中的皮质酮转化为 11- 脱氢皮质酮）从而形成了"胎盘糖皮质激素屏障"（Waddell 等，2010）。值得一提的是，可以使用 3 种不同的方法来克服这种胎盘屏障：①大量天然皮质类固醇（无论是过多应激还是外源性的输送）使孕产妇循环超负荷，从而导致酶和未代谢的激素产生饱和状态，最终传递给胎儿。②该酶的抑制药（甘珀酸）可用于允许具有生物活性的母体皮质类固醇进入胎儿。③母体注射合成的皮质类固醇激素，因为它不是该酶的底物。如果有必要，在实验和人类治疗中所有这些方法都可以用来将糖皮质激素传递给胎儿。

主要的盐皮质激素醛固酮和糖皮质激素能够以相同的亲和力与盐皮质激素受体结合。由于组织中糖皮质激素的浓度至少比醛固酮浓度高 100 倍以上，盐皮质激素受体的盐皮质激素选择性，也是通过组织中酶 HSD11β2 的存在，将具有生物活性的皮质类固醇种类（见上文）转化为无生物活性状态。最终结果是特异性选择性使用醛固酮来激活盐皮质激素受体。尽管这种酶早在妊娠初期就已存在，但它在啮齿动物和人类中的缺失都不会影响胚胎或胎儿的发育。在大鼠，小鼠和人类的胎脑中发育相关地存在高水平的 HSD11β2。因此，HSD11β2 可能通过循环性的糖皮质激素或转为偏好选择醛固酮来激活盐皮质激素受体，从而保护胎儿发育期间的大脑免受糖皮质激素受体或盐皮质激素受体过度激活的损害（Varga 等，2013）。在新生儿中，HSD11β2 基因的表达受到更多限制，并且在成年大脑中也没有 HSD11β2 的表达。此外，有 2 种盐皮质激素受体亚型（α 和 β）。虽然 α 亚型和盐皮质激素受体转录本的总表达量在发育过程中是稳定的，但在啮齿动物 β 亚型主要在生命的前 2 周内表达。

天然（内源性）糖皮质激素与糖皮质激素受体和盐皮质激素受体均能结合，而合成的糖皮质激素（倍他米松或地塞米松）仅对糖皮质激素受体具有高亲和力。最后，盐皮质激素（醛固酮）对盐皮质激素受体具有高亲和力。这种模式表明内源性皮质类固醇与糖皮质激素受体的结合会触发 HPA 负反馈调节来抑制天然糖皮质激素的合成，这可能会通过使与配体结合的底物不足而影响盐皮质激素受体。这种情况最终可能导致盐皮质激素受体表达上调。

四、HPA 轴组分在发育性癫痫中的作用

与前面的小标题类似，关于应激和惊厥的主题已经发表了很好的综述，应该寻求更广泛，更详细的信息（Gelisse 等，2015；Gunn 和 Baram，2017；Maguire 和 Salpekar，2013；McKee 和 Privitera，2017；van Campen 等，2014；Wulsin 等，2016）。

（一）CRF 系统

1. 基础和转化研究

自 20 世纪 70 年代末到 80 年代初以来，人们对包括 CRF 在内的小分子肽的中枢神经系统作用产生了浓厚兴趣。在对大脑各个部位的邻近神经元进行微离子导入 CRF 后进行了研究。有趣的是，CRF 激活了（增加放电）新皮质和下丘脑的神经元，在大脑的其他部位（如丘脑和侧间隔），CRF 则抑制了神经元的放电（Eberly 等，1983）。脑室内注射（intracerebroventricular，icv）CRF 通常会伴随运动行为增加对行为产生激活作用，并且还会产生唤醒或食物摄入减少（Zadina 等，1986）。

关于成年大鼠 CRF 的促惊厥作用，首批观察结果之一来自 1983 年的一项研究（Ehlers 等，1983）。脑室内注射低浓度 CRF（0.15～3.75nM）后，延迟数小时以后，杏仁核开始出现阵发性 EEG 活动，并扩散到背侧海马和新皮质。杏仁核和海马中的电发作与行为停止和湿狗样摇晃动作相关，每 5～60min 出现一次。一旦脑电图记录放电累及新皮质（侧脑室注射 CRF 3～7h 后），行为谱就会出现咀嚼、抬起、前肢阵挛和坠落。这些延迟出现的惊厥与杏仁核电点燃模型中见到的发作非常类似（McIntyre 和 Racine，1986）。

从发育学上，必须提及，Tallie Baram 博士及其团队在 CRF 的中枢神经系统作用方面进行了大量研究。在她的主要研究中（Baram 和 Schultz，1991），她确定了对 P5～18 大鼠进行侧脑室注射 CRF 的致惊厥作用。能够诱导出下

颌肌阵挛的最低有效 CRF 浓度（在 P8 动物中有 25% 可诱导成功）为 15pM。其他运动性癫痫发作（强直性伸展，腿部阵挛）仅限于 P5 和 P10 动物，并且在发育后期（如 P18d 大鼠）尽管 CRF 浓度可以高达 300～500pM 也不会发生惊厥发作。这项研究还确定了惊厥可能不是由于应激反应引起的，它们本质上是癫痫性的（对苯妥英有反应）并由特定的 CRF 操作系统介导。无活性的 CRF 类似物 α- 螺旋 CRF$_{9-41}$ 分子阻断了侧脑室内注射 CRF 的促惊厥作用。CRF 在未成熟大脑中的大量促惊厥作用是通过 CRF1R 介导的，因为如果腹膜内（intraperitoneally，ip）注射 CRF，特异性 CRF1R 阻滞药（NBI27914）在抑制 CRF 相关惊厥方面则具有剂量依赖性效应（Baram 等，1997）。口服这种 CRF1R 阻滞药的作用不一致，可能是由于生物利用度不完全。通过追加 CRF 拮抗药（α- 螺旋 CRF$_{9-41}$ 和 D-Phe-CRF$_{12-41}$）确认了其具有惊厥发作的抑制作用，CRF 拮抗药可抑制 CRF 诱发的及 CRF1R 激动药尿皮质激素所产生的惊厥发作，尿皮质激素所产生的惊厥与 CRF 自身诱发的惊厥相似。

因此，这项广泛的工作清楚地确定了 CRF 对发育中大脑的强致惊厥特征是由大脑中 CRF1R 介导的。对这些作用的详细机制的研究揭示了 CRF 的其他功能，这些功能可能在对惊厥的发育性易感性中起重要作用。首先，从发育学上看，CRF1R 似乎对于控制树突棘密度很重要。在小鼠海马中，暴露于 CRF 会通过主动的棘消除过程导致树突棘丢失，该过程可以通过 CRF1R 拮抗药 NBI30775 选择性阻滞来预防。缺乏 CRF1R 的小鼠的棘密度增加（Chen 等，2008）。有趣的是，通过限制母鼠的筑窝材料诱发慢性早期生命应激后发现，P2～9 的幼仔的杏仁核中 CRF 选择性增强了（Hatalski 等，1998；Ivy 等，2010）。CRF 的增加与后代的发育中大鼠（P17～35）自发惊厥发作中的痉挛性发作特征有关（Dube 等，2015）。另一组在怀孕的大鼠母鼠中引入（捕食者）产前应激，发现下丘脑 CRF 免疫反应性表达呈性别依赖性增加。此外，仅在雌性中，增强的家庭笼环境（丰富环境）抑制了 CRF 的增加。这一发现的扩展可能对发热儿童的热性惊厥的发生具有重要意义（Korgan 等，2014，2015）。但是，在该实验中，产前应激暴露对惊厥易感性的影响差异很大（Boersma 和 Tamashiro，2015）。此外，该研究组还发现引入产前掠食者应激后焦虑和抑郁行为（均代表癫痫并发症）增加了。我们的研究也表明，通过产前应激（或通过产前皮质类固醇给药）的大脑区域，产生 N- 甲基 -D- 天冬氨酸（NMDA）诱导的痉挛的易感性发生了深刻变化（Velíšeket 等，2007；Yum 等，2012）。虽然我们尚未确定大脑 CRF 本身水平，但我们的产前应激时机（G15）与之前提到的研究非常接近（Korgan 等，2015）。

惊厥与 CRF 也存在相反的关系。毛果芸香碱和红藻氨酸诱发小鼠的惊厥发作均能够改变下丘脑室旁核中产生 CRF 的神经元的 KCC2（钾 - 氯共转蛋白，负责神经元中氯离子外排）特征。发生惊厥后，KCC2 被去磷酸化并下调。惊厥发作会损害 KCC2 功能并增加神经元内氯离子浓度。由于神经元利用氯离子梯度来确定 GABA 功能的极性（抑制性还是兴奋性），这种变化导致对生产 CRF 的神经元的抑制作用减弱，从而增加了它们的放电并增加了致惊厥性CRF 的释放（O'Toole 等，2014）。这可能是"惊厥导致惊厥"的机制之一。

2. 临床联系——婴儿痉挛

在人类中，常常报道在惊厥发作之前出现过应激或感受到过应激（Nakken等，2005）。全面性癫痫的儿童的 CRF1R、CRF 和 CRF 结合蛋白（CRF-binding protein，CRF-BP）水平升高，但 CRF2R 水平则没有升高（Wang 等，2001），这与动物研究中对 CRF 的促惊厥甚至惊厥特征的结果一致，其中涉及 CRF1R 的参与而非 CRF2R（Baram 等，1997；Baram 和 Schultz，1991）。

CRF 与婴儿痉挛（一种严重的婴儿期全面性癫痫综合征）之间的关系备受关注。在婴儿痉挛中，无论该综合征的病因是什么，HPA 轴受累似乎均表现为主要因素。ACTH 和口服皮质类固醇（HPA 轴的两个要素）的治疗有效支持了这一观点（Knupp 等，2016a）。该理论预期患婴儿痉挛的婴儿（由于任何未知原因）存在内源性 CRF 水平升高（Baram 和 Hatalski，1998），与 CRF 对未成熟脑神经元兴奋性乃至 CRF 的神经毒性的深远影响一致（Baram 和 Ribak，1995）。因此，基于发现（慢性）降低的 ACTH 水平（Baram 等，1992，1995；Heiskala，1997；Nalin 等，1985；Riikonen，1996），作这样的假设：即内源性 ACTH 的降低是内源性 CRF 升高的原因，导致婴儿期兴奋性增加并可能出现婴儿期痉挛。升高的 CRF 通过 CRF1R 增加惊厥易感性，并可能导致婴儿痉挛的发生。因此，CRF 受体拮抗药的给药可以减少婴儿痉挛患儿的癫痫发作（Baram 等，1999）。一种此类拮抗药（α- 螺旋 CRF$_{9-41}$）已在 FDA 批准的人体试验中使用，未显示不良反应（Baram 等，1996b）。该拮抗药继而被用于 6 例婴儿痉挛患儿为期 2 天的治疗方案，其中第 1 天按照 50μg/kg 静脉输注，第 2 天按照 100μg/kg 静脉输注（Baram 等，1999）。有趣的是，血浆激素检测结果显示，在第 1 天静脉输注该 CRF 拮抗药后，ACTH 下降，但第 2 天 ACTH 强劲上升，表明耐受性迅速发展。在本研究中，患者的痉挛发作簇的数目没有明显变化。这种无效作用，如先前在婴儿期大鼠中所证实的那样，被归结于这种 CRF 拮抗药的螺旋状三维结构使它无法穿透血脑屏障（Baram 等，1996a）。

对于人类婴儿痉挛中该 CRF 受体拮抗药的失败以及在惊厥发作和痉挛的动物模型中许多其他 CRF 受体拮抗药的失败，还有另一种解释。数项针对婴儿痉挛和儿童期癫痫患者遗传特征的人体研究表明，17q21.31 微缺失与癫痫发作和婴儿痉挛相关（Bernardo 等，2016；Wray，2013）。有趣的是，CRF1R 基因多态性与婴儿痉挛无关，这可能是因为病例对照研究的参与者人数相对较少的原因（Yang 等，2015）。因此，似乎 CRF1R 缺陷可能是婴儿痉挛症患者 ACTH 水平降低的原因，惊厥前 CRF 仍可能有代偿性升高，但其促惊厥作用可能通过与以前认为的不同的方式介导（Baram 等，1997）。实际上，CRF1R 拮抗药在 CRF1R 缺乏或改变的条件下无法正常发挥作用。这些发现与提示 CRF 下调自己的 CRF1R 受体的数据结果一致（Brunson 等，2002b）。

CRF 仍可能参与儿童期惊厥和痉挛发作。但是，它的作用似乎很复杂，可能需要其他的效应器系统。同样的，仅破坏 HPA 轴信号传导可能导致 CRF 上调和惊厥作用，但是该结果不能简单地解释 CRF 受体拮抗药的无效问题。

（二）ACTH 系统

1. 基础和转化研究

ACTH 已在多种惊厥模型中进行了测试，包括发育性癫痫发作。在大鼠中的最早的报道之一表明，如果在点燃刺激后早期给药，ACTH 可以延迟点燃性癫痫发生的进程（Rose 和 Bridger，1982）。Holmes 广泛检测了 ACTH 对未成熟大脑的影响，结果表明，在 15、22 和 30 日龄的发育期大鼠中，在点燃前用 ACTH 进行急性（2 天）或慢性（14 天）预处理可显著延缓点燃率（Holmes 和 Weber，1986）。然而，一旦 16 日龄的大鼠被完全点燃，ACTH 就不能阻止点燃从最初刺激的杏仁核转移到对侧杏仁核（Thompson 和 Holmes，1987）。在 15 日龄大鼠的其他发育性癫痫发作模型中也对 ACTH 进行了测试（Edwards 等，2002c），例如以下模型：最小（慢性）和最大（强直 – 阵挛）戊四唑（pentylenetetrazole，PTZ）诱导的惊厥，最大电击诱发的惊厥和海马点燃性惊厥。ACTH 在这些模型中均无影响。其他人发现 ACTH 在具有产前大脑受损的婴儿痉挛的发育模型中有效，其损伤专门针对 HPA 轴，但不适用于没有先前产前脑损伤的诱发性痉挛发作（Mareš 和 Velíšek，1992；Velíšek 等，2007）。同样，ACTH 不能控制外源性 CRF 引起的惊厥发作（Baram 和 Schultz，1995），这表明 ACTH 可能无法抵消外源性 CRF 的惊厥作用，且在这种治疗方式下后者不能激活 HPA 轴。但是，ACTH 在那些激活 HPA 轴的内源性 CRF 升高的情况下可能是有效的（Baram 和 Schultz，1995）。在大鼠杏仁核中，外源性 ACTH 能够降低中央核中 CRF mRNA 的表达，而不会同时激活肾上腺释放糖皮质激素的作用（效果等同于肾上腺切除的大鼠）。有趣的是，肾上腺切除术可提高内源性 ACTH 水平并减少杏仁核 CRF mRNA 的表达。另外，如果仅使用中枢作用的 ACTH 片段（ACTH$_{4-10}$），则作用是相同的，表明 ACTH 抑制了杏仁核（而非海马体）中 CRF mRNA 中枢作用的表达（Brunson 等，2001）。这些作用很可能是通过黑皮质素受体（MC3R 和 MC4R）介导的。

2. 临床关联

在 1958 年最先描述了在临床环境中，ACTH（Sorel 和 Dusaucy-Bauloye，1958 年）在婴儿痉挛症（West 综合征）的治疗中起主要作用。有数项研究表明，多种形式的 ACTH（全分子或合成的 1~24 片段替可克肽，高剂量或低剂量）均非常有效，尽管也使用了包括糖皮质激素在内的其他治疗方法，且高剂量可能与 ACTH 一样有效（Kossoff 等，2009）和随后出现的氨己烯酸（Go 等，2012；Knupp 等，2016a，b；Lux 等，2004，2005；Mackay 等，2004；Pellock 等，

2010；Stafstrom 等，2011；Vigevano 和 Cilio，1997；Yanagaki 等，1999）。
ACTH 也被用于治疗其他发育性癫痫发作和综合征，但与它在婴儿痉挛中的应用相比，其他方面的应用很少见（Gobbi 等，2014；Mikati 和 Shamseddine，2005；Shimakawa 等，2015）。

关于 ACTH 在这些发育性癫痫综合征特别是痉挛发作中的作用机制，仍然有很多争论（Rho，2004）。多项研究发现，在患有婴儿痉挛症的儿童中，脑脊液中 ACTH 水平降低了（Baram 等，1995；Nagamitsu 等，2001；Nalin 等，1985）。然后，外源性 ACTH 的预期作用将是代替缺乏的内源性多肽的所有相关作用（如抑制促惊厥性 CRF）。ACTH 如何介导其作用的另一种可能性是通过增强肾上腺糖皮质激素的释放。该假设是有道理的，因为 ACTH 直接导致该效应，而糖皮质激素也可有效治疗包括婴儿痉挛在内的儿童癫痫综合征（Baram 等，1996c）。有两个理由反对这一点：首先，促肾上腺皮质激素对肾上腺切除的患者也能有效治疗婴儿痉挛；其次，糖皮质激素本身的初始疗效似乎比高剂量 ACTH 的疗效低，这表明 ACTH 具有额外的作用（Brunson 等，2002a）。在这里应注意的是，高剂量的口服泼尼松龙可能与促肾上腺皮质激素一样有效（Kossoff 等，2009）。这表明 ACTH 独立于 MC2R 介导的肾上腺皮质类固醇的升高而起作用，并且可能涉及对其他 MCR（如 MC3R 和 MC4R）的作用（Brunson 等，2002a）。

（三）糖皮质激素系统

1. 基础和转化研究

皮质类固醇（糖皮质激素）可能会使大脑区域对惊厥发作的破坏作用敏感化，例如某些区域（海马、前额叶内侧皮质）的树突萎缩或其他区域（杏仁核）的树突生长（Vyas 等，2002）。这些作用取决于皮质类固醇受体系统的原位浓度和组成以及过量糖皮质激素暴露的程度和持续时间。因此，HPA 的过度活跃可能会导致后续惊厥发作的有害作用，或者可能加剧先前的惊厥带来的损害（Duffy 等，2014）。在某些模型中（如 WAG/Rij 大鼠失神发作模型），应激诱导的皮质类固醇激素升高可能具有从初始抑制惊厥发作到延迟易化发作的双相效应（Tolmacheva 等，2012）。同样，慢性糖皮质激素治疗甚至可以增强 CRF 的促惊厥活性（Rosen 等，1994）。糖皮质激素还增强了红藻氨酸诱导的惊厥发作（Lee 等，1989）。因此，肾上腺切除术可以抑制红藻氨酸对海马的损害（Stein 和 Sapolsky，1988）。另一方面，在一种局灶性癫痫样活动模型（大鼠新皮质青霉素病灶）中，地塞米松发挥了抑制作用（Yilmaz 等，2014）。因此，各种可用数据表明暴露、时机、剂量、持续时间，甚至皮质类固醇激素种类都可能显著影响惊厥易感性的最终结果。

这些例子说明了皮质类固醇与惊厥发作之间关系的复杂性。其中再加上个体发育甚至胎儿发育，情况就变得更加复杂了。我们的研究表明，产前皮质类固醇暴露（在妊娠第 15 天予 2 次注射合成的倍他米松）能够增强发育中大鼠对 NMDA 触发的痉挛发作的敏感性。然而，在幼鼠中，氟尿嘧啶引起的惊厥被抑制并且发育性点燃受到抑制（P15～16），而在 P15 进行测试时发现红藻氨酸引起的惊厥没有受到影响（Velíšek，2011）。Young 和他的同事证实了这些发现，他们在产前地塞米松治疗后还发现 2 周龄大鼠对点燃和最大的电击惊厥的敏感性降低（Fujii 等，1993；Young 等，2006）。产前氢化可的松（在 G15 注射 2 次）对发育中大鼠的氟乙啶或红藻氨酸诱导的惊厥均无影响。藤井及其同事使用 3 天一次注射氢化可的松暴露（G9～11 或 G13～15），也发现了对发育性红藻氨酸诱导惊厥的反应降低（Fujii 等，1993）。然而，当使用产前应激（使用不同的皮质激素种类）时，发育性点燃加速了（Edwards 等，2002a）。如果在出生后使用皮质酮，会抑制最小的戊四氮诱发的惊厥（前肢阵挛），并且对最大的戊四氮诱发的惊厥（强直－阵挛发作），最大的电击（经听觉触发的强直－阵挛发作）或海马点燃没有影响（Edwards 等，2002b）。有趣的是，肾上腺类固醇的前体脱氧皮质酮对未成熟大鼠上诱发的惊厥具有抑制作用（最大电击和最大戊四氮诱发的惊厥），但其功效随着青春期而丧失（Edwards 等，2002c）。

现还发现皮质激素可能与癫痫的一种常见并发症——抑郁有关（Pineda 等，2010）。因此，在啮齿动物中已经基于皮质酮给药建立了抑郁模型（Sterner 和 Kalynchuk，2010；Zhao 等，2008）。

这些结果进一步说明了皮质激素对发育性惊厥发作影响的复杂性。影响因素包括产前暴露与产后暴露、急性暴露与慢性暴露、低剂量与高剂量、产前皮质激素暴露的确切产前时机以及惊厥、癫痫的特定模型，或与所研究的相关并发症。最后，但并非最不重要，受试者的性别也会改变预后（Braun 等，2017）。实际可能涉及更多因素，包括所有可能的排列组合，也可能导致非常意外的结果扭曲。

2. 临床联系

皮质激素在促进癫痫患者的癫痫发作与治疗某些特殊的惊厥综合征之间存在细微的界限。应激和相关的皮质激素增加被认为是癫痫患者癫痫发作的促发因素（Haut 等，2007；Sperling 等，2008；Temkin 和 Davis，1984）。在某些癫痫患者中，与正常人群相比，基础皮质醇水平升高，或者在发作后皮质醇水平升高（Culebras 等，1987）。如前所述，类固醇激素在婴儿痉挛的治疗中也有作用（Kossoff 等，2009）。在 1995 年荷兰发生洪灾后的一项对照研究中，研究了应激的促发作用（Swinkels 等，1998），表明癫痫患者的惊厥发作率增加。但是，这是一项回顾性研究，未考虑撤药错误以及睡眠障碍的影响。对失去一个孩子的父母的一项人口研究（使用丹麦的患者登记表）确定，与未受影响的人群相比，在这种应激性事件发生后被诊断出患有癫痫的风险有所增加（Christensen 等，2007）。另一方面，（再次从丹麦患者登记处进行评估）在产前遭受严重应激（由于母亲失去另一个孩子导致）的儿童，罹患癫痫的风险并不比未暴露儿童高（Li 等，2008）。这一结果表明，即使严重的产前应激也不太可能在以后的生活中引发癫痫。但是，该研究有一些缺点。最主要的一个问题是癫痫是通过数字诊断分类的（ICD 8 代码 345，ICD 10 代码 G40）进行分类，表明个体的癫痫类型和综合征未被分类。因此，特定综合征发生率的显著升高可能被一种或相当多种其他综合征发生率的下降所掩盖。按照产前/围产期应激对产后癫痫的最小影响，对产前皮质激素暴露的儿童进行的随访研究并未显示癫痫诊断有所增加（Asztalos 等，2013；Crowther 等，2007，2013，2015）。

在人类中，抑郁症是最常见的癫痫并发症，糖皮质激素受体拮抗药已经成功应用于抑郁症的治疗管理（Young，2006），表明皮质激素系统与抑郁症存在互相密切交织的作用（Kanner，2009）。

类固醇激素治疗也可用于特殊癫痫发作和癫痫综合征，如 Landau-Kleffner 综合征、Rasmussen 脑炎和某些 Lennox-Gastaut 综合征（Dang 和 Silverstein，2017；Mikati 和 Shamseddine，2005）。此外，与桥本氏病或与脑病相关的甲状腺炎有关的癫痫发作（Gul Mert 等，2014；Patnaik 等，2014）对皮质激素有效。皮质激素给药在脑肿瘤（伴有或不伴有惊厥）的患者，即继发性癫痫患者中，也有一席之地，尽管它们的给药可能会使这些惊厥发作的管理变得更加复杂（Sperling 和 Ko，2006）。这一观点进一步支持了皮质激素的促惊厥作用，限制了它们在特定儿童癫痫综合征中的应用。我们只能推测是否皮质激素对早期大脑发育过程中发生的惊厥发作的有益作用与其受体系统的不完全发育有关——一旦受体系统发育成熟，其有益作用就会消失。

因此，临床前和临床数据表明，与糖皮质激素释放及其受体刺激增加相关的 HPA 过度激活可能在癫痫合并精神病理的发生和恶化中发挥作用（Wulsin 等，2016）。

五、HPA 轴损伤早于发育性癫痫之前出现

当皮质激素暴露的应激引发大脑发育异常以致将来发生惊厥 / 癫痫时，可能会发生另一种情况。上文已经讨论了这个问题。但是，还有一些关键性发现和在所推荐论题上非常出色的评论综述值得关注（Cottrell 和 Seckl，2009；Kapoor 等，2006；Matthews，2002；Moisiadis 和 Matthews，2014a，b；Seckl 和 Holmes，2007；Weinstock，2017）。

（一）应激

产前或围产期应激与内源性皮质类固醇水平升高有关。如果这种情况发生在产前，则应激是由母亲的不良事件引起的。但是，如上所述，胎盘配备了 HSD11β2 酶，可作为胎盘的保护性屏障（Waddell 等，2010）。因此，母体不良事件若以母体皮质激素的方式投射到胎儿，必须是严重的且与显著升高内源

性皮质激素水平有关的不良事件。只有当这些高皮质激素水平使 HSD11β2 酶促能力饱和并穿过胎盘屏障，这种影响才能产生。

在动物模型中，各种产前和围产期应激源对行为的影响已得到广泛研究和述评（Cottrell 和 Seckl，2009；Kapoor 等，2006；Matthews，2002；Moisiadis 和 Matthews，2014a, b；Seckl 和 Holmes，2007；Weinstock，2017）。这些研究强调了依据各种不同输入因素（应激持续时间、怀孕期的时机、后代性别、单次或重复暴露等）以及产前应激的显著持久性作用（应激类固醇）、命名为"产前编程"的暴露等导致的各种不同结果。妊娠期健康状态需要考虑产前编程，因为这些作用效应一旦获得，不仅会保留，而且还可能通过产生表观遗传修饰方式进行传代遗传（见下文和第 7 章），主要是 DNA 甲基化方式（Cao-Lei 等，2017；Moisiadis 和 Matthews，2014b）。

例如，大鼠的早期母源性应激（妊娠 5～12 天）对成年后代的燃后放电阈值没有任何影响。然而，晚期妊娠应激（妊娠第 12～20 天）显著降低了雄性后代的海马点燃后放电阈值，但雌性却没有影响（Edwards 等，2002a）。后代的行为学改变可能是由于大脑中多个系统（如 NMDA 受体系统）的永久性重新编程造成的（Son 等，2006；Yaka 等，2007）。

在人类中，产前应激及其对产后预后的影响（包括惊厥和癫痫）的研究评估了重大应激性事件。这些应激性条件可能包括在 2001 年世贸大厦破坏后发生的恶果、地震（Berkowitz 等，2003；Glynn 等，2001）、加拿大的冰雹、荷兰的洪水、切尔诺贝利灾难或个人的灾难（如在怀孕期间失去孩子或配偶）。这些事件会引起皮质激素升高，并对神经和内分泌系统（HPA 轴）的发育产生重大影响，并导致受影响儿童的行为学改变（Buss 等，2012；Howland 等，2017；Li 等，2008；Martini 等，2017；O'Donnell 和 Meaney，2017；Sandman 和 Davis，2012；Van den Bergh 等，2017；Zijlmans 等，2015）。

有趣的是，与注射合成性皮质类固醇激素的作用相比，似乎严重的产前 / 围产期应激对行为（与惊厥和癫痫相关的）的影响在实验动物（啮齿类）和人类之间更为一致。

（二）糖皮质激素

在动物模型中，皮质激素的产前或围产期给药可能会对后代产生不同的影响，具体取决于许多因素，例如皮质激素的种类（尤其是天然的还是合成的）、剂量、持续时间（脉冲式给药还是长期的）和给药时机。不同的产前时期反映出对循环性皮质激素敏感性的差异（见第 1 章，及皮质激素效应器发育相关内容）。另外，在产前单独数天给予皮质激素的产前暴露可能会在后代中产生完全不同的行为学影响，而且这些差异也可能反映在癫痫发作的易感性中。以小鼠为例，产前倍他米松的单次暴露改变了一系列行为测试的性能，而产前倍他米松多次暴露前对其后代没有行为学影响（Rayburn 等，1997，1998）。与产前应激类似，产前皮质激素也影响了海马的可塑性（Noorlander 等，2008）。

在人体内，出生前或围产期皮质激素给药可能与产前或围产期暴露于应激具有相似的作用。但是，有些差异可能对早期惊厥易感性修饰很重要。首先，如果将合成的皮质激素用于出生前的暴露（人类妊娠第 34 周前急产或肾上腺生殖器的综合征），它们比天然存在的皮质激素更有效。其次，合成皮质激素不是胎盘 HSD11β2 酶的作用底物，因此，即使在低剂量下，它们也可以无限制地穿越胎盘屏障。一项针对怀孕期间暴露于合成皮质激素的儿童的研究表明，与一个疗程的产前皮质激素治疗相比，多个疗程产前激素治疗更具有行为学影响（French 等，2004）。最近对进行多种产前皮质激素治疗后儿童的前瞻性研究表明，尽管在 6—8 岁时未发现缺陷存在（Crowther 等，2016），2 岁时发现出现注意力问题（Crowther 等，2007）。产前单次倍他米松治疗对后代 31 岁时的行为和认知结局没有影响（Dalziel 等，2005）。另一项前瞻性研究未发现暴露于产前单疗程或多疗程皮质激素治疗的 5 岁以下儿童出现任何神经系统功能异常（Asztalos 等，2013）。这些前瞻性研究也没有报道后代惊厥癫痫发作的任何增加。

总之，产前合成性皮质激素对啮齿动物的显著作用与对人类报道的较小影响之间存在差距。这需要在跨代人类研究中进行更深入探索（见下文）。

（三）关于大脑发育和跨代编程的注意事项

产前皮质激素的发育编程问题已经提出多年（Cao-Lei 等，2017；Charil 等，2010；Cottrell 和 Seckl，2009；Graignic-Philippe 等，2014；Harris 等，2013；McGowan 和 Matthews，2018），包括对应激途径的编程（Constantinof 等，2016）。然而，在荷兰猪中，产前暴露于合成性糖皮质激素存在母源传递（Iqbal 等，2012）。因此，向 F_0 代母亲注射倍他米松，不对 F_1 代妊娠进行操作，与接受盐水注射的 F_0 代母亲所生的 F_2 代后代相比，试验组 F_2 代不管雄性还是雌性的行为和 HPA 功能均受到影响。特别是，在 F_2 代雄性中，荷兰猪在旷野中的总活动量明显减少。另一方面，F_2 代雌性在游泳应激后没有皮质醇反应，而 F_2 代雄性与对照组 F_2 代雄性相比，这种反应显著降低。这些发现最近已扩展到 F_3 代（Moisiadis 等，2017）。不管母源性传递还是父源性传递都通过涉及下丘脑室旁核和前额叶皮质中的相关基因的表观遗传学（DNA 甲基化）而参与代际转移（Constantinof 等，2016；McGowan 和 Matthews，2018）。

（四）总结

数据表明，产前和围产期应激可能显著影响后代的惊厥发作和癫痫。该机制很复杂，可能涉及包括皮质激素种类所涉及的基因组效应，其直接受体效应，以及受皮质激素（如脑源性神经营养因子 BDNF）和表观遗传学影响的其他分子所介导的效应等。严重的应激源可能会增加后代（啮齿动物和人类）罹患癫痫的概率。尽管如此，结局可能会根据输入条件不同而有所不同。产前和围产期使用皮质激素对啮齿动物的行为有显著影响，但对同样暴露的儿童的行为和神经发育影响甚微。关于惊厥和癫痫，在产前暴露于合成皮质激素的实验动物中，结果不一致，受多种因素影响，报告表明惊厥易感性增加很少，许多"无改变"或减少，再次取决于输入条件。从最广泛的角度来看，HPA 轴的各个组成部分的不均衡发育很可能有助于导致不同的结果。最后，人类研究中应随访这些在实验动物中详细描述的产前应激或产前皮质激素的代际效应，以确定是否确实未引起我们自己的遗传漂移。

参 考 文 献

[1] Ackland, J.F., Ratter, S.J., Bourne, G.L., and Rees, L.H. (1986). Corticotrophin-releasing factor–like immunoreactivity and bioactivity of human fetal and adult hypothalami, *J. Endocrinol.*, 108, 171-180.

[2] Asztalos, E.V., Murphy, K.E., Willan, A.R., Matthews, S.G., Ohlsson, A., Saigal, S., Armson, B.A., Kelly, E.N., Delisle, M.F., Gafni, A., Lee, S.K., Sananes, R., Rovet, J., Guselle, P., Amankwah, K., Saleem, M., Sanchez, J., and Group, M.-C. (2013). Multiple courses of antenatal corticosteroids for preterm birth study: outcomes in children at 5 years of age (MACS5), *JAMA Pediatr.*, 167, 1102-1110.

[3] Bale, T.L. (2005). Is mom too sensitive? Impact of maternal stress during gestation, *Front. Neuroendocrinol.*, 26, 41-49.

[4] Bale, T.L., Baram, T.Z., Brown, A.S., Goldstein, J.M., Insel, T.R., McCarthy, M.M., Nemeroff, C.B., Reyes, T.M., Simerly, R.B., Susser, E.S., and Nestler, E.J. (2010). Early life programming and neurodevelopmental disorders, *Biol. Psychiatry*, 68, 314-319.

[5] Baram, T.Z., Chalmers, D.T., Chen, C., Koutsoukos, Y., and De Souza, E.B. (1997). The CRF1 receptor mediates the excitatory actions of corticotropin releasing factor (CRF) in the developing rat brain: in vivo evidence using a novel, selective, non-peptide CRF receptor antagonist, *Brain Res.*, 770, 89-95.

[6] Baram, T.Z. and Hatalski, C.G. (1998). Neuropeptide-mediated excitability: a key triggering mechanism for seizure generation in the developing brain, *Trends Neurosci.*, 21, 471-476.

[7] Baram, T.Z., Koutsoukos, Y., Schultz, L., and Rivier, J. (1996a). The effect of 'Astressin', a novel antagonist of corticotropin releasing hormone (CRH), on CRH–induced seizures in the infant rat: comparison with two other antagonists, *Mol. Psychiatry*, 1, 223-226.

[8] Baram, T.Z. and Lerner, S.P. (1991). Ontogeny of corticotropin releasing hormone gene expression in rat hypothalamus-comparison with somatostatin, *Int. J. Dev. Neurosci.*, 9, 473-478.

[9] Baram, T.Z., Mitchell, W.G., Brunson, K., and Haden, E. (1999). Infantile spasms: hypothesis-driven therapy and pilot human infant experiments using corticotropin-releasing hormone receptor antagonists, *Dev. Neurosci.*, 21, 281-289.

[10] Baram, T.Z., Mitchell, W.G., and Haden, E. (1996b). Inhibition of pituitary-adrenal secretion by a corticotropin releasing hormone antagonist in humans, *Mol. Psychiatry*, 1, 320-324.

[11] Baram, T.Z., Mitchell, W.G., Hanson, R.A., Snead, O.C., and Horton, E.J. (1995). Cerebrospinal fluid corticotropin and cortisol are reduced in infantile spasms, *Pediatr. Neurol.*, 13, 108-110.

[12] Baram, T.Z., Mitchell, W.G., Snead, O.C., Horton, E.J., and Saito, M. (1992). Brain-adrenal axis hormones are altered in the CSF of infants with massive infantile spasms, *Neurology*, 42, 1171-1175.

[13] Baram, T.Z., Mitchell, W.G., Tournay, A., Snead, O.C., Hanson, R.A., and Horton, E.J. (1996c). High-dose corticotropin (ACTH) versus prednisone for infantile spasms: a prospective, randomized, blinded study, *Pediatrics*, 97, 375-379.

[14] Baram, T.Z. and Ribak, C.E. (1995). Peptide-induced infant status epilepticus causes neuronal death and synaptic reorganization, *Neuroreport*, 6, 277-280.

[15] Baram, T.Z. and Schultz, L. (1991). Corticotropin-releasing hormone is a rapid and potent convulsant in the infant rat, *Dev. Brain Res.*, 61, 97-101.

[16] Baram, T.Z. and Schultz, L. (1995). ACTH does not control neonatal seizures induced by administration of exogenous corticotropin-releasing hormone, *Epilepsia*, 36, 174-178.

[17] Bayard, F., Ances, I.G., Tapper, A.J., Weldon, V.V., Kowarski, A., and Migeon, C.J. (1970). Transplacental passage and fetal secretion of aldosterone, *J. Clin. Invest*, 49, 1389-1393.

[18] Bedont, J.L., Newman, E.A., and Blackshaw,

S. (2015). Patterning, specification, and differentiation in the developing hypothalamus, *Wiley Interdiscip. Rev. Dev. Biol.*, 4, 445-468.

[19] Berkowitz, G.S., Wolff, M.S., Janevic, T.M., Holzman, I.R., Yehuda, R., and Landrigan, P.J. (2003). The World Trade Center disaster and intrauterine growth restriction, *JAMA*, 290, 595-596.

[20] Bernardo, P., Madia, F., Santulli, L., Del Gaudio, L., Caccavale, C., Zara, F., Traverso, M., Cirillo, M., Striano, S., and Coppola, A. (2016). 17q 21. 31 microdeletion syndrome: Description of a case further contributing to the delineation of Koolen-de Vries syndrome, *Brain Dev.*, 38, 663-668.

[21] Boersma, G.J. and Tamashiro, K.L. (2015). Individual differences in the effects of prenatal stress exposure in rodents, *Neurobiol. Stress*, 1, 100-108.

[22] Bohn, M.C., Dean, D., Hussain, S., and Giuliano, R. (1994). Development of mRNAs for glucocorticoid and mineralocorticoid receptors in rat hippocampus, *Brain Res. Dev. Brain Res.*, 77, 157-162.

[23] Braun, K., Bock, J., Wainstock, T., Matas, E., Gaisler-Salomon, I., Fegert, J., Ziegenhain, U., and Segal, M. (2017). Experience-induced transgenerational (re)-programming of neuronal structure and functions: Impact of stress prior and during pregnancy, *Neurosci. Biobehav. Rev.* https://doi.org/10.1016/j.neubiorev.2017.05.021.

[24] Bresson, J.L., Clavequin, M.C., Fellmann, D., and Bugnon, C. (1987). Human corticoliberin hypothalamic neuroglandular system: comparative immunocytochemical study with anti-rat and anti-ovine corticotropin-releasing factor sera in the early stages of development, *Brain Res.*, 429, 241-246.

[25] Brunson, K.L., Avishai-Eliner, S., and Baram, T.Z. (2002a). ACTH treatment of infantile spasms: mechanisms of its effects in modulation of neuronal excitability, *Int. Rev. Neurobiol.*, 49, 185-197.

[26] Brunson, K.L., Grigoriadis, D.E., Lorang, M.T., and Baram, T.Z. (2002b). Corticotropin-releasing hormone (CRH) downregulates the function of its receptor (CRF1) and induces CRF1 expression in hippocampal and cortical regions of the immature rat brain, *Exp. Neurol.*, 176, 75-86.

[27] Brunson, K.L., Khan, N., Eghbal-Ahmadi, M., and Baram, T.Z. (2001). Corticotropin (ACTH) acts directly on amygdala neurons to down-regulate corticotropin-releasing hormone gene expression, *Ann. Neurol.*, 49, 304-312.

[28] Bugnon, C., Fellmann, D., Gouget, A., and Cardot, J. (1982). Ontogeny of the corticoliberin neuroglandular system in rat brain, *Nature*, 298, 159-161.

[29] Buss, C., Davis, E.P., Shahbaba, B., Pruessner, J.C., Head, K., and Sandman, C.A. (2012). Maternal cortisol over the course of pregnancy and subsequent child amygdala and hippocampus volumes and affective problems, *Proc. Natl. Acad. Sci. USA*, 109, E1312-1319.

[30] Cao-Lei, L., de Rooij, S.R., King, S., Matthews, S.G., Metz, G.A.S., Roseboom, T.J., and Szyf, M. (2017). Prenatal stress and epigenetics, *Neurosci. Biobehav. Rev.* https://doi.org/10.1016/j.neubiorev.2017.05.016.

[31] Chan, L.F., Clark, A.J., and Metherell, L.A. (2008). Familial glucocorticoid deficiency: advances in the molecular understanding of ACTH action, *Horm. Res.*, 69, 75-82.

[32] Charil, A., Laplante, D.P., Vaillancourt, C., and King, S. (2010). Prenatal stress and brain development, *Brain Res. Rev.*, 65, 56-79.

[33] Chen, Y., Bender, R.A., Frotscher, M., and Baram, T.Z. (2001). Novel and transient populations of corticotropin-releasing hormone- expressing neurons in developing hippocampus suggest unique functional roles: a quantitative spatiotemporal analysis, *J. Neurosci.*, 21, 7171-7181.

[34] Chen, Y., Dube, C.M., Rice, C.J., and Baram, T.Z. (2008). Rapid loss of dendritic spines after stress involves derangement of spine dynamics by corticotropin-releasing hormone, *J. Neurosci.*, 28, 2903-2911.

[35] Christensen, J., Li, J., Vestergaard, M., and Olsen, J. (2007). Stress and epilepsy: a population-based cohort study of epilepsy in parents who lost a child, *Epilepsy Behav.*, 11, 324-328.

[36] Cohen, A., Chatelain, A., and Dupouy, J.P.

(1983). Late pregnancy maternal and fetal time-course of plasma ACTH and corticosterone after continuous ether inhalation by pregnant rats. Cytoimmunological study of fetal hypophyseal cells, *Biol. Neonate*, 43, 220-228.

[37] Cole, T.J., Blendy, J.A., Schmid, W., Strahle, U., and Schutz, G. (1993). Expression of the mouse glucocorticoid receptor and its role during development, *J. Steroid Biochem. Mol. Biol.*, 47, 49-53.

[38] Constantinof, A., Moisiadis, V.G., and Matthews, S.G. (2016). Programming of stress pathways: A transgenerational perspective, *J. Steroid Biochem. Mol. Biol.*, 160, 175-180.

[39] Cottrell, E.C. and Seckl, J.R. (2009). Prenatal stress, glucocorticoids and the programming of adult disease, *Front. Behav. Neurosci.*, 3, 19.

[40] Crowther, C.A., Anderson, P.J., McKinlay, C.J., Harding, J.E., Ashwood, P.J., Haslam, R.R., Robinson, J.S., Doyle, L.W., and Group, A.F.-u. (2016). Mid-childhood outcomes of repeat antenatal corticosteroids: A randomized controlled trial, *Pediatrics*, 138.

[41] Crowther, C.A., Doyle, L.W., Haslam, R.R., Hiller, J.E., Harding, J.E., and Robinson, J.S. (2007). Outcomes at 2 years of age after repeat doses of antenatal corticosteroids, *N. Engl. J. Med.*, 357, 1179-1189.

[42] Crowther, C.A., Harding, J.E., Middleton, P.F., Andersen, C.C., Ashwood, P., Robinson, J.S., and Group, A.S.S. (2013). Australasian randomised trial to evaluate the role of maternal intramuscular dexamethasone versus betamethasone prior to preterm birth to increase survival free of childhood neurosensory disability (A*STEROID): study protocol, *BMC Pregnancy Childbirth*, 13, 104.

[43] Crowther, C.A., McKinlay, C.J., Middleton, P., and Harding, J.E. (2015). Repeat doses of prenatal corticosteroids for women at risk of preterm birth for improving neonatal health outcomes, *Cochrane Database Syst. Rev.*, CD003935.

[44] Culebras, A., Miller, M., Bertram, L., and Koch, J. (1987). Differential response of growth hormone, cortisol, and prolactin to seizures and to stress, *Epilepsia*, 28, 564-570.

[45] Dalziel, S.R., Lim, V.K., Lambert, A., McCarthy, D., Parag, V., Rodgers, A., and Harding, J.E. (2005). Antenatal exposure to betamethasone: psychological functioning and health related quality of life 31 years after inclusion in randomised controlled trial, *BMJ*, 331, 665.

[46] Dang, L.T. and Silverstein, F.S. (2017). Drug treatment of seizures and epilepsy in newborns and children, *Pediatr. Clin. North Am.*, 64, 1291-1308.

[47] Dube, C.M., Molet, J., Singh-Taylor, A., Ivy, A., Maras, P.M., and Baram, T.Z. (2015). Hyper-excitability and epilepsy generated by chronic early-life stress, *Neurobiol. Stress*, 2, 10-19.

[48] Duffy, B.A., Chun, K.P., Ma, D., Lythgoe, M.F., and Scott, R.C. (2014). Dexamethasone exacerbates cerebral edema and brain injury following lithium-pilocarpine induced status epilepticus, *Neurobiol. Dis.*, 63, 229-236.

[49] Eberly, L.B., Dudley, C.A., and Moss, R.L. (1983). Iontophoretic mapping of corticotropin-releasing factor (CRF) sensitive neurons in the rat forebrain, *Peptides*, 4, 837-841.

[50] Edwards, H.E., Dortok, D., Tam, J., Won, D., and Burnham, W.M. (2002a). Prenatal stress alters seizure thresholds and the development of kindled seizures in infant and adult rats, *Horm. Behav.*, 42, 437-447.

[51] Edwards, H.E., Vimal, S., and Burnham, W.M. (2002b). Dose-, time-, age-, and sex-response profiles for the anticonvulsant effects of deoxycorticosterone in 15-day-old rats, *Exp. Neurol.*, 176, 364-370.

[52] Edwards, H.E., Vimal, S., and Burnham, W.M. (2002c). The effects of ACTH and adrenocorticosteroids on seizure susceptibility in 15-day-old male rats, *Exp. Neurol.*, 175, 182-190.

[53] Ehlers, C.L., Henriksen, S.J., Wang, M., Rivier, J., Vale, W., and Bloom, F.E. (1983). Corticotropin releasing factor produces increases in brain excitability and convulsive seizures in rats, *Brain Res.*, 278, 332-336.

[54] French, N.P., Hagan, R., Evans, S.F., Mullan, A., and Newnham, J.P. (2004). Repeated antenatal corticosteroids: effects on cerebral

palsy and childhood behavior, *Am. J. Obstet. Gynecol.*, 190, 588-595.

[55] Fujii, T., Horinaka, M., and Hata, M. (1993). Functional effects of glucocorticoid exposure during fetal life, *Prog. Neuropsychopharmacol. Biol. Psychiatry*, 17, 279-293.

[56] Gelisse, P., Genton, P., Coubes, P., Tang, N.P., and Crespel, A. (2015). Can emotional stress trigger the onset of epilepsy?, *Epilepsy Behav.*, 48, 15-20.

[57] Girardet, C. and Butler, A.A. (2014). Neural melanocortin receptors in obesity and related metabolic disorders, *Biochim. Biophys. Acta*, 1842, 482-494.

[58] Glynn, L.M., Wadhwa, P.D., Dunkel-Schetter, C., Chicz-Demet, A., and Sandman, C.A. (2001). When stress happens matters: effects of earthquake timing on stress responsivity in pregnancy, *Am. J. Obstet. Gynecol.*, 184, 637-642.

[59] Go, C.Y., Mackay, M.T., Weiss, S.K., Stephens, D., Adams-Webber, T., Ashwal, S., Snead, O.C., 3rd, Child Neurology Society, and American Academy of Neurology. (2012). Evidence–based guideline update: medical treatment of infantile spasms. Report of the Guideline Development Subcommittee of the American Academy of Neurology and the Practice Committee of the Child Neurology Society, *Neurology*, 78, 1974-1980.

[60] Gobbi, G., Loiacono, G., Boni, A., Marangio, L., and Verrotti, A. (2014). Can ACTH therapy improve the long-term outcome of drug-resistant frontal lobe epilepsy?, *Epileptic Disord.*, 16, 185-190.

[61] Goto, M., Piper Hanley, K., Marcos, J., Wood, P.J., Wright, S., Postle, A.D., Cameron, I.T., Mason, J.I., Wilson, D.I., and Hanley, N.A. (2006). In humans, early cortisol biosynthesis provides a mechanism to safeguard female sexual development, *J. Clin. Invest.*, 116, 953-960.

[62] Graignic-Philippe, R., Dayan, J., Chokron, S., Jacquet, A.Y., and Tordjman, S. (2014). Effects of prenatal stress on fetal and child development: a critical literature review, *Neurosci. Biobehav. Rev.*, 43, 137-162.

[63] Grino, M., Young, W.S., 3rd, and Burgunder, J.M. (1989). Ontogeny of expression of the corticotropin-releasing factor gene in the hypothalamic paraventricular nucleus and of the proopiomelanocortin gene in rat pituitary, *Endocrinology*, 124, 60-68.

[64] Gul Mert, G., Horoz, O.O., Herguner, M.O., Incecik, F., Yildizdas, R.D., Onenli Mungan, N., Yuksel, B., and Altunbasak, S. (2014). Hashimoto's encephalopathy: four cases and review of literature, *Int. J. Neurosci.*, 124, 302-306.

[65] Gunn, B.G., and Baram, T.Z. (2017). Stress and seizures: space, time and hippocampal circuits, *Trends Neurosci.*, 40, 667-679.

[66] Harris, A., and Seckl, J. (2011). Glucocorticoids, prenatal stress and the programming of disease, *Horm. Behav.*, 59, 279-289.

[67] Harris, A.P., Holmes, M.C., de Kloet, E.R., Chapman, K.E., and Seckl, J.R. (2013). Mineralocorticoid and glucocorticoid receptor balance in control of HPA axis and behaviour, *Psychoneuroendocrinology*, 38, 648-658.

[68] Hatalski, C.G., Guirguis, C., and Baram, T.Z. (1998). Corticotropin releasing factor mRNA expression in the hypothalamic paraventricular nucleus and the central nucleus of the amygdala is modulated by repeated acute stress in the immature rat, *J. Neuroendocrinol.*, 10, 663-669.

[69] Haut, S.R., Hall, C.B., Masur, J., and Lipton, R.B. (2007). Seizure occurrence: precipitants and prediction, *Neurology*, 69, 1905-1910.

[70] Heiskala, H. (1997). CSF ACTH and beta-endorphin in infants with West syndrome and ACTH therapy, *Brain Dev.*, 19, 339-342.

[71] Holmes, G.L. and Weber, D.A. (1986). Effects of ACTH on seizure susceptibility in the developing brain, *Ann. Neurol.*, 20, 82-88.

[72] Howland, M.A., Sandman, C.A., and Glynn, L.M. (2017). Developmental origins of the human hypothalamic-pituitary-adrenal axis, *Expert Rev. Endocrinol. Metab.*, 12, 321-339.

[73] Insel, T.R., Battaglia, G., Fairbanks, D.W., and De Souza, E.B. (1988). The ontogeny of brain receptors for corticotropin-releasing factor and the development of their functional association with adenylate cyclase, *J. Neurosci.*, 8, 4151-4158.

[74] Iqbal, M., Moisiadis, V.G., Kostaki, A., and Matthews, S.G. (2012). Transgenerational

effects of prenatal synthetic glucocorticoids on hypothalamic-pituitary-adrenal function, *Endocrinology*, 153, 3295-3307.

[75] Ishimoto, H. and Jaffe, R.B. (2011). Development and function of the human fetal adrenal cortex: a key component in the feto-placental unit, *Endocr. Rev.*, 32, 317-355.

[76] Ivy, A.S., Rex, C.S., Chen, Y., Dube, C., Maras, P.M., Grigoriadis, D.E., Gall, C.M., Lynch, G., and Baram, T.Z. (2010). Hippocampal dysfunction and cognitive impairments provoked by chronic early-life stress involve excessive activation of CRH receptors, *J. Neurosci.*, 30, 13005-13015.

[77] Javadian, N., Rahimi, N., Javadi-Paydar, M., Doustimotlagh, A.H., and Dehpour, A.R. (2016). The modulatory effect of nitric oxide in pro-and anti-convulsive effects of vasopressin in PTZ-induced seizures threshold in mice, *Epilepsy Res.*, 126, 134-140.

[78] Kanner, A.M. (2009). Depression and epilepsy: do glucocorticoids and glutamate explain their relationship?, *Curr. Neurol. Neurosci. Rep.*, 9, 307-312.

[79] Kapoor, A., Dunn, E., Kostaki, A., Andrews, M.H., and Matthews, S.G. (2006). Fetal programming of hypothalamo-pituitary-adrenal function: prenatal stress and glucocorticoids, *J. Physiol.*, 572, 31-44.

[80] Keegan, C.E., Herman, J.P., Karolyi, I.J., O'Shea, K.S., Camper, S.A., and Seasholtz, A.F. (1994). Differential expression of corticotropin-releasing hormone in developing mouse embryos and adult brain, *Endocrinology*, 134, 2547-2555.

[81] Kempna, P. and Fluck, C.E. (2008). Adrenal gland development and defects, *Best Pract. Res. Clin. Endocrinol. Metab.*, 22, 77-93.

[82] Kistler-Heer, V., Lauber, M.E., and Lichtensteiger, W. (1998). Different developmental patterns of melanocortin MC3 and MC4 receptor mRNA: predominance of Mc4 in fetal rat nervous system, *J. Neuroendocrinol.*, 10, 133-146.

[83] Knupp, K.G., Coryell, J., Nickels, K.C., Ryan, N., Leister, E., Loddenkemper, T., Grinspan, Z., Hartman, A.L., Kossoff, E.H., Gaillard, W.D., Mytinger, J.R., Joshi, S., Shellhaas, R.A., Sullivan, J., Dlugos, D., Hamikawa, L., Berg, A.T., Millichap, J., Nordli, D.R., Jr.,

Wirrell, E., and Pediatric Epilepsy Research, C. (2016a). Response to treatment in a prospective national infantile spasms cohort, *Ann. Neurol.*, 79, 475-484.

[84] Knupp, K.G., Leister, E., Coryell, J., Nickels, K.C., Ryan, N., Juarez-Colunga, E., Gaillard, W.D., Mytinger, J.R., Berg, A.T., Millichap, J., Nordli, D.R., Jr., Joshi, S., Shellhaas, R.A., Loddenkemper, T., Dlugos, D., Wirrell, E., Sullivan, J., Hartman, A.L., Kossoff, E.H., Grinspan, Z.M., Hamikawa, L., and Pediatric Epilepsy Research, C. (2016b). Response to second treatment after initial failed treatment in a multicenter prospective infantile spasms cohort, *Epilepsia*, 57, 1834-1842.

[85] Kohlsdorf, K., Nunziata, A., Funcke, J.B., Brandt, S., von Schnurbein, J., Vollbach, H., Lennerz, B., Fritsch, M., Greber-Platzer, S., Frohlich– Reiterer, E., Luedeke, M., Borck, G., Debatin, K.M., Fischer-Posovszky, P., and Wabitsch, M. (2018). Early childhood BMI trajectories in monogenic obesity due to leptin, leptin receptor, and melanocortin 4 receptor deficiency, *Int. J. Obesity* https://doi.org/10.1038/s41366-018-0049-6.

[86] Korgan, A.C., Green, A.D., Perrot, T.S., and Esser, M.J. (2014). Limbic system activation is affected by prenatal predator exposure and postnatal environmental enrichment and further moderated by dam and sex, *Behav. Brain Res.*, 259, 106-118.

[87] Korgan, A.C., Vonkeman, J., Esser, M.J., and Perrot, T.S. (2015). An enhanced home cage modulates hypothalamic CRH-ir labeling in juvenile rats, with and without sub-threshold febrile convulsions, *Dev. Psychobiol.*, 57, 374-381.

[88] Korosi, A. and Baram, T.Z. (2008). The central corticotropin releasing factor system during development and adulthood, *Eur. J. Pharmacol.*, 583, 204-214.

[89] Kossoff, E.H., Hartman, A.L., Rubenstein, J.E., and Vining, E.P. (2009). High-dose oral prednisolone for infantile spasms: an effective and less expensive alternative to ACTH, *Epilepsy Behav.*, 14, 674-676.

[90] Lee, D.A., Yoo, S., Pak, T., Salvatierra, J., Velarde, E., Aja, S., and Blackshaw, S. (2014). Dietary and sex-specific factors regulate

hypothalamic neurogenesis in young adult mice, *Front. Neurosci.*, 8, 157.

[91] Lee, P.H., Grimes, L., and Hong, J.S. (1989). Glucocorticoids potentiate kainic acid-induced seizures and wet dog shakes, *Brain Res.*, 480, 322-325.

[92] Li, J., Vestergaard, M., Obel, C., Precht, D.H., Christensen, J., Lu, M., and Olsen, J. (2008). Prenatal stress and epilepsy in later life: a nationwide follow-up study in Denmark, *Epilepsy Res.*, 81, 52-57.

[93] Lockwood, C.J., Radunovic, N., Nastic, D., Petkovic, S., Aigner, S., and Berkowitz, G.S. (1996). Corticotropin-releasing hormone and related pituitary-adrenal axis hormones in fetal and maternal blood during the second half of pregnancy, *J. Perinat. Med.*, 24, 243-251.

[94] Lovenberg, T.W., Liaw, C.W., Grigoriadis, D.E., Clevenger, W., Chalmers, D.T., De Souza, E.B., and Oltersdorf, T. (1995). Cloning and characterization of a functionally distinct corticotropin-releasing factor receptor subtype from rat brain, *Proc. Natl. Acad. Sci. U.S.A.*, 92, 836-840.

[95] Lux, A.L., Edwards, S.W., Hancock, E., Johnson, A.L., Kennedy, C.R., Newton, R.W., O'Callaghan, F.J., Verity, C.M., and Osborne, J.P. (2004). The United Kingdom Infantile Spasms Study comparing vigabatrin with prednisolone or tetracosactide at 14 days: a multicentre, randomised controlled trial, *Lancet*, 364, 1773-1778.

[96] Lux, A.L., Edwards, S.W., Hancock, E., Johnson, A.L., Kennedy, C.R., Newton, R.W., O'Callaghan, F.J., Verity, C.M., and Osborne, J.P. (2005). The United Kingdom Infantile Spasms Study (UKISS) comparing hormone treatment with vigabatrin on developmental and epilepsy outcomes to age 14 months: a multicentre randomised trial, *Lancet Neurol.*, 4, 712-717.

[97] Mackay, M.T., Weiss, S.K., Adams-Webber, T., Ashwal, S., Stephens, D., Ballaban-Gill, K., Baram, T.Z., Duchowny, M., Hirtz, D., Pellock, J.M., Shields, W.D., Shinnar, S., Wyllie, E., and Snead, O.C., 3rd (2004). Practice parameter: medical treatment of infantile spasms: report of the American Academy of Neurology and the

Child Neurology Society, *Neurology*, 62, 1668-1681.

[98] Maguire, J. and Salpekar, J.A. (2013). Stress, seizures, and hypothalamic-pituitary-adrenal axis targets for the treatment of epilepsy, *Epilepsy Behav.*, 26, 352-362.

[99] Maras, P.M. and Baram, T.Z. (2012). Sculpting the hippocampus from within: stress, spines, and CRH, *Trends Neurosci.*, 35, 315-324.

[100] Mareš P. and Velíšek, L. (1992). N-methyl-D-aspartate (NMDA)-induced seizures in developing rats, *Brain Res. Dev. Brain Res.*, 65, 185-189.

[101] Martini, J., Petzoldt, J., Knappe, S., Garthus-Niegel, S., Asselmann, E., and Wittchen, H.U. (2017). Infant, maternal, and familial predictors and correlates of regulatory problems in early infancy: The differential role of infant temperament and maternal anxiety and depression, *Early Hum. Dev.*, 115, 23-31.

[102] Matthews, S.G. (2002). Early programming of the hypothalamo-pituitary-adrenal axis, *Trends Endocrinol. Metab.*, 13, 373-380.

[103] McGowan, P.O. and Matthews, S.G. (2018). Prenatal stress, glucocorticoids, and developmental programming of the stress response, *Endocrinology*, 159, 69-82.

[104] McIntyre, D.C. and Racine, R.J. (1986). Kindling mechanisms: Current progress on an experimental epilepsy model, *Progr. Neurobiol.*, 27, 1-12.

[105] McKee, H.R. and Privitera, M.D. (2017). Stress as a seizure precipitant: Identification, associated factors, and treatment options, *Seizure*, 44, 21-26.

[106] Meaney, M.J., Sapolsky, R.M., and McEwen, B.S. (1985a). The development of the glucocorticoid receptor system in the rat limbic brain. I. Ontogeny and autoregulation, *Brain Res.*, 350, 159-164.

[107] Meaney, M.J., Sapolsky, R.M., and McEwen, B.S. (1985b). The development of the glucocorticoid receptor system in the rat limbic brain. II. An autoradiographic study, *Brain Res.*, 350, 165-168.

[108] Mikati, M.A. and Shamseddine, A.N. (2005). Management of Landau-Kleffner syndrome,

Paediatr. Drugs, 7, 377-389.

[109] Moisiadis, V.G., Constantinof, A., Kostaki, A., Szyf, M., and Matthews, S.G. (2017). Prenatal glucocorticoid exposure modifies endocrine function and behaviour for 3 generations following maternal and paternal transmission, *Sci. Rep.*, 7, 11814.

[110] Moisiadis, V.G. and Matthews, S.G. (2014a). Glucocorticoids and fetal programming part 1: Outcomes, *Nat. Rev. Endocrinol.*, 10, 391-402.

[111] Moisiadis, V.G. and Matthews, S.G. (2014b). Glucocorticoids and fetal programming part 2: Mechanisms, *Nat. Rev. Endocrinol.*, 10, 403-411.

[112] Murray, S.A., Morgan, J.L., Kane, C., Sharma, Y., Heffner, C.S., Lake, J., and Donahue, L.R. (2010). Mouse gestation length is genetically determined, *PLoS One*, 5, e12418.

[113] Nagamitsu, S., Matsuishi, T., Yamashita, Y., Shimizu, T., Iwanaga, R., Murakami, Y., Miyazaki, M., Hashimoto, T., and Kato, H. (2001). Decreased cerebrospinal fluid levels of beta-endorphin and ACTH in children with infantile spasms, *J. Neural. Transm.*, 108, 363-371.

[114] Nakken, K.O., Solaas, M.H., Kjeldsen, M.J., Friis, M.L., Pellock, J.M., and Corey, L.A. (2005). Which seizure-precipitating factors do patients with epilepsy most frequently report?, *Epilepsy Behav.*, 6, 85-89.

[115] Nalin, A., Facchinetti, F., Galli, V., Petraglia, F., Storchi, R., and Genazzani, A.R. (1985). Reduced ACTH content in cerebrospinal fluid of children affected by cryptogenic infantile spasms with hypsarrhythmia, *Epilepsia*, 26, 446-449.

[116] Nimura, M., Udagawa, J., Hatta, T., Hashimoto, R., and Otani, H. (2006). Spatial and temporal patterns of expression of melanocortin type 2 and 5 receptors in the fetal mouse tissues and organs, *Anat. Embryol. (Berl)*, 211, 109-117.

[117] Noorlander, C.W., De Graan, P.N., Middeldorp, J., Van Beers, J.J., and Visser, G.H. (2006). Ontogeny of hippocampal corticosteroid receptors: effects of antenatal glucocorticoids in human and mouse, *J. Comp. Neurol.*, 499, 924-932.

[118] Noorlander, C.W., Visser, G.H., Ramakers, G.M., Nikkels, P.G., and de Graan, P.N. (2008). Prenatal corticosteroid exposure affects hippocampal plasticity and reduces lifespan, *Dev. Neurobiol.*, 68, 237-246.

[119] O'Donnell, K.J., and Meaney, M.J. (2017). Fetal origins of mental health: The developmental origins of health and disease hypothesis, *Am. J. Psychiatry*, 174, 319-328.

[120] O'Toole, K.K., Hooper, A., Wakefield, S., and Maguire, J. (2014). Seizureinduced disinhibition of the HPA axis increases seizure susceptibility, *Epilepsy Res.*, 108, 29-43.

[121] Patnaik, S.K., Upreti, V., and Dhull, P. (2014). Steroid responsive encephalopathy associated with autoimmune thyroiditis (SREAT) in childhood, *J. Pediatr. Endocrinol. Metab.*, 27, 737-744.

[122] Pavlova, E.B., Pronina, T.S., and Skebelskaya, Y.B. (1968). Histostructure of adenohypophysis of human fetuses and contents of somatotropic and adrenocorticotropic hormones, *Gen. Comp. Endocrinol.*, 10, 269-276.

[123] Pellock, J.M., Hrachovy, R., Shinnar, S., Baram, T.Z., Bettis, D., Dlugos, D.J., Gaillard, W.D., Gibson, P.A., Holmes, G.L., Nordl, D.R., O'Dell, C., Shields, W.D., Trevathan, E., and Wheless, J.W. (2010). Infantile spasms: a U.S. consensus report, *Epilepsia*, 51, 2175-2189.

[124] Pineda, E., Shin, D., Sankar, R., and Mazarati, A.M. (2010). Comorbidity between epilepsy and depression: experimental evidence for the involvement of serotonergic, glucocorticoid, and neuroinflammatory mechanisms, *Epilepsia*, 51 Suppl 3, 110-114.

[125] Power, M.L. and Schulkin, J. (2006). Functions of corticotropin-releasing hormone in anthropoid primates: from brain to placenta, *Am. J. Hum. Biol.*, 18, 431-447.

[126] Rayburn, W.F., Christensen, H.D., and Gonzalez, C.L. (1997). A placebocontrolled comparison between betamethasone and dexamethasone for fetal maturation: differences in neurobehavioral development of mice offspring, *Am. J. Obstet. Gynecol.*, 176, 842-850; discussion 850-841.

[127] Rayburn, W.F., Christensen, H.D., Gonzalez, C.L., Rayburn, L.A., and Stewart, J.D. (1998). Effect of in utero exposure to betamethasone on motivation/anxiety testing

in mice offspring, *Neurotoxicol. Teratol.*, 20, 475-481.

[128] Reynolds, R.M. (2013). Glucocorticoid excess and the developmental origins of disease: two decades of testing the hypothesis-2012 Curt Richter Award Winner, *Psychoneuroendocrinology*, 38, 1-11.

[129] Rho, J.M. (2004). Basic science behind the catastrophic epilepsies, *Epilepsia*, 45 Suppl 5, 5-11.

[130] Riikonen, R.S. (1996). How do cryptogenic and symptomatic infantile spasms differ? Review of biochemical studies in Finnish patients, *J. Child. Neurol.*, 11, 383-388.

[131] Robinson, B.G., Emanuel, R.L., Frim, D.M., and Majzoub, J.A. (1988). Glucocorticoid stimulates expression of corticotropin-releasing hormone gene in human placenta, *Proc. Natl. Acad. Sci. U.S.A.*, 85, 5244-5248.

[132] Rose, R.P. and Bridger, W.H. (1982). Hormonal influences on seizure kindling: the effects of post-stimulation ACTH or cortisone injections, *Brain Res.*, 231, 75-84.

[133] Rosen, J.B., Pishevar, S.K., Weiss, S.R., Smith, M.A., Kling, M.A., Gold, P.W., and Schulkin, J. (1994). Glucocorticoid treatment increases the ability of CRH to induce seizures, *Neurosci Lett.*, 174, 113-116.

[134] Sandman, C.A. (2015). Fetal exposure to placental corticotropin-releasing hormone (pCRH) programs developmental trajectories, *Peptides*, 72, 145-153.

[135] Sandman, C.A. and Davis, E.P. (2012). Neurobehavioral risk is associated with gestational exposure to stress hormones, *Expert Rev Endocrinol. Metab.*, 7, 445-459.

[136] Schulte, D.M., Shapiro, I., Reincke, M., and Beuschlein, F. (2007). Expression and spatio–temporal distribution of differentiation and proliferation markers during mouse adrenal development, *Gene Expr. Patterns*, 7, 72-81.

[137] Seckl, J.R. and Holmes, M.C. (2007). Mechanisms of disease: glucocorticoids, their placental metabolism and fetal 'programming' of adult pathophysiology, *Na. Clin. Pract.. Endocrinol. Metab.*, 3, 479-488.

[138] Shimakawa, S., Nomura, S., Ogino, M., Fukui, M., Kashiwagi, M., Tanabe, T., and Tamai, H. (2015). ACTH therapy on intractable epilepsy in Hemiconvulsion-Hemiplegia-Epilepsy syndrome, *Brain Dev.*, 37, 733–737.

[139] Shimogori, T., Lee, D.A., Miranda-Angulo, A., Yang, Y., Wang, H., Jiang, L., Yoshida, A.C., Kataoka, A., Mashiko, H., Avetisyan, M., Qi, L., Qian, J., and Blackshaw, S. (2010). A genomic atlas of mouse hypothalamic development, *Nat. Neurosci.*, 13, 767-775.

[140] Smith, R., Mesiano, S., Chan, E.C., Brown, S., and Jaffe, R.B. (1998). Corticotropin-releasing hormone directly and preferentially stimulates dehydroepiandrosterone sulfate secretion by human fetal adrenal cortical cells, *J. Clin. Endocrinol. Metab.*, 83, 2916-2920.

[141] Son, G.H., Geum, D., Chung, S., Kim, E.J., Jo, J.H., Kim, C.M., Lee, K.H., Kim, H., Choi, S., Kim, H.T., Lee, C.J., and Kim, K. (2006). Maternal stress produces learning deficits associated with impairment of NMDA receptor-mediated synaptic plasticity, *J. Neurosci.*, 26, 3309-3318.

[142] Sorel, L., and Dusaucy - Bauloye, A. (1958). A propos de 21 cas d'hypsarythmie de Gibbs. Son traitement spectaculaire par l'ACTH, *Acta Neurol. Belg.*, 58, 130-141.

[143] Sperling, M.R. and Ko, J. (2006). Seizures and brain tumors, *Semin. Oncol.*, 33, 333-341.

[144] Sperling, M.R., Schilling, C.A., Glosser, D., Tracy, J.I., and Asadi-Pooya, A.A. (2008). Self-perception of seizure precipitants and their relation to anxiety level, depression, and health locus of control in epilepsy, *Seizure*, 17, 302-307.

[145] Stafstrom, C.E., Arnason, B.G., Baram, T.Z., Catania, A., Cortez, M.A., Glauser, T.A., Pranzatelli, M.R., Riikonen, R., Rogawski, M.A., Shinnar, S., and Swann, J.W. (2011). Treatment of infantile spasms: emerging insights from clinical and basic science perspectives, *J. Child. Neurol.*, 26, 1411-1421.

[146] Stein, B.A. and Sapolsky, R.M. (1988). Chemical adrenalectomy reduces hippocampal damage induced by kainic acid, *Brain Res.*, 473, 175-180.

[147] Sterner, E.Y. and Kalynchuk, L.E. (2010).

Behavioral and neurobiological consequences of prolonged glucocorticoid exposure in rats: relevance to depression, *Prog. Neuropsychopharmacol. Biol. Psychiatry*, 34, 777-790.

[148] Swinkels, W.A., Engelsman, M., Kasteleijn-Nolst Trenite, D.G., Baal, M.G., de Haan, G.J., and Oosting, J. (1998). Influence of an evacuation in February 1995 in The Netherlands on the seizure frequency in patients with epilepsy: a controlled study, *Epilepsia*, 39, 1203-1207.

[149] Taylor, N.R., Loraine, J.A., and Robertson, H.A. (1953). The estimation of ACTH in human pituitary tissue, *J. Endocrinol.*, 9, 334-341.

[150] Temkin, N.R. and Davis, G.R. (1984). Stress as a risk factor for seizures among adults with epilepsy, *Epilepsia*, 25, 450-456.

[151] Thomas, A.C., Heux, P., Santos, C., Arulvasan, W., Solanky, N., Carey, M.E., Gerrelli, D., Kinsler, V.A., and Etchevers, H.C. (2018). Widespread dynamic and pleiotropic expression of the melanocortin-1-receptor (MC1R) system is conserved across chick, mouse and human embryonic development, *Birth Defects Res.*, 110, 443-455.

[152] Thompson, J.L. and Holmes, G.L. (1987). Failure of ACTH to alter transfer kindling in the immature brain, *Epilepsia*, 28, 17-19.

[153] Tolmacheva, E.A., Oitzl, M.S., and van Luijtelaar, G. (2012). Stress, glucocorticoids and absences in a genetic epilepsy model, *Horm. Behav.*, 61, 706-710.

[154] van Campen, J.S., Jansen, F.E., de Graan, P.N., Braun, K.P., and Joels, M. (2014). Early life stress in epilepsy: a seizure precipitant and risk factor for epileptogenesis, *Epilepsy Behav.*, 38, 160-171.

[155] Van den Bergh, B.R.H., van den Heuvel, M.I., Lahti, M., Braeken, M., de Rooij, S.R., Entringer, S., Hoyer, D., Roseboom, T., Raikkonen, K., King, S., and Schwab, M. (2017). Prenatal developmental origins of behavior and mental health: The influence of maternal stress in pregnancy, *Neurosci. Biobehav. Rev.*, https://doi.org/10.1016/j.neubiorev.2017.07.003.

[156] Varga, J., Ferenczi, S., Kovacs, K.J., Garafova, A., Jezova, D., and Zelena, D. (2013). Comparison of stress-induced changes in adults and pups: is aldosterone the main adrenocortical stress hormone during the perinatal period in rats?, *PLoS One*, 8, e72313.

[157] Vazquez, D.M., Bailey, C., Dent, G.W., Okimoto, D.K., Steffek, A., Lopez, J.F., and Levine, S. (2006). Brain corticotropin-releasing hormone (CRH) circuits in the developing rat: effect of maternal deprivation, *Brain Res.*, 1121, 83-94.

[158] Velíšek, L. (2011). Prenatal corticosteroid exposure alters early developmental seizures and behavior, *Epilepsy Res.*, 95, 9-19.

[159] Velíšek, L., Jehle, K., Asche, S., and Velíšková J. (2007). Model of infantile spasms induced by N-methyl-D-aspartic acid in prenatally impaired brain, *Ann. Neurol.*, 61, 109-119.

[160] Vigevano, F. and Cilio, M.R. (1997). Vigabatrin versus ACTH as first-line treatment for infantile spasms: a randomized, prospective study, *Epilepsia*, 38, 1270-1274.

[161] Vyas, A., Mitra, R., Shankaranarayana Rao, B.S., and Chattarji, S. (2002). Chronic stress induces contrasting patterns of dendritic remodeling in hippocampal and amygdaloid neurons, *J. Neurosci.*, 22, 6810-6818.

[162] Waddell, B.J., Bollen, M., Wyrwoll, C.S., Mori, T.A., and Mark, P.J. (2010). Developmental programming of adult adrenal structure and steroidogenesis: effects of fetal glucocorticoid excess and postnatal dietary omega-3 fatty acids, *J. Endocrinol.*, 205, 171-178.

[163] Wang, W., Dow, K.E., and Fraser, D.D. (2001). Elevated corticotropin releasing hormone/corticotropin releasing hormone-R1 expression in postmortem brain obtained from children with generalized epilepsy, *Ann. Neurol.*, 50, 404-409.

[164] Weinstock, M. (2008). The long-term behavioural consequences of prenatal stress, *Neurosci. Biobehav. Rev.*, 32, 1073-1086.

[165] Weinstock, M. (2017). Prenatal stressors in rodents: Effects on behavior, *Neurobiol. Stress*, 6, 3-13.

[166] Wood, C.E. and Walker, C.D. (2016). Fetal and neonatal HPA axis, *Compr. Physiol.*, 6, 33-62.

[167] Wray, C.D. (2013). 17q21.31 microdeletion

associated with infantile spasms, *Eur. J. Med. Genet.*, 56, 59-61.

[168] Wulsin, A.C., Solomon, M.B., Privitera, M.D., Danzer, S.C., and Herman, J.P. (2016). Hypothalamic-pituitary-adrenocortical axis dysfunction in epilepsy, *Physiol. Behav.*, 166, 22-31.

[169] Yaka, R., Salomon, S., Matzner, H., and Weinstock, M. (2007). Effect of varied gestational stress on acquisition of spatial memory, hippocampal LTP and synaptic proteins in juvenile male rats, *Behav. Brain Res.*, 179, 126-132.

[170] Yanagaki, S., Oguni, H., Hayashi, K., Imai, K., Funatuka, M., Tanaka, T., Yanagaki, M., and Osawa, M. (1999). A comparative study of high-dose and low-dose ACTH therapy for West syndrome, *Brain Dev.*, 21, 461-467.

[171] Yang, G., Zou, L.P., Wang, J., Shi, X.Y., Yang, X.F., Wang, B., Liu, Y.J., Sun, Y.H., and Jia, F.Y. (2015). Association analysis of polymorphisms of the CRHR1 gene with infantile spasms, *Mol. Med. Rep.*, 12, 2539-2546.

[172] Yilmaz, T., Akca, M., Turan, Y., Ocak, H., Kamasak, K., and Yildirim, M. (2014). Efficacy of dexamethasone on penicillin-induced epileptiform activity in rats: an electrophysiological study, *Brain Res.*, 1554, 67-72.

[173] Young, A.H. (2006). Antiglucocoticoid treatments for depression, *Aust. N. Z. J. Psychiatry*, 40, 402-405.

[174] Young, N.A., Teskey, G.C., Henry, L.C., and Edwards, H.E. (2006). Exogenous antenatal glucocorticoid treatment reduces susceptibility for hippocampal kindled and maximal electroconvulsive seizures in infant rats, *Exp. Neurol.*, 198, 303-312.

[175] Yum, M.S., Chachua, T., Velíšková J., and Velíšek, L. (2012). Prenatal stress promotes development of spasms in infant rats, *Epilepsia*, 53, e46-49.

[176] Zadina, J.E., Banks, W.A., and Kastin, A.J. (1986). Central nervous system effects of peptides, 1980-1985: a cross-listing of peptides and their central actions from the first six years of the journal Peptides, *Peptides*, 7, 497-537.

[177] Zhao, Y., Ma, R., Shen, J., Su, H., Xing, D., and Du, L. (2008). A mouse model of depression induced by repeated corticosterone injections, *Eur. J. Pharmacol.*, 581, 113-120.

[178] Zijlmans, M.A., Riksen-Walraven, J.M., and de Weerth, C. (2015). Associations between maternal prenatal cortisol concentrations and child outcomes: A systematic review, *Neurosci. Biobehav. Rev.*, 53, 1-24.

第 10 章　发育期大脑的免疫、炎症和癫痫发生

Immunity, Inflammation and Epileptogenesis in the Developing Brain

Sookyong Koh　著

一、概述

　　由于缺乏常规的淋巴引流、移植物接纳以及存在紧密调节血液单核细胞和淋巴细胞浸润的血脑屏障，中枢神经系统（central nervous system，CNS）曾经被视为"免疫豁免"的部位。近来，已经很清楚的是，免疫和炎症反应确实在中枢神经系统中发生，或者直接来自大脑本身，或者通过受损的血脑屏障（blood-brain barrier，BBB）与全身循环相联系。人们日益认识到，驻留于大脑的免疫介体和浸润脑的外周血白细胞在耐药性儿童癫痫的发展中起着至关重要的作用。因此，针对免疫途径中关键成分的新型免疫调节药物可能代表了一种针对儿童癫痫的新治疗方法。

　　数十年来，人们一直怀疑炎症和免疫系统在儿童癫痫中所扮演的功能角色，因为各种常见的儿科感染性或自身免疫性疾病通常以发病时的癫痫发作或在病程中伴有惊厥发作作为预示。此外，免疫疗法可有效治疗某些小儿癫痫综合征的难治性癫痫发作（Kelley 和 Kossoff，2010；Veggiotti 等，2012）。活动性炎症不仅发生在典型的炎症性癫痫中，如 Rasmussen 脑炎或边缘性脑炎，而且还发生在多种原因引起的耐药性癫痫患者和许多癫痫动物模型中（Ravizza 等，2008；Vezzani 等，2013）。

二、固有免疫与获得性免疫在儿童癫痫中的作用

多个世纪以来癫痫研究主要集中于神经元放电和兴奋性的改变。这种以神经元为中心的强调忽略了神经胶质细胞的作用和炎症在癫痫发病机制中的作用。毕竟，神经元是大脑中的可兴奋成分，癫痫的特征是神经元兴奋性的持久变化。然而，在大脑中，神经胶质细胞数量远远超过神经元，神经胶质细胞会强烈影响神经元及其处理信息的能力。大脑表现为由中枢神经系统驻留的免疫细胞（小胶质细胞和星形胶质细胞）介导的强大的固有免疫反应（Turrin和 Rivest，2004）。这种神经炎症被认为是一种现象，一种被动的旁观者效应，当受损的神经元引起神经胶质细胞反应时就会发生。然而，近来，已经明确的是，正常修复性的神经胶质细胞固有免疫应答的失调可能反而导致病理学的恶化和神经元功能障碍（Crespel 等，2002；Ravizza 等，2008）。

异常或不受控制的神经炎症会持续到最初的激活性刺激消除后（如癫痫大脑的惊厥发作），仍会对神经元功能产生深远的有害影响，包括过度兴奋状态，脑病和认知下降。很大程度上归因于血脑屏障，大脑似乎对受伤或感染表现出减弱的适应性免疫力。这个概念最近受到挑战。在动物模型中，惊厥发作的启动、发展和永存与血脑屏障的破坏有关（Fabene 等，2008；Khalili 等，2007；Kim 等，2009）。此外，目前已经确定，活化的单细胞核白细胞（T 细胞、巨噬细胞和树突状细胞）可以使用归巢分子（如多发性硬化药物那他珠单抗的靶标 VLA4）穿越血脑屏障（Khalili 等，2007）。有关固有免疫和获得性免疫在从儿童期开始的慢性癫痫发展中的潜在作用正被火热研究中。

（一）中枢神经系统损伤和迟发性癫痫中的破坏的血脑屏障

血脑屏障由具有内皮间紧密连接的形态上无孔的内皮细胞组成。它的维持取决于周细胞、血管周围小胶质细胞、星形胶质细胞和基膜的正常功能。星形胶质细胞在内皮稳定性和血脑屏障通透性之间的平衡中扮演重要调节药的角色。在正常情况下，血脑屏障通过调节血浆来源的物质和免疫细胞的进入来保护中枢神经系统。在各种中枢神经系统损伤，例如癫痫持续状态、感染以及

创伤和缺血性事件中，血脑屏障的生理和结构已表现短暂的改变（Ballabh 等，2004）。血脑屏障受损和炎症状态是与迟发性癫痫有关的神经系统疾病的常见特征。在实验动物缺血后大脑组织以及卒中与慢性癫痫发作后患者的脑脊液中，促炎细胞因子均升高。细胞因子的释放会导致缺氧损伤期间内皮细胞水平和人脑血管中内皮细胞的中性粒细胞黏附分子的上调（Zhang 等，2000），导致白细胞跨内皮和血脑屏障的迁移。白细胞募集触发紧密连接组织性紊乱和血脑屏障破坏，这是脑损伤后癫痫发生的必要组成部分。

血脑屏障破坏可能不仅仅是后果，而是惊厥的主要原因。在动物中通过胆汁盐或血清白蛋白诱导血脑屏障破坏（Ivens 等，2007）或在人体动脉内注射甘露醇（Marchi 等，2007）会增加惊厥易感性并导致癫痫样放电或局灶性发作。此外，外周血白细胞似乎通过介导血脑屏障的破坏而促进癫痫的发展（Kim 等，2009）。通过遗传性方式敲除黏附分子或阻断其与中和抗体的相互作用，均可抑制白细胞与内皮细胞之间的黏附，从而消除了惊厥发作启动和走向癫痫病的发展过程（Fabene 等，2008）。在一项对患有慢性难治性局灶性癫痫儿科患者的研究中，检测到血管周围间隙存在广泛的活化的小胶质细胞、巨噬细胞和 T 淋巴细胞以及基底膜的分裂（Hildebrandt 等，2008）。这种影响小动脉和新形成的多孔血管元件的海绵状微血管病很可能会损害血脑屏障（Hildebrandt 等，2008；Marchi 等，2007）。

（二）癫痫发生中的获得性免疫

我们的实验室率先通过儿童患者外科手术新鲜脑样本鉴定浸润的炎性细胞的特征，以寻找新的治疗靶标。使用切除脑组织中炎性白细胞的无偏倚流式细胞仪分析，我们检测到患者癫痫病灶内功能活化的淋巴细胞。在大脑中有炎性骨髓样细胞和记忆 CD4[+] 和 CD8[+] T 细胞浸润（图 10-1）。

在红藻氨酸（kainic acid, KA）——癫痫持续状态的"二次打击"模型中，我们已经检测到，在生命早期暴露于惊厥发作后的发育成熟动物颞叶，经历红藻氨酸诱导的持续状态（"二次打击"）后，中枢神经系统浸润的外周炎性淋巴细胞、巨噬细胞和树突状细胞呈明显增加。但仍需要进一步的工作来确定血脑屏障破坏是否是未来发展成为癫痫的先决条件，并阐明对一次损伤后发展成癫痫进行预防性治疗是否存在可能性。

（三）自身免疫性疾病和癫痫

儿科感染、炎性或自身免疫性疾病通常在疾病过程中伴有惊厥发作，因此提示脑部炎症是癫痫特别是儿童癫痫的常见诱发因素。

1. Rasmussen 脑炎（RE）

Rasmussen 脑炎是炎性癫痫的原型。Rasmussen 脑炎导致进行性局灶性癫痫，皮质不对称萎缩以及运动和认知功能下降。目前 Rasmussen 脑炎的当前组织病理学诊断标准包括存在 T 细胞占主导的炎症、小胶质细胞活化和小胶质细胞性结节形成，神经元丢失和星形胶质细胞活化。星形胶质细胞凋亡和随后的丢失已被证明是 Rasmussen 脑炎的一个特殊特征（Bauer 等，2007）。细胞毒性 T 淋巴细胞的特异性攻击可能是 Rasmussen 脑炎中星形胶质细胞变性的一种可能机制（Bauer 等，2007）。

在发现针对谷氨酸 AMPA 受体（α-3- 羟基 -5 甲基 -4- 异噁唑丙酸受体）

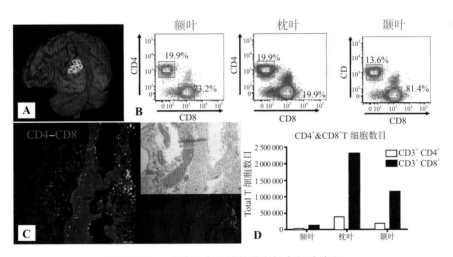

▲ 图 10-1 癫痫发生区域的浸润性白细胞流入

A. 脑磁图（MEG）将棘波来源定位在瘢痕后的左侧枕叶；B. 和 D. 从额叶、枕叶和颞叶分离出中枢神经系统的单核细胞。多色流式细胞术显示枕叶＞颞叶中的 $CD8^+$ 杀伤性细胞＞ $CD4^+$ 辅助性 T 细胞；C. 在血管附近发现 $CD4^+/CD8^+$ 细胞

GluR3 的自身抗体后，人们怀疑该疾病本质系自身免疫性疾病。反复进行血浆置换可以降低 GluR3 抗体的血清滴度，降低癫痫发作频率，并改善神经功能（Rogers 等，1994）。用 GluR3 免疫动物会诱发类似于人类疾病的异常（Rogers 等，1994）。随后，在其他 2 种癫痫综合征中检测到抗 GluR3 抗体，即早发性非炎性局灶性癫痫和灾难性婴儿癫痫（Mantegazza 等，2002）。因此，抗 GluR3 抗体似乎是一种不仅限于 Rasmussen 脑炎的顽固性癫痫的标志物。长期免疫疗法，例如静脉注射 γ- 球蛋白（IVIG）和糖皮质激素可能对自身抗体阳性的 Rasmussen 脑炎患者有益。对接受激素治疗的 11 名 Rasmussen 脑炎患者进行的长期随访表明，45% 患者运动功能明显改善，癫痫发作频率降低伴部分性癫痫持续状态消失，而 55% 患者未能从激素治疗中获益并最终进行了半球切开术。2 名最初激素治疗有效的患者在激素停用后 1～4 年里经历了进展性反复癫痫发作，并接受了半球离断术（Bahi-Buisson 等，2007）。

2. 系统性红斑狼疮

系统性红斑狼疮（systemic Lupus Erythematosus，SLE）是儿童中最常见的风湿性疾病。儿童期系统性红斑狼疮累及的主要器官系统与成人类似，但儿童的多器官受累频率和疾病严重程度要比成人高。一般临床特征包括广泛性异型性红斑、关节炎、体质症状、肾脏疾病以及心血管、肺和神经精神受累。系统性红斑狼疮患者的癫痫患病率为 10%～20%，是普通人群的 8 倍。值得注意的是，惊厥可以先于系统性红斑狼疮的诊断出现，并且 5%～10% 患者在系统性红斑狼疮临床发病前几年会有惊厥病史（Toubi 等，1995）。这一发现表明，抗癫痫发作药物的长期治疗可能会促进系统性红斑狼疮发生，或者说，癫痫和系统性红斑狼疮都是由一个明确的遗传学易感因素导致的免疫和炎症的体现。存在抗磷脂抗体与系统性红斑狼疮中的癫痫和脑 MRI 异常相关（Toubi 等，1995）。抗磷脂抗体阳性患者有血栓栓塞表现、宫内胎儿流产和血小板减少症（称为抗磷脂综合征的组合）的风险。此外，在 30%～60% 的系统性红斑狼疮患者中发现了抗心磷脂抗体，抗心磷脂抗体阳性患者比抗心磷脂抗体阴性患者癫痫发生率高 3 倍（Liou 等，1996）。这些发现提出了自身抗体可能引发惊厥并促进癫痫发生的可能性。

3. 桥本甲状腺炎

桥本甲状腺炎是儿童和成人中最常见的甲状腺炎，影响了 1.2% 的学龄期儿童。桥本脑病是一种与高抗甲状腺抗体滴度有关的综合征，可能以突然起病的惊厥发作或躁动不安或以复发缓解的方式逐渐发展，表现为认知功能下降和精神疾病。桥本脑病的发生与患者的甲状腺功能无关，大多数患者对皮质类固醇激素治疗反应明显（Watemberg 等，2006）。免疫调节的治疗效果表明，激活的免疫和自身抗体对桥本甲状腺炎的神经系统症状（包括惊厥发作和癫痫）具有致病作用。

4. 白塞氏病

白塞氏病是一种病因不明的慢性全身性炎症性疾病，定义为由复发性口腔口疮溃疡，生殖器溃疡和炎性眼病组成的经典三联征。中枢神经系统受累发生率为 2.9%～44%，常常病情较重，男性多见。在 22 名神经白塞氏病患者中，有 27% 患有单次或反复惊厥发作（Joseph 和 Scolding，2007）。50% 患者脑脊液细胞增多，大多数在免疫抑制药治疗后改善。

5. 自身免疫性脑炎

免疫 / 炎性脑炎属于自身免疫性突触病的更广泛类别，其以自身抗体靶向并破坏中枢神经系统突触的功能或结构完整性（Crisp 等，2016）。自身免疫性癫痫是由免疫介导的，反复癫痫发作是其主要特征。它们包括抗 N- 甲基 D- 天门冬氨酸受体（NMDAR）脑炎、副肿瘤性（Hu，Ma2）或非副肿瘤性（AMPAR）边缘性脑炎以及伴有或不伴面臂肌张力障碍性发作（faciobrachial dystonic seizure，FBDS）的 LGI1 自身抗体相关的边缘性脑炎。现在，我们能够检测越来越多的抗体，这些抗体可以为先前被归类为病毒性或特发性脑炎的病例提供明确的诊断（Armangue 等，2012；Flanagan 等，2010）。加州脑炎计划发现，自身免疫性脑炎的发生率高于任何一种病毒性病因。实际上，抗 NMDA 受体脑炎是儿科群体免疫介导性脑炎的最常见病因（Armangue 等，2012）。任何表现出这种急性记忆缺陷、失语症、惊厥、运动障碍或亚急性性质的行为改变的孩子，鉴别诊断中都应有自身免疫性脑炎。这些患者的最初表现随着所靶向的受体不同而变化，由于及时进行免疫调节治疗可能取得相对较好的预后，因此想到免疫介导的脑炎的可能性很重要。

6. 热性感染相关性癫痫综合征（FIRES）

热性感染相关性癫痫综合征（febrile infection–related epilepsy syndrome, FIRES）是一种罕见的毁灭性癫痫性脑病，通常累及学龄期儿童。临床上将其定义为在不存在导致耐药性癫痫和严重认知障碍的中枢神经系统感染过程的情况下，由未知原因的发热引起的难治性、持续性癫痫持续状态（Nabbout 等，2010，2011）。FIRES 支持由炎性病因引起（Nabbout 等，2011）。然而，人们对于发热如何产生这种持续不断的反复惊厥以及难治性癫痫持续状态如何影响发育中的大脑仍知之甚少（Nabbout 等，2010）。尽管一些确诊为 FIRES 的儿童也有良好的预后报道，但大多数儿童会出现严重的神经系统并发症，包括难治性癫痫伴认知缺陷、植物性状态或死亡（Kenney-Jung 等，2016；Nabbout 等，2011）。除了常规使用的抗惊厥药和中枢神经系统抑制药外，麻醉性昏迷和生酮饮食也被用于管理 FIRES 幼儿（Nabbout 等，2010）。对于 FIRES 患者，尚缺乏可以恰当控制惊厥及其灾难性后果的有效治疗方法。

（四）通过免疫疗法改善儿童期药物难治性癫痫

1. 婴儿痉挛（IS）

婴儿痉挛（infantile spasms, IS）是婴儿早期一种独特的年龄特异性的癫痫。脑电图（electroencephalogram, EEG）以高度失律为特征性改变，表现为杂乱无章、混乱、高压多态性 δ 和 θ 节律叠加的多灶性棘慢波放电。痉挛的发作常常伴随神经发育退化相关。存活婴儿的发病率从 0.25‰～0.60‰（Cowan 和 Hudson，1991），10 岁以下儿童的患病率是 0.15‰～0.2‰（Cowan 等，1989）。婴儿痉挛在各种中枢神经系统病变的婴儿中发生，包括结构性异常、产前和产后感染、卒中、外伤、染色体异常和遗传性癫痫（Berg 等，2017；Arzimanoglou 等，2004）。这种由多种原因引起的症状学上高度一致的疾病表明，婴儿痉挛是一种年龄特异，但引起大脑对损害的最终非特异性共同反应（Baram，1993；Riikonen，1983）。

促肾上腺皮质激素（adrenocorticotrophic hormone, ACTH）和皮质激素是

众所周知的婴儿痉挛的有效治疗方法，不仅可以控制癫痫发作，还可以改善行为和脑电图背景。Meta 分析显示，ACTH 可能对婴儿痉挛的短期治疗有效，并导致高度失律的消除（Mackay 等，2004）。治疗的响应时间通常为 2 周。口服激素可使多达 60% 的患者达到无发作。此外，早期使用激素更有效。在痉挛发作发病一个月内接受治疗的患者比在一个多月后接受治疗的患者有更好的预后。对 18 名患有唐氏综合征和婴儿痉挛的儿童进行研究表明，在早期接受治疗的儿童中，痉挛控制更为容易，随后的癫痫发作更少出现持续状态，发育商较高，孤独症状特征也较少（Eisermann 等，2003）。

2. Lennox–Gastaut 综合征（LGS）

诊断为 Lennox–Gastaut 综合征（Lennox–Gastaut syndrome，LGS）的儿童至少有 2 种癫痫发作形成 [通常为失张力或站立不能（跌倒）发作，夜间强直性发作和不典型性失神发作]，智力低下以及脑电图上出现广泛慢棘慢波发放。Lennox–Gastaut 综合征是对现有抗癫痫发作药物最具耐药性的癫痫综合征之一。皮质激素和 ACTH 在 Lennox–Gastaut 综合征患儿的治疗中可能有效（Prasad 等，1996）。一项研究对 10 例 Lennox–Gastaut 综合征和顽固性癫痫发作的儿童进行 12 周泼尼松治疗时，有 7 例实现了无发作，其他 3 例发作减少（Sinclair，2003）。患者的临床改善通常也反映在脑电图的改善上。另一项针对 45 例 Lennox–Gastaut 综合征儿童的研究中，接受 ACTH 治疗 2~8 周后，有 51% 的患者持续 10 天以上无发作，但其中 78% 的儿童在随后出现复发（Yamatogi 等，1979）。

3. Landau–Kleffner 综合征（LKS）和癫痫伴持续性棘慢波发放（CSWS）

Landau–Kleffner 综合征（Landau–Kleffner syndrome，LKS）是一种表现为既往健康儿童出现进行性语言丧失伴慢波睡眠期脑电图上出现异常，且通常为连续性癫痫样放电的获得性癫痫性失语，可伴或不伴有临床上明显的癫痫发作。有报道称，皮质激素改善了该综合征的临床特征以及脑电图情况，特别是在早期介入时效果明显（Sinclair 和 Snyder，2005）。

慢波睡眠期持续性棘慢波发放综合征（continuous spike–waves during slow sleep syndrome，CSWSS）是一种罕见的散发的儿童癫痫，其特征是至少在

85%的慢波睡眠期间存在棘慢波，并且在临床上还存在神经心理和行为的异常。Landau-Kleffner 综合征和慢波睡眠期持续性棘慢波发放综合征具有一些共同的特征，包括在儿童时期首次出现和轻度癫痫伴严重的神经精神障碍。有多个病例报告表明，慢波睡眠期持续性棘慢波发放综合征也对皮质激素或ACTH 治疗有效，不仅表现在对癫痫发作和脑电图改善上，而且在语言技能方面也有效（Gallagher 等，2006；Veggiotti 等，2012）。

4. 肌阵挛失张力癫痫（MAE）和其他难治性癫痫

可能是因为每天频繁发作、急性脑病症状、药物难控以及惊厥发作倾向导致人身意外伤害，肌阵挛失张力癫痫（myoclonic atonic epilepsy，MAE）和肌阵挛发作已经在使用皮质激素治疗（Kelley 和 Kossoff，2010）。在一项关于肌阵挛性癫痫的研究中，64 名患儿中有 34 名接受了泼尼松治疗，其余 30 名接受 ACTH 治疗。接受 ACTH 治疗的儿童中 73% 发作得到有效控制，但泼尼松治疗的儿童中没有一个得到控制（Snead 等，1983）。在另一项肌阵挛性癫痫研究中，9 例接受激素治疗患者有 5 例患者无发作，其中 2 例表现为发作减少，而其余 2 例发作没有变化（Sinclair，2003）。相反，在 ACTH 治疗肌阵挛性失神性癫痫患者中，84 例里只有 5 例报告了短暂性改善（Oguni 等，2001）。在一项儿童失神性癫痫研究中，有七名接受了皮质激素治疗。所有患者都得到了改善，有 5 人达到无发作（Sinclair，2003）。在 32 例难治性癫痫（不包括婴儿痉挛）接受 ACTH 治疗的患者中，有 25% 的患者达到无发作，而 47% 的患者发作明显减少（Verhelst 等，2005）。

三、惊厥发作导致急性和慢性脑部炎症反应——来自实验模型的证据

在许多惊厥和癫痫的动物模型中，急性惊厥会引起神经胶质细胞激活，并增加转录因子与协调炎症反应的细胞因子的表达（Plata-Salaman 等，2000）。癫痫持续状态后，小胶质细胞中 Toll 样受体（Toll-like receptor，TLR）家族成员明显上调，导致细胞因子、趋化因子、主要组织相容性复合体（major histocompatibility complex，MHC）Ⅰ和Ⅱ类及共刺激分子的转录激活（Turrin 和 Rivest，2004）。活化的神经胶质细胞和升高的细胞因子反过来又导致了与惊厥发作相关的病理改变，例如神经元死亡，神经元生成，反应性神经胶质增生和苔藓纤维发芽（Jankowsky 和 Patterson，2001；McNamara，1994）。越来越多的实验数据还表明，惊厥诱导的神经胶质细胞活化和促炎性细胞因子的上调可通过与谷氨酸能神经元传导相互作用直接导致或间接地通过激活基因转录导致神经元兴奋和神经元损伤。

（一）小胶质细胞活化

小胶质细胞是髓样谱系细胞，约占脑组织的 12%。静止的小胶质细胞具有分支形态，负责免疫监视（Aloisi，2001），并在很早期阶段就响应损伤或免疫刺激转变为变形虫样形状而被激活（Kreutzberg，1996）。补体受体和主要组织相容性复合体 MHC 分子等活化的小胶质细胞能够上调表面分子的表达，并释放各种促炎和细胞毒性可溶性因子（Block 和 Hong，2005）。MHC Ⅰ类和Ⅱ类、IL-1、IL-2、IL-6、TGF-β1、补体成分及其受体、M-CSF 和 GM-CSF 均被认为是激活过程中的信号分子（Kreutzberg，1996）。

急性惊厥发作后小胶质细胞广泛激活并伴有神经元损伤（Rizzi 等，2003）。作为快速反应，小胶质细胞的激活可能是神经退行性病变的原因而非结果。在红藻氨酸诱导的癫痫持续状态后 4h 内，在海马中发现了神经胶质细胞激活和细胞因子表达（Ravizza 等，2005）。癫痫持续状态后 12~24h 内可检测到神经神经元损伤，被诱导数小时后可检测到胶质细胞中的细胞因子变化（Ravizza 等，2005）。癫痫持续状态或超过 30min 的持续性惊厥，可通过谷氨酸介导的兴奋毒性、坏死和凋亡的激活而导致神经元死亡（Henshall，2007）。癫痫持续状态后 1~3 天，在海马齿状门区中观察到神经元和星形细胞死亡（Kang 等，2006）。活化的小胶质细胞可快速清除受损神经元和神经胶质细胞及其 DNA 片段（Koh 等，1999）。四环素衍生物米诺环素（小胶质细胞活化的特异性抑制药）全身系统性给药可有效恢复炎症中受损的神经元发生（Ekdahl 等，2003）。这些发现表明与炎症相关的小胶质细胞活化诱导神经元损伤并抑制神经元发生。自发性惊厥的发生与海马中神经胶质细胞激活的程度及星形胶质细胞和神经元的变性有关，而阻滞神经元死亡不能阻止癫痫发生（Borges 等，2003）。

小胶质细胞释放的细胞因子影响星形细胞功能和增殖。IFN-γ、IL-1、IL-2、IL-6、TNF-α 和 M-CSF 水平升高与星形胶质细胞增生有关。IL-1Ra 是一种 IL-1 受体拮抗药，可有效预防星形胶质细胞增生，提示 IL-1 在星形胶质细胞激活中起着关键作用（Hanisch，2002）。另外，这些细胞因子可通过调节星形胶质细胞中的谷氨酸受体和转运蛋白来调节谷氨酸稳态（Tilleux 等，2007）。胶质性星形细胞对细胞外谷氨酸的处理能力受损可能会导致因谷氨酸水平过高而引起的神经兴奋性和兴奋毒性的神经元损伤（Seifert 等，2006）。这些发现表明，小胶质细胞的活化和由此产生的细胞因子的增加可能通过调节性星形胶质细胞间接地改变谷氨酸能传递而影响癫痫发生。

为了强调活化的小胶质细胞在儿童癫痫发病机制中的作用，我们使用米诺环素来阻断惊厥诱发的炎症，并确定固有免疫是否在介导生命早期惊厥发作的长期致病效应中起作用。首先，在产后第 25 天诱发癫痫持续状态，在 P39 诱发第 2 次持续状态。P25 时的红藻氨酸癫痫持续状态在 24h 内使小胶质细胞活化增加了近 2 倍。惊厥诱导的显著激活持续了 7 天，并在 14 天后恢复到基线水平。早期暴露于红藻氨酸——癫痫持续状态 KA-SE 的 P39 动物不仅对红藻氨酸的"二次打击"有更强的小胶质细胞活化反应，而且出现惊厥的潜伏期更短。米诺环素后处理治疗 7 天以抑制惊厥诱发的炎症作用，该处置消除了放大的小胶质细胞活化效应及随后增加的二次惊厥的敏感性。生命早期惊厥发作的引发作用伴随着被修饰和快速激活的小胶质细胞出现。癫痫持续状态后的抗炎治疗可能对阻止癫痫发生过程和减轻生命早期惊厥的长期破坏作用有效（Abraham 等，2012）。

（二）星形胶质细胞增生

100 多年来，在顽固性颞叶内侧癫痫患者手术切除的海马组织中，星形胶质细胞增生被认为是一种特征性病理学发现。最近的研究表明，曾被视作惰性癫痫和神经元变性后愈合过程的产物的反应性星形胶质增生和星形胶质细胞功能修饰可能在惊厥放电的产生和传播中发挥重要作用（Tian 等，2005）。

星形胶质细胞是血脑屏障的重要组成部分，在谷氨酸和钾的摄取及生长因子、细胞因子和细胞外基质蛋白的产生中具有许多重要作用（Ekdahl 等，2003）。在对免疫问题或脑损伤的应答中，星形胶质细胞增殖并变得肥大和纤维状。在急性发作模型中，通过笼状钙的光解作用和谷氨酸释放直接刺激星形胶质细胞可在发作间期放电中观察到阵发性去极化位移（paroxysmal depolarization shift，PDS）的去极化出现异常延长（Tian 等，2005）。从人类痫性组织的惊厥病灶分离、培养的星形胶质细胞具有去极化静息膜电位，并且在注入电流后能够产生类似动作电位的反应（O'Connor 等，1998）。星形胶质细胞最初被过度神经元放电激活，这是星形胶质细胞 Ca^{2+} 信号转导的有效触发。但是，一旦被激活，神经元放电不再需要持续的星形胶质细胞活化。硬化海马中活化的星形胶质细胞不仅是旁观者，而且是癫痫发生中的活跃参与者。

在惊厥被诱导后的 24~48h 内，在整个齿状回和海马亚区均观察到 GFAP 阳性星形胶质细胞的活化。这种反应性星形胶质细胞增生在 3~4 个月内持续存在（Somera-Molina 等，2007）。新生的星形胶质细胞在神经胶质膜通道和受体中表现出不同的变化以促进神经元过度兴奋和惊厥的产生。这些变化包括 GluR1 受体浮 – 降比率升高（Seifert 等，2002）、由于内向整流 K^+ 通道而导致的钾离子摄取受损（Schroder 等，2000）、腺苷激酶的过表达（Fedele 等，2005）及谷氨酰胺合成酶、谷氨酸脱氢酶和神经胶质 GABA 转运蛋白的下调（Kang 等，2006）。

（三）促炎性细胞因子和神经元过度兴奋

在啮齿动物实验性诱发惊厥发作会在涉及痫性活动的产生和传播回路的大脑区域引起迅速的炎症反应（Jankowsky 和 Patterson，2001）。直接脑内注射细胞因子会使惊厥活动恶化，注射细胞因子受体抗体（如 IL-1 受体拮抗药）表现出强大的抗惊厥活性（Vezzani 等，2000）。

在关注由 IL-1 受体（IL-1RI）介导的 IL-1β 在原发性发作和神经毒性特征的几项研究中，已经探索了细胞因子导致神经元兴奋性的机制（Bernardino 等，2005；Vezzani 等，1999）。在海马锥体神经元上 IL-1RI 与 NMDA 受体簇集于相同位置，并且 IL-1RI 介导的谷氨酸能传导的调节作用可能导致兴奋毒性和自发性惊厥（Ravizza 等，2008）。IL-1β 与其受体结合增加了 NMDA 受体介导的 Ca^{2+} 内流和 AMPA 受体的表面表达（Beattie 等，2002；Viviani 等，2003）。IL-1β 作用于星形胶质细胞以抑制谷氨酸的再摄取（Ye 和 Sontheimer，1996），并通过产生 TNF-α 增加谷氨酸的释放，这些均导致细胞外谷氨酸水平升高和过度兴奋。此外，IL-1β 可以刺激 IL-6 释放（Bezzi 和 Volterra，2001）。过度表达星形胶质细胞 IL-6 的转基因小鼠表现出明显的星形胶质细胞增生和小胶质细胞增生，抑制性中间神经元的丢失，对谷氨酸能激动药的敏感性表现敏锐而有选择性（Samland 等，2003）。

细胞因子也参与神经元的死亡。直接脑室内注射 IL-1β 并同时形成脑损伤会增加损伤诱导的细胞死亡和脑水肿（Patel 等，2003）。在给予化学性惊厥药之前，通过注射 IL-1 受体拮抗药抑制 IL-1 信号传导，可显著减轻随后的海马细胞丢失，意味着内源性 IL-1 可能与惊厥发作相关的细胞死亡相关（Panegyres 和 Hughes，1998）。细胞因子可以影响星形胶质细胞和小胶质细胞的活化。在健康的动物中，可以通过注射细胞因子（如 IL-1）来诱发星形胶质细胞增生，并且在 TNF 受体敲除小鼠中抑制了损伤诱导的小胶质细胞活化（Bruce 等，1996）。反过来，反应性小胶质细胞和星形胶质细胞本身在损伤或伤害后提供了丰富的细胞因子来源，尤其是 IL-6、TGF-β、LIF 和 IL-1（Ridet 等，1997）。

四、慢性癫痫中的炎症反应——来自人类癫痫的证据

接受耐药性癫痫外科手术的患者脑组织中促炎分子的表达增加已被证实。在不同病因的各种形式惊厥中，脑部炎症可能是导致或诱发惊厥和细胞死亡发生的常见因素。

（一）癫痫患者的血液和脑脊液

基于临床观察，长期以来人们一直怀疑惊厥发作后会发生急性炎性反应。在没有任何中枢神经系统或全身性感染的临床证据的情况下，出现一次新发的全面性惊厥的患者，平均外周血白细胞计数和脑脊液白细胞计数及 C 反应蛋白（一种急性期反应物）均显著升高（Rider 等，1995）。热性惊厥中也涉及了"细胞因子网络"。热性惊厥儿童比发热不伴惊厥发作的儿童（Virta 等，2002），以及在近期有强直—阵挛发作的癫痫患者（Peltola 等，2000），血浆 IL-6 水平显著升高，内源性 IL-1 受体拮抗药与 IL-1β 比例升高。

细胞因子基因多态性与癫痫易感性有关。据报道，颞叶癫痫伴海马硬化和持续热性惊厥患者中，IL-1β 启动子区域 511 位点双等位基因多态性频率增加，提示较高的产生 IL-1β 的水平（Kanemoto 等，2003）。散发的单纯性热性惊厥患者的 IL1β-31C/-511T 等位基因和纯合子频率明显高于对照组（Kira 等，2005）。这些结果表明，对炎症反应的遗传易感性可能有助于癫痫发生。

（二）癫痫儿童的致病性大脑

不仅在典型的炎症性癫痫中（如 Rasmussen 脑炎或边缘性脑炎），而且在各种病因的耐药性癫痫中也发现了活动性炎症（Choi 等，2009）。用 13 名接受癫痫手术儿童的皮质组织来量化细胞死亡、星形胶质细胞增殖、小胶质细胞活化和细胞因子释放。5 例无惊厥病史或神经系统疾病史的尸检患者作为对照。我们在癫痫源性皮质中发现了明显的神经胶质细胞激活和神经炎症。大多数患者患有智力障碍。大量纤维状星形胶质细胞覆盖整个皮质，并聚集到血管、神经元和小胶质细胞上。大量的神经元和星形胶质细胞表现 DNA 断裂，其程度与惊厥频率明显相关。癫痫源性皮质中存在全层星形细胞增生、弥漫性小胶质细胞活化和促炎性细胞因子（尤其是 IL-1β、IL-8、IL-12p70 和 MIP-1β）的释放，与慢性神经炎症反应相一致。有癫痫家族史的患者中 IL-6 和 MCP-1 显著升高，表明对炎症的遗传易感性与癫痫之间存在联系。我们的研究结果表明，活跃的神经炎症可能在各种病因的儿童癫痫中发挥共同的致病作用。

最近强调了外周血源性的中枢神经系统浸润性免疫细胞在难治性儿童癫痫的病理发生中的作用（Xu 等，2018）。在两个导致耐药性癫痫的主要病因——局灶性皮质发育不良（n=19）和脑软化（n=10）的儿童患者外科手术切除的脑组织中，我们发现活化的记忆性 CD4[+] 辅助细胞和 CD8[+] 细胞毒性 T 淋巴细胞的浸润，以及血源性抗原提呈细胞（antigen presenting cell，APC）。此外，促炎性产 IL-17 γδ T 细胞集中在癫痫发生区域，其数量与癫痫发作频率呈正相关。相反，脑浸润性调节性 T 细胞（Treg）的数量与癫痫发作的严重程度成反比。因此，在耐药性儿童癫痫中，证明了 T 细胞亚型，γδ T 细胞与 Treg 细胞作用相反。针对外周免疫细胞脑浸润的免疫调节疗法有可能成为疾病修饰的治疗方法（Xu 等，2018）（图 10-2）。

五、总结

越来越多的证据表明，免疫和神经炎症在儿童耐药性癫痫的发展中起着至

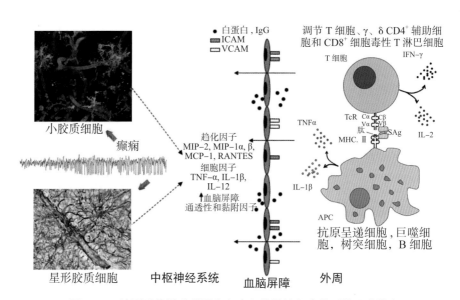

▲ 图 10-2　惊厥发作触发的固有免疫和获得性免疫的反馈回路放大
快速小胶质细胞反应和星形胶质细胞活化→细胞因子和趋化因子的释放，血脑屏障的破坏→ APCs 和 T 细胞的浸润

关重要的作用。反复惊厥后，在人类和小鼠都表现出血脑屏障破坏和周围免疫细胞浸润。癫痫儿童慢性脑部炎症既可导致癫痫发作的难治性，也和患儿的共病有关。当前还没有能够保护大脑免受惊厥发作引起的细胞死亡并防止进一步发展为慢性癫痫的有效方法。脑部炎症反应的调节和针对炎症介质的靶向治疗可能是预防或限制脆弱的神经系统中癫痫发生的有效治疗策略。在起始的神经系统损伤后不久并在癫痫发病之前，在促进过度兴奋和惊厥扩散的神经元聚集体发生永久性改变之前，抗炎症反应治疗可能会特别有帮助。

儿童耐药性癫痫发展过程中的免疫机制涉及固有免疫和获得性免疫的非线性放大反馈回路。年轻的大脑中的小胶质细胞通过释放细胞因子和趋化因子迅速而稳健地对反复惊厥做出反应，导致来自外周的专业抗原提呈细胞和 T 细胞的浸润。需要强调的是促炎性 T 细胞在耐药性癫痫病理发生中的作用。进展中的慢性神经炎症继而使发育过程中的大脑易感、突然发生并持久性出现癫痫发生。免疫在癫痫的病理发生和慢性难治性癫痫的神经系统后遗症中的致病作用需要得到证实，并且需要临床和基础科学实验室的进一步研究。

致谢

感谢 Choiun Choi 博士、Douglas R. Nordli，Jr 博士、Dan Xu 博士、Stephen D.Miller 博士、Hyokwon Chung 硕士对本章的帮助，支持和贡献。Koh 博士的研究得到了 NIH/NINDS R01 NS073768 的资助。

参 考 文 献

[1] Abraham, J., Fox, P.D., Condello, C., Bartolini, A., and Koh, S. (2012). Minocycline attenuates microglia activation and blocks the long-term epileptogenic effects of early-life seizures, *Neurobiol. Dis.*, 46, 425-430.

[2] Aloisi, F. (2001). Immune function of microglia, *Glia*, 36, 165-179.

[3] Armangue, T., Petit-Pedrol, M., and Dalmau, J. (2012). Autoimmune encephalitis in children, *J. Child. Neurol.*, 27, 1460-1469.

[4] Arzimanoglou, A. Guerrini, R., and J. Aicardi, *Infantile spasms and related syndromes*. In: Aicardi's Epilepsy in Children, 3rd edition. ed. Arzimanoglou, A. Guerrini, R., and J. Aicardi. (2004), Philadelphia: Lippincott Williams & Wilkins. p. 14-37.

[5] Bahi-Buisson, N., Villanueva, V., Bulteau, C., Delalande, O., Dulac, O., Chiron, C., and Nabbout, R. (2007). Long term response to steroid therapy in Rasmussen encephalitis, *Seizure*, 16, 485-492.

[6] Ballabh, P., Braun, A., and Nedergaard, M. (2004). The blood-brain barrier: an overview: structure, regulation, and clinical implications, *Neurobiol. Dis.*, 16, 1-13.

[7] Baram, T.Z. (1993). Pathophysiology of massive infantile spasms: perspective on the putative role of the brain adrenal axis, *Ann. Neurol.*, 33, 231-236.

[8] Bauer, J., Elger, C.E., Hans, V.H., Schramm, J., Urbach, H., Lassmann, H., and Bien, C.G. (2007). Astrocytes are a specific immunological target in Rasmussen's encephalitis, *Ann. Neurol.*, 62, 67-80.

[9] Beattie, E.C., Stellwagen, D., Morishita, W., Bresnahan, J.C., Ha, B.K., Von Zastrow, M., Beattie, M.S., and Malenka, R.C. (2002). Control of synaptic strength by glial TNF-alpha, *Science*, 295, 2282-2285.

[10] Berg, A.T., Coryell, J., Saneto, R.P., Grinspan, Z.M., Alexander, J.J., Kekis, M., Sullivan, J.E., Wirrell, E.C., Shellhaas, R.A., Mytinger, J.R., Gaillard, W.D., Kossoff, E.H., Valencia, I., Knupp, K.G., Wusthoff, C., Keator, C., Dobyns, W.B., Ryan, N., Loddenkemper, T., Chu, C.J., Novotny, E.J., Jr., and Koh, S. (2017). Early-life epilepsies and the emerging role of genetic testing, *JAMA Pediatr.*, 171, 863-871.

[11] Bernardino, L., Xapelli, S., Silva, A.P., Jakobsen, B., Poulsen, F.R., Oliveira, C.R., Vezzani, A., Malva, J.O., and Zimmer, J. (2005). Modulator effects of interleukin-1beta and tumor necrosis factor-alpha on AMPA-induced excitotoxicity in mouse organotypic hippocampal slice cultures, *J. Neurosci.*, 25, 6734-6744.

[12] Bezzi, P. and Volterra, A. (2001). A neuron-glia signalling network in the active brain, *Curr. Opin. Neurobiol.*, 11, 387-394.

[13] Block, M.L. and Hong, J.S. (2005). Microglia and inflammation-mediated neurodegeneration: multiple triggers with a common mechanism, *Prog. Neurobiol.*, 76, 77-98.

[14] Borges, K., Gearing, M., McDermott, D.L., Smith, A.B., Almonte, A.G., Wainer, B.H., and Dingledine, R. (2003). Neuronal and glial pathological changes during epileptogenesis in the mouse pilocarpine model, *Exp. Neurol.*, 182, 21-34.

[15] Bruce, A.J., Boling, W., Kindy, M.S., Peschon, J., Kraemer, P.J., Carpenter, M.K., Holtsberg, F.W., and Mattson, M.P. (1996). Altered neuronal and microglial responses to excitotoxic and ischemic brain injury in mice lacking TNF receptors, *Nat. Med.*, 2, 788-794.

[16] Choi, J., Nordli, D.R., Jr., Alden, T.D., DiPatri, A., Jr., Laux, L., Kelley, K., Rosenow, J., Schuele, S.U., Rajaram, V., and Koh, S. (2009). Cellular injury and neuroinflammation in children with chronic intractable epilepsy, *J. Neuroinflammation*, 6, 38.

[17] Cowan, L.D., Bodensteiner, J.B., Leviton, A., and Doherty, L. (1989). Prevalence of the epilepsies in children and adolescents, *Epilepsia*, 30, 94-106.

[18] Cowan, L.D. and Hudson, L.S. (1991). The epidemiology and natural history of infantile spasms, *J. Child Neurol.*, 6, 355-364.

[19] Crespel, A., Coubes, P., Rousset, M.C., Brana, C., Rougier, A., Rondouin, G., Bockaert, J., Baldy-Moulinier, M., and Lerner-Natoli, M. (2002). Inflammatory reactions in human medial temporal lobe epilepsy with hippocampal sclerosis, *Brain Res.*, 952, 159-169.

[20] Crisp, S.J., Kullmann, D.M., and Vincent, A. (2016). Autoimmune synaptopathies, *Nat. Rev. Neurosci.*, 17, 103-117.

[21] Eisermann, M.M., DeLaRaillere, A., Dellatolas, G., Tozzi, E., Nabbout, R., Dulac, O., and Chiron, C. (2003). Infantile spasms in Down syndrome—effects of delayed anticonvulsive treatment, *Epilepsy Res.*, 55, 21-27.

[22] Ekdahl, C.T., Claasen, J.H., Bonde, S., Kokaia, Z., and Lindvall, O. (2003). Inflammation is detrimental for neurogenesis in adult brain, *Proc. Natl. Acad. Sci. U. S. A.*, 100, 13632-13637.

[23] Fabene, P.F., Navarro Mora, G., Martinello, M., Rossi, B., Merigo, F., Ottoboni, L., Bach, S., Angiari, S., Benati, D., Chakir, A., Zanetti, L., Schio, F., Osculati, A., Marzola, P., Nicolato, E., Homeister, J.W., Xia, L., Lowe, J.B., McEver,

R.P., Osculati, F., Sbarbati, A., Butcher, E.C., and Constantin, G. (2008). A role for leukocyte-endothelial adhesion mechanisms in epilepsy, *Nat. Med.*, 14, 1377-1383.

[24] Fedele, D.E., Gouder, N., Guttinger, M., Gabernet, L., Scheurer, L., Rulicke, T., Crestani, F., and Boison, D. (2005). Astrogliosis in epilepsy leads to overexpression of adenosine kinase, resulting in seizure aggravation, *Brain*, 128, 2383-2395.

[25] Flanagan, E.P., McKeon, A., Lennon, V.A., Boeve, B.F., Trenerry, M.R., Tan, K.M., Drubach, D.A., Josephs, K.A., Britton, J.W., Mandrekar, J.N., Lowe, V., Parisi, J.E., and Pittock, S.J. (2010). Autoimmune dementia: clinical course and predictors of immunotherapy response, *Mayo Clin. Proc.*, 85, 881-897.

[26] Gallagher, S., Weiss, S., Oram Cardy, J., Humphries, T., Harman, K.E., and Menascu, S. (2006). Efficacy of very high dose steroid treatment in a case of Landau-Kleffner syndrome, *Dev. Med. Child Neurol.*, 48, 766-769.

[27] Hanisch, U.K. (2002). Microglia as a source and target of cytokines, *Glia*, 40, 140-155.

[28] Henshall, D.C. (2007). Apoptosis signalling pathways in seizure-induced neuronal death and epilepsy, *Biochem. Soc. Trans.*, 35, 421-423.

[29] Hildebrandt, M., Amann, K., Schroder, R., Pieper, T., Kolodziejczyk, D., Holthausen, H., Buchfelder, M., Stefan, H., and Blumcke, I. (2008). White matter angiopathy is common in pediatric patients with intractable focal epilepsies, *Epilepsia*, 49, 804-815.

[30] Ivens, S., Kaufer, D., Flores, L.P., Bechmann, I., Zumsteg, D., Tomkins, O., Seiffert, E., Heinemann, U., and Friedman, A. (2007). TGF–beta receptor-mediated albumin uptake into astrocytes is involved in neocortical epileptogenesis, *Brain*, 130, 535-547.

[31] Jankowsky, J.L. and Patterson, P.H. (2001). The role of cytokines and growth factors in seizures and their sequelae, *Prog. Neurobiol.*, 63, 125-149.

[32] Joseph, F.G. and Scolding, N.J. (2007). Neuro-Behcet's disease in Caucasians: a study of 22 patients, *Eur. J. Neurol.*, 14, 174-180.

[33] Kanemoto, K., Kawasaki, J., Yuasa, S., Kumaki, T., Tomohiro, O., Kaji, R., and Nishimura, M. (2003). Increased frequency of interleukin-1beta-511T allele in patients with temporal lobe epilepsy, hippocampal sclerosis, and prolonged febrile convulsion, *Epilepsia*, 44, 796-799.

[34] Kang, T.C., Kim, D.S., Kwak, S.E., Kim, J.E., Won, M.H., Kim, D.W., Choi, S.Y., and Kwon, O.S. (2006). Epileptogenic roles of astroglial death and regeneration in the dentate gyrus of experimental temporal lobe epilepsy, *Glia*, 54, 258-271.

[35] Kelley, S.A. and Kossoff, E.H. (2010). Doose syndrome (myoclonicastatic epilepsy): 40 years of progress, *Dev. Med. Child Neurol.*, 52, 988-993.

[36] Kenney-Jung, D.L., Vezzani, A., Kahoud, R.J., LaFrance-Corey, R.G., Ho, M.L., Muskardin, T.W., Wirrell, E.C., Howe, C.L., and Payne, E.T. (2016). Febrile infection-related epilepsy syndrome treated with anakinra, *Ann. Neurol.*, 80, 939-945.

[37] Khalili, K., White, M.K., Lublin, F., Ferrante, P., and Berger, J.R. (2007). Reactivation of JC virus and development of PML in patients with multiple sclerosis, *Neurology*, 68, 985-990.

[38] Kim, J.V., Kang, S.S., Dustin, M.L., and McGavern, D.B. (2009). Myelomonocytic cell recruitment causes fatal CNS vascular injury during acute viral meningitis, *Nature*, 457, 191-195.

[39] Kira, R., Torisu, H., Takemoto, M., Nomura, A., Sakai, Y., Sanefuji, M., Sakamoto, K., Matsumoto, S., Gondo, K., and Hara, T. (2005). Genetic susceptibility to simple febrile seizures: interleukin-1beta promoter polymorphisms are associated with sporadic cases, *Neurosci. Lett.*, 384, 239-244.

[40] Koh, S., Storey, T.W., Santos, T.C., Mian, A.Y., and Cole, A.J. (1999). Early-life seizures in rats increase susceptibility to seizure-induced brain injury in adulthood, *Neurology*, 53, 915-921.

[41] Kreutzberg, G.W. (1996). Microglia: a sensor for pathological events in the CNS, *Trends Neurosci.*, 19, 312-318.

[42] Liou, H.H., Wang, C.R., Chen, C.J., Chen, R.C., Chuang, C.Y., Chiang, I.P., and Tsai,

M.C. (1996). Elevated levels of anticardiolipin antibodies and epilepsy in lupus patients, *Lupus*, 5, 307-312.

[43] Mackay, M.T., Weiss, S.K., Adams-Webber, T., Ashwal, S., Stephens, D., Ballaban-Gill, K., Baram, T.Z., Duchowny, M., Hirtz, D., Pellock, J.M., Shields, W.D., Shinnar, S., Wyllie, E., Snead, O.C., 3rd, American Academy of, N., and Child Neurology, S. (2004). Practice parameter: medical treatment of infantile spasms: report of the American Academy of Neurology and the Child Neurology Society, *Neurology*, 62, 1668-1681.

[44] Mantegazza, R., Bernasconi, P., Baggi, F., Spreafico, R., Ragona, F., Antozzi, C., Bernardi, G., and Granata, T. (2002). Antibodies against GluR3 peptides are not specific for Rasmussen's encephalitis but are also present in epilepsy patients with severe, early onset disease and intractable seizures, *J. Neuroimmunol.*, 131, 179-185.

[45] Marchi, N., Angelov, L., Masaryk, T., Fazio, V., Granata, T., Hernandez, N., Hallene, K., Diglaw, T., Franic, L., Najm, I., and Janigro, D. (2007). Seizure-promoting effect of blood-brain barrier disruption, *Epilepsia*, 48, 732-742.

[46] McNamara, J.O. (1994). Cellular and molecular basis of epilepsy, *J. Neurosci.*, 14, 3413-3425.

[47] Nabbout, R., Mazzuca, M., Hubert, P., Peudennier, S., Allaire, C., Flurin, V., Aberastury, M., Silva, W., and Dulac, O. (2010). Efficacy of ketogenic diet in severe refractory status epilepticus initiating fever induced refractory epileptic encephalopathy in school age children (FIRES), *Epilepsia*, 51, 2033-2037.

[48] Nabbout, R., Vezzani, A., Dulac, O., and Chiron, C. (2011). Acute encephalopathy with inflammation-mediated status epilepticus, *Lancet Neurol.*, 10, 99-108.

[49] O'Connor, E.R., Sontheimer, H., Spencer, D.D., and de Lanerolle, N.C. (1998). Astrocytes from human hippocampal epileptogenic foci exhibit action potential-like responses, *Epilepsia*, 39, 347-354.

[50] Oguni, H., Hayashi, K., Awaya, Y., Fukuyama, Y., and Osawa, M. (2001). Severe myoclonic epilepsy in infants—a review based on the Tokyo Women's Medical University series of 84 cases, *Brain Dev.*, 23, 736-748.

[51] Panegyres, P.K. and Hughes, J. (1998). The neuroprotective effects of the recombinant interleukin-1 receptor antagonist rhIL-1ra after excitotoxic stimulation with kainic acid and its relationship to the amyloid precursor protein gene, *J. Neurol. Sci.*, 154, 123-132.

[52] Patel, H.C., Boutin, H., and Allan, S.M. (2003). Interleukin-1 in the brain: mechanisms of action in acute neurodegeneration, *Ann. N. Y. Acad. Sci.*, 992, 39-47.

[53] Peltola, J., Palmio, J., Korhonen, L., Suhonen, J., Miettinen, A., Hurme, M., Lindholm, D., and Keranen, T. (2000). Interleukin-6 and interleukin-1 receptor antagonist in cerebrospinal fluid from patients with recent tonic-clonic seizures, *Epilepsy Res.*, 41, 205-211.

[54] Plata-Salaman, C.R., Ilyin, S.E., Turrin, N.P., Gayle, D., Flynn, M.C., Romanovitch, A.E., Kelly, M.E., Bureau, Y., Anisman, H., and McIntyre, D.C. (2000). Kindling modulates the IL-1beta system, TNF-alpha, TGF-beta1, and neuropeptide mRNAs in specific brain regions, *Brain Res. Mol. Brain Res.*, 75, 248-258.

[55] Prasad, A.N., Stafstrom, C.F., and Holmes, G.L. (1996). Alternative epilepsy therapies: the ketogenic diet, immunoglobulins, and steroids, *Epilepsia*, 37 Suppl 1, S81-95.

[56] Ravizza, T., Gagliardi, B., Noe, F., Boer, K., Aronica, E., and Vezzani, A. (2008). Innate and adaptive immunity during epileptogenesis and spontaneous seizures: evidence from experimental models and human temporal lobe epilepsy, *Neurobiol. Dis.*, 29, 142-160.

[57] Ravizza, T., Rizzi, M., Perego, C., Richichi, C., Velíšková, J., Moshé, S.L., De Simoni, M.G., and Vezzani, A. (2005). Inflammatory response and glia activation in developing rat hippocampus after status epilepticus, *Epilepsia*, 46 Suppl 5, 113-117.

[58] Rider, L.G., Thapa, P.B., Del Beccaro, M.A., Gale, J.L., Foy, H.M., Farwell, J.R., and Mendelman, P.M. (1995). Cerebrospinal fluid analysis in children with seizures, *Pediatr. Emerg. Care*, 11, 226-229.

[59] Ridet, J.L., Malhotra, S.K., Privat, A., and Gage, F.H. (1997). Reactive astrocytes: cellular and molecular cues to biological function, *Trends Neurosci.*, 20, 570-577.

[60] Riikonen, R. (1983). Infantile spasms: some new theoretical aspects, *Epilepsia*, 24, 159-168.

[61] Rizzi, M., Perego, C., Aliprandi, M., Richichi, C., Ravizza, T., Colella, D., Velíšková J., Moshé, S.L., De Simoni, M.G., and Vezzani, A. (2003). Glia activation and cytokine increase in rat hippocampus by kainic acid-induced status epilepticus during postnatal development, *Neurobiol. Dis.*, 14, 494-503.

[62] Rogers, S.W., Andrews, P.I., Gahring, L.C., Whisenand, T., Cauley, K., Crain, B., Hughes, T.E., Heinemann, S.F., and McNamara, J.O. (1994). Autoantibodies to glutamate receptor GluR3 in Rasmussen's encephalitis, *Science*, 265, 648-651.

[63] Samland, H., Huitron-Resendiz, S., Masliah, E., Criado, J., Henriksen, S.J., and Campbell, I.L. (2003). Profound increase in sensitivity to glutamatergic-but not cholinergic agonist-induced seizures in transgenic mice with astrocyte production of IL-6, *J. Neurosci. Res.*, 73, 176-187.

[64] Schroder, W., Hinterkeuser, S., Seifert, G., Schramm, J., Jabs, R., Wilkin, G.P., and Steinhauser, C. (2000). Functional and molecular properties of human astrocytes in acute hippocampal slices obtained from patients with temporal lobe epilepsy, *Epilepsia*, 41 Suppl 6, S181-184.

[65] Seifert, G., Schilling, K., and Steinhauser, C. (2006). Astrocyte dysfunction in neurological disorders: a molecular perspective, *Nat. Rev. Neurosci.*, 7, 194-206.

[66] Seifert, G., Schroder, W., Hinterkeuser, S., Schumacher, T., Schramm, J., and Steinhauser, C. (2002). Changes in flip/flop splicing of astroglial AMPA receptors in human temporal lobe epilepsy, *Epilepsia*, 43 Suppl 5, 162-167.

[67] Sinclair, D.B. (2003). Prednisone therapy in pediatric epilepsy, *Pediatr. Neurol.*, 28, 194-198.

[68] Sinclair, D.B. and Snyder, T.J. (2005). Corticosteroids for the treatment of Landau-kleffner syndrome and continuous spike-wave discharge during sleep, *Pediatr. Neurol.*, 32, 300-306.

[69] Snead, O.C., 3rd, Benton, J.W., and Myers, G.J. (1983). ACTH and prednisone in childhood seizure disorders, *Neurology*, 33, 966-970.

[70] Somera-Molina, K.C., Robin, B., Somera, C.A., Anderson, C., Stine, C., Koh, S., Behanna, H.A., Van Eldik, L.J., Watterson, D.M., and Wainwright, M.S. (2007). Glial activation links early-life seizures and long-term neurologic dysfunction: evidence using a small molecule inhibitor of proinflammatory cytokine upregulation, *Epilepsia*, 48, 1785-1800.

[71] Tian, G.F., Azmi, H., Takano, T., Xu, Q., Peng, W., Lin, J., Oberheim, N., Lou, N., Wang, X., Zielke, H.R., Kang, J., and Nedergaard, M. (2005). An astrocytic basis of epilepsy, *Nat. Med.*, 11, 973-981.

[72] Tilleux, S., Berger, J., and Hermans, E. (2007). Induction of astrogliosis by activated microglia is associated with a down-regulation of metabotropic glutamate receptor 5, *J. Neuroimmunol.*, 189, 23-30.

[73] Toubi, E., Khamashta, M.A., Panarra, A., and Hughes, G.R. (1995). Association of antiphospholipid antibodies with central nervous system disease in systemic lupus erythematosus, *Am. J. Med.*, 99, 397-401.

[74] Turrin, N.P. and Rivest, S. (2004). Innate immune reaction in response to seizures: implications for the neuropathology associated with epilepsy, *Neurobiol. Dis.*, 16, 321-334.

[75] Veggiotti, P., Pera, M.C., Teutonico, F., Brazzo, D., Balottin, U., and Tassinari, C.A. (2012). Therapy of encephalopathy with status epilepticus during sleep (ESES/CSWS syndrome): an update, *Epileptic Disord.*, 14, 1-11.

[76] Verhelst, H., Boon, P., Buyse, G., Ceulemans, B., D'Hooghe, M., Meirleir, L.D., Hasaerts, D., Jansen, A., Lagae, L., Meurs, A., Coster, R.V., and Vonck, K. (2005). Steroids in intractable childhood epilepsy: clinical experience and review of the literature, *Seizure*, 14, 412-421.

[77] Vezzani, A., Aronica, E., Mazarati, A., and Pittman, Q.J. (2013). Epilepsy and brain inflammation, *Exp. Neurol.*, 244, 11-21.

[78] Vezzani, A., Conti, M., De Luigi, A., Ravizza, T., Moneta, D., Marchesi, F., and De Simoni, M.G. (1999). Interleukin-1beta immunoreactivity and microglia are enhanced in the rat hippocampus by focal kainate application: functional evidence for enhancement of electrographic seizures, *J. Neurosci.*, 19, 5054-5065.

[79] Vezzani, A., Moneta, D., Conti, M., Richichi, C., Ravizza, T., De Luigi, A., De Simoni, M.G., Sperk, G., Andell-Jonsson, S., Lundkvist, J., Iverfeldt, K., and Bartfai, T. (2000). Powerful anticonvulsant action of IL-1 receptor antagonist on intracerebral injection and astrocytic overexpression in mice, *Proc. Natl. Acad. Sci. U. S. A.*, 97, 11534-11539.

[80] Virta, M., Hurme, M., and Helminen, M. (2002). Increased frequency of interleukin-1beta (-511) allele 2 in febrile seizures, *Pediatr. Neurol.*, 26, 192-195.

[81] Viviani, B., Bartesaghi, S., Gardoni, F., Vezzani, A., Behrens, M.M., Bartfai, T., Binaglia, M., Corsini, E., Di Luca, M., Galli, C.L., and Marinovich, M. (2003). Interleukin-1beta enhances NMDA receptor-mediated intracellular calcium increase through activation of the Src family of kinases, *J. Neurosci.*, 23, 8692-8700.

[82] Watemberg, N., Greenstein, D., and Levine, A. (2006). Encephalopathy associated with Hashimoto thyroiditis: pediatric perspective, *J. Child. Neurol.*, 21, 1-5.

[83] Xu, D., Robinson, A.P., Ishii, T., Duncan, D.S., Alden, T.D., Goings, G.E., Ifergan, I., Podojil, J.R., Penaloza-MacMaster, P., Kearney, J.A., Swanson, G.T., Miller, S.D., and Koh, S. (2018). Peripherally derived T regulatory and gammadelta T cells have opposing roles in the pathogenesis of intractable pediatric epilepsy, *J. Exp. Med.*, 218, 1169-1186.

[84] Yamatogi, Y., Ohtsuka, Y., Ishida, T., Ichiba, N., Ishida, S., Miyake, S., Oka, E., and Ohtahara, S. (1979). Treatment of the Lennox syndrome with ACTH: a clinical and electroencephalographic study, *Brain Dev.*, 1, 267-276.

[85] Ye, Z.C. and Sontheimer, H. (1996). Cytokine modulation of glial glutamate uptake: a possible involvement of nitric oxide, *Neuroreport*, 7, 2181-2185.

[86] Zhang, W., Smith, C., Howlett, C., and Stanimirovic, D. (2000). Inflammatory activation of human brain endothelial cells by hypoxic astrocytes in vitro is mediated by IL-1beta, *J. Cereb. Blood Flow Metab.*, 20, 967–978.

第 11 章　发育不良和癫痫

Developmental Dysplasias and Epilepsy

Jeffrey Goodman　著

一、概述

解剖学和放射学证据已经越来越明显地表明儿童和成人难治性癫痫发作的一个重要原因是皮质发育的潜在畸形（malformation of cortical development，MCD）（FaSuet 等，2006；Vistes 等，2008；Brimckes 等，2011；Barkovich 等，2012，2015）。Vinters 和同事（Vinters 等，2008）对超过 500 名诊断为难治性癫痫的儿童的手术切除组织进行了检测。他们估计，在 3 岁以下的儿童中，超过 80% 有皮质畸形。随着磁共振成像（MRI）分辨率的提高，儿童和成人中与临床癫痫相关的较小的缺陷也正在被识别（Bastos 等，1999；Li 等，1995；Leventer 等，1999）。

皮质发育畸形在大小、位置、受累脑组织的数量、皮质结构的改变程度、异常细胞的类型和数目等方面都有差异。通常，患者将表现出不同类型畸形的组合（Li 等，1995；Mathew 等，2010），多个畸形可以存在于一个以上的脑叶中。虽然大多数畸形是由遗传缺陷引起的，但也可能是由宫内或围产期的损伤或感染引起的。（Reutens 等，1993；Raymond 等，1995，Chen 等，2012）。

皮质发育畸形的形成是由于皮质发育的 3 个阶段之一的中断引起：神经元增殖、迁移和分化（Kuzniecky 和 Barkovich，2001；Bast 等，2006）。在发育的早期阶段，病变首先出现更多的组织受累，与发育畸形相关的癫痫类型往往与病变在发育过程中产生的时间点相关（Jellinger，1987）。起源于畸形组织的

223

惊厥可通过干扰随后的发育过程进一步加重病情（Ben-Ari 和 Holmes，2006）。大多数与癫痫相关的畸形被认为起源于妊娠 6 周后皮质发育的破坏（Vintners 等，2008）。

最初，皮质发育畸形根据手术切除和组织学分析后确定的大小和细胞形态进行分类（Taylor 等，1971）。然而，随着高分辨率磁共振成像的发展，先前未确认的较小病灶被证明是惊厥的原因（Li 等，1995；Bastos 等，1999；Veersema 等，2017）。皮质发育畸形的大小可以从一个小群体的异常细胞，微小畸形（Meencke 和 Janz，1985），到涉及整个半球，半侧巨脑脑病（Gupta 等，2004）。通常与癫痫相关的广泛畸形种类包括：无脑回畸形、异位症、多小脑回和皮质发育不良（Poter 等，2002）。

本章重点介绍不同类型的局灶性皮质发育不良（focal cortical dysplasias，FCD），局灶性皮质发育不良为皮质发育畸形的一个亚型以及儿童最常见的耐药性癫痫病因之一（Serino 等，2015）。本章描述了不同类型局灶性皮质发育不良的形态学特征及由此引起的癫痫。在可能的情况下，也将阐明识别畸形的遗传学异常。与定位和手术切除相关的困难会被强调。最后，一些新的疗法（除手术外）目前正在被研究中，用以治疗这一患者群体的惊厥发作（见第 1 章）。

二、流行病学

据估计，皮质发育不良是导致 25%～40% 的儿童难治性癫痫发作的病因（Kozniecky，1994；Leventer 等，2008），经预测有 75%～80% 的皮质发育畸形患者会发生癫痫（Leventer 等，1999）。通常，这些惊厥发作对抗癫痫发作药物（antiepileptic drug，AED）的治疗无效（Serino 等，2015）。据估计，在 10%～15% 的癫痫发作患者中，局灶性皮质发育不良被认为是导致其癫痫的原因（Bast 等，2006）。鉴于目前的检测和诊断方法的灵敏度，这些数字可能低估了由局灶性皮质发育不良引起的癫痫的患者数量。Maynard 等（2017）最近的一项回顾性研究，对通过 MRI 确诊为局灶性皮质发育不良的 97 名 18 岁以下患儿进行癫痫和耐药性癫痫的流行病学调查。他们发现 71% 的患者被诊断为癫痫，33% 的患者是耐药的。出乎意料的是，29% 的人没有患癫痫。当然，有理由推测这些患者中的许多人在成年后会发展成癫痫。这项研究的结果可能低估了局灶性皮质发育不良和癫痫的患病率，因为只有怀疑局灶性皮质发育不良的患者才被进行 MRI 评估。并不是所有的局灶性皮质发育不良亚型都能通过 MRI 被均一识别，FCD Ⅱ 型比 FCD Ⅰ 型更容易通过 MRI 识别（Lerner 等，2009；Leach 等，2014）。

三、局灶性皮质发育不良的分类

多年来，一系列的研究试图通过大小和细胞形态对皮质发育畸形进行分类。Taylor 等（1971）对 10 例癫痫患者切除的组织进行显微镜检查，开发了一个初始的特征描述。在每一个病例中，切除的区域都被脑电图确定为癫痫病灶的可能位置。在这些孤立性病变中发现的一些异常特征有：灰质 / 白质连接模糊、皮质分层的局部破坏和随机分布在深部皮质和白质下的那些被定义为气球样细胞的异常大神经元的存在。这些组织病理学特征与结节性硬化症（TSC）患者中所观察到的相似，但皮质发育畸形患者没有表现出与结节性硬化相关的任何其他特征。这种类型的皮质发育畸形被称为 Taylor 型的局灶性皮质发育不良（foldvary 等，2004）。

Barkovich 等（1996，2005，2012）基于发育过程被干扰的第一步：细胞增殖、神经元迁移或皮质组织化，开发和修订了不同类型的皮质发育畸形的分类系统。Palmini 等（2004）提供了首个综合系统，将临床观察结果与在不同类型局灶性皮质发育不良中观察到的不同组织病理学特征相关联。最近，ILAE 诊断方法委员会的工作组（Blümcke 等，2011）开发了一系列定义，以确定在不同类型的局灶性皮质发育不良中观察到的结构和细胞学异常，并使用这些特征来开发一套 3 层分类系统：FCD Ⅰ～Ⅲ型。在该系统中数字的增大代表畸形的复杂性增加。

（一）ILAE 工作组的术语（Blümcke 等，2011）

以下术语已被用于许多研究中，这些研究试图阐明不同类型的局灶性皮质发育不良的组织病理学特征。工作组制定了以下定义，为每个术语提供统一、一致的定义。

(1) 异形神经元：体细胞和核异常增大，伴有 Nissl 物质和神经丝的异常累积。

(2) 肥大神经元：与第 5 层锥体细胞相似，但在第 1～4 层中发现。树状定向和分支可以改变。没有细胞内病理的证据。

(3) 不成熟的神经元：从神经母细胞发育而来，体积小。没有未磷酸化的神经丝的累积。垂直定向在小柱中。

(4) 发育不良的神经元：胶质神经元肿瘤中的神经元成分。

(5) 气球样细胞：大细胞体，具有不透明的嗜酸性细胞质。缺乏 Nissl 物质。可能包含多个核。

(6) 异位症：正常起源器官内错位的组织或细胞。

(7) 分层不良：由于径向或切向组织化改变而使皮质结构受损。

(8) 双重病理：影响一个或多个脑叶的被认为是彼此独立发展的两个独立病灶。

（二）ILAE 工作组关于不同类型局灶性皮质发育不良的分类（Blümcke 等，2011）

工作组采用上述定义来特征化不同类型的 FCD

1. Ⅰ型 FCD

由于受损的径向或切向迁移而呈现异常的皮质分层。Ⅰ型 FCD 发生的潜在机制尚不清楚，并且可能存在同一患者的多个脑叶中。

FCD Ⅰa 型的特征是垂直定向的 8 个以上神经元的微柱。这种畸形的细胞学异常包括不成熟的小直径神经元以及位于第 5 层外的肥大的锥体神经元。

FCD Ⅰb 型的特征是无法形成分层的皮质。这种缺乏分层的现象可能存在于整个皮质中，或者可能仅限于第 2 层或第 4 层或这两者。不同皮质层之间的过渡常常模糊不清，有些层完全缺失。FCD Ⅰ b 型可包括 FCD Ⅰ a 型中观察到的细胞学异常。

FCD Ⅰ c 型的特征是包含受损的径向和切向迁移的孤立病变。

2. Ⅱ 型 FCD

具有特定细胞学异常的分层破坏。这种畸形在颞外更常见。

FCD Ⅱ a 型——此类 FCD 的特征是胞体和胞核增大、方向改变的异形神经元。Nissl 物质分布异常，细胞质中神经丝积聚。除第 1 层外没有可识别的其他皮质层，并且白质中也可能存在异形神经元。白质中的异位神经元的灰白质连接也可能会模糊。最重要的是，此类 FCD 中没有气球样细胞。

FCD Ⅱ b 型——FCD Ⅱ a 型中存在的所有组织病理学改变均存在于 FCD Ⅱ b 型中，除异形神经元额外还存在有气球样细胞。异形神经元可以包括主要神经元以及中间神经元。也可以存在表现出神经胶质细胞和神经元特征的异常细胞类型，定义为中间细胞。另外，皮质下白质的髓磷脂含量可以降低。

3. Ⅲ 型 FCD

这些畸形的特征是同一脑叶中存在皮质分层不良合并另一处病变。这些局灶性皮质发育不良中的某些可能继发于原发灶的存在而发生。

FCD Ⅲ a 型——特定于颞叶，该类 FCD 表现为皮质分层不良和存在于第 5 层外的异常肥大细胞，并伴有海马硬化。这种 FCD 可以具有许多不同的特征组合，例如海马硬化加颞叶硬化，海马硬化结合白质中的长条形异位症或异位神经元，或者海马硬化与颞叶主要病变的任何其他类型相结合。

FCD Ⅲ b 型——以皮质结构改变和相邻肿瘤的存在为特征。

FCD Ⅲ c 型——以与血管畸形相邻的皮质结构改变为特征。皮质结构的改变可能是原发灶发展的结果。

FCD Ⅲ d 型——生命早期获得的任何其他病变相关的皮质发育不良。该 FCD 的特征是与生命早期获得的病变相邻的细胞结构发生皮质分层不良。原发性病变可包括脑外伤，缺血性损伤或感染。

四、新皮质发育和导致皮质发育畸形的突变类型

（一）正常新皮质发育

1. 放射状胶质细胞迁移

放射状神经胶质细胞迁移是未来将发展为主要谷氨酸能神经元的细胞增殖并迁移到发育中的新皮质的过程（Noctor 等，2001）。在皮质发生过程中，排列在侧脑室边的神经上皮细胞和放射状神经胶质细胞会形成室管膜区（ventricular zone，VZ）（Noctor 等，2001）。室管膜区中的细胞会经历一系列有丝分裂，形成前板。在室管膜区和前板之间形成了第 2 个增生区，称为室管膜下区（subventricular zone，SVZ）。在增生区中产生的未来的神经元首先迁移到前板中，将其分成更浅的边缘区和更深的亚板（Kriegstein 和 Noctor，2004）。分裂前板的细胞形成皮质板，随着新生成的细胞继续向皮质板迁移，这些皮质板最终将成为新皮质（Kriegstein 等，2006）。

室管膜区中的放射状神经胶质细胞将这一过程扩展至从室管膜区到软脑膜表面，指导新生的主要神经元随后向最终会成为新皮质的地方迁移（Rakic，1978）。这些细胞经历不对称分裂，更新了增殖性放射状神经胶质细胞，同时产生了一个中间祖细胞，后者迁移到皮质板中并成为皮质投射神经元（Miyata 等，2001）。这个过程被称为皮质神经发生的"直接途径"（Hevner，2006），并负责大多数皮质投射神经元的产生（Anthony 等，2004）。一些神经元通过神经发生的"间接途径"进行增殖。在间接途径中，中间祖细胞迁移到室管膜下区，在那里它们经历对称性分裂，产生 2 个祖细胞，这些祖细胞最终还将迁移到皮质板中，从而室管膜下区变成为第 2 个增殖区（Noctor 等，2004）。皮质板向 6 层皮质的扩展遵循内层向外的模式，其中最外层的神经元在发育后期出生，迁移经过较早出生的神经元，最后到达适当的位置（Kriegstein 等，2006）（见第 1 章）。

2. 切向迁移（横向迁移）

在发育过程中的新皮质中，未来将发展成为 GABA 能抑制性神经元的细

胞起源于内侧神经节突起，并通过切向迁移过程迁移到皮质板中（de Carlos 等，1996；Tan 等，1998；Jimenez 等，2002；Marin 和 Rubenstein，2001）。皮质中间神经元表现出与主要神经元在相同的皮质层内层向外的模式相同的模式（Cavanagh 和 Parnavelas，1989；Andersen 等，2002）。

（二）生殖系和体细胞系的突变

基因突变可能是导致绝大多数癫痫相关的皮质发育畸形的原因。已经鉴定出超过 30 个基因异常可导致皮质畸形的形成（Aronica 等，2012）。这些突变可以通过亲代的生殖细胞遗传，也可以以发育过程中发生的新发体细胞突变的形式产生（Poduri 等，2013）。这些突变的最终影响取决于它们在发育过程中发生的时间点以及（对于体细胞突变而言）所涉及的细胞类型。在受孕之前，亲本生殖细胞中发生的突变将存在于后代的所有细胞中。体细胞突变的影响将更为有限，但仍可能存在于全身多种细胞类型中。在大脑发育过程中的祖细胞中发生的体细胞突变将导致仅限于大脑的畸形（Poduri 等，2013）。

在皮质发育过程中发生的体细胞突变可导致嵌合模式，其中一些细胞表达该突变，而另一些则不表达（Poduri 等，2013）。嵌合的模式还取决于突变发生的时间点和发生突变的细胞类型（Guerrini，2005）。这种情况可能会变得更加复杂，因为同一基因的突变可能会导致戏剧性的不同畸形，具体取决于大脑发育过程中突变发生的时机（D'Gama 等，2017）。在某些畸形中，异常细胞高度局灶，而在另一些畸形中，异常细胞分布广泛（Franco 和 Muller，2013；Poduri 等，2013），在女性中，由于 X 染色体随机失活，X 染色体的突变会导致多种嵌合。在某些情况下，当生殖细胞突变与体细胞突变结合或两个单独的体细胞突变结合形成局灶性皮质发育不良时，就提出了双重打击假说（Poduri 等，2013；Baulac 等，2015）。

（三）皮质发育破坏的时机和皮质发育畸形类型

如上所述，在皮质发育过程中发生突变的时机会影响畸形存在的部位、大小和存在的细胞类型。Guerrini 的精彩综述（Guerrini 等，2003；Guerrini，

2005）确定了新皮质发育的阶段，该阶段由于许多不同类型的皮质发育畸形而中断。以下是对 Guerrini 等（2003）的目录的修订，该目录确定了不同类型的皮质畸形改变的皮质发育阶段。简而言之，由神经元和神经胶质增生改变引起的畸形包括结节性硬化、局灶性皮质发育不良和半侧巨脑病变。由于异常神经元迁移而发生的畸形包括无脑回畸形、鹅卵石样发育不良和异位症。由于皮质组织化改变而发生的畸形包括多小脑回畸形、裂脑畸形、无气球样细胞的皮质发育不良和微发生不全（Shrot 等，2018）。

（四）结节性硬化（TSC）和局灶性皮质发育不良 —— mTOR 病

据 Taylor 等的观察（1971），FCD 中观察到的许多异常组织病理学特征与结节性硬化症（TSC）患者中观察到的异常很相似，为发现某些 FCD 形成相关的基因提供了线索（Crino，2015）。结节性硬化是一种常染色体显性遗传性多系统疾病，由调节 mTOR 信号通路功能的两个基因之一 TSC1 或 TSC2 突变引起（Chu-Shore 等，2010）（见第 12 章）。在正常发育过程中，mTOR 途径调节的许多功能中的一些功能包括细胞增殖、分化以及轴突和树突生长（Lee，2015；Lim 等，2017）。这两个基因中其一的功能丧失导致 mTOR 通路过度活化，很可能是导致结节性硬化症中观察到的皮质结节形成以及 FCD Ⅱ b 型患者畸形产生的原因（Wong，2013；D'Gama 等，2015）。尽管 TSC1 或 TSC2 的生殖系突变是造成结节性硬化的原因，但局灶性皮质发育不良可以因 TSC1 或 TSC2 基因以及调控 mTOR 活性的其他基因的体细胞突变发展而来（D'Gama 等，2015，2017；Lim 和 Lee，2016；Lim 等，2017；Marsan 和 Baulac，2018）。在位于 FCD Ⅱ b 型畸形的细胞中观察到 mTOR 信号增强（Baybis 等，2004；Miyata 等，2004）。据估计，导致 mTOR 过度活化的体细胞突变占 Ⅱ 型 FCD 患者的 15%～25%（Lim 等，2015，2017；Nakashima 等，2015）。除了 TSC1 和 TSC2 突变外，多个调节 mTOR 活性的其他基因中的突变也被明确是局灶性皮质发育不良形成的原因。这些包括 PIK3CA 和 AKT3 的体细胞突变以及 DEPDC5、NPRL2 和 NPRL3 的生殖系突变（Poduri 等，2013；Poduri，2014；Scheffer 等，2014；D'Gama 等，2015，2017；Moller 等，2016；Sim 等，

2016）。导致 mTOR 通路过度激活的体细胞突变是在切除的 FCD 组织中发现的最常见的突变（Marsan 和 Baulac，2018）。

五、癫痫和局灶性皮质发育不良相关的癫痫发生机制

（一）临床癫痫发作症状学

Palmini 等（1995）使用术中皮质脑电图（electrocorticography，ECoG）在 67% 受检患者的发育不良皮质中鉴定到以下 3 种模式的痫性放电：①重复性电发作；②重复性爆发放电；③持续节律性棘波发放。他们总结，皮质发育不良病灶具有高度的致痫作用，移除所有表现出痫性放电的组织才能取得良好的手术效果。Avoli 的小组证实了发育不良组织内在的致痫性质，他们使用体外切片电生理学技术记录了局灶性皮质发育不良患者新皮质切片的癫痫样活动（Mattia 等，1995；Avoli 等，2003）。他们观察到，当用致惊厥性的 4- 氨基吡啶（4-AP）处理时，含有发育不良组织的切片具有固有的可产生类似发作期的痫样放电的能力。这在不包含病变的新皮质切片中未观察到。4- 氨基吡啶诱导的癫痫样活动显示是通过阻断电压激活的钾通道介导的。

多项回顾性研究结合电图定位、神经影像学和切除组织的组织学分析评估已确认局灶性皮质发育不良是局灶性癫痫的常见病因（Tassi 等，2002，2012；Lortie 等，2002；Fauser 等，2006；Bast 等，2006；Maynard 等，2017）。局灶性皮质发育不良患者的癫痫通常在生命的第 1 年开始出现（Bast 等，2006），大多数患者对抗癫痫发作药物治疗无效（Serino 等，2015）。

在这种多样化的患者人群中已观察到多种类型的癫痫，包括婴儿痉挛，局灶性癫痫和全面性强直阵挛发作，癫痫持续状态和热性惊厥（Porter 等，2002；Fauser 等，2006）。在某些患者中，癫痫发作的症状形式随着时间而改变（Fauser 等，2006）。在一项研究中，大多数患者的最初癫痫发作是局灶性发作，但这些局灶性发作可能继而泛发成全面性或伴有婴儿痉挛（Lortie 等，2002）。

局灶性发作的发作期表现取决于畸形的位置。Serino 等（2015）对生后

第 1 年癫痫发作发病的患者中，对发作类型与局灶性皮质发育不良位置做了关联。在 41 例患者中，有 21 例为局灶性发作，11 例为婴儿痉挛，9 例局灶性癫痫后转婴儿痉挛。在仅有婴儿痉挛表现的患者中，有 90.9% 的局灶性皮质发育不良局限于额叶。

（二）癫痫发生的机制

1. 人类发育不良组织的评估

局灶性皮质发育不良的组织具有内在的致痫作用，一旦成功地去除了所有发育不良的组织，即可获得无发作（Palmini 等，1995；Avoli 等，2003；Chassoux 等，2012）。但是，畸形的致痫性的潜在机制尚不清楚。许多研究已经在从局灶性皮质发育不良患者手术切除的组织中检测到了神经元上谷氨酸和 GABA 受体表达的变化（Najm 等，2000）。据报道，人类发育不良的神经元上 NMDAR2 和 AMPA GluR2/3 的表达发生改变，这可能是畸形中内在致痫性的基础（Ying 等，1998）。对来自人类皮质发育不良标本以免疫组织化学法分析微解剖发育不良神经元，还发现谷氨酸和 GABA 受体亚基的 mRNA 异常表达，可能有利于癫痫发生（Crino 等，2001；White 等，2001）。较早的一项研究报道，发育不良的人类组织中表达小白蛋白和钙结合蛋白 D28k 的抑制性中间神经元数量减少，这也与过度兴奋网络相一致（Ferrer 等，1994）。

畸形内的特定细胞类型可能是癫痫发作的发生器。全细胞膜片钳结合生物素标记显示在 FCD Ⅱ b 型发育不良中存在兴奋性和抑制性巨细胞性神经元，两种类型的细胞都是过度兴奋性的（Cepeda 等，2005；Andre 等，2007）。Cepeda 等（2006）据发育不良中存在大量未成熟神经元而提出成熟障碍的脑发育假说。他们提出发育不良中的巨细胞性神经元类似于人类亚板神经元，并且气球样细胞与放射状神经胶质细胞具有相似的特征。发育不良组织中这些不成熟的神经元的存在是由于皮质发育后期产前细胞死亡失败引起的（Andres 等，2005）。进一步的证据表明，发育不良中的细胞类似于未成熟的皮质，这是出乎意料的观察结果：①这些细胞上的 NMDA 受体对 Mg^{2+} 的敏感性降低；② GABA 是去极化的（Cepeda 等，2007，2012；Abdijadid 等，2015）。这两个变化都将是促惊厥性的。

为何局灶性皮质发育不良患者对抗癫痫发作药物治疗具有抵抗性的一个可能的解释是局灶性皮质发育不良组织中多药耐药蛋白的表达增加（Sisodiya 等，2001，2002；Aronica 等，2003；Ak 等，2007）。从功能上讲，多药转运蛋白起外向性泵的作用，将治疗药从大脑转移回毛细血管中（Loscher 和 Potschka，2002）。已经在癫痫发生组织的内皮细胞和神经胶质细胞中检测到了多药耐药基因 –1p– 糖蛋白（*MDR1*）和多药耐药相关蛋白 –1（*MRP1*）的过表达（Tishler 等，1995；Sisodiya 等，2001，2002）。最近，研究人员（Ak 等，2007）观察到从局灶性皮质发育不良患者手术切除的致痫组织中神经元和反应性星形胶质细胞中 *MDR1* 和 *MRP1* 的过度表达。这些转运蛋白在发育不良组织中的过度表达可能导致癫痫发生区域的抗癫痫发作药物水平不足（Loscher 和 Potschka，2002；Aronica 等，2003）。

2. 实验模型

病变会导致自发性癫痫发作的特异性局灶性皮质发育不良实验模型数量有限（Wong，2009）。在许多导致脑畸形的模型中，尽管某些惊厥发作阈值比其他诱发癫痫的实验方法有所降低，但只能在体外检测到癫痫发作。引起局灶性皮质发育不良的胎儿损伤包括产前暴露于甲基丙烯酸丙二氧基甲醇酯（methylazoxymethanol acetate，MAM）和宫内射线大鼠模型，前者可引起海马异位症（Baraban 等，2000），后者可引起皮质发育不良和海马异位症（Roper 等，1998，Kellinghaus 等，2004；Marin–Padilla 等，2013）。在这两种模型中，自发性惊厥活动的发生率均低于 20%（Wong，2009）。最近，编码 RheB 的组成型活性形式（mTORC1 的激活药）的质粒已经子宫胚胎电转被用于创建 II 型 FCD 的小鼠模型（Hsieh 等，2016）。导致的 mTOR 活性增加在内侧前额叶皮质的第 2/3 层产生了皮质发育不良，并伴有自发行为和电发作。重要的是，从出生后第 1 天开始使用雷帕霉素进行产后治疗可防止局灶性皮质发育不良的产生和癫痫发作。

新生儿冷冻病变模型导致的病变类似于多小脑回畸形，其痫样活动可在体外诱发。痫性发作活动似乎来自畸形附近的组织，而不是畸形本身（Jacobs 等，1999；Najm 等，2007）。

六、治疗的选择

（一）定位和外科切除术

局灶性皮质发育不良患者的癫痫发作很难治疗。许多局灶性皮质发育不良的患者对抗癫痫发作药治疗无效，即使可以通过提高影像学和神经生理学检测方法识别出癫痫发生区，也仍可能无法通过手术去除局灶性皮质发育不良所在部位（Guerrini 等，2015）。但是，对于大多数诊断为局灶性皮质发育不良的患者，手术切除是主要的治疗方法，也是成功率最高的方法，尤其是在切除所有癫痫组织后，这需要精确定位致痫区（Thornton 等，2011）。成功手术切除后，缓解率据报道可高达 90%（Engel 1 级）（Chassoux 等，2012）。然而，典型的手术成功率较低，取决于位置和畸形的类型（Guerrini 等，2003，2015；Leach 等，2014；Fauser 等，2015）。在大多数情况下，Ⅱ型 FCD 患者的手术结局优于 Ⅰ型 FCD（Tassi 等，2002），可能是因为在许多 Ⅰ型 FCD 病例中，发作间期和发作期脑电图在确定致痫区方面并不可靠（Krsek 等，2009）。而且，MRI 的诊断灵敏度随着局灶性皮质发育不良中病理的严重程度而增加，因此 Ⅱ型 FCD 比 Ⅰ型 FCD 更容易被检测到（Krsek 等，2009；Kim 等，2012；Lee 和 Kim，2013）。另外，影像也可能无法检测到局灶性皮质发育不良的存在（Krsek 等，2009；Lerner 等，2009；Veersema 等，2017）。Lerner 等（2009）报告称，在进行癫痫手术的患者中，MRI 无法检测到 37% 的 FCD Ⅰ型和 15%的 FCD Ⅱ型畸形。FCD 检测的准确性随 MRI 场强的增加而提高（Veersema 等，2017）。

增强定位的方法

为了改善外科手术的效果，目前正在研究几种不同的方法以更好地定位FCD 患者的致痫区。一种方法是将脑电图与功能磁共振成像相结合（Grouiller 等，2011；Thornton 等，2011；Pittau 等，2012；Guerrini 等，2015）。 有 报道（Thornton 等，2011）将血氧水平依赖性（blood oxygen level dependent，BOLD）信号与发作间期脑电活动相关联时，致痫区的检测得到提高。如果切除的组织包括了最大的 BOLD 活性区，手术成功率将得到改善。

高频振荡（high-frequency oscillation，HFO）也已被用来定位局灶性皮质发育不良患者的致痫区，但是高频振荡的存在不能被用来识别痫样活动所基于的病变的特定类型（Jacobs 等，2009；Ferrari-Marinho 等，2015；Guerrini 等，2015；Sato 等，2015）。

将 MRI 与氟脱氧葡萄糖正电子发射断层显像（fluorodeoxyglucose positron emission tomography，FDG-PET）结合已成为识别致痫区的有效手段（Moeller 等，2009），也识别 MRI 阴性的局灶性皮质发育不良畸形（Kim 等，2000）。FDG-PET 也已与 MRI 和 DTI 结合使用，以改善对与结节性硬化相关的皮质结节的检测（Chandra 等，2006）。这种组合在识别局灶性皮质发育不良时也应该有用。其他用于改善局灶性皮质发育不良致痫区位置和边界识别的方法包括脑磁图（magnetoencephalography，MEG）（Ishii 等，2008；Colombo 等，2009；Heers 等，2014）、立体定向脑电图（stereoencephalogaphy，SEEG）（Varotto 等，2010，2012）和发作期单光子发射计算机断层成像术（singlephoton emission computed tomography，SPECT）（Widdess-Walsh 等，2006，Lee 和 Kim，2013；Delev 等，2018）。

（二）非手术的治疗选择

许多非手术疗法正在作为局灶性皮质发育不良的抗癫痫治疗方法而被研究，这些方法包括生酮饮食、mTOR 抑制药和迷走神经刺激（vagus nerve stimulation，VNS）（Guerrini 等，2015）。也许最有前途的是生酮饮食。Jung 等（2008）的一项回顾性研究，对 47 位经 MRI 鉴定为局灶性皮质发育不良的患者进行了评估，这些患者在入选外科手术前已接受了生酮饮食治疗。该组包括被诊断出患有婴儿痉挛、Lennox-Gastaut 综合征和局灶性发作的患者。开始饮食治疗 3 个月后，61.7% 患者的发作频率降低幅度大于 50%，其中有 45% 患者达到无发作。在停止饮食后，有 10 名患者长达 3 年无发作，最终有 22 名患者接受了癫痫手术。

考虑到结节性硬化中皮质结节和 FCD Ⅱ 型存在神经病理学相似处，并且观察到 mTOR 过度活化与多种形式的癫痫有关（Citraro 等，2016），因此人们对 mTOR 抑制药可能会阻止或预防 FCD 的癫痫发作表现出极大的兴趣。（见第 12 章 mTOR 通路在发育性癫痫中的作用）大多数支持性证据来自实验模型（Galanopoulou 等，2012；Wong，2013），但有临床证据表明 mTOR 抑制药对结节性硬化患者具有抗癫痫作用。依维莫司（everolimus）是雷帕霉素类似物，已获准用于结节性硬化和癫痫患者，该药对结节性硬化患者临床有效（Krueger 等，2010，2016）。

也有证据表明，迷走神经刺激术在某些皮质发育畸形患者中可以有效。一项回顾性研究检查了迷走神经刺激术在 46 例耐药性癫痫患儿中的疗效，其中包括结节性硬化患儿、无脑回畸形、多小脑回畸形和室管膜下结节。尽管并非所有这些患者都有反应，但有 1 名患者达到无发作，有数例癫痫发作频率降低幅度超过 50%（Alexopoulos 等，2006）。

七、总结

皮质发育畸形是儿童和成人癫痫的常见病因，其癫痫发作通常对目前可用的抗癫痫发作药物治疗耐药。MRI 分辨率的提高与对切除组织的神经病理学检查相结合，已经使人们认识到，皮质发育中的细微缺陷很可能是很多以前病因不明癫痫的原因。尽管宫内或围产期的损伤可导致皮质畸形的发展，但最可能的原因是遗传缺陷。已明确超过 30 个基因的突变可导致皮质发育畸形。这些突变可发生在生殖细胞中或作为新发体细胞突变而发生。在发育过程中发生突变的时机可以决定畸形的大小和位置，其中某些畸形限于少数细胞，而其他畸形则涉及整个半球。导致 mTOR 途径激活增强的生殖系和体细胞突变与某些类型的局灶性皮质发育不良的形成有关。

如果局灶性皮质发育不良的位置可以被识别并可以手术处理，外科切除仍然是主要的治疗方法。然而，与Ⅰ型 FCD 相比，FCD Ⅱ型的手术效果更好。将 EEG 与 fMRI、PET、MEG 和高频振荡检测相结合应用可以提高致痫区、癫痫网络和 FCD 边界的定位，从而获得更准确的切除和更好的手术效果。对于不适合手术或手术失败的患者，包括生酮饮食、mTOR 抑制药和神经刺激术在内的替代疗法可能有效。

参 考 文 献

[1] Abdijadid, S., Mathern, G.W., Levine, M.S., and Cepeda, C. (2015). Basic mechanisms of epileptogenesis in pediatric cortical dysplasia, *CNS Neurosci. Ther.*, 21, 92-103.

[2] Ak, H., Ay, B., Tanriverdi, T., Sanus, G.Z., Is, M., Sar, M., Oz, B., Ozkara, C., Ozyurt, E., and Uzan, M. (2007). Expression and cellular distribution of multidrug resistance-related proteins in patients with focal cortical dysplasia, *Seizure*, 16, 493-503.

[3] Alexopoulos, A.V., Kotagal, P., Loddenkemper, T., Hammel, J., and Bingaman, W.E. (2006). Long-term results with vagus nerve stimulation in children with pharmacoresistant epilepsy, *Seizure*, 15, 491-503.

[4] Anderson, S.A., Kaznowski, C.E., Horn, C., Rubenstein, J.L.R., and McConnell, S.K. (2002). Distinct origins of neocortical projection neurons and interneurons in vivo, *Cereb. Cortex*, 12, 702-709.

[5] André, V.M., Wu, N., Yamazaki, I., Nguyen, S.T., Fisher, R.S., Vinters, H.V., Mathern, G.W., Levine, M.S., and Cepeda, C. (2007). Cytomegalic interneurons: a new abnormal cell type in severe pediatric cortical dysplasia, *J. Neuropathol. Exp. Neurol.*, 66, 491-504.

[6] Andres, M., Andre, V.M., Nguyen, S., Salamon, N., Cepeda, C., Levine, M.S., Leite, J.P., Neder, L., Vinters, H.V., and Mathern, G.W. (2005). Human cortical dysplasia and epilepsy: an ontogenetic hypothesis based on volumetric MRI and NeuN neuronal density and size measurements, *Cereb. Cortex*, 15, 194-210.

[7] Anthony, T.E., Klein, C., Fishell, G., and Heintz, N. (2004). Radial glia serve as neuronal progenitors in all regions of the central nervous system, *Neuron*, 41, 881-890.

[8] Aronica, E., Becker, A.J., and Spreafico, R. (2012). Malformations of cortical development, *Brain Pathol.*, 22, 380-401.

[9] Aronica, E., Gorter, J.A., Jansen, G.H. van Veelen, C.W., van Jien, P.C. Leenstra, S., Ramkema, M., Sceffer, G.L., Scheper, R.J., Troost, D. (2003). Expression and cellular distribution of multidrug transporter proteins in two major causes of medically intractable epilepsy: foacl cortical dysplasia and glioneuronal tumors, *Neuroscience*, 118, 417-429.

[10] Avoli, M., Louvel, J., Mattia, D., Olivier, A., Esposito, V., Pumain, R., and D'Antuono, M. (2003). Epileptiform synchronization in the human dysplastic cortex, *Epileptic Disord.*, 5 Suppl 2, S45-50.

[11] Baraban, S.C., Wenzel, H.J., Hochman, D.W., and Schwartzkroin, P.A. (2000). Characterization of heterotopic cell clusters in the hippocampus of rats exposed to methylazoxymethanol in utero, *Epilepsy Res.*, 39, 87-102.

[12] Barkovich, A.J., Kuzniecky, R.I., Dobyns, W.B., Jackson, G.D., Becker, L.E., and Evrard, P. (1996). A classification scheme for malformations of cortical development, *Neuropediatrics*, 27, 59-63.

[13] Barkovich, A.J., Guerrini, R., Kuzniecky, R.I., Jackson, G.D., and Dobyns, W.B. (2012). A developmental and genetic classification for malformations of cortical development: update 2012, *Brain*, 135, 1348-1369.

[14] Barkovich, A.J., Dobyns, W.B., and Guerrini, R. (2015). Malformations of cortical development and epilepsy, *Cold Spring Harb. Perspect. Med.*, 5, a022392.

[15] Bast, T., Ramantani, G., Seitz, A., and Rating, D. (2006). Focal cortical dysplasia: prevalence, clinical presentation and epilepsy in children and adults, *Acta Neurol. Scand.*, 113, 72-81.

[16] Bastos, A.C., Comeau, R.M., Andermann,

F., Melanson, D., Cendes, F., Dubeau, F., Fontaine, S., Tampieri, D., and Olivier, A. (1999). Diagnosis of subtle focal dysplastic lesions: curvilinear reformatting from three-dimensional magnetic resonance imaging, *Ann. Neurol.*, 46, 88-94.

[17] Baulac, S., Ishida, S., Marsan, E., Miquel, C., Biraben, A., Nguyen, D.K., Nordli, D., Cossette, P., Nguyen, S., Lambrecq, V., *et al.* (2015). Familial focal epilepsy with focal cortical dysplasia due to DEPDC5 mutations, *Ann. Neurol.*, 77, 675-683.

[18] Baybis, M., Yu, J., Lee, A., Golden, J.A., Weiner, H., McKhann, G., Aronica, E., and Crino, P.B. (2004). mTOR cascade activation distinguishes tubers from focal cortical dysplasia, *Ann. Neurol.*, 56, 478-487.

[19] Ben-Ari, Y. and Holmes, G.L. (2006). Effects of seizures on developmental processes in the immature brain, *Lancet Neurol.*, 5, 1055-1063.

[20] Blümcke, I., Thom, M., Aronica, E., Armstrong, D.D., Vinters, H.V., Palmini, A., Jacques, T.S., Avanzini, G., Barkovich, A.J., Battaglia, G., *et al.* (2011). The clinicopathologic spectrum of focal cortical dysplasias: a consensus classification proposed by an ad hoc Task Force of the ILAE Diagnostic Methods Commission, *Epilepsia*, 52, 158-174.

[21] de Carlos, J.A., López-Mascaraque, L., and Valverde, F. (1996). Dynamics of cell migration from the lateral ganglionic eminence in the rat, *J. Neurosci.*, 16, 6146-6156.

[22] Cavanagh, M.E. and Parnavelas, J.G. (1989). Development of vasoactiveintestinal-polypeptide-immunoreactive neurons in the rat occipital cortex: a combined immunohistochemical-autoradiographic study, *J. Comp. Neurol.*, 284, 637-645.

[23] Cepeda, C., André, V.M., Vinters, H.V., Levine, M.S., and Mathern, G.W. (2005). Are cytomegalic neurons and balloon cells generators of epileptic activity in pediatric cortical dysplasia?, *Epilepsia*, 46, 82-88.

[24] Cepeda, C., André, V.M., Levine, M.S., Salamon, N., Miyata, H., Vinters, H.V., and Mathern, G.W. (2006). Epileptogenesis in pediatric cortical dysplasia: the dysmature cerebral developmental hypothesis, *Epilepsy Behav.*, 9, 219-235.

[25] Cepeda, C., André, V.M., Wu, N., Yamazaki, I., Uzgil, B., Vinters, H.V., Levine, M.S., and Mathern, G.W. (2007). Immature neurons and GABA networks may contribute to epileptogenesis in pediatric cortical dysplasia, *Epilepsia*, 48 Suppl 5, 79-85.

[26] Cepeda, C., André, V.M., Hauptman, J.S., Yamazaki, I., Huynh, M.N., Chang, J.W., Chen, J.Y., Fisher, R.S., Vinters, H.V., Levine, M.S., *et al.* (2012). Enhanced GABAergic network and receptor function in pediatric cortical dysplasia Type IIB compared with Tuberous Sclerosis Complex, *Neurobiol. Dis.*, 45, 310-321.

[27] Chandra, P.S., Salamon, N., Huang, J., Wu, J.Y., Koh, S., Vinters, H.V., and Mathern, G.W. (2006). FDG-PET/MRI coregistration and diffusion-tensor imaging distinguish epileptogenic tubers and cortex in patients with tuberous sclerosis complex: a preliminary report, *Epilepsia*, 47, 1543-1549.

[28] Chassoux, F., Landré, E., Mellerio, C., Turak, B., Mann, M.W., Daumas-Duport, C., Chiron, C., and Devaux, B. (2012). Type II focal cortical dysplasia: electroclinical phenotype and surgical outcome related to imaging, *Epilepsia*, 53, 349-358.

[29] Chen, J., Tsai, V., Parker, W.E., Aronica, E., Baybis, M., and Crino, P.B. (2012). Detection of human papillomavirus in human focal cortical dysplasia type IIB, *Ann. Neurol.*, 72, 881-892.

[30] Chu-Shore, C.J., Major, P., Camposano, S., Muzykewicz, D., and Thiele, E.A. (2010). The natural history of epilepsy in tuberous sclerosis complex, *Epilepsia*, 51, 1236-1241.

[31] Citraro, R., Leo, A., Constanti, A., Russo, E., and De Sarro, G. (2016). mTOR pathway inhibition as a new therapeutic strategy in epilepsy and epileptogenesis, *Pharmacol. Res.*, 107, 333-343.

[32] Colombo, N., Salamon, N., Raybaud, C., Ozkara, C., and Barkovich, A.J. (2009). Imaging of malformations of cortical development, *Epileptic Disord.*, 11, 194-205.

[33] Crino, P.B. (2015). mTOR signaling in epilepsy: insights from malformations of cortical development, *Cold Spring Harb. Perspect. Med.*, 5, pii: a022442.doi:10.1101/cshperspect.a022442.

[34] Crino, P.B., Duhaime, A.C., Baltuch, G., and White, R. (2001). Differential expression of glutamate and GABA-A receptor subunit mRNA in cortical dysplasia, *Neurology*, 56, 906-913.

[35] Delev, D., Quesada, C.M., Grote, A., Boström, J.P., Elger, C., Vatter, H., and Surges, R. (2018). A multimodal concept for invasive diagnostics and surgery based on neuronavigated voxel-based morphometric MRI postprocessing data in previously nonlesional epilepsy, *J. Neurosurg.*, 128, 1178-1186.

[36] D'Gama, A.M., Geng, Y., Couto, J.A., Martin, B., Boyle, E.A., LaCoursiere, C.M., Hossain, A., Hatem, N.E., Barry, B., Kwiatkowski, D.J., *et al.* (2015). mTOR pathway mutations cause hemimegalencephaly and focal cortical dysplasia, *Ann. Neurol.*, 77, 720-725.

[37] D'Gama, A.M., Woodworth, M.B., Hossain, A.A., Bizzotto, S., Hatem, N.E., LaCoursiere, C.M., Najm, I., Ying, Z., Yang, E., Barkovich, A.J., *et al.* (2017). Somatic mutations activating the mTOR pathway in dorsal telencephalic progenitors cause a continuum of cortical dysplasias, *Cell Rep.*, 21, 3754-3766.

[38] Fauser, S., Huppertz, H.-J., Bast, T., Strobl, K., Pantazis, G., Altenmueller, D.-M., Feil, B., Rona, S., Kurth, C., Rating, D., *et al.* (2006). Clinical characteristics in focal cortical dysplasia: a retrospective evaluation in a series of 120 patients, *Brain*, 129, 1907-1916.

[39] Fauser, S., Essang, C., Altenmüller, D.-M., Staack, A.M., Steinhoff, B.J., Strobl, K., Bast, T., Schubert-Bast, S., Stephani, U., Wiegand, G., *et al.* (2015). Long-term seizure outcome in 211 patients with focal cortical dysplasia, *Epilepsia*, 56, 66-76.

[40] Ferrari-Marinho, T., Perucca, P., Mok, K., Olivier, A., Hall, J., Dubeau, F., and Gotman, J. (2015). Pathologic substrates of focal epilepsy influence the generation of high-frequency oscillations, *Epilepsia*, 56, 592-598.

[41] Ferrer, I., Oliver, B., Russi, A., Casas, R., and Rivera, R. (1994). Parvalbumin and calbindin-D28k immunocytochemistry in human neocortical epileptic foci, *J. Neurol. Sci.*, 123, 18-25.

[42] Foldvary-Schaefer, N., Bautista, J., Andermann, F., Cascino, G., and Spencer, S. (2004). Focal malformations of cortical development, *Neurology*, 62, S14-19.

[43] Franco, S.J. and Müller, U. (2013). Shaping our minds: stem and progenitor cell diversity in the mammalian neocortex, *Neuron*, 77, 19-34.

[44] Galanopoulou, A.S., Gorter, J.A., and Cepeda, C. (2012). Finding a better drug for epilepsy: the mTOR pathway as an antiepileptogenic target, *Epilepsia*, 53, 1119-1130.

[45] Grouiller, F., Thornton, R.C., Groening, K., Spinelli, L., Duncan, J.S., Schaller, K., Siniatchkin, M., Lemieux, L., Seeck, M., Michel, C.M., *et al.* (2011). With or without spikes: localization of focal epileptic activity by simultaneous electroencephalography and functional magnetic resonance imaging, *Brain*, 134, 2867-2886.

[46] Guerrini, R. (2005). Genetic malformations of the cerebral cortex and epilepsy, *Epilepsia*, 46 Suppl 1, 32-37.

[47] Guerrini, R., Sicca, F., and Parmeggiani, L. (2003). Epilepsy and malformations of the cerebral cortex, *Epileptic Disord.*, 5 Suppl 2, S9-26.

[48] Guerrini, R., Duchowny, M., Jayakar, P., Krsek, P., Kahane, P., Tassi, L., Melani, F., Polster, T., Andre, V.M., Cepeda, C., *et al.* (2015). Diagnostic methods and treatment options for focal cortical dysplasia, *Epilepsia*, 56, 1669-1686.

[49] Gupta, A., Carreñ, M., Wyllie, E., and Bingaman, W.E. (2004). Hemispheric malformations of cortical development, *Neurology*, 62, S20-26.

[50] Heers, M., Hirschmann, J., Jacobs, J., Dümpelmann, M., Butz, M., von Lehe, M., Elger, C.E., Schnitzler, A., and Wellmer, J. (2014). Frequency domain beamforming of magnetoencephalographic beta band activity in epilepsy patients with focal cortical dysplasia, *Epilepsy Res.*, 108, 1195-1203.

[51] Hevner, R.F. (2006). From radial glia to pyramidal-projection neuron: transcription factor cascades in cerebral cortex development, *Mol. Neurobiol.*, 33, 33-50.

[52] Hsieh, L.S., Wen, J.H., Claycomb, K., Huang, Y., Harrsch, F.A., Naegele, J.R., Hyder, F., Buchanan, G.F., and Bordey, A. (2016).

Convulsive seizures from experimental focal cortical dysplasia occur independently of cell misplacement, *Nat. Commun.*, 7, 11753.

[53] Ishii, R., Canuet, L., Ochi, A., Xiang, J., Imai, K., Chan, D., Iwase, M., Takeda, M., Snead, O.C., and Otsubo, H. (2008). Spatially filtered magnetoencephalography compared with electrocorticography to identify intrinsically epileptogenic focal cortical dysplasia, *Epilepsy Res.*, 81, 228-232.

[54] Jacobs, J., Levan, P., Châillon, C.-E., Olivier, A., Dubeau, F., and Gotman, J. (2009). High frequency oscillations in intracranial EEGs mark epileptogenicity rather than lesion type, *Brain.*, 132, 1022-1037.

[55] Jacobs, K.M., Hwang, B.J., and Prince, D.A. (1999). Focal epileptogenesis in a rat model of polymicrogyria, *J. Neurophysiol.*, 81, 159-173.

[56] Jellinger, K. (1987). Neuropathological aspects of infantile spasms, *Brain Dev.*, 9, 349-357.

[57] Jiménez, D., López-Mascaraque, L.M., Valverde, F., and De Carlos, J.A. (2002). Tangential migration in neocortical development, *Dev. Biol.*, 244, 155-169.

[58] Jung, D.E., Kang, H.C., and Kim, H.D. (2008). Long-term outcome of the ketogenic diet for intractable childhood epilepsy with focal malformation of cortical development, *Pediatrics*, 122, e330-333.

[59] Kellinghaus, C., Kunieda, T., Ying, Z., Pan, A., Lüders, H.O., and Najm, I.M. (2004). Severity of histopathologic abnormalities and in vivo epileptogenicity in the in utero radiation model of rats is dose dependent, *Epilepsia*, 45, 583-591.

[60] Kim, D.W., Kim, S., Park, S.-H., Chung, C.-K., and Lee, S.K. (2012). Comparison of MRI features and surgical outcome among the subtypes of focal cortical dysplasia, *Seizure*, 21, 789-794.

[61] Kim, S.K., Na, D.G., Byun, H.S., Kim, S.E., Suh, Y.L., Choi, J.Y., Yoon, H.K., and Han, B.K. (2000). Focal cortical dysplasia: comparison of MRI and FDG-PET, *J. Comput. Assist. Tomogr.*, 24, 296-302.

[62] Kriegstein, A.R. and Noctor, S.C. (2004). Patterns of neuronal migration in the embryonic cortex, *Trends Neurosci.*, 27, 392-399.

[63] Kriegstein, A., Noctor, S., and Martínez-Cerdeñ, V. (2006). Patterns of neural stem and progenitor cell division may underlie evolutionary cortical expansion, *Nat. Rev. Neurosci.*, 7, 883-890.

[64] Krsek, P., Pieper, T., Karlmeier, A., Hildebrandt, M., Kolodziejczyk, D., Winkler, P., Pauli, E., Blümcke, I., and Holthausen, H. (2009). Different presurgical characteristics and seizure outcomes in children with focal cortical dysplasia type I or II, *Epilepsia*, 50, 125-137.

[65] Krueger, D.A., Care, M.M., Holland, K., Agricola, K., Tudor, C., Mangeshkar, P., Wilson, K.A., Byars, A., Sahmoud, T., and Franz, D.N. (2010). Everolimus for subependymal giant-cell astrocytomas in tuberous sclerosis, *N. Engl. J. Med.*, 363, 1801-1811.

[66] Krueger, D.A., Wilfong, A.A., Mays, M., Talley, C.M., Agricola, K., Tudor, C., Capal, J., Holland-Bouley, K., and Franz, D.N. (2016). Long-term treatment of epilepsy with everolimus in tuberous sclerosis, *Neurology*, 87, 2408-2415.

[67] Kuzniecky, R.I. (1994). Magnetic resonance imaging in developmental disorders of the cerebral cortex, *Epilepsia*, 35 Suppl 6, S44-56.

[68] Kuzniecky, R.I. and Barkovich, A.J. (2001). Malformations of cortical development and epilepsy. *Brain Dev.*, 23, 2-11.

[69] Leach, J.L., Miles, L., Henkel, D.M., Greiner, H.M., Kukreja, M.K., Holland, K.D., Rose, D.F., Zhang, B., and Mangano, F.T. (2014). Magnetic resonance imaging abnormalities in the resection region correlate with histopathological type, gliosis extent, and postoperative outcome in pediatric cortical dysplasia, *J. Neurosurg. Pediatr.*, 14, 68-80.

[70] Lee, D.Y. (2015). Roles of mTOR Signaling in brain development, *Exp. Neurobiol.*, 24, 177-185.

[71] Lee, S.K. and Kim, D.-W. (2013). Focal cortical dysplasia and epilepsy surgery, *J. Epilepsy Res.*, 3, 43-47.

[72] Lerner, J.T., Salamon, N., Hauptman, J.S., Velasco, T.R., Hemb, M., Wu, J.Y., Sankar, R., Donald Shields, W., Engel, J., Fried, I., *et al*. (2009). Assessment and surgical outcomes for mild type I and severe type II cortical

dysplasia: a critical review and the UCLA experience, *Epilepsia*, 50, 1310-1335.

[73] Leventer, R.J., Phelan, E.M., Coleman, L.T., Kean, M.J., Jackson, G.D., and Harvey, A.S. (1999). Clinical and imaging features of cortical malformations in childhood, *Neurology*, 53, 715-722.

[74] Leventer, R.J., Guerrini, R., and Dobyns, W.B. (2008). Malformations of cortical development and epilepsy, *Dialogues Clin. Neurosci.*, 10, 47-62.

[75] Li, L.M., Fish, D.R., Sisodiya, S.M., Shorvon, S.D., Alsanjari, N., and Stevens, J.M. (1995). High resolution magnetic resonance imaging in adults with partial or secondary generalised epilepsy attending a tertiary referral unit, *J. Neurol. Neurosurg. Psychiatry*, 59, 384-387.

[76] Lim, J.S., and Lee, J.H. (2016). Brain somatic mutations in MTOR leading to focal cortical dysplasia, *BMB Rep.*, 49, 71-72.

[77] Lim, J.S., Kim, W., Kang, H.-C., Kim, S.H., Park, A.H., Park, E.K., Cho, Y.- W., Kim, S., Kim, H.M., Kim, J.A., *et al.* (2015). Brain somatic mutations in MTOR cause focal cortical dysplasia type II leading to intractable epilepsy, *Nat. Med*, 21, 395-400.

[78] Lim, J.S., Gopalappa, R., Kim, S.H., Ramakrishna, S., Lee, M., Kim, W.-I., Kim, J., Park, S.M., Lee, J., Oh, J.-H., *et al.* (2017). Somatic mutations in TSC1 and TSC2 cause focal cortical dysplasia, *Am. J. Hum. Genet.*, 100, 454-472.

[79] Lortie, A., Plouin, P., Chiron, C., Delalande, O., and Dulac, O. (2002). Characteristics of epilepsy in focal cortical dysplasia in infancy, *Epilepsy Res.*, 51, 133-145.

[80] Loscher, W. and Potschka, H. (2002). Role of multidrug transporters in pharmacoresistance to antiepileptic drugs, *J. Pharmacol. Exp. Ther.*, 301, 7-14.

[81] Marín, O. and Rubenstein, J.L. (2001). A long, remarkable journey: tangential migration in the telencephalon, *Nat. Rev. Neurosci.*, 2, 780-790.

[82] Marín-Padilla, M., Tsai, R.J., King, M.A., and Roper, S.N. (2003). Altered corticogenesis and neuronal morphology in irradiation-induced cortical dysplasia: a Golgi-Cox study, *J. Neuropathol. Exp. Neurol.*, 62, 1129-1143.

[83] Marsan, E. and Baulac, S. (2018). Review: Mechanistic target of rapamycin (mTOR) pathway, focal cortical dysplasia and epilepsy, *Neuropathol. Appl. Neurobiol.*, 44, 6-17.

[84] Mathew, T., Srikanth, S.G., and Satishchandra, P. (2010). Malformations of cortical development (MCDs) and epilepsy: experience from a tertiary care center in south India, *Seizure*, 19, 147-152.

[85] Mattia, D., Olivier, A., and Avoli, M. (1995). Seizure-like discharges recorded in human dysplastic neocortex maintained in vitro, *Neurology*, 45, 1391-1395.

[86] Maynard, L.M., Leach, J.L., Horn, P.S., Spaeth, C.G., Mangano, F.T., Holland, K.D., Miles, L., Faist, R., and Greiner, H.M. (2017). Epilepsy prevalence and severity predictors in MRI–identified focal cortical dysplasia, *Epilepsy Res.*, 132, 41-49.

[87] Meencke, H.J. and Janz, D. (1985). The significance of microdysgenesis in primary generalized epilepsy: an answer to the considerations of Lyon and Gastaut, *Epilepsia*, 26, 368-371.

[88] Miyata, H., Chiang, A.C.Y., and Vinters, H.V. (2004). Insulin signaling pathways in cortical dysplasia and TSC-tubers: tissue microarray analysis, *Ann. Neurol.*, 56, 510-519.

[89] Miyata, T., Kawaguchi, A., Okano, H., and Ogawa, M. (2001). Asymmetric inheritance of radial glial fibers by cortical neurons, *Neuron*, 31, 727-741.

[90] Moeller, F., Tyvaert, L., Nguyen, D.K., LeVan, P., Bouthillier, A., Kobayashi, E., Tampieri, D., Dubeau, F., and Gotman, J. (2009). EEG-fMRI: adding to standard evaluations of patients with nonlesional frontal lobe epilepsy, *Neurology*, 73, 2023-2030.

[91] Møler, R.S., Weckhuysen, S., Chipaux, M., Marsan, E., Taly, V., Bebin, E.M., Hiatt, S.M., Prokop, J.W., Bowling, K.M., Mei, D., *et al.* (2016). Germline and somatic mutations in the MTORgene in focal cortical dysplasia and epilepsy, *Neurol. Genet.*, 2, e118.

[92] Najm, I.M., Ying, Z., Babb, T., Mohamed, A., Hadam, J., LaPresto, E., Wyllie, E., Kotagal, P., Bingaman, W., Foldvary, N., *et al.* (2000). Epileptogenicity correlated with increased N-methyl-D-aspartate receptor subunit NR2A/B in human focal cortical dysplasia,

Epilepsia, 41, 971-976.

[93] Najm, I.M., Tilelli, C.Q., and Oghlakian, R. (2007). Pathophysiological mechanisms of focal cortical dysplasia: a critical review of human tissue studies and animal models, *Epilepsia*, 48 Suppl 2, 21-32.

[94] Nakashima, M., Saitsu, H., Takei, N., Tohyama, J., Kato, M., Kitaura, H., Shiina, M., Shirozu, H., Masuda, H., Watanabe, K., *et al*. (2015). Somatic Mutations in the MTOR gene cause focal cortical dysplasia type IIb, *Ann. Neurol.*, 78, 375-386.

[95] Noctor, S.C., Flint, A.C., Weissman, T.A., Dammerman, R.S., and Kriegstein, A.R. (2001). Neurons derived from radial glial cells establish radial units in neocortex, *Nature*, 409, 714-720.

[96] Noctor, S.C., Martínez-Cerdeñ, V., Ivic, L., and Kriegstein, A.R. (2004). Cortical neurons arise in symmetric and asymmetric division zones and migrate through specific phases, *Nat. Neurosci.*, 7, 136-144.

[97] Palmini, A., Gambardella, A., Andermann, F., Dubeau, F., da Costa, J.C., Olivier, A., Tampieri, D., Gloor, P., Quesney, F., and Andermann, E. (1995). Intrinsic epileptogenicity of human dysplastic cortex as suggested by corticography and surgical results, *Ann. Neurol.*, 37, 476-487.

[98] Palmini, A., Najm, I., Avanzini, G., Babb, T., Guerrini, R., Foldvary-Schaefer, N., Jackson, G., Lüders, H.O., Prayson, R., Spreafico, R., *et al*. (2004). Terminology and classification of the cortical dysplasias, *Neurology*, 62, S2-8.

[99] Pittau, F., Dubeau, F., and Gotman, J. (2012). Contribution of EEG/fMRI to the definition of the epileptic focus, *Neurology*, 78, 1479-1487.

[100] Poduri, A. (2014). DEPDC5 does it all: shared genetics for diverse epilepsy syndromes, *Ann. Neurol.*, 75, 631-633.

[101] Poduri, A., Evrony, G.D., Cai, X., and Walsh, C.A. (2013). Somatic mutation, genomic variation, and neurological disease, *Science*, 341, 1237758.

[102] Porter, B.E., Brooks-Kayal, A., and Golden, J.A. (2002). Disorders of cortical development and epilepsy, *Arch. Neurol.*, 59, 361-365.

[103] Rakic, P. (1978). Neuronal migration and contact guidance in the primate telencephalon, *Postgrad. Med. J.*, 54 Suppl 1, 25-40.

[104] Raymond, A.A., Fish, D.R., Sisodiya, S.M., Alsanjari, N., Stevens, J.M., and Shorvon, S.D. (1995). Abnormalities of gyration, heterotopias, tuberous sclerosis, focal cortical dysplasia, microdysgenesis, dysembryoplastic neuroepithelial tumour and dysgenesis of the archicortex in epilepsy. Clinical, EEG and neuroimaging features in 100 adult patients, *Brain*, 118, 629-660.

[105] Reutens, D.C., Berkovic, S.F., Kalnins, R.M., McKelvie, P., Saling, M.M., and Fabinyi, G.C. (1993). Localised neuronal migration disorder and intractable epilepsy: a prenatal vascular aetiology, *J. Neurol. Neurosurg. Psychiatry*, 56, 314-316.

[106] Roper, S.N. (1998). In utero irradiation of rats as a model of human cerebrocortical dysgenesis: a review, *Epilepsy Res.*, 32, 63–74.

[107] Sato, Y., Doesburg, S.M., Wong, S.M., Ochi, A., and Otsubo, H. (2015). Dynamic preictal relations in FCD type II: potential for early seizure detection in focal epilepsy, *Epilepsy Res.*, 110, 26–31.

[108] Scheffer, I.E., Heron, S.E., Regan, B.M., Mandelstam, S., Crompton, D.E., Hodgson, B.L., Licchetta, L., Provini, F., Bisulli, F., Vadlamudi, L., *et al*. (2014). Mutations in mammalian target of rapamycin regulator DEPDC5 cause focal epilepsy with brain malformations, *Ann. Neurol.*, 75, 782-787.

[109] Serino, D., Freri, E., Ragona, F., D'Incerti, L., Bernardi, B., Di Ciommo, V., Granata, T., Vigevano, F., and Fusco, L. (2015). Focal seizures versus epileptic spasms in children with focal cortical dysplasia and epilepsy onset in the first year, *Epilepsy Res.*, 109, 203-209.

[110] Shrot S, Hwang M, Stafstrom CE, Huisman TAGM, Soares BP. (2018). Dysplasia and overgrowth: magnetic resonance imaging of pediatric brain abnormalities secondary to alterations in the mechanistic target of rapamycin pathway, *Neuroradiology*, 60, 137-150.

[111] Sim, J.C., Scerri, T., Fanjul-Fernández, M., Riseley, J.R., Gillies, G., Pope, K., van Roozendaal, H., Heng, J.I., Mandelstam, S.A., McGillivray, G., *et al*. (2016). Familial cortical dysplasia caused by mutation in the mammalian target of rapamycin regulator

NPRL3, *Ann. Neurol.*, 79, 132-137.

[112] Sisodiya, S.M., Lin, W.R., Harding, B.N., Squier, M.V., Thom, M. (2002). Drug resistance in epilepsy: expression of drug resistance proteins in common causes of refractory epilepsy, *Brain*, 125, 22-31.

[113] Sisodiya, S.M., Lin, W.R., Squier, M.V., Thom, M. (2001). Multidrugresistance protein-1 in focal cortical dysplasia, *Lancet*, 357, 42-43.

[114] Tan, S.S., Kalloniatis, M., Sturm, K., Tam, P.P., Reese, B.E., and Faulkner-Jones, B. (1998). Separate progenitors for radial and tangential cell dispersion during development of the cerebral neocortex, *Neuron*, 21, 295-304.

[115] Tassi, L., Colombo, N., Garbelli, R., Francione, S., Lo Russo, G., Mai, R., Cardinale, F., Cossu, M., Ferrario, A., Galli, C., *et al.* (2002). Focal cortical dysplasia: neuropathological subtypes, EEG, neuroimaging and surgical outcome, *Brain*, 125, 1719-1732.

[116] Tassi, L., Garbelli, R., Colombo, N., Bramerio, M., Russo, G.L., Mai, R., Deleo, F., Francione, S., Nobili, L., and Spreafico, R. (2012). Electroclinical, MRI and surgical outcomes in 100 epileptic patients with type II FCD, *Epileptic Disord.*, 14, 257-266.

[117] Taylor, D.C., Falconer, M.A., Bruton, C.J., and Corsellis, J.A.N. (1971). Focal dysplasia of the cerebral cortex in epilepsy, *J. Neurol. Neurosurg. Psychiatry*, 34, 369-387.

[118] Thornton, R., Vulliemoz, S., Rodionov, R., Carmichael, D.W., Chaudhary, U.J., Diehl, B., Laufs, H., Vollmar, C., McEvoy, A.W., Walker, M.C., *et al.* (2011). Epileptic networks in focal cortical dysplasia revealed using electroencephalography-functional magnetic resonance imaging, *Ann. Neurol.*, 70, 822-837.

[119] Tishler, D.M., Weinberg, K.I., Hinton, D.R., Barbaro, N., Annett, G.M., and Raffel, C. (1995). MDR1 gene expression in brain of patients with medically intractable epilepsy, *Epilepsia*, 36, 1-6.

[120] Varotto, G., Franceschetti, S., Spreafico, R., Tassi, L., and Panzica, F. (2010). Partial directed coherence estimated on stereo-EEG signals in patients with Taylor's type focal cortical dysplasia, *Conf. Proc. IEEE Eng. Med. Biol. Soc.*, 2010, 4646-4649.

[121] Varotto, G., Tassi, L., Franceschetti, S., Spreafico, R., and Panzica, F. (2012). Epileptogenic networks of type II focal cortical dysplasia: a stereo–EEG study, *NeuroImage*, 61, 591-598.

[122] Veersema, T.J., Ferrier, C.H., van Eijsden, P., Gosselaar, P.H., Aronica, E., Visser, F., Zwanenburg, J.M., de Kort, G.A.P., Hendrikse, J., Luijten, P.R., *et al.* (2017). Seven tesla MRI improves detection of focal cortical dysplasia in patients with refractory focal epilepsy, *Epilepsia Open*, 2, 162-171.

[123] Vinters, H., Salamon, S., Miyata, H., Khanlou, N., and Mathern, G. W. (2008). Neuropathology of developmental disorders associated with epilepsy. In Epilepsy: A Comprehensive Textbook, (Philadelphia, USA: Lippincott, Willianms & Wilkins), pp. 137-160.

[124] White, R., Hua, Y., Scheithauer, B., Lynch, D.R., Henske, E.P., and Crino, P.B. (2001). Selective alterations in glutamate and GABA receptor subunit mRNA expression in dysplastic neurons and giant cells of cortical tubers, *Ann. Neurol.*, 49, 67-78.

[125] Widdess-Walsh, P., Diehl, B., and Najm, I. (2006). Neuroimaging of focal cortical dysplasia, *J. Neuroimaging*, 16, 185-196.

[126] Wong, M. (2009). Animal models of focal cortical dysplasia and tuberous sclerosis complex: recent progress toward clinical applications, *Epilepsia*, 50 Suppl 9, 34-44.

[127] Wong, M. (2013). Mammalian target of rapamycin (mTOR) activation in focal cortical dysplasia and related focal cortical malformations, *Exp. Neurol.*, 244, 22-26.

[128] Ying, Z., Babb, T.L., Comair, Y.G., Bingaman, W., Bushey, M., and Touhalisky, K. (1998). Induced expression of NMDAR2 proteins and differential expression of NMDAR1 splice variants in dysplastic neurons of human epileptic neocortex, *J. Neuropathol. Exp. Neurol.*, 57, 47-62.

第 12 章 mTOR 病：发育性癫痫中的信号通路异常

mTORopathies as Signaling Pathway Disorders in Developmental Epilepsies

Michael Wong　著

一、概述

正常的大脑发育需要一个从大体解剖结构，回路和细胞成分以及生化和分子机制等多个层面进行复杂、紧密调节、相互作用的生理过程（见第 1 章）。在分子水平上，细胞信号通路具有成为整体发育规划的主协调员的能力，可以充当上游中枢开关，或充当通向其他互相独立、不同的下游生物学机制的门户。相反，在发育的关键时期，细胞信号传导的缺陷有可能引起大脑发育的广泛而严重的异常，这同样也是在多个生物学水平上实现的。考虑到兴奋机制和抑制机制之间的精细平衡和迅速发展的生理成熟过程，发育中的大脑对惊厥特别易感。从而导致细胞信号通路的破坏通过在发育期的大脑中形成异常的分子、细胞学和解剖学特性而使之易患癫痫。尤其是雷帕霉素（mechanistic target of rapamycin，mTOR）通路的机制靶点，该信号通路作为对正常大脑发育至关重要的中央信号传导机制而受到越来越多的关注，并与引起一系列发育性癫痫有关。在本章中，综述了 mTOR 通路在正常大脑发育和发育性癫痫中的作用。

二、正常脑发育中的 mTOR 通路

mTOR 是一种相对普遍存在的丝氨酸—苏氨酸蛋白激酶，存在于多种细胞类型中（Saxton 和 Sabatini，2017；Weber 和 Gutmann，2012）。TOR 蛋白最初在酵母中作为药物雷帕霉素的分子靶标被发现，随后发现其在整个物种中都是高度保守的，包括在无脊椎动物（如果蝇）和哺乳动物中（最初被标记为雷帕霉素的哺乳动物靶标，但现在通常被称为雷帕霉素的机制性靶标）。mTOR 特异性地存在于两个复合体之一中，即 mTOR 复合体 1（mTORC1）和 mTOR 复合体 2（mTORC2）。除了 mTOR 本身的催化亚基外，mTORC1 还包含一个主要的调控亚基 raptor，它控制复杂的装配并指示下游的子效应机制，以及一系列其他辅助亚基。相反，mTORC2 的主要调控成分是 rictor。mTORC1 主要通过调节蛋白质翻译来参与多种细胞生理学功能，包括细胞生长、增殖、代谢和自噬，尽管也涉及转录和翻译后机制。mTORC2 的功能尚未被很好地阐明，但包括了细胞存活和细胞骨架组织化。mTORC1 和 mTORC2 的关键药理学差异是雷帕霉素强烈抑制 mTORC1，而对 mTORC2 相对不敏感（至少是对急性雷帕霉素不敏感），虽然有报道慢性长期给药，雷帕霉素也能抑制 mTORC2（Sarbassov 等，2006）。

mTOR 途径由较大的信号分子网络组成，包括 mTORC1 和较小部分 mTORC2 为中心成分，但涉及许多上游调节因子和下游介质，以及不同组分之间的复杂反馈调节和 mTORC1 与 mTORC2 之间潜在的交互作用（Saxton 和 Sabatini，2017；Weber 和 Gutmann，2012）（图 12-1）。在上游方面，几个主要的调节机制包括胰岛素 –Akt–PI$_3$K 通路（该途径响应营养和能量信号以刺激 mTOR 并促进细胞生长）、LKB1/AMPK 途径（抑制 mTOR 以应对缺氧或代谢性应激）。结节性硬化复合物 TSC1 和 TSC2 基因整合、会聚了上游信号输入并通过 Rheb GTP 酶抑制 mTOR。在下游，mTORC1 特别是通过磷酸化 S6 激酶、参与核糖体生物合成的核糖体 S6 和翻译起始因子 4EBP1/eIF4E 来调节蛋白质的合成（图 12-1）。

鉴于 mTOR 的细胞学和生理学功能多种多样，特别是涉及细胞生长和分

化，因此 mTOR 通路与正常的大脑发育密切相关（Lee，2015；Takei 和 Nawa，2014）。首先，在神经元的一系列发育过程中明确了 mTOR 的参与。突触形成是大脑发育的一个基本方面，包括树突和轴突成分。mTOR 调节树突生长、分支和树突棘形成（Jaworski 等，2005；Kumar 等，2005）。mTOR 也参与轴突延长（Sherman 等，2012）。在分子水平上，mTOR 可能调节各种离子通道和神经递质受体的表达，这些离子通道和神经递质受体表现出发育性变化，例如钾通道和谷氨酸受体（Raab–Graham 等，2006；Wang 等，2006）。

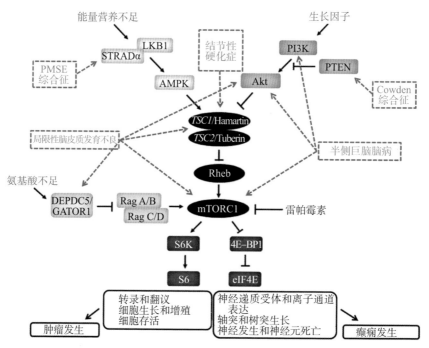

▲ 图 12-1　发育性癫痫中的 mTOR 病

mTOR 通路涉及许多上游和下游信号传导机制，其中心成分是雷帕霉素敏感性 mTORC1 和雷帕霉素相对不敏感性 mTORC2（未显示，其在发育性癫痫中的作用尚不清楚）。mTORC1 由上游调节因子（通过 TSC1/TSC2/Rheb 的 PI3K/Akt/Pten 和 LKB1/AMPK/STRADα 途径；通过 Rag GTPases 的 DEPDC5/GATOR1 复合物途径）调节，以响应一系列涉及能量、营养和生长调节的各种生理学和病理学刺激。反过来，mTORC1 刺激多种下游信号传导机制，主要参与核糖体的生物发生（S6K，S6）和蛋白质翻译（4E-BP1，eIF4E），这会影响可能促进肿瘤发生和癫痫发生的各种细胞学和分子学过程。已经确定了 mTOR 通路不同成分的遗传突变会导致 mTORC1 过度激活，并可能导致皮质发育的不同畸形（以红色显示）和癫痫的产生此外，mTOR 可能会影响神经元分化和神经元迁移（Tee 等，2016）。除神经元外，mTOR 可能在正常脑发育过程中参与星形胶质细胞和小胶质细胞的功能（Dello Russo 等，2009），这也影响突触形成和修剪。最后，神经发生和胶质发生均可能依赖于 mTOR 通路（Cloetta 等，2013；Tee 等，2016）。在实验中，缺失 mTOR 的转基因小鼠表现出严重的小头畸形或其他发育畸形（Cloetta 等，2013），而具有 mTOR 过度激活的小鼠则导致进行性大头畸形（Zeng 等，2008），确立了 mTOR 在正常大脑发育中的重要性。

三、mTOR 病为发育性癫痫的普遍病因

鉴于 mTOR 在正常大脑发育中的重要作用，mTOR 信号通路的功能障碍与某些类型的发育性癫痫密切相关，这些癫痫被贴上了"mTOR 病"的标签。这在遗传性癫痫中最为明显，包括 mTOR 途径的各个方面的突变，并导致皮质发育畸形（crino，2007），mTOR 病导致癫痫的典型例子是结节硬化综合征（tuberous sclerosis complex，TSC）。鉴于神经影像学的发展，从细微的局灶性皮质发育不良到广泛的半侧巨脑畸形，人们已经越来越意识到非综合征性皮质畸形是发育性癫痫的病因，某些皮质畸形与 mTOR 通路突变相关，尤其是 mTORC1 相关（图 12-1）。此外，有一些证据表明，至少在动物模型中 mTOR 可能与获得性脑损伤导致的其他类型的发育性癫痫综合征有关，如新生儿惊厥或婴儿痉挛。总之，mTOR 可以被视为在大脑发育早期，一种潜在的将多种遗传性和获得性癫痫联系起来的共同机制途径。这一普遍概念的临床和转化应用是雷帕霉素或其他 mTOR 抑制药可以作为针对这组由 mTOR 病引起的癫痫的新的合理治疗的代表，包括潜在的疾病修饰或抗癫痫发生治疗。

理论上，不论 mTOR 信号的减少或增加都会影响大脑的发育和发育性癫痫的发生。然而，大多数有文献记载的例子，包括人类病例和动物模型，都包括 mTOR 的过度激活。在这些例子中，mTOR 过度激活近的原因要么是基因突变（mTOR 自身或 mTOR 上游活化因子的功能获得性突变，或由于 mTOR 上游抑制因子的功能丧失性突变而导致 mTOR 的去抑制），要么是

环境 / 获得性的 mTOR 上游激活增加。人们对 mTOR 下游导致癫痫发生的机制知之甚少，但鉴于 mTOR 的广泛正常生物学功能，已经涉及多种解剖学、细胞学和分子学机制。也许最明显的例子包括癫痫相关的局灶性皮质畸形的形成，这至少部分是由于异常的 mTOR 驱动的细胞生长、增殖、分化和脑内迁移导致。除局灶性结构性病变外，mTOR 可能在细胞学或分子学水平上刺激许多其他下游机制，这些机制也可能促进癫痫发生，如突触重组、代谢紊乱或离子通道和神经递质受体的异常表达。

在接下来的章节中，我们将依次讨论与发育性癫痫相关的不同 mTOR 病的临床和病理生理学特征。结节性硬化将作为引起癫痫的 mTOR 病模型首先介绍，因为 mTOR 在结节性硬化病理生理学中的作用已得到确立，且现有临床试验支持使用 mTOR 抑制药用于治疗结节性硬化相关的癫痫。其次，与 mTOR 通路突变相关的皮质发育畸形名单仍在继续增长。最后，将主要从动物模型中分析证据，即 mTOR 也可能参与脑损伤后获得性发育性癫痫的癫痫发生。

四、结节性硬化是 mTOR 病导致发育性癫痫的模型

结节性硬化是一种常染色体显性遗传病，由 *TSC1* 或 *TSC2* 基因突变引起，伴全身多个器官肿瘤或错构瘤形成（DiMario 等，2015；Islam 和 Roach，2015；Orlova 和 Crino，2010）。在脑中，结节性硬化患者通常表现为一个或多个皮质结节、室管膜下结节和室管膜下巨细胞星形细胞瘤（subependymal giant cell astrocytoma，SEGA）的典型神经病理学病变。皮质结节是皮质发育的局灶性畸形，与局灶性皮质发育不良 Ⅱ B 型在病理上不能区分，而室管膜下巨细胞星形细胞瘤则是真正的可进展型生长的良性脑肿瘤。就神经系统症状而言，结节性硬化与癫痫、智力残疾或其他发育迟缓、孤独症密切相关。神经系统症状与结节性硬化的不同脑病变之间的因果关系并不总是清楚或准确的，但癫痫与皮质结节最密切相关。

癫痫在结节性硬化中尤其常见，发生在 80%～90% 的患者中，并且常常

具有多种发作类型，包括局灶性和全面性发作，以及婴儿痉挛（Chu-Shore 等，2010）。结节性硬化的癫痫常常难治，约有 2/3 患癫痫的结节性硬化患者符合耐药性癫痫的定义（总体癫痫人群约 1/3）（Sparagana 等，2003）。此外，虽然一些结节性硬化患者可以通过癫痫手术获益（Madhavan 等，2007），特别是结节切除术，但许多结节性硬化患者由于定位不良或癫痫发作的多灶性而不能成为潜在的手术适应证人群。最后，结节性硬化的癫痫绝对有资格作为发育性癫痫。虽然结节性硬化患者偶尔在成年期首次癫痫发作，在一项大型研究中，63% 在生后第 1 年和 80% 在前 3 年内发生癫痫（Chu-Shore 等，2010）。此外，约 40% 伴有癫痫的结节性硬化患者存在婴儿痉挛病史，约 20% 有 Lennox-Gastaut 综合征（Chu-Shore 等，2010）。

　　mTOR 在结节性硬化中肿瘤病理发生中的作用已被充分确立。*TSC1* 和 *TSC2* 基因产物结合在一起形成一个复合物，通常抑制 mTORC1 通路。在结节性硬化中，*TSC1* 或 *TSC2* 的突变导致 mTORC1 的去抑制或过度激活，这可能具有一系列的下游效应，但肯定促进细胞生长和增殖。经典的巨细胞，即巨大的同时具有不成熟的神经元和胶质细胞的标记的未分化细胞，代表了结节性硬化脑的标志性病理学发现，并且可以直接归因于 mTOR 活性增加导致细胞肥大。此外，增加的 mTOR 驱动的细胞生长和增殖合理地解释了结节性硬化中的肿瘤形成，并代表了一个合理的机制基础，即利用 mTOR 抑制药治疗这一疾病中的肿瘤。事实上，对照性的临床试验支持 mTOR 抑制药，依维莫司（飞尼妥）或西罗莫司（雷帕霉素），用于结节性硬化患者的不同肿瘤的治疗，包括室管膜下巨细胞星形细胞瘤、肾血管肌脂瘤和肺淋巴管肌瘤（Bissler 等，2013；Krueger 等，2010；McCormack 等，2011），FDA 批准了它们用于治疗这些适应证。

　　虽然 mTOR 清楚代表了一个结节性硬化肿瘤治疗的合理、有效靶点，但 mTOR 与癫痫的联系可能更为复杂。结节性硬化相关的癫痫通常不是由肿瘤本身生长直接引起的，在许多情况下与相对静止的、发育性畸形——皮质结节更相关。然而，mTOR 可激活无论是在结节内还是围绕结节的结节周围区的网络、细胞和分子水平上的一系列异常，这些异常可促进癫痫发生，如突触重组、神经元巨型细胞、星形胶质细胞增生、离子通道和神经递质受体的表达或功能改变。已经建立了一系列结节性硬化小鼠模型，涉及脑内不同细胞类型的 *Tsc1* 或 *Tsc2* 灭活，多数 *Tsc* 基因敲除小鼠表现出癫痫发作（Carson 等，2012；Goto 等，2011；Meikle 等，2007；Uhlmann 等，2002；Way 等，2009）。在这些小鼠模型中，雷帕霉素抑制或预防癫痫的有效性强烈地支持了 mTOR 在癫痫发生中的作用（Anderl 等，2011；Meikle 等，2008；Way 等，2012；Zeng 等，2008）。介导癫痫发生的下游机制还未明确地建立，并且可能取决于模型而不同，但涉及神经元和胶质细胞的各种机制，如巨脑畸形、神经元巨型细胞、低髓鞘化、星形胶质细胞谷氨酸转运受损、谷氨酸受体上调，小胶质细胞活化和炎症机制，此处仅举几例（Lozovaya 等，2014；Meikle 等，2007；Uhlmann 等，2002；Wong 等，2003；Zhang 等，2015）。

从治疗的角度来看，mTOR 抑制药在结节性硬化的癫痫治疗中的潜在的利用和转化应用空间是巨大的。首先，最近的安慰剂对照试验已经证实了 mTOR 抑制药依维莫司对结节性硬化患者的耐药性局灶性发作的有效性（French 等，2016；Krueger 等，2013）。这些研究已经使美国 FDA 正式批准了依维莫司的这种适应证。mTOR 抑制药作为一种公认的癫痫治疗方法的确立，特别是针对结节性硬化患者的癫痫，代表了以一个机制为出发点，靶向一个细胞信号通路角度的一种治疗上的显著进步，因为大多数现有的癫痫治疗药物主要以调节离子通道或神经递质系统作为主要作用机制。此外，基于作用机制，mTOR 抑制药可能有更大的潜力在结节性硬化的癫痫治疗中作为预防或抗癫痫发生治疗方法（Wong，2013）。目前针对癫痫的药物主要被视为抑制癫痫发作的对症治疗，但似乎不具有防止癫痫的发生或进展的疾病修饰或抗癫痫发生的特性。与此相反，结节性硬化动物模型表明雷帕霉素具有真正的抗癫痫作用，不仅预防癫痫，而且还防止导致这些模型癫痫的潜在病理和分子异常出现（Zeng 等，2008）。此外，一些患者在婴儿期由于非神经性发现而被诊断为结节性硬化（即癫痫发作前）；这些患者在未来面临癫痫高风险，这表明针对这些患者以抗癫痫发生治疗为目标预防癫痫是合理可行的。由于预防性药物试验比在耐药性癫痫患者中的标准临床试验中更难进行，因此在结节性硬化中还没有进行 mTOR

抑制药的预防性临床试验。然而，这种试验的计划正在讨论中，并且可以在结节性硬化患者的新的氨己烯酸的预防性试验中建模（Jozwiak 等，2011）。

五、其他皮质发育畸形所致发育性癫痫中的 mTOR 病

发育性癫痫的病因是多种多样的，但随着神经影像学的发展，发育性癫痫的一个主要的、日益被认识的原因是皮质发育畸形谱系疾病。虽然结节性硬化可以被认为是一种引起与皮质畸形（结节）相关的癫痫的 mTOR 模型性疾病，越来越多的证据表明皮质发育的其他相关畸形也是由于影响 mTOR 途径不同成分的遗传缺陷引起（图 12-1）。与结节性硬化典型的多灶性结节相比，孤立性、非综合征性局灶性皮质发育不良是儿科年龄组中耐药性癫痫的常见原因，这往往是癫痫手术的适应证（Madhavan 等，2007）。局灶性皮质发育不良 II B 型的病例，也与结节性硬化中的结节有显著的病理相似度，最近被报道是由于 TSC1 或 TSC2 中的体细胞突变造成（Lim 等，2017）。此外，mTOR 自身的突变或 mTOR 通路的其他上游方面，特别是 *AKT* 和 *DEPDC5*，与其他类型的局灶性皮质发育不良相关（Baulac 等，2015；D'GaMa 等，2015；Jansen 等，2015；Mirzaa 等，2016；Nakasima 等，2015）。相似地，在婴儿期顽固性癫痫发作中常出现的半侧巨脑畸形（Di Rocco 等，2006），与 *mTOR*、*AKT* 和 *PI3K* 的体细胞突变有关（D'Gama 等，2015；Lee 等，2012；Poduri 等，2012）。在细胞水平上，这些皮质发育的局灶性畸形与结节性硬化有共同特征，特别是气球样细胞形式的巨型细胞，其与结节性硬化中的巨大细胞相似，并且可能是在这些情况下 mTOR 过度活化的结果。

除了孤立的、非综合征性皮质畸形，还有其他的遗传综合征，以结节性硬化为例：特征性皮质畸形、癫痫和其他相关的全身表现，如其他器官的肿瘤生长。PMSE 综合征（羊水过多、巨脑、症状性癫痫，也称为 Pretzel 综合征）是一种在门诺派教徒中发现的严重的神经发育障碍，其特征是发育迟缓和在儿童早期出现的耐药性癫痫伴弥漫性脑部巨脑畸形。PMSE 已与 STE20 相关激酶 α（*STRADA*）基因纯合突变相关联，其编码一个假性激酶，可结合和增强

LKB1 的催化活性，*LKB1* 是 mTOR 传导的上游调节因子（Parker 等，2013）。因此，*STRADA* 的突变导致 mTOR 信号转导失调，因为抑制性上游 LKB1/AMPK 通路的抑制降低。相反，*PTEN* 基因的突变，通常抑制 PI3K，导致由于 Akt/PI3K 活性增加而使 mTOR 信号增强。*PTEN* 突变与 Cowden 综合征相关，其特征为多发错构瘤以及孤立性局灶性皮质发育不良（Chang 等，2014）。

在这些其他皮质畸形相关的 mTOR 病中，介导癫痫发生的下游机制尚不清楚，但可能与结节性硬化共享一些细胞学和分子学特征。与结节性硬化小鼠模型相似，*Pten* 敲除小鼠表现出巨脑和巨型细胞，雷帕霉素可以减少这些小鼠的癫痫发作，确立了 mTOR 的重要性（Kwon 等，2003；Ljungberg 等，2009；Sunnen 等，2011）。虽然考虑用雷帕霉素治疗这些其他 mTOR 病的患者可能是合理的，但除了结节性硬化之外，mTOR 抑制药在这些其他 mTOR 病中的疗效临床数据极少。特别是，在其他孤立性皮质畸形，如局灶性皮质发育不良和半侧巨脑畸形的 mTOR 抑制药的效果还没有过报道。然而，在一个非对照性的小试验中，雷帕霉素已被报道在一系列 PMSE 综合征患者中减少了癫痫发作并改善了认知功能（Parker 等，2013）。

六、获得性脑损伤导致发育性癫痫中的 mTOR 病

虽然遗传性 mTOR 病导致皮质发育畸形和癫痫现在已经被确定，一个有趣和重要的问题是，mTOR 是否可能与在某些发育阶段由于获得性脑损伤导致的非遗传性癫痫类型有关。由于 mTOR 通路对各种环境线索和刺激的响应，特别是营养和能量状态，因此推测代谢或能量应激相关的获得性脑损伤可调节 mTOR 活性，也可能影响癫痫发生，这也是合理的。大多数来源于动物模型的数据支持 mTOR 在脑损伤所致获得性癫痫中可能有作用。

就获得性发育性癫痫而言，新生儿缺氧是未来神经系统问题的主要危险因素，包括癫痫（Fatemi 等，2009）。在新生儿缺氧性惊厥发作大鼠模型中，mTOR 活性在急性缺氧后暂时性升高（Talos 等，2012）。这与 AMPA 型谷氨酸受体功能的继发升高和慢性癫痫的发展有关。雷帕霉素的治疗可以阻止

mTOR 的激活和谷氨酸受体功能的增强，从而相应地减少后期癫痫的发展。这项研究提供了 mTOR 参与新生儿期缺氧性脑损伤相关的发育性癫痫和 mTOR 抑制药可被认为是预防新生儿缺氧和围产期脑损伤的远期神经系统后遗症的潜在预防性治疗的原理性证据。

另一种常见的、往往是灾难性的发育性癫痫综合征是婴儿痉挛。虽然婴儿痉挛有多种原因，包括遗传性疾病如结节性硬化，各种在关键发育时期的获得性脑损伤往往导致最终共同的婴儿痉挛和相关并发症结局。一种新生儿期使用组合神经毒性药物"多重打击"的症状性婴儿痉挛大鼠模型已经被研发出来了（Scantlebury 等，2010）。在痉挛发作的年龄范围的幼年大鼠中检测到 mTOR 活性升高的标志物。雷帕霉素治疗可阻断这种增加的 mTOR 活性并抑制该模型中的婴儿痉挛（Raffo 等，2011）。这提示 mTOR 也可能参与脑损伤所致婴儿痉挛的病理生理过程。然而，另一种与产前应激有关的婴儿痉挛的啮齿动物模型对雷帕霉素没有反应（ChaChua 等，2011），因此 mTOR 可能不是所有的条件或模型都普遍涉及。

最后一个考虑 mTOR 潜在作用的是，在癫痫性脑病和生命早期潜在的进展性癫痫中，癫痫发作对 mTOR 活性的直接影响。独立于潜在的病因，癫痫发作本身会导致 mTOR 活性增加。在正常啮齿类动物中，由化学致惊厥药引起的急性惊厥发作所导致 mTOR 活性的暂时性升高独立于先前或随后的脑损伤（Zhang 和 Wong，2012）。这意味着惊厥发作可能有助于涉及 mTOR 的进展性癫痫发生的过程，其中急性发作诱导 mTOR 活性增加，继而激活促进更多的癫痫发作的下游机制。虽然惊厥诱发的 mTOR 活化也在成年啮齿动物的各种惊厥模型中被观察到，但在癫痫性脑病出现的关键性发育期，这种正反馈循环可能是特别相关。

七、总结和未来展望

mTOR 通路代表一种常见的、共享的信号机制，可能参与多种遗传性和后天获得性的发育性癫痫的癫痫发生过程。mTOR 在癫痫发生中的作用在遗传性疾病结节性硬化中最为清楚。然而，最近的遗传学研究表明，结节性硬化只是一个更大的遗传性 mTOR 病家族的一员，该家族涉及各种皮质发育中的畸形和难治性癫痫，包括孤立的局灶性皮质发育不良，半侧巨脑畸形和其他发育性癫痫综合征。主要基于动物模型，mTOR 也可能参与了在关键发育期脑损伤引起的获得性癫痫，如与新生儿缺氧和婴儿痉挛有关。最后，惊厥本身可能通过惊厥诱导的 mTOR 激活在癫痫性脑病中促进"癫痫发生"的进展。

鉴于 mTOR 是临床可用药物雷帕霉素以及其他 mTOR 抑制药的靶点，可开发 mTOR 机制的潜在治疗应用直接而迫切。多种结节性硬化动物模型支持雷帕霉素在抑制既定癫痫发作和预防癫痫发展方面的作用处于一线位置。这些一致的临床前数据已经被应用于结节性硬化患者，最近的一项 3 期安慰剂对照试验证实了 mTOR 抑制药依维莫司在减少结节性硬化伴耐药性癫痫发作患者中的疗效（French 等，2016）。除了结节性硬化之外，mTOR 抑制药对其他遗传性 mTOR 病和皮质畸形的试验效果的临床数据极少，尽管在 PMSE 综合征中有雷帕霉素疗效的一些无对照的数据。

在这一领域，与发育性癫痫相关的 mTOR 病的基础科学机制和临床应用，存在许多显而易见的未来研究方向。虽然 mTOR 可能在这些疾病的癫痫发生中处于中心位置，但关键的下游机制尚未完全明确。mTOR 可在多种水平上调节多种广泛的生物学过程，从大体解剖结构和回路的组织到细胞学和分子学机制，并牵连大量癫痫发生的潜在下游介质。实际上，可能有多种下游机制至少部分地促进了癫痫发生和惊厥的产生。如果这些机制中的一个或一小部分可以被认为是最有影响的，那么这些机制就有可能被选择性地靶向治疗，与具有广泛下游效应的抑制 mTOR 相比，这些治疗可以提高疗效或减少不良反应。

mTOR 抑制药的未来治疗应用也可以被进一步细化和扩展。在结节性硬化中，mTOR 抑制药依维莫司已经在欧洲和美国被批准用于治疗结节性硬化患者的耐药性癫痫。然而，依维莫司对结节性硬化中耐药性癫痫的疗效与其他已批准用于癫痫的标准抗发作药物的疗效相似，依维莫司在某些患者中导致发作频率显著降低，但很少有患者实际上能达到无发作，而这是耐药性治疗的最终目标。在这方面，时机可能是关键的，并且基于作用机制，mTOR 抑制药可能在结节性硬化中具有早期预防性或抗癫痫发生治疗的更大潜力。由于在新诊断的结节性硬化婴儿中因非神经原因治疗而进行的预防癫痫的试验具有可行性，下一主要步骤将是计划 mTOR 抑制药在结节性硬化婴儿中作为癫痫的预防性治疗的临床试验。

　　除了结节性硬化，未来的临床试验应该检验 mTOR 抑制药对引起其他皮质发育畸形和癫痫的其他遗传性 mTOR 病的疗效，尤其是局灶性皮质发育不良和半侧巨脑症。然而，与这些其他疾病相关的耐药性癫痫一样，这些疾病可能也会遇见相似的治疗限制。再次，给药时机可能是至关重要的，早期预防性治疗是关键。然而，不同于一些结节性硬化病例，孤立的非综合征性皮质畸形通常伴有癫痫发作，因此在癫痫发病前可能没有机会明确诊断并实施预防性治疗。

　　最后，对于脑损伤后获得性癫痫患者的 mTOR 通路是否失调，还需要更多的临床数据。虽然动物模型支持 mTOR 在获得性癫痫发生中的潜在作用，但很少有关于 mTOR 标志物在人类获得性发育性癫痫的病理学研究。如果能够获得这些证据，就会为 mTOR 抑制药治疗脑损伤后获得性癫痫增加证据支持。

参 考 文 献

[1] Anderl, S., Freeland, M., Kwiatkowski, D.J., and Goto, J. (2011). Therapeutic value of prenatal rapamycin treatment in a mouse brain model of tuberous sclerosis complex, *Hum. Mol. Genet.*, 20, 4597-4604.

[2] Baulac, S., Ishida, S., Marsan, E., Miquel, C., Biraben, A., Nguyen, D.K., Nordli, D., Cossette, P., Nguyen, S., Lambrecq, V., Vlaicu, M., Daniau, M., Bielle, F., Andermann, E., Andermann, F., Leguern, E., Chassoux, F., and Picard, F. (2015). Familial focal epilepsy with focal cortical dysplasia due to DEPDC5 mutations, *Ann. Neurol.*, 77, 675-683.

[3] Bissler, J.J., Kingswood, J.C., Radzikowska, E., Zonnenberg, B.A., Frost, M., Belousova, E., Sauter, M., Nonomura, N., Brakemeier, S., de Vries, P.J., Whittemore, V.H., Chen, D., Sahmoud, T., Shah, G., Lincy, J., Lebwohl, D., and Budde, K. (2013). Everolimus for angiomyolipoma associated with tuberous sclerosis complex or sporadic lymphangioleiomyomatosis (EXIST-2): a multicentre, randomised, double–blind, placebo-controlled trial, *Lancet*, 381, 817-824.

[4] Carson, R.P., Van Nielen, D.L., Winzenburger, P.A., and Ess, K.C. (2012). Neuronal and glia abnormalities in Tsc1-deficient forebrain and partial rescue by rapamycin, *Neurobiol. Dis.*, 45, 369-380.

[5] Chachua, T., Yum, M.S., Velíšková J., and Velíšek, L. (2011). Validation of the rat model of cryptogenic infantile spasms, *Epilepsia*, 52, 1666-1677.

[6] Cheung, K.M., Lam, C.W., Chan, Y.K., Siu, W.K., and Yong, L. (2014). Atypical focal cortical dysplasia in a patient with Cowden syndrome, *Hong Kong Med. J.*, 20, 165-167.

[7] Chu-Shore, C.J., Major, P., Camposano, S., Muzykewicz, D., and Thiele, E.A. (2010). The natural history of epilepsy in tuberous sclerosis complex, *Epilepsia*, 51, 1236-1241.

[8] Cloetta, D., Thomanetz, V., Baranek, C., Lustenberger, R.M., Lin, S., Oliveri, F., Atanasoski, S., and Ruegg, M.A. (2013). Inactivation of mTORC1 in the developing brain causes microcephaly and affects gliogenesis, *J. Neurosci.*, 33, 7799-7810.

[9] Crino, P.B. (2007). Focal brain malformations: a spectrum of disorders along the mTOR cascade, *Novartis Found. Symp.*, 288, 260-272; discussion 272-281.

[10] D'Gama, A.M., Geng, Y., Couto, J.A., Martin, B., Boyle, E.A., LaCoursiere, C.M., Hossain, A., Hatem, N.E., Barry, B.J., Kwiatkowski, D.J., Vinters, H.V., Barkovich, A.J., Shendure, J., Mathern, G.W., Walsh, C.A., and Poduri, A. (2015). Mammalian target of rapamycin pathway mutations cause hemimegalencephaly and focal cortical dysplasia, *Ann. Neurol.*, 77, 720-725.

[11] Dello Russo, C., Lisi, L., Tringali, G., and Navarra, P. (2009). Involvement of mTOR kinase in cytokine-dependent microglial activation and cell proliferation, *Biochem. Pharmacol.*, 78, 1242-1251.

[12] Di Rocco, C., Battaglia, D., Pietrini, D., Piastra, M., and Massimi, L. (2006). Hemimegalencephaly: clinical implications and surgical treatment, *Childs Nerv. Sys.*, 22, 852-866.

[13] DiMario, F.J., Jr., Sahin, M., and Ebrahimi-Fakhari, D. (2015). Tuberous sclerosis complex, *Pediatr. Clin. North Am.*, 62, 633-648.

[14] Fatemi, A., Wilson, M.A., and Johnston, M.V. (2009). Hypoxic-ischemic encephalopathy in the term infant, *Clin. Perinatol.*, 36, 835-858, vii.

[15] French, J.A., Lawson, J.A., Yapici, Z., Ikeda, H., Polster, T., Nabbout, R., Curatolo, P., de Vries, P.J., Dlugos, D.J., Berkowitz, N., Voi, M., Peyrard, S., Pelov, D., and Franz, D.N. (2016). Adjunctive everolimus therapy for treatment-resistant focal-onset seizures associated with tuberous sclerosis (EXIST-3): a phase 3, randomised, double-blind, placebo-controlled study, *Lancet*, 388, 2153–2163.

[16] Goto, J., Talos, D.M., Klein, P., Qin, W., Chekaluk, Y.I., Anderl, S., Malinowska, I.A., Di Nardo, A., Bronson, R.T., Chan, J.A., Vinters, H.V., Kernie, S.G., Jensen, F.E., Sahin, M., and Kwiatkowski, D.J. (2011). Regulable neural progenitor-specific Tsc1 loss yields giant cells with organellar dysfunction in a model of tuberous sclerosis complex, *Proc. Natl. Acad. Sci. U.S.A.*, 108, E1070-1079.

[17] Islam, M.P. and Roach, E.S. (2015). Tuberous sclerosis complex, *Handb. Clin. Neurol.* 132, 97-109.

[18] Jansen, L.A., Mirzaa, G.M., Ishak, G.E., O'Roak, B.J., Hiatt, J.B., Roden, W.H., Gunter, S.A., Christian, S.L., Collins, S., Adams, C., Riviere, J.B., St-Onge, J., Ojemann, J.G., Shendure, J., Hevner, R.F., and Dobyns, W.B. (2015). PI3K/AKT pathway mutations cause a spectrum of brain malformations from megalencephaly to focal cortical dysplasia, *Brain*, 138, 1613-1628.

[19] Jaworski, J., Spangler, S., Seeburg, D.P., Hoogenraad, C.C., and Sheng, M. (2005). Control of dendritic arborization by the phosphoinositide-3'-kinase-Akt-mammalian target of rapamycin pathway, *J. Neurosci.*, 25, 11300-11312.

[20] Jozwiak, S., Kotulska, K., Domanska-Pakiela, D., Lojszczyk, B., Syczewska, M., Chmielewski, D., Dunin-Wasowicz, D., Kmiec, T., Szymkiewicz-Dangel, J., Kornacka, M., Kawalec, W., Kuczynski, D., Borkowska, J., Tomaszek, K., Jurkiewicz, E., and Respondek-Liberska, M. (2011). Antiepileptic treatment before the onset of seizures reduces epilepsy severity and risk of mental retardation in infants with tuberous sclerosis complex, *Eur. J. Paediatr. Neurol.*, 15, 424-431.

[21] Krueger, D.A., Care, M.M., Holland, K., Agricola, K., Tudor, C., Mangeshkar, P., Wilson, K.A., Byars, A., Sahmoud, T., and Franz, D.N.

(2010). Everolimus for subependymal giant-cell astrocytomas in tuberous sclerosis, *NEJM*, 363, 1801-1811.

[22] Krueger, D.A., Wilfong, A.A., Holland-Bouley, K., Anderson, A.E., Agricola, K., Tudor, C., Mays, M., Lopez, C.M., Kim, M.O., and Franz, D.N. (2013). Everolimus treatment of refractory epilepsy in tuberous sclerosis complex, *Ann. Neurol.*, 74, 679-687.

[23] Kumar, V., Zhang, M.X., Swank, M.W., Kunz, J., and Wu, G.Y. (2005). Regulation of dendritic morphogenesis by Ras-PI3K-Akt-mTOR and Ras-MAPK signaling pathways, *J. Neurosci.*, 25, 11288-11299.

[24] Kwon, C.H., Zhu, X., Zhang, J., and Baker, S.J. (2003). mTor is required for hypertrophy of Pten-deficient neuronal soma in vivo, *Proc. Natl. Acad. Sci. U.S.A.*, 100, 12923-12928.

[25] Lee, D.Y. (2015). Roles of mTOR signaling in brain development, *Exp. Neurobiol.*, 24, 177-185.

[26] Lee, J.H., Huynh, M., Silhavy, J.L., Kim, S., Dixon–Salazar, T., Heiberg, A., Scott, E., Bafna, V., Hill, K.J., Collazo, A., Funari, V., Russ, C., Gabriel, S.B., Mathern, G.W., and Gleeson, J.G. (2012). De novo somatic mutations in components of the PI3K-AKT3-mTOR pathway cause hemimegalencephaly, *Nat. Gen.*, 44, 941-945.

[27] Lim, J.S., Gopalappa, R., Kim, S.H., Ramakrishna, S., Lee, M., Kim, W.I., Kim, J., Park, S.M., Lee, J., Oh, J.H., Kim, H.D., Park, C.H., Lee, J.S., Kim, S., Kim, D.S., Han, J.M., Kang, H.C., Kim, H.H., and Lee, J.H. (2017). Somatic mutations in TSC1 and TSC2 cause focal cortical dysplasia, *Am. J. Hum. Genet.*, 100, 454-472.

[28] Ljungberg, M.C., Sunnen, C.N., Lugo, J.N., Anderson, A.E., and D'Arcangelo, G. (2009). Rapamycin suppresses seizures and neuronal hypertrophy in a mouse model of cortical dysplasia, *Dis. Model Mech.*, 2, 389-398.

[29] Lozovaya, N., Gataullina, S., Tsintsadze, T., Tsintsadze, V., Pallesi-Pocachard, E., Minlebaev, M., Goriounova, N.A., Buhler, E., Watrin, F., Shityakov, S., Becker, A.J., Bordey, A., Milh, M., Scavarda, D., Bulteau, C., Dorfmuller, G., Delalande, O., Represa, A., Cardoso, C., Dulac, O., Ben-Ari, Y., and Burnashev, N. (2014). Selective suppression of excessive GluN2C expression rescues early epilepsy in a tuberous sclerosis murine model, *Nat. Commun.*, 5, 4563.

[30] Madhavan, D., Schaffer, S., Yankovsky, A., Arzimanoglou, A., Renaldo, F., Zaroff, C.M., LaJoie, J., Weiner, H.L., Andermann, E., Franz, D.N., Leonard, J., Connolly, M., Cascino, G.D., and Devinsky, O. (2007). Surgical outcome in tuberous sclerosis complex: a multicenter survey, *Epilepsia*, 48, 1625-1628.

[31] McCormack, F.X., Inoue, Y., Moss, J., Singer, L.G., Strange, C., Nakata, K., Barker, A.F., Chapman, J.T., Brantly, M.L., Stocks, J.M., Brown, K.K., Lynch, J.P., 3rd, Goldberg, H.J., Young, L.R., Kinder, B.W., Downey, G.P., Sullivan, E.J., Colby, T.V., McKay, R.T., Cohen, M.M., Korbee, L., Taveira-DaSilva, A.M., Lee, H.S., Krischer, J.P., and Trapnell, B.C. (2011). Efficacy and safety of sirolimus in lymphangioleiomyomatosis, *N. Engl. J. Med.*, 364, 1595-1606.

[32] Meikle, L., Pollizzi, K., Egnor, A., Kramvis, I., Lane, H., Sahin, M., and Kwiatkowski, D.J. (2008). Response of a neuronal model of tuberous sclerosis to mammalian target of rapamycin (mTOR) inhibitors: effects on mTORC1 and Akt signaling lead to improved survival and function, *J. Neurosci.*, 28, 5422-5432.

[33] Meikle, L., Talos, D.M., Onda, H., Pollizzi, K., Rotenberg, A., Sahin, M., Jensen, F.E., and Kwiatkowski, D.J. (2007). A mouse model of tuberous sclerosis: neuronal loss of Tsc1 causes dysplastic and ectopic neurons, reduced myelination, seizure activity, and limited survival, *J. Neurosci.*, 27, 5546-5558.

[34] Mirzaa, G.M., Campbell, C.D., Solovieff, N., Goold, C., Jansen, L.A., Menon, S., Timms, A.E., Conti, V., Biag, J.D., Adams, C., Boyle, E.A., Collins, S., Ishak, G., Poliachik, S., Girisha, K.M., Yeung, K.S., Chung, B.H.Y., Rahikkala, E., Gunter, S.A., McDaniel, S.S., Macmurdo, C.F., Bernstein, J.A., Martin, B., Leary, R., Mahan, S., Liu, S., Weaver, M., Doerschner, M., Jhangiani, S., Muzny, D.M., Boerwinkle, E., Gibbs, R.A., Lupski, J.R., Shendure, J., Saneto, R.P., Novotny, E.J., Wilson, C.J., Sellers, W.R., Morrissey, M., Hevner, R.F., Ojemann, J.G., Guerrini, R., Murphy, L.O., Winckler, W., and Dobyns,

W.B. (2016). Association of mTOR mutations with developmental brain disorders, including megalencephaly, focal cortical dysplasia, and pigmentary mosaicism, *JAMA Neurol.*, 73, 836-845.

[35] Nakashima, M., Saitsu, H., Takei, N., Tohyama, J., Kato, M., Kitaura, H., Shiina, M., Shirozu, H., Masuda, H., Watanabe, K., Ohba, C., Tsurusaki, Y., Miyake, N., Zheng, Y., Sato, T., Takebayashi, H., Ogata, K., Kameyama, S., Kakita, A., and Matsumoto, N. (2015). Somatic Mutations in the MTOR gene cause focal cortical dysplasia type IIb, *Ann. Neurol.*, 78, 375-386.

[36] Orlova, K.A. and Crino, P.B. (2010). The tuberous sclerosis complex, *Ann. N.Y. Acad. Sci.*, 1184, 87-105.

[37] Parker, W.E., Orlova, K.A., Parker, W.H., Birnbaum, J.F., Krymskaya, V.P., Goncharov, D.A., Baybis, M., Helfferich, J., Okochi, K., Strauss, K.A., and Crino, P.B. (2013). Rapamycin prevents seizures after depletion of STRADA in a rare neurodevelopmental disorder, *Sci. Transl. Med.*, 5, 182ra153.

[38] Poduri, A., Evrony, G.D., Cai, X., Elhosary, P.C., Beroukhim, R., Lehtinen, M.K., Hills, L.B., Heinzen, E.L., Hill, A., Hill, R.S., Barry, B.J., Bourgeois, B.F., Riviello, J.J., Barkovich, A.J., Black, P.M., Ligon, K.L., and Walsh, C.A. (2012). Somatic activation of AKT3 causes hemispheric developmental brain malformations, *Neuron*, 74, 41-48.

[39] Raab–Graham, K.F., Haddick, P.C., Jan, Y.N., and Jan, L.Y. (2006). Activity-and mTOR-dependent suppression of Kv1.1 channel mRNA translation in dendrites, *Science*, 314, 144-148.

[40] Raffo, E., Coppola, A., Ono, T., Briggs, S.W., and Galanopoulou, A.S. (2011). A pulse rapamycin therapy for infantile spasms and associated cognitive decline, *Neurobiol. Dis.*, 43, 322-329.

[41] Sarbassov, D.D., Ali, S.M., Sengupta, S., Sheen, J.H., Hsu, P.P., Bagley, A.F., Markhard, A.L., and Sabatini, D.M. (2006). Prolonged rapamycin treatment inhibits mTORC2 assembly and Akt/PKB, *Mol. Cell*, 22, 159-168.

[42] Saxton, R.A. and Sabatini, D.M. (2017). mTOR signaling in growth, metabolism, and disease, *Cell*, 168, 960-976.

[43] Scantlebury, M.H., Galanopoulou, A.S., Chudomelova, L., Raffo, E., Betancourth, D., and Moshe, S.L. (2010). A model of symptomatic infantile spasms syndrome, *Neurobiol. Dis.*, 37, 604-612.

[44] Sherman, D.L., Krols, M., Wu, L.M., Grove, M., Nave, K.A., Gangloff, Y.G., and Brophy, P.J. (2012). Arrest of myelination and reduced axon growth when Schwann cells lack mTOR, *J. Neurosci.*, 32, 1817-1825.

[45] Sparagana, S.P., Delgado, M.R., Batchelor, L.L., and Roach, E.S. (2003). Seizure remission and antiepileptic drug discontinuation in children with tuberous sclerosis complex, *Arch. Neurol.*, 60, 1286-1289.

[46] Sunnen, C.N., Brewster, A.L., Lugo, J.N., Vanegas, F., Turcios, E., Mukhi, S., Parghi, D., D'Arcangelo, G., and Anderson, A.E. (2011). Inhibition of the mammalian target of rapamycin blocks epilepsy progression in NS-Pten conditional knockout mice, *Epilepsia*, 52, 2065-2075.

[47] Takei, N. and Nawa, H. (2014). mTOR signaling and its roles in normal and abnormal brain development, *Front. Mol. Neurosci.*, 7, 28.

[48] Talos, D.M., Sun, H., Zhou, X., Fitzgerald, E.C., Jackson, M.C., Klein, P.M., Lan, V.J., Joseph, A., and Jensen, F.E. (2012). The interaction between early life epilepsy and autistic-like behavioral consequences: a role for the mammalian target of rapamycin (mTOR) pathway, *PloS One*, 7, e35885.

[49] Tee, A.R., Sampson, J.R., Pal, D.K., and Bateman, J.M. (2016). The role of mTOR signalling in neurogenesis, insights from tuberous sclerosis complex, *Semin. Cell. Dev. Biol.*, 52, 12-20.

[50] Uhlmann, E.J., Wong, M., Baldwin, R.L., Bajenaru, M.L., Onda, H., Kwiatkowski, D.J., Yamada, K., and Gutmann, D.H. (2002). Astrocytespecific TSC1 conditional knockout mice exhibit abnormal neuronal organization and seizures, *Ann. Neurol.*, 52, 285-296.

[51] Wang, Y., Barbaro, M.F., and Baraban, S.C. (2006). A role for the mTOR pathway in surface expression of AMPA receptors, *Neurosci. Lett.*, 401, 35-39.

[52] Way, S.W., McKenna, J., 3rd, Mietzsch, U., Reith, R.M., Wu, H.C., and Gambello, M.J. (2009). Loss of Tsc2 in radial glia models the brain pathology of tuberous sclerosis complex in the mouse, *Hum. Mol. Genet.*, 18, 1252-1265.

[53] Way, S.W., Rozas, N.S., Wu, H.C., McKenna, J., 3rd, Reith, R.M., Hashmi, S.S., Dash, P.K., and Gambello, M.J. (2012). The differential effects of prenatal and/or postnatal rapamycin on neurodevelopmental defects and cognition in a neuroglial mouse model of tuberous sclerosis complex, *Hum. Mol. Genet.*, 21, 3226-3236.

[54] Weber, J.D. and Gutmann, D.H. (2012). Deconvoluting mTOR biology, *Cell Cycle*, 11, 236-248.

[55] Wong, M. (2013). A critical review of mTOR inhibitors and epilepsy: from basic science to clinical trials, *Expert Rev. Neurother.*, 13, 657-669.

[56] Wong, M., Ess, K.C., Uhlmann, E.J., Jansen, L.A., Li, W., Crino, P.B., Mennerick, S., Yamada, K.A., and Gutmann, D.H. (2003). Impaired glial glutamate transport in a mouse tuberous sclerosis epilepsy model, *Ann. Neurol.*, 54, 251-256.

[57] Zeng, L.H., Xu, L., Gutmann, D.H., and Wong, M. (2008). Rapamycin prevents epilepsy in a mouse model of tuberous sclerosis complex, *Ann. Neurol.*, 63, 444-453.

[58] Zhang, B. and Wong, M. (2012). Pentylenetetrazole-induced seizures cause acute, but not chronic, mTOR pathway activation in rat, *Epilepsia*, 53, 506-511.

[59] Zhang, B., Zou, J., Rensing, N.R., Yang, M., and Wong, M. (2015). Inflammatory mechanisms contribute to the neurological manifestations of tuberous sclerosis complex, *Neurobiol. Dis.*, 80, 70-79.

第 13 章　发育性癫痫认知缺陷的 神经生物学基础

Neurobiology of Cognitive Impairment in Developmental Epilepsy: Seeing the Forest Through the Trees

Jeremy M. Barry　Gregory L. Holmes　著

一、概述

尽管惊厥发作是癫痫最引人注目的临床表现，癫痫患儿同时也面临大量其他共患健康问题的风险，这些共病问题的发病率要高于其他人群（公共卫生委员会癫痫病分委会，2012）。在与儿童癫痫相关的共患病中，认知异常最常见，也最麻烦（Holmes，2014；Holmes，2015）。癫痫儿童的智商得分偏低（Farwell 等，1985；Neyens 等，1999），比起无癫痫的儿童，有更多的癫痫儿童因学习障碍而在学校遇见困难（Bailet 和 Turk，2000；Buelow 等，2012；Prasad 等，2014a；Prasad 等，2014b；Sillanpaa 等，1998；Wakamoto 等，2000；Williams 等，1998）。

虽然大多数患有癫痫的儿童保持稳定的智商得分，但已有令人信服的证据表明，一些患有癫痫的儿童的智力发育缓慢甚至退化（Bourgeois 等，1983；Hermann 等，2002；Neyens 等，1999）。一项基于社区的对 8 岁之前患癫痫的儿童的大型队列研究结果显示，那些患有药物难治性癫痫的儿童的平均智商下降了 11 分（Berg 等，2012）。具有癫痫持续状态（status epilepticus，SE）的儿童，包括热性惊厥持续状态，也有发生认知损害的风险（Chang 等，2001；Martinos 等，2012；Martinos 等，2013；van Esch 等，1996；Weiss 等，2016）。

在考虑癫痫的认知和行为后果的病理生理机制时，区分导致癫痫的病因所引起的损伤和由癫痫本身所引起的损伤非常有帮助。癫痫可能由多种脑损伤引起，包括后天性疾病（如缺氧缺血性损伤、外伤及感染性疾病）和遗传性疾病（如 Dravet 综合征、Rett 综合征和结节性硬化症）。除了引起癫痫发作外，这些病因还可能导致与癫痫发作无关的认知和行为问题。尽管由于大脑的成熟化改变，与这些脑损伤相关的认知和行为问题可能会随着时间而演变，但它们相对固定并且仍归因于潜在的脑部疾病。有证据表明，独立于病因之外，癫痫发作和脑电图上发作间期的癫痫样放电（也称为棘波），也可导致短暂和长期的认知损害。本章讨论癫痫发作和发作间期棘波导致认知障碍的病理生理机制。虽然由癫痫病因引起的认知缺陷难以治疗，但预防或减少癫痫发作的时长和严重性以及减少发作间期棘波有可能减少认知缺陷（Barry 和 Holmes，2016；Holmes，2014；Holmes 和 LenckSantini，2006）。

癫痫患儿的发病年龄、病因、抗癫痫发作药的暴露及癫痫发作的频率、严重程度和类型都有所不同。试图从异型儿童群体中找出导致认知障碍的病理生理机制一直是一个挑战。因此，有关儿童认知缺陷神经生物学的许多可用信息都来自动物模型。利用动物模型，可以控制年龄、发作持续时间和频率等变量，并且可以使用侵入性电生理技术来了解癫痫发作和发作间期癫痫样放电的生理后果。使用啮齿动物模型的另一个优点是该领域在理解生理学和支持正常动物认知的神经编码机制关系方面取得了进步（Wilson 等，2015）。因此，转化科学从这些进展中获得了巨大收益，可以在经历了生命早期癫痫发作的动物之间进行直接比较，这些生命早期的惊厥是从基因到网络水平的生理变化的作用，既是发育的作用，又是认知需求变化的作用。特别是，我们重点关注单细胞放电对于局部场电势的中间尺度的相互作用，以及这些如何在支持认知的神经元回路内和神经回路之间进行动态协调（Barry 等，2015；Barry 等，2016a；Barry 和 Holmes，2016；Patterson 等，2017）。

为了概念化这些中间尺度相互作用的焦点，首先想象一下，一个长系列的多米诺骨牌。第 1 个多米诺骨牌的倒下代表了在发育早期的一次惊厥发作。引发惊厥发作的事件可能具有遗传决定因素，如改变关键离子通道或一个混合遗传决定因素和环境因素（如高烧）的复杂混合体。尽管有先例，但我们倒下的多米诺骨牌将导致进一步级联反应的多米诺骨牌倒下，随着时间的流逝，它们将以复杂的模式分支，同时获得朝向未知轨迹的动力。这是对翻译系统神经科学的挑战。认识到发育中的大脑是动态且复杂的，并且很难通过单个细胞团的生理和形态变化来预测认知功能，因此人们正在朝着采用系统生物学方法（使用单细胞和网络振荡）定量地测量与执行复杂认知任务有关的相互作用成分的群组行为的方向发展。

二、动物模型和认知缺陷

尽管有许多生命早期惊厥发作的模型（early-life seizure，ELS），但本章主要集中在以下两个方面：①反复的六氟二乙酯诱发发作（recurrent flurothyl seizure，RFS），模仿儿童频繁的短暂性全面性强直阵挛发作；②实验性热性惊厥持续状态（experimental febrile status epilepticus，eFSE），该方法利用高体温诱发惊厥发作来模拟发热引起的长时间惊厥发作。在 RFS 模型中，通过吸入一种能够阻断 GABAA 受体的促惊厥药——六氟二乙酯，使幼鼠经历多次短暂的强直阵挛性发作。惊厥发作很短暂，持续 < 5min，并且死亡率低。在 eFSE 模型中，高体温会引起全面性强直发作，这种发作通常会持续到大鼠惊厥发作 30～40min 为止。当动物青少年或成年测试时，这两种模型都会导致认知障碍（Barry 等，2015；Barry 等，2016a；de Rogalski Landrot 等，2001；Dube 等，2009；Gatt 等，1993；Hoffmann 等，2004；Holmes，1991；Holmes 等，1998；Huang 等，1999；Karnam 等，2009a；Karnam 等，2009b；Kleen 等，2011a；Neill 等，1996；Sogawa 等，2001；Zhou 等，2007b）。这些认知障碍的本质是什么？其根源在于哪些生理变化？这些变化的先行改变是否可以被测量以改善对最易感人群的预测，更重要的是，可以预防或修复这些变化吗？

我们将关注的主要认知形式是空间认知。如果我们分解空间认知的组成部分，则可能包括空间信息的编码，检索（学习和记忆）以及长期维护空间信息，以及注意相关线索而忽略无关线索的能力。生命早期惊厥发作引起的空间认知缺陷主要是在行为神经科学的主力：Morris 水迷宫（Morris，1984）以及辐射状臂水迷宫（Huang 等，1999；Karnam 等，2009b；Lucas 等，2011）中被发现。辐射状臂水迷宫需涉及记住一个看不见的，浸入水中的平台的静态位置，该平台使从不透明的水池中逃跑成为可能。类似地，在主动回避任务中，生命早期惊厥发作动物表现出功能缺陷（Barry 等，2015；Barry 等，2016a；Barry 等，2016b；Patterson 等，2017）。在这项任务中，动物要学会将无标记的空间区域与不断旋转的竞技场上的轻微震动联系起来。老鼠必须注意它们在房间框架中不断变化的位置，以免被旋转到预定的电击区域，在电击区域中它们会遭受轻微疼痛的电击。具体来说，部分 eFSE 动物由于明显不能辨明电击区域而未能达到标准（Barry 等，2015；Barry 等，2016a），或使用效率低下的回避策略而在这项任务里表现不足，即动物离电击区域太近了（Patterson 等，2017）。与水迷宫相反，主动回避任务是系统级的任务，需要在不同的大脑区域之间进行协调，以使空间区域与有害刺激相关联。海马和基底外侧杏仁核的失活表明，这 2 种结构对于旋转台上的主动回避是必不可少的（Cimadevilla 等，2000a；Cimadevilla 等，2000b；Vafaei 等，2007）。另外，由于老鼠必须定期更换其在房间框架中的位置，以免被移入电击区域，因此该任务对注意力有更高的要求（Kelemen 和 Fenton，2010）。

在其一生中，经历过生命早期惊厥发作的动物可能会表现出认知缺陷的缓解。在 P35 注射红藻氨酸诱发癫痫持续状态的大鼠，在 P46～49 或 P60～63 进行了 Morris 水迷宫（MWM）的测试，并记录到了空间缺陷，但在较大年龄（P74～77 和 P91～94）时则没有发现缺陷存在（Mikati 等，2001）。同样，在 P20 时使用锂 - 毛果芸香碱引起癫痫持续状态后，大鼠的 Morris 水迷宫表现随年龄增长而改善（Rutten 等，2002）。类似地，六氟二乙酯引起的惊厥发作在成年鼠身上显示，惊厥发作对隐性目标任务的执行产生的不良作用会随着时间而消散（Lin 等，2009）。同样，一项使用多项行为任务的研究表明，空间认知缺陷的某些方面会随着年龄的增长而减少，而其他方面则不会。生命早期惊厥的成年大鼠与对照组大鼠在水迷宫中表现相当，尽管这些动物表现出一些学习主动回避任务的证据，它们在后期的训练试验中比对照组大鼠受到的电击次数明显更多。在第 2 天的训练中表现尤为明显（Barry 等，2016a）。

如上所述，生命早期惊厥发作还对儿科患者的工作记忆产生有害影响（Fuentes 和 Kerr，2017；Protopapa 等，2016）。评估该能力的缺陷最常用的任务是延迟不匹配样本（delayed non-match-to-sample，DNMS）任务。在此任务中，将进行一系列试验，其中样本阶段与选择阶段将分开数秒钟，并且动物必须从样本阶段做出相反的选择才能获得食物奖励。例如，随机展示向左或向右的操纵杆，动物需要选择相反的操纵杆，当采样和选择阶段之间的延迟介于 1～30s 之间时，Kleen 及其同事（Kleen 等，2011b）发现，生命早期惊厥发作的动物很难达到延迟不匹配样本任务的工作标准。值得注意的是，这些动物在进行治疗性延迟不匹配样本培训试验后，能够以与对照动物相同的水平进行延迟不匹配样本任务。但是，能够达到标准的生命早期惊厥发作的动物在记忆需求增加过程中，背侧海马和前额叶皮质之间的交流平衡方面也表现出明显的伴随变化。作者提出，这些变化构成了支持认知康复的脑区之间相互联系的回路里补偿性网络的变化。

最后，虽然社交能力本身并不被普遍认为是认知的一个方面，但生命早期惊厥发作也与社交能力的下降有关（Holmes 等，2015；Lugo 等，2014）。当选择与一个笼里的熟悉大鼠或新大鼠或另一个笼中的物体进行互动时，生命早期惊厥发作的动物经常与笼中物体花费更多的时间待在一起。与工作记忆测试一样（Kleen 等，2011a），这种社交能力下降的表型也与前额叶皮质和背侧海马之间的交流改变有关（Holmes，2015）。这一发现提出了这样的可能性，即尽管该电生理网络印记可能代表与改善对记忆需求的反应相关联的补偿，但它可能以降低社交为代价。

（一）构成认知缺陷的生理改变

研究生命早期惊厥发作和与生理相关的认知的共同优势和挑战是，与其他更适合自发性惊厥的模型不同（Curia 等，2008），反复的六氟二乙酯诱发发作（Recurrent flurothyl seizure，RFS）（de Rogalski Landrot 等，2001；Riviello 等，2002）或热性惊厥持续状态 eFSE（Bender 等，2004a；Toth 等，1998）动物模型都不直接导致细胞死亡。虽然认知缺陷不能简单地归因于脑外伤，但大量证据表明两种生命早期惊厥发作模型的生理功能都发生了改变。关于 RFS 模型，CA3 中出芽表明存在突触重组（Holmes 等，1998；Holmes 等，1999），并发现神经发生减少（McCabe 等，2001）。已发现 eFSE 模型可引起海马 CA1 区树突的衰减以及不成熟的基底树突的维持和齿状回颗粒细胞中顶端树突状复合物的扩大（Patterson 等，2017）。特别是齿状回的这些改变，考虑到其作为过滤输入的关键门户（KrookMagnuson 等，2015）和模式分离器（Leutgeb 等，2007）的作用，可能足以引起海马回路中的功能性连接的改变，最终导致 eFSE 模型在主动回避任务的表现欠佳（Patterson 等，2017）。在颞叶硬化的动物模型中，已经显示出齿状回苔藓细胞既可以控制海马回路中发作期放电的扩散，也可以控制空间情景记忆的编码（Bui 等，2018）。然而，颗粒细胞的树突状变化改变海马回路动力的机制仍然未知。假定树突状颗粒细胞的长度增加和复杂性增加只会导致树突突触密度增加，而这可能会降低兴奋性阈值，这可能是一个错误，因为给定的树突可能具有固定数量的轴突末端投射。例如，虽然孤独症的 *Pten* 基因敲除（knockout，KO）动物模型与颗粒细胞树突的长度和分支增加显著相关，但伴随细胞兴奋性的改变可能主要是由于靠近细胞体的突触密度的增加（Williams 等，2015）。

　　类似地，在两个生命早期惊厥发作模型中都报告了兴奋性的功能变化。例如，RFS 导致海马（Isaeva 等，2006）和新皮质（Isaeva 等，2009；Isaeva，2009）GABA 流的持续减少，增强了新皮质的兴奋性（Isaeva 等，2010），棘波频率适应性损害（Villeneuve 等，2000），增强了前额叶皮质的短时程可塑性（Hernan 等，2013）及长时程增强作用的改变（Isaeva 等，2013；Karnam 等，2009a）。同样，在 eFSE 模型中，许多研究都报告了神经元或网络兴奋性的提高（Bender 等，2003a；Bender 等，2003b；Bender 等，2004a；Bender 等，2004b；Brewster 等，2002；Brewster 等，2005；Chen 等，2001；Dube 等，2000；Dube 等，2005）。在这两种模型中，过度兴奋性都表明大脑的兴奋性和抑制性（excitatory/ inhibitory，E/I）平衡发生了变化。特别地，已经发现 eFSE 模型通过增加海马锥体细胞中的 I_h 电流来诱导细胞过度兴奋（Chen

等，1999；Chen 等，2001；Dyhrfjeld–Johnsen 等，2009）。具体而言，增加的 I_h 电流会导致锥体细胞兴奋性反弹的可能性更大。当被以与在 θ 节律中自然发生的速率相似的速率引入抑制性突触后电位 IPSP 的训练过程中时，发现这一点尤为明显（Chen 等，2001）。I_h 电流的这种变化如何改变 eFSE 动物中的网络活动尚不清楚，但是最近的研究已经探索了 I_h 电流在海马微回路的多尺度计算机模型中确定起振荡控制的作用，该模型包括锥体细胞、篮状细胞间神经元和始层—网状分子层（oriens–Launosum moleculare，OLM）中间神经元（Neymotin 等，2013）。虽然其他过程也可能具有重要的调节作用，该模型表明，I_h 电流对 θ 和慢 γ 的频率和振幅均具有实质性影响。特别地，发现与锥体细胞和篮细胞中间神经元中 I_h 电流的增加相匹配，导致 θ 频率峰值和功率的增加，以及慢 γ 频率降低和功率增加。值得注意的是，近来在慢 γ 中的这种变化已在 eFSE 动物的一个子集中进行了描述（Barry 等，2016）。此外，沿 CA1 锥体细胞顶端树突的 I_h 电流固有的不均匀密度的任何破坏都可能会中断"突触的民主"，使沿着树突各个主要突触的影响，无论其是否靠近细胞体，都常态化。在正常情况下，沿着树突分布的 I_h 通道分布允许 CA1 锥体细胞的细胞体以独立于输入的位置的方式进行时间加和（Magee，1999）。就像在 eFSE 之后经常发生的那样（Chen 等，1999，2001），如果 I_h 通道的分布被改变了，则发生在细胞体上的时间加和的数量可能与输入的位置变得更相关，并导致更多沿树突的"突触专制"的输入。综合来看，几项研究的结果（Chen 等，2001；DyhrfjeldJohnsen 等，2008）表明，I_h 介导的跨细胞类型的电流变化可能是热性惊厥持续状态动物网络振荡变化的根源，最终可能影响认知的结果。细胞形态和离子通道分布的这些变化如何改变神经元活动的时间结构目前尚不清楚，这些时间结构里同步网络振荡对于支撑认知的多种生理现象至关重要。但是，生命早期惊厥发作之后大脑的明显变化会导致神经回路的功能改变，直接影响与任务相关信息的处理。

（二）连接生理和认知的编码机制

生命早期惊厥发作后神经回路效能的改变被认为从根本上改变了速率编

码机制（Barry 等，2015；Dube 等，2009；Karnam 等，2009b）和时间编码机制。速率编码机制当中的信息是通过单个神经元的放电频率传递的（Barry 等，2016a）；而时间编码机制其中信息的传递是通过在局部场电位（local field potential，LFP）的特定相位内神经元放电的组织化来实现的，特别是与 θ 相位相关的相位（Hasselmo 和 Stern，2014）。时间编码尤其鼓励神经回路内部和神经回路之间的协调，其方式是增加下游目标的兴奋被适当定时送达其末端突触的可能性，以允许信息的有序转移（Barry 等，2016；Barry 和 Holmes，2016）。因此，通过提高特定回路的吞吐量，时间协调性代表了有序认知的生理基础的重要组成部分。越来越多的证据表明，重复性或延长的惊厥活动的神经生物学后果之一是神经回路内和神经回路之间的动作电位（action potential，AP）（也称为单位或峰值）的速率和时间编码受损。

生命早期惊厥发作中速率编码受损的一个例子是位置细胞的异常放电。海马中的锥体神经元的一个子集会引发动作电位来响应动物在其环境中的位置（Muller，1996；O'Keefe，1976；O'Keefe 和 Dostrovsky，1971）。具体来说，当动物进入环境的某些位置时，这些位置细胞会选择性放电，称为细胞的放电场。由于位置细胞活性与大鼠正在进行的空间行为（LenckSantini 等，2002）以及海马中编码了哪些空间刺激（Barry 和 Muller，2011）之间存在密切的关系，因此此类信号为动物提供了一种被认为可以指导导航的空间认知地图（O'Keefe 和 Nadel，1978）。场的位置、大小和形状对于每个细胞和每种环境都是特定的，并且当大量神经元被同时记录时，场倾向于均匀地覆盖环境表面。对于给定的环境，在正常大鼠中，即使在间隔数小时的暴露之间，位置场也保持不变（Barry 和 Muller，2011；Barry 等，2012）。位置场在熟悉的环境中的稳定性以及环境之间位置细胞正交化的现象，称为重映射（Muller 和 Kubie，1987），使"认知图"的这些单元成为空间记忆的非常有用的替代（O'Keefe 和 Conway，1978；O'Keefe 和 Nadel，1978），同时适用于基础科学和转化科学。

位置细胞最早出现在大鼠幼崽的 2 ½ 周时，但随着发育而继续进化，在 P30 后变得更像成年神经元（Langston 等，2010；Scott 等，2011；Wills 等，

2010）。经历癫痫持续状态的成年大鼠在水迷宫中表现出改变的速率编码和学习受损（Liu 等，2003）。癫痫持续状态动物的海马神经元在休息期间也表现出过度的同步性和较少的再激活。这些特征还倾向于预测大鼠在空间记忆任务中的表现（Tyler 等，2012）。同样，生命早期惊厥发作导致速率编码异常。生命最初几周的 RFS 会导致空间认知能力受损，伴有位置细胞的准确性和稳定性损伤（Karnam 等，2009b）。在 eFSE 模型中，来自空间认知受损的大鼠的位置细胞表现出更大的放电场和更快的放电速度（Barry 等，2015）。综上所述，这些研究表明，在惊厥发作模型及单细胞水平的兴奋性异常中速率编码都可能受损，同时有助于空间认知的网络也可能受到损害。

位置细胞的速率编码不是孤立发生的，受局部场电位（local field potential, LFP）的影响。在海马中，位置细胞的特征不仅在于它们位置特异性的速率放电，而且还在于它们在海马 θ 振荡内的精确时间激发关系（LenckSantini 和 Holmes，2008；Skaggs 等，1996）。当大鼠进入细胞的放电场时，动作电位将在 CA1 θ 周期的上升阶段优先放电。当大鼠越过场时，这些细胞会在连续的 θ 周期内更早地放电，这种现象称为相位进动（O'Keefe 和 Recce，1993）。成年大鼠癫痫持续状态后，在 Morris 水迷宫任务中，具有平行缺陷的成对神经元之间动作电位的相位进动存在明显异常（LenckSantini 和 Holmes，2008）。尽管尖峰定时的 θ 相位进动是时间编码的一种度量，但对其进行度量可能需要在方法学上进行限制，例如将大鼠的运动限制在线性轨道上。这主要是因为在通过放电场的受控通道上进动的量化比以不同角度和速度通过放电场的随机通道（Huxter 等，2008；Jeewajee 等，2014）更容易进行。在提供有关回路中动态尖峰时序的组织的信息（特别是根据认知需求的功能）时，它的用处也较小。

θ 内的尖峰时序的对这些问题更有指导意义的另一种度量是相位偏好，或相对于 θ 相位的尖峰概率的计算（Barry 等，2016a；Douchamps 等，2013；Fernandez-Ruiz 等，2017；Mizuseki 等，2009；Robbe 和 Buzsaki，2009；Schomburg 等，2014；Siegle 和 Wilson，2014）。CA1 放电的优先时相被认为在空间信息的编码和调用中起着重要作用（Hasselmo 和 Stern，2014）。内嗅皮质的输入是海马皮质投射的主要来源，在局部 θ 的峰值处输入最高，并且可能编码来自环境的感官信息。在同一阶段，海马更易受局部场电位的影响（Holscher 等，1997；Huerta 和 Lisman，1995），这与该相位针对编码新信息被进行了优化的想法是一致的。在局部 θ 的谷底，CA1 细胞接收到来自 CA3 细胞的更多输入。在这个阶段，谢弗 Schaffer 侧支的刺激或 TA 通路（temporoammonic）的输入会引起长时程抑制（long-term depression，LTD），这可能会抑制记忆检索过程中的信息存储（Hasselmo，2005；Hasselmo 和 Stern，2014）。由于这些特定阶段的生理变化，海马网络可能根据环境来调节不同类型信息的行为影响。虽然位置细胞的空间放电可能不取决于海马 θ 振荡（Brandon 等，2014），但可以通过 θ 内的时间编码来生成位置细胞与记忆相关的整体活动（Wang 等，2015）。因此，海马在对感觉信息的应答中可能产生空间图，但是 θ 可能对于从地图中读取空间信息以便指导行为必不可少。相位与编码和回忆的相关性也已通过在行为训练动物的 θ 峰和谷处对 CA1 中锥体细胞的光遗传学抑制来证明。使用闭环刺激，在局部 θ 刺激的峰或谷触发的抑制差异地影响了空间信息的编码和检索，这表明与任务相关信息的编码和检索有关的过程在 θ 的不同时相优先激活（Siegle 和 Wilson，2014）。

相位偏好的一个例子在图 13-1 中进行说明。我们为在寻觅食物颗粒和执行主动回避空间任务期间的 CA1 细胞动作电位创建了速率图和相位图。速率图（图 13-1A）中的空间动作电位信息和局部 θ 的提取相位（图 13-1B）可以结合在一起，以创建相位图（图 13-1C）。相位图表明，在整个 30min 的记录过程中，平均而言，细胞的动作电位倾向于在场外围的 θ 的后期放电，然后随着动物在场中移动而进入 θ 的早期。两者合计，放电速率图和相位图说明了位于场中心（绝大部分动作电位发生的位置）的动作电位，往往会在 240°～320° 之间的相位范围内放电。这与玫瑰直方图（图 13-1D）非常吻合，玫瑰直方图显示分仓动作电位主要落在该相位范围内。

最近的一项实验表明，eFSE 会损害 CA1 神经元的时间协调性以及海马 CA1 和 CA3 回路内位置细胞动作电位的相应 θ 相的关系（Barry 等，2016a）。值得注意的是，对照组 CA1 位置细胞在觅食任务和主动回避任务

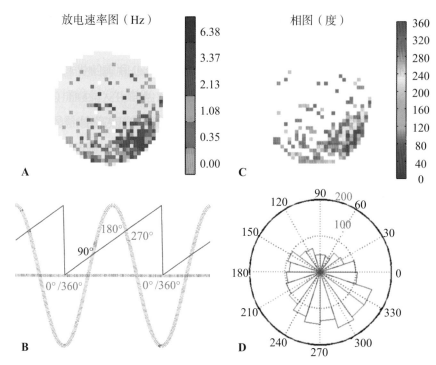

▲ 图 13-1　相对于空间和 θ 相位偏好的位置细胞动作电位的示意图

A. 位置细胞放电速率图，指示整个记录期间每个像素的中位数放电速率。较暗颜色的像素表示较高的放电速率，而黄色像素表示细胞无放电；B. 希尔伯特转换（红色）的图示，用于导出过滤后的 θ 信号（蓝色）的解析性展示。θ 信号的波谷表示为 0/360°，峰为 180°；C. 相图，指示每个像素中动作电位的局部 θ 的中位数相位。相图的颜色代码显示在图的右侧。放电场中的明色带指示位置细胞的动作电位倾向于循环通过 θ 循环的所有相位，并且可能指示相位进动；D. 玫瑰环状直方图，显示了相对于局部 θ 而言，位置细胞的首选放电相位。动作电位的数量按 20 个 18° 仓（0°~360°）进行装仓，其中圆形虚线表示每个仓中的 AP 数量（以红色显示）。大部分动作电位出现在放电场（A）中心的像素，对应于 240°~320° 之间的相位。这与 D 中的玫瑰直方图一致，表明相位进动和相位偏好不是互斥的概念。经 Barry 等许可（2016a）转载

之间的相位偏好发生了明显位移。位置细胞将其首选的局部 θ 的峰值附近的放电相位转移到 θ 相的后期相位，该相位与 CA3 中的静态 θ 相位偏好更具有一致性。能够满足任务标准的 eFSE 动物中也发现了类似的结果。无法满足主动回避任务标准的 eFSE 动物的 CA1 位置细胞在两种情况下均未表现出优选的放电相位（图 13-2）。CA3 和 CA1 之间的动作电位对于 θ 相位的协调性，eFSE 学习组比对照组更大，而对照组要比非 eFSE 学习组更

大。因此，这些动物 CA1 中没有相位偏好，也相应地缺乏使两个回路中的动作电位对齐的相位偏好的变化，表明海马回路通过 θ 振荡的两个组件之间的协调性不足可能会阻止 eFSE 非学习组准确计算他们在旋转台上的位置。这导致动物犯更多错误，并使它们在回避任务中不能达到标准。就主动回避任务中的认知结果而言，位置细胞的时间失调可以解释 eFSE 动物的网络适应和网络功能障碍。这项最新研究提供了生命早期惊厥发作损害动作电位的时间编码的第 1 个证据，还需要进一步的研究以提供机制证据证明时间编码异常或相应的速率编码异常足以引起空间认知缺陷。此外，尚不清楚在其他生命早期惊厥发作模型中是否发生了观察到的 CA1 动作电位的时间

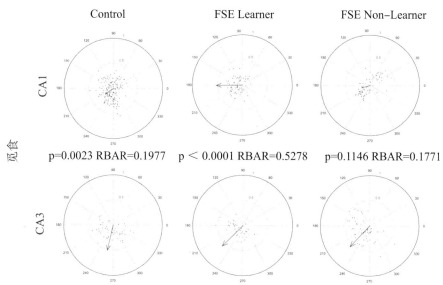

▲ 图 13-2 对照组（Cont）和热性惊厥持续状态动物能（FSE-L）和不能（FSE-NL）满足主动回避任务标准的认知需求变化时 CA1 和 CA3 的位置细胞相对局灶性 θ 的位置的时间协调

A. 在觅食期间，来自 Cont（左），FSE-L（中），FSE-NL（右）的 CA1 位置细胞相位偏好分布。从 Cont 记录的细胞分布在整个 θ 循环中，但在 214° 处显示出明显的相位偏好。从 FSE-L 记录的细胞比其他 2 组的动物更有可能在 180° 的局部 θ 峰处表现出相位偏好。从 FSE-NL 记录的位置细胞的平均角度为 194°，但它们没有显示出明显的相位偏好。从 Cont（257°，左下），FSE-L（225°，左下中），FSE-NL（226°，右下）在 CA3 层记录的放电偏好相分布都表现出明显的相偏，没有在相位偏好的分布中发现不同组之间的差异；

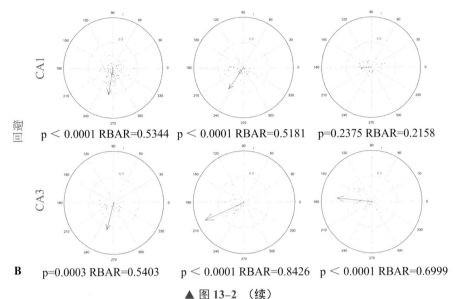

B. 在回避期间，在 CA1 层中来自 Cont（左），FSE-L（中），FSE-NL（右）的位置细胞偏好的放电相位分布。来自 Cont 的细胞明显将放电偏好的相位转移至 260° 的 θ 下降时相。来自 FSE-L 的细胞也向局部 θ 的下降相移动，并在 234° 处表现出偏好。同样，FSE-NL相对于局部 θ 表现无明显的相位偏好，但在 184° 具有平均放电相位。在 Cont 和 FSE-L 中，相较于 FSE-NL，有更多的位置细胞显示出 180° ～270° 的相位偏好。如在觅食环境中一样，在 CA3 层中的 Cont（255°，左下），FSE-L（205°，左下中），FSE-NL（174°，右下）记录的细胞的优选放电相位分布显示出明显的相位偏好。在回避期间，CA3 的 3 组之间的相位偏好分布没有发现明显差异。综上所述，CA3 中的首选放电相位对所有 3 个组都是重要的，并且在两种情况下都保持相对恒定。在 Cont 和 FSE-L 中看到的放电相的偏好从局部theta 峰处转移到下降相位，会使每个细胞层中的放电细胞与局部 θ 一致，并可能指示网络变化以适应增加的认知需求。FSE-NL CA1 位置细胞的相位偏好不重要，并且在主动回避期间未发生偏移，因此可能表示网络故障。经 Barry 等许可（2016a）转载

失调。

　　最后，虽然没有整齐地进入时间或速率编码机制的范围，但也存在一种细胞放电频率和 θ 频率以线性方式随着动物运动速度出现爆发的现象（Hinman等，2011；Hinman 等，2016；Richard 等，2013；Vanderwolf，1969）。毛果芸香碱诱发癫痫持续状态后大鼠（Richard 等，2013）及具有 eFSE 的动物（Barry等，2016a；Patterson 等，2017）中，观察到速度和 θ 频率相关系数和回归斜率异常且与不良的任务表现相关（图 13-3）。虽然尚不知道癫痫持续状态或

eFSE 后动物速度和 θ 频率之间的这种不协调的机制，但它可能源于导致 θ 中动作电位时间不协调的相同生理变化。

（三）发作间期棘波对认知的作用

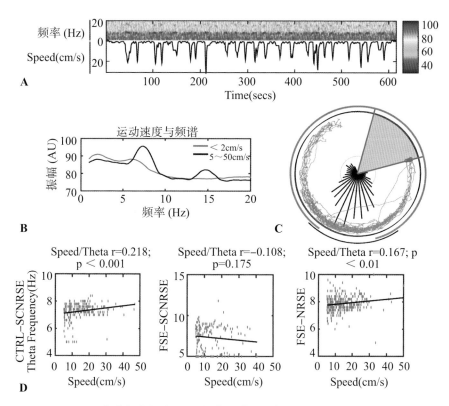

▲ 图 13-3　**eFSE 改变成年大鼠海马 θ 振荡和速度之间的线性关系，并且可以通过 eFSE 颅内注射神经元限制性沉默元件的寡核苷酸进行纠正**

A. 运动速度与频谱图的关系，表现了在对照组大鼠（CTL-SCR）进行 10min 的主动回避期间，海马信号振幅和频率的变化。θ 振荡（5～12Hz）的频率和功率对应运动速度（下）而增加；B. 与 A 中一样，速度过滤后的波幅显示了当大鼠运动速度＞ 5cm/s 时与＜ 2cm/s 时相比，θ 信号波幅增加；C. 与 A 中一样，主动回避期间对空间采样的极性分析，其中从图中心发出的黑线的矢量，角度和长度指示了在竞技场的每个角度上花费的时间比例（0°～360°，以 10° 分隔）。每个图的外弧线（黑色细线）表示最长矢量长度的分布，这些长度至少占对话持续时间的 50%。灰色部分表示电击区，红色圆圈表示动物受到电击的地方；D. 对照组和每个 eFSE 组的代表大鼠在整个主动回避过程中的速度与频率（蓝点）之间的关系。最佳拟合线（黑线）以及频率与速度之间的相关系数表明对照组和 eFSE 治疗组之间存在显著线性关系，eFSE 未治疗组之间无显著关系。改编自 Patterson 等，2017

除癫痫发作外，还有令人信服的证据表明，动物和人类的发作间期棘波可导致认知损害。在儿童和成年人中，发作间期棘波均可引起短暂的认知损害（Aarts 等，1984；Binnie 等，1987；Binnie 等，1991；Shewmon 和 Erwin，1988a；Shewmon 和 Erwin，1988b；Shewmon 和 Erwin，1988c；Shewmon 和 Erwin，1989；Ung 等，2017；Xiao 等，2016）。Aarts 及 其 同 事（Aarts 等，1984）发现，间期棘波可以短暂破坏神经过程，影响它们发生的相应大脑区域内的局部功能。癫痫患者的言语和非言语短期记忆都有间期棘波效应，而这些放电期间没有明显的临床表现。在右侧优势个体中，右半球间期棘波与非语言任务中的错误相关，而左半球间期棘波主要导致语言任务中的错误。脑电图放电主要干扰与刺激同时发生时任务编码相的响应。Shewmon 和 Erwin 进行了一系列精心研究（Shewmon 和 Erwin，1988a；Shewmon 和 Erwin，1988b；Shewmon 和 Erwin，1988c；Shewmon 和 Erwin，1989）发现枕区间期棘波会破坏视觉感受。枕区的间期棘波引起对侧视野中对刺激的短暂性功能障碍。当刺激发生在间期棘波后的慢波时，缺陷最明显。

为了研究间期棘波对癫痫持续状态动物模型中记忆力和反应时间的影响，Kleen 及其同事（Kleen 等，2010）研究了海马内毛果芸香碱给药后出现的慢性间期棘波大鼠在海马依赖的操作性行为任务（延迟匹配样本）中的表现。在这些试验中，在记忆检索期间发生的海马间期棘波严重损害了大鼠表现，而在记忆编码或记忆维护期间发生的间期棘波不会影响大鼠表现。间期棘波出现后最长 2s 内，动作电位的数量将持续大幅减少；当发生在突发事件中时，间期棘波减少了动作电位的发放，最多可持续 6s（Zhou 等，2007a）。除了影响动作电位外，间期棘波后立即出现的广泛抑制波还可以大大降低海马中 γ 振荡和其他振荡信号的功率（Urrestarazu 等，2006）。如上所述，由于振荡与正在进行的学习和记忆功能密切相关，因此这种振荡中断可能以复杂的方式导致认知缺陷（Halasz 等，2005；Kleen 等，2010）。然而，无论主动回避任务的认知结果如何，经历 eFSE 的动物在任务期内间期棘波发生率相似。这强化了以下观点：发作间期棘波的发生不一定会导致认知缺陷，因为还有其他网络变化可以弥补它们。这被提出是以下情况：对在 θ 内以及缓慢的 γ 频率变化内的棘波时机发生的改变，许多 eFSE 动物不表现出认知缺陷（Barry 等，2016）。

颞叶癫痫和发作间期棘波的患者在间期棘波期间也表现出工作记忆下降（Krauss 等，1997）。使用与大鼠相似的方法，Kleen 及其同事（Kleen 等，2013）研究了颞叶癫痫患者的间期棘波是否导致记忆缺陷。观察 10 名海马内置放深部电极的患者在简单记忆任务（Sternberg 测试）中的表现，该测试显示 4 个字母，经过一段时间，要求患者必须确定某单个字母是否为之前所示 4 个字母之一。当间期棘波出现在癫痫发作病灶的对侧或双侧时，发生在记忆提取时期的海马间期棘波降低了正确反应的可能性。这项研究为间期棘波相关的短暂认知障碍研究中的动物模型提供了生物学有效性证据。

类似地，Ung 及其同事（Ung 等，2017）研究了 67 例接受连续颅内脑电图监测的药物难治性癫痫患者，他们进行了延迟的自由回忆任务以测试短期记忆。在此任务中，要求受试者记住并回忆常用名词列表。使用广义 logistic 混合模型分析了每个棘波对成功回忆概率的影响。癫痫发作起源区位于左侧的患者，发生于癫痫发作起源区外的棘波会影响记忆编码，而发生于癫痫发作起源区内的棘波则不会。此外，左下颞回、中颞回、颞上回和梭状回的记忆编码期间的棘波降低了回忆的可能性，达每个棘波 15%。棘波还降低了单词检索的概率，这种效果在癫痫发作起源区外的棘波更显著。这些结果表明，癫痫发作起源区在基线时是功能障碍的，并支持发作间期棘波破坏与组织基础有关的认知过程的观点。

间期棘波除了对行为和认知的短暂影响外，还会在发育中的动物中引起长期的后遗症。在研究间期棘波对家兔纹状皮质的影响时，通过硬膜外局部应用青霉素（Baumbach 和 Chow，1981；Crabtree 等，1981）或荷苞牡丹碱（Campbell 等，1984；Ostrach 等，1984）在纹状皮质中诱导发作间期棘波。每次使用药物后 6～12h 会引发间期棘波，并且从 8—9 日龄到 24—30 日龄每天均使用药物。没有兔子有惊厥行为。在外侧膝状核、上丘和枕叶皮质放置单点记录电极，出现间期棘波的半球同侧的感受野类型的分布异常，而对侧半球则发现正常记录。这一发现是年龄依赖性的，当成年兔子有类似的诱发性发作间期棘波时，其细胞发育正常。这些研究表明，在幼年动物的关键发育时期，因发作间期棘波而破坏的膝状体—纹状体系统中的有序神经元活动，对枕叶皮质感受野的发育有不利影响。

六氟二乙酯吸入的幼鼠也可引发发作间期棘波（Khan 等，2010）。在连续的脑电图监测过程中，给大鼠幼鼠连续10天持续4h的低剂量六氟二乙酯吸入。实验组大鼠出现无惊厥发作的间期棘波，而在相似的检测条件下年龄匹配的对照组则极少间期棘波。当大鼠成年被测试时，发现 Morris 水迷宫的探针测试中参照记忆受损，放射性四臂水迷宫中参照记忆受损以及长时程增强受损。生命早期间期棘波导致齿状体中神经发生受损，但并未引起凋亡增加。这项研究表明，没有惊厥发作的大鼠幼鼠的发作间期棘波可导致长期的空间认知障碍。这些发现表明，间期棘波可能对发育中的大脑更有害。

同样，精神分裂症的新生儿腹侧 – 海马病变（neonatal ventral–hippocampal lesion，NVHL）模型已显示可导致成年大鼠发生皮质棘波发放（Lee 等，2014）。乙琥胺治疗消除了棘波活动，增加了海马之间的同步性，并改善了主动回避任务中的认知控制措施。这些结果值得注意，因为它们表明减弱异常的神经同步足以减轻认知缺陷，为治疗由神经发育障碍疾病引起的认知缺陷提供了希望的框架。

（四）一叶而知秋

在这篇综述中，我们涵盖了与生命早期惊厥发作和癫痫持续状态相关的生理变化的复杂性，这些可能是各种认知缺陷的基础。这些生命早期惊厥发作引起的认知和行为缺陷最终归因于关键回路和微回路中改变的生理成分之间的病理相互作用，而这些相互作用与桥接生理学和认知的神经编码机制相关。我们描述了一些研究，这些研究说明了惊厥发作在神经元功能的多个水平上的长期影响以及这些生理水平的中观尺度的相互作用，这些生理水平是动态的，是发育和认知需求的共同作用函数。总而言之（图 13-4），热性惊厥持续状态改变了基因转录因子——神经限制性沉默因子的水平，从而可以改变特定离子通道（如 HCN 通道）和受体的基因表达（McClelland 等，2014）。热性惊厥持续状态还可以减少 CA1 树突（Patterson 等，2017）。这些对树突形态（局部微回路的关键组成部分）的改变可能会改变 CA1 突触功能，这是 CA1 和 CA3 之间以及 CA1 和新皮质之间神经信息传递的基础。尽管还有很多工作要做，但这可以解释在具有空间认知缺陷的热性惊厥持续状态动物中，CA1 和 CA3 细胞棘波时机对局部 θ 振荡之间的时间不一致（Barry 等，2016a）。在该实验中没有空间缺陷的对照组动物和热性惊厥持续状态动物不仅证明了 CA1 神经元棘波时机的时间协调性，而且该时机根据认知需求是动态变化的，并且可能允许 CA1 和 CA3 之间的交流提高和任务参数的恢复。因此，我们认为，尽管对生命早期惊厥发作引起的认知功能障碍的任何探索都必须扎根于生理学的最终变化，是这些中观编码机制将生理学和认知联系起来，这是我们理解和治疗生命早期惊厥发作引起的认知功能障碍的最佳希望。

　　但是，我们如何去修补我们才刚刚开始理解的神经编码机制？理想的情况是防止第 1 个多米诺骨牌倒下并避免生命早期惊厥发作相关的生理变化。最近的证据表明，癫痫持续状态后（McClelland 等，2014）或 eFSE（Patterson 等，2017）后，海马神经元中的转录因子神经元限制性沉默因子（neuron restrictive

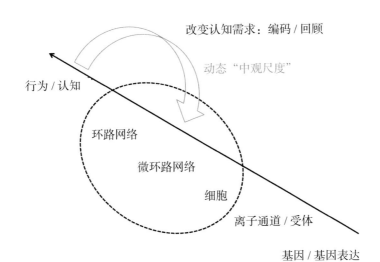

▲ 图 13-4　与生命早期惊厥发作诱导多种生理尺度改变有关的可能解释了生命早期惊厥发作后认知缺陷的发现的总结
这些生理尺度的相互作用或"中观尺度"的相互作用说明了理解神经编码机制的重要性，而神经编码机制既是动态的，又是认知需求和发育的函数

silencing factor，NRSF）明显增加，并阻止了许多表达很多不同神经递质和离子通道的基因的转录（McClelland 等，2014）。高热诱导 eFSE 前后颅内注射神经元限制性沉默元件的寡核苷酸，发现可抵消海马区神经元限制性沉默因子的升高（Patterson 等，2017）。虽然这不能防止 CA1 锥体细胞树突的衰减，但它的确可以防止齿状回颗粒细胞的分支增加和成熟不良的增加。与未治疗的 eFSE 动物相比，神经元限制性沉默元件似乎改变了慢和快 γ 的平衡，并在 eFSE 大鼠中产生了更多的线性速度 – θ 关系。值得注意的是，这些经过治疗的 eFSE 大鼠在主动回避任务上的认知结果要好于未经治疗的动物，这些动物由于太靠近电击区而表现回避策略失败。尽管这些结果表明 eFSE 后基因转录因子神经元限制性沉默因子的增加可能代表了多米诺骨牌倒下瀑布的第一步，并且防止它确实改善了结局，但由于尚不清楚在神经元限制性沉默元件治疗之后神经编码机制是否维持，因此解释仍然很复杂。尽管 γ 振荡的变化和速度 – θ 关系的改善表明它们可以维持，但还需要做进一步的工作。这些结果还引发了一个问题，即与认知结果相关的最重要信号是什么——基因表达、θ 活动、γ 活动、兴奋 / 抑制平衡或这些因素的某种组合？这些症状中有多少是由于生理变化（如回路的一个或多个部分中的异常树突）引起的？我们认为建立适当的概念框架是当前该领域面临的最大挑战，而最好的解决方法将是植根于生理学的方法，其中还应结合神经编码机制。

虽然预防病理生理变化是理想的解决方案，但诊所通常是处理最后一个多米诺骨牌倒下且已经造成损害的情况。那时又该怎么办呢？这是所有以认知结局为主要关注点的神经发育障碍疾病的困境（Fenton，2015；Insel，2010），这要求解决纠正一种或多种神经编码机制这一非常棘手的问题。该问题的最可能答案是在关键神经回路中以电刺激或光遗传刺激的形式进行干预，如发现中隔（medial septum，MS）的非选择性光遗传学刺激可影响对照组动物的海马振荡并改善其在工作记忆任务中的学习（Blumberg 等，2016），而中隔电刺激则在毛果芸香碱的癫痫持续状态模型中发现改善了 Barnes 迷宫空间任务的表现（Lee 等，2017）。然而，在这两种情况下，尚不清楚驱动认知的编码机制的假定变化是什么。替代方法是在闭环光遗传学系统中直接和选择性地作用于海马微回路（Siegle 和 Wilson，2014），尽管该方法尚未在生命早期惊厥发作模型中的认知缺陷的背景下被尝试过。尽管利用光遗传学进行此类临床研究还需要数年时间，但最近的一项研究表明，癫痫患者的海马、内嗅皮质、鼻周皮质、海马旁皮质和背外侧前额叶皮质中的 50Hz 电刺激可以改善言语记忆任务的表现（Ezzyat 等，2017）。该发现一个有趣的限制是，只有在特定大脑区域无法编码信息的试验期间进行刺激时，才发现刺激对任务表现有积极影响。否则，刺激倾向于对表现产生不利影响。为了确定哪个分类器可以准确预测编码和随后的回忆，通过在多个大脑区域使用信号的多元分类来辅助此发现。同样，在啮齿动物电生理实验中开发的回归和分类模型已经能够复制从 CA3 到 CA1 的时空细胞动作电位模式（Song 等，2014）。这种棘波链的多输入 / 多输出（multiple input/multiple output，MIMO）模型被建议为能够基于输入来预测和恢复区域输出信号。该模型已成功预测了大鼠在延迟不匹配样本任务上的行为表现（Song 等，2014），当结合闭环刺激时改善了非人类灵长类动物的延迟匹配样本表现（Deadwyler 等，2017a）。该小组对 5 名癫痫患者进行的研究的初步证据表明，在 CA1 中使用 MIMO 模型衍生的刺激模式可使延迟匹配样本任务执行期间的工作记忆提高 15%～25%（Deadwyler 等，2017b）。因此，这种刺激方法具有巨大的潜力，可以用作神经修复以增强记忆力。

三、总结

似乎我们越尝试达成对生命早期惊厥发作相关的认知障碍的完整理解，它就会越难以捉摸，但我们开始为生命早期惊厥发作的多尺度性质构建新的框架，这个框架要求我们尽可能多地学习认知的生理基础及其潜在的发展后果。最终，了解将生理学和认知联系起来的神经编码机制将使我们能够从一颗树木上看到整个森林，并找到预防和治疗生命早期惊厥发作引起认知障碍的有效方法。

参 考 文 献

[1] Aarts, J.H., Binnie, C.D., Smit, A.M., and Wilkins, A.J. (1984). Selective cognitive impairment during focal and generalized epileptiform EEG activity, *Brain*, 107 (Pt 1), 293-308.

[2] Bailet, L.L. and Turk, W.R. (2000). The impact of childhood epilepsy on neurocognitive and behavioral performance: a prospective longitudinal study, *Epilepsia*, 41, 426-431.

[3] Barry, J.M. and Muller, R.U. (2011). Updating the hippocampal representation of space: place cell firing fields are controlled by a novel spatial stimulus, *Hippocampus*, 21, 481-494.

[4] Barry, J.M., Choy, M., Dube, C., Robbins, A., Obenaus, A., Lenck-Santini, P.P., Scott, R.C., Baram, T.Z., and Holmes, G.L. (2015). T2 relaxation time post febrile status epilepticus predicts cognitive outcome, *Exp. Neurol.*, 269, 242-252.

[5] Barry, J.M. and Holmes, G.L. (2016). Why are children with epileptic encephalopathies encephalopathic?, *J. Child Neurol.*, 31, 1495-1504.

[6] Barry, J.M., Rivard, B., Fox, S.E., Fenton, A.A., Sacktor, T.C., and Muller, R.U. (2012). Inhibition of protein kinase Mzeta disrupts the stable spatial discharge of hippocampal place cells in a familiar environment, *J. Neurosci.*, 32, 13753-13762.

[7] Barry, J.M., Sakkaki, S., Barriere, S.J., Patterson, K.P., Lenck-Santini, P.P., Scott, R.C., Baram, T.Z., and Holmes, G.L. (2016a). Temporal coordination of hippocampal neurons reflects cognitive outcome post-febrile status epilepticus, *EBioMedicine*, 7, 175-190.

[8] Barry, J.M., Tian, C., Spinella, A., Page, M., and Holmes, G.L. (2016b). Spatial cognition following early-life seizures in rats: Performance deficits are dependent on task demands, *Epilepsy Behav.*, 60, 1-6.

[9] Baumbach, H.D. and Chow, K.L. (1981). Visuocortical epileptiform discharges in rabbits: differential effects on neuronal development in the lateral geniculate nucleus and superior colliculus, *Brain Res.*, 209, 61-76.

[10] Bender, R.A., Dube, C., and Baram, T.Z. (2004a). Febrile seizures and mechanisms of epileptogenesis: insights from an animal model, *Adv. Exp. Med. Biol.*, 548, 213-225.

[11] Bender, R.A., Dube, C., Gonzalez-Vega, R., Mina, E.W., and Baram, T.Z. (2003a). Mossy fiber plasticity and enhanced hippocampal excitability, without hippocampal cell loss or altered neurogenesis, in an animal model of prolonged febrile seizures, *Hippocampus*, 13, 399-412.

[12] Bender, R.A., Dubé, C., Gonzalez-Vega, R., Mina, E.W., and Baram, T.Z. (2004b). Mossy fiber plasticity and enhanced hippocampal excitability, without hippocampal cell loss or altered neurogenesis, in an animal model of prolonged febrile seizures, *Hippocampus*, 13, 399-412.

[13] Bender, R.A., Soleymani, S.V., Brewster, A.L., Nguyen, S.T., Beck, H., Mathern, G.W., and Baram, T.Z. (2003b). Enhanced expression of a specific hyperpolarization-activated cyclic nucleotide-gated cation channel (HCN) in surviving dentate gyrus granule cells of human and experimental epileptic hippocampus, *J. Neurosci.*, 23, 6826-6836.

[14] Berg, A.T., Zelko, F.A., Levy, S.R., and Testa, F.M. (2012). Age at onset of epilepsy, pharmacoresistance, and cognitive outcomes: a prospective cohort study, *Neurology*, 79, 1384-1391.

[15] Binnie, C.D., Channon, S., and Marston, D.L. (1991). Behavioral correlates of interictal spikes. *Adv. Neurol.*, 55, 113-126.

[16] Binnie, C.D., Kasteleijn-Nolst Trenite, D.G., Smit, A.M., and Wilkins, A.J. (1987). Interactions of epileptiform EEG discharges and cognition. *Epilepsy Res.*, 1, 239-245.

[17] Blumberg, B.J., Flynn, S.P., Barriere, S.J., Mouchati, P.R., Scott, R.C., Holmes. G.L., and Barry, J.M. (2016). Efficacy of nonselective optogenetic control of the medial septum over hippocampal oscillations: the influence of speed and implications for cognitive enhancement, *Physiol. Rep.*, 4, pii: e13048.

[18] Bourgeois, B.D., Prensky, A.L., Palkes, H.S., Talent, B.K., and Busch, S.G. (1983).

Intelligence in epilepsy: A prospective study in children, *Ann. Neurol.*, 14, 438-444.

[19] Brandon, M.P., Koenig, J., Leutgeb, J.K., and Leutgeb, S. (2014). New and distinct hippocampal place codes are generated in a new environment during septal inactivation, *Neuron*, 82, 789-796.

[20] Brewster, A., Bender, R.A., Chen, Y., Dube, C., Eghbal-Ahmadi, M., and Baram, T.Z. (2002). Developmental febrile seizures modulate hippocampal gene expression of hyperpolarization-activated channels in an isoform and cell-specific manner, *J. Neurosci.*, 22, 4591-4599.

[21] Brewster, A.L., Bernard, J.A., Gall, C.M., and Baram, T.Z. (2005). Formation of heteromeric hyperpolarization-activated cyclic nucleotidegated (HCN) channels in the hippocampus is regulated by developmental seizures, *Neurobiol. Dis.*, 19, 200-207.

[22] Buelow, J.M., Perkins, S.M., Johnson, C.S., Byars, A.W., Fastenau, P.S., Dunn, D.W., and Austin, J.K. (2012). Adaptive functioning in children with epilepsy and learning problems, *J. Child Neurol.*, 27, 1241-1249.

[23] Bui, A.D., Nguyen, T.M., Limouse, C., Kim, H.K., Szabo, G.G., Felong, S., Maroso, M., and Soltesz, I. (2018). Dentate gyrus mossy cells control spontaneous convulsive seizures and spatial memory, *Science*, 359, 787-790.

[24] Campbell, B.G., Ostrach, L.H., Crabtree, J.W., and Chow, K.L. (1984). Characterization of penicillin-and bicuculline-induced epileptiform discharges during development of striate cortex in rabbits, *Brain Res.*, 317, 125-128.

[25] Chang, Y.C., Guo, N.W., Wang, S.T., Huang, C.C., and Tsai, J.J. (2001). Working memory of school–aged children with a history of febrile convulsions: a population study, *Neurology*, 57, 37-42.

[26] Chen, K., Aradi, I., Thon, N., Eghbal-Ahmadi, M., Baram, T.Z., and Soltesz, I. (2001). Persistently modified h-channels after complex febrile seizures convert the seizure-induced enhancement of inhibition to hyperexcitability. *Nat. Med.*, 7, 331-337.

[27] Chen, K., Baram, T.Z., and Soltesz, I. (1999). Febrile seizures in the immature rat model modify neuronal excitability long-term, *Nat. Med.*, 5, 888-894.

[28] Cimadevilla, J.M., Fenton, A.A., and Bures, J. (2000a). Functional inactivation of dorsal hippocampus impairs active place avoidance in rats, *Neurosci. Lett.*, 285, 53-56.

[29] Cimadevilla, J.M., Kaminsky, Y., Fenton, A., and Bures, J. (2000b). Passive and active place avoidance as a tool of spatial memory research in rats, *J. Neurosci. Meth.*, 102, 155-164.

[30] Committee on the Public Health Dimensions of the Epilepsies, Board on Health Sciences Policy, Institute of Medicine (2012). *Epilepsy Across the Spectrum: Promoting Health and Understanding*. The National Academies Press.

[31] Crabtree, J.W., Chow, K.L., Ostrach, L.H., and Baumbach, H.D. (1981). Development of receptive field properties in the visual cortex of rabbits subjected to early epileptiform cortical discharges, *Brain Res.*, 227, 269-281.

[32] Curia, G., Longo, D., Biagini, G., Jones, R.S., and Avoli, M. (2008). The pilocarpine model of temporal lobe epilepsy, *J. Neurosci. Meth.*, 172, 143-157.

[33] de Rogalski Landrot, I., Minokoshi, M., Silveira, D.C., Cha, B.H., and Holmes, G.L. (2001). Recurrent neonatal seizures: relationship of pathology to the electroencephalogram and cognition, *Dev. Brain Res.*, 129, 27-38.

[34] Douchamps, V., Jeewajee, A., Blundell, P., Burgess, N., and Lever, C. (2013). Evidence for encoding versus retrieval scheduling in the hippocampus by theta phase and acetylcholine, *J. Neurosci.*, 33, 8689-8704.

[35] Dube, C., Chen, K., Eghbal-Ahmadi, M., Brunson, K., Soltesz, I., and Baram, T.Z. (2000). Prolonged febrile seizures in the immature rat model enhance hippocampal excitability long term, *Ann. Neurol.*, 47, 336-344.

[36] Dube, C., Vezzani, A., Behrens, M., Bartfai, T., and Baram, T.Z. (2005). Interleukin-1beta contributes to the generation of experimental febrile seizures, *Ann. Neurol.*, 57, 152-155.

[37] Dube, C.M., Zhou, J.L., Hamamura, M., Zhao, Q., Ring, A., Abrahams, J., McIntyre, K., Nalcioglu, O., Shatskih, T., Baram, T.Z., and Holmes, G.L. (2009) Cognitive dysfunction after experimental febrile seizures, *Exp. Neurol.*, 215, 167-177.

[38] Dyhrfjeld-Johnsen, J., Morgan, R.J., Foldy, C., and Soltesz. I. (2008). Upregulated H-current in hyperexcitable CA1 dendrites after febrile seizures, *Front. Cell. Neurosci.*, 2, 2.

[39] Dyhrfjeld-Johnsen, J., Morgan, R.J., and Soltesz, I. (2009). Double trouble? Potential for hyperexcitability following both channelopathic up-and downregulation of I(h) in epilepsy, *Front. Neurosci.*, 3, 25-33.

[40] Ezzyat, Y., Kragel, J.E., Burke, J.F., Levy, D.F., Lyalenko, A., Wanda, P., O'Sullivan, L., Hurley, K.B., Busygin, S., Pedisich, I., Sperling, M.R., Worrell, G.A., Kucewicz, M.T., Davis, K.A., Lucas, T.H., Inman, C.S., Lega, B.C., Jobst, B.C., Sheth, S.A., Zaghloul, K., Jutras, M.J., Stein, J.M., Das, S.R., Gorniak, R., Rizzuto, D.S., and Kahana, M.J. (2017). Direct brain stimulation modulates encoding states and memory performance in humans, *Curr. Biol.*, 27, 1251-1258.

[41] Farwell, J.R., Dodrill, C.B., and Batzel, L.W. (1985). Neuropsychological abilities of children with epilepsy, *Epilepsia*, 26, 395-400.

[42] Fenton, A.A. (2015). Excitation-inhibition discoordination in rodent models of mental disorders, *Biol. Psychiatr.*, 77, 1079-1088.

[43] Fernandez-Ruiz, A., Oliva, A., Nagy, G.A., Maurer, A.P., Berenyi, A., and Buzsaki, G. (2017). Entorhinal-CA3 dual-input control of spike timing in the hippocampus by theta-gamma coupling, *Neuron*, 93, 1213-1226.

[44] Fuentes, A., and Kerr, E.N. (2017). Maintenance effects of working memory intervention (Cogmed) in children with symptomatic epilepsy, *Epilepsy Behav.*, 67, 51-59.

[45] Gatt, G., Velíšková J., Liu, Z., Moshé, S.L., and Holmes, G.L. (1993). Ontogeny of flurothyl–induced seizures: A behavioral and EEG electroencephalographic analysis, *Epilepsia*, 34(Suppl. 6), 63.

[46] Halasz, P., Kelemen, A., Clemens, B., Saracz, J., Rosdy, B., Rasonyi, G., and Szucs, A. (2005). The perisylvian epileptic network. A unifying concept, *Ideggyogy Sz*, 58, 21-31.

[47] Hasselmo, M.E. (2005). What is the function of hippocampal theta rhythm? Linking behavioral data to phasic properties of field potential and unit recording data, *Hippocampus*, 15, 936-949.

[48] Hasselmo, M.E., and Stern, C.E. (2014). Theta rhythm and the encoding and retrieval of space and time, *Neuroimage*, 85 Pt 2, 656-666.

[49] Hermann, B.P., Seidenberg, M., and Bell, B. (2002). The neurodevelopmental impact of childhood onset temporal lobe epilepsy on brain structure and function and the risk of progressive cognitive effects, *Prog. Brain Res.*, 135, 429-438.

[50] Hernan, A.E., Holmes, G.L., Isaev, D., Scott, R.C., and Isaeva, E. (2013). Altered short-term plasticity in the prefrontal cortex after early life seizures, *Neurobiol. Dis.*, 50, 120-126.

[51] Hinman, J.R., Brandon, M.P., Climer, J.R., Chapman, G.W., and Hasselmo, M.E. (2016). Multiple running speed signals in medial entorhinal cortex, *Neuron*, 91, 666-679.

[52] Hinman, J.R., Penley, S.C., Long, L.L., Escabi, M.A., and Chrobak, J.J. (2011). Septotemporal variation in dynamics of theta: speed and habituation, *J. Neurophysiol.*, 105, 2675-2686.

[53] Hoffmann, A.F., Zhao, Q., and Holmes, G.L. (2004). Cognitive impairment following status epilepticus and recurrent seizures during early development: support for the "two–hit hypothesis", *Epilepsy Behav.*, 5, 873-877.

[54] Holmes, G.L. (1991). The long-term effects of seizures on the developing brain: clinical and laboratory issues, *Brain Dev.*, 13, 393-409.

[55] Holmes, G.L. (2014). What is more harmful, seizures or epileptic EEG abnormalities? Is there any clinical data?, *Epileptic Disord.*, 16 Suppl 1, 12-22.

[56] Holmes, G.L. (2015). Cognitive impairment in epilepsy: the role of network abnormalities. *Epileptic Disord.*, 17, 101-116.

[57] Holmes, G.L., Gairsa, J.L., Chevassus-Au-Louis, N., and Ben-Ari, Y. (1998). Consequences of neonatal seizures in the rat: morphological and behavioral effects, *Ann. Neurol.*, 44, 845-857.

[58] Holmes, G.L., and Lenck-Santini, P.P. (2006).

Role of interictal epileptiform abnormalities in cognitive impairment, *Epilepsy Behav.*, 8, 504-515.

[59]　Holmes, G.L., Sarkisian, M., Ben-Ari, Y., and Chevassus-Au-Louis, N. (1999). Mossy fiber sprouting after recurrent seizures during early development in rats, *J. Comp. Neurol.*, 404, 537-553.

[60]　Holmes, G.L., Tian, C., Hernan, A.E., Flynn, S., Camp, D., and Barry, J. (2015). Alterations in sociability and functional brain connectivity caused by early-life seizures are prevented by bumetanide, *Neurobiol. Dis.*, 77, 204-219.

[61]　Holscher, C., Anwyl, R., and Rowan, M.J. (1997). Stimulation on the positive phase of hippocampal theta rhythm induces long-term potentiation that can Be depotentiated by stimulation on the negative phase in area CA1 in vivo, *J. Neurosci.*, 17, 6470-6477.

[62]　Huang, L., Cilio, M.R., Silveira, D.C., McCabe, B.K., Sogawa, Y., Stafstrom, C.E., and Holmes, G.L. (1999). Long-term effects of neonatal seizures: a behavioral, electrophysiological, and histological study, *Dev. Brain Res.*, 118, 99-107.

[63]　Huerta, P.T., and Lisman, J.E. (1995). Bidirectional synaptic plasticity induced by a single burst during cholinergic theta oscillation in CA1 in vitro, *Neuron*, 15, 1053-1063.

[64]　Huxter, J.R., Senior, T.J., Allen, K., and Csicsvari, J. (2008). Theta phasespecific codes for two-dimensional position, trajectory and heading in the hippocampus, *Nat. Neurosci.*, 11, 587-594.

[65]　Insel, T.R. (2010). Rethinking schizophrenia, *Nature*, 468, 187-193.

[66]　Isaeva, E., Isaev, D., and Holmes, G.L. (2013). Alteration of synaptic plasticity by neonatal seizures in rat somatosensory cortex, *Epilepsy Res.*, 106(1-2), 280-283.

[67]　Isaeva, E., Isaev, D., Khazipov, R., and Holmes, G.L. (2006). Selective impairment of GABAergic synaptic transmission in the flurothyl model of neonatal seizures, *Eur. J. Neurosci.*, 23, 1559-1566.

[68]　Isaeva, E., Isaev, D., Khazipov, R., and Holmes, G.L. (2009). Long-term suppression of GABAergic activity by neonatal seizures in rat somatosensory cortex, *Epilepsy Res.*, 87, 286-289.

[69]　Isaeva, E., Isaev, D., Savrasova, A., Khazipov, R., and Holmes, G.L. (2010). Recurrent neonatal seizures result in long-term increases in neuronal network excitability in the rat neocortex, *Eur. J. Neurosci.*, 31, 1446-1455.

[70]　Isaeva, E.V. (2009). Mechanism of antiseizure effect of isoflurane in the immature rat hippocampus, *Fiziol. Zh.*, 55, 57-60.

[71]　Jeewajee, A., Barry, C., Douchamps, V., Manson, D., Lever, C., and Burgess, N. (2014). Theta phase precession of grid and place cell firing in open environments, *Philos. Trans. R. Soc. Lond. B Biol. Sci.*, 369, 20120532.

[72]　Karnam, H.B., Zhao, Q., Shatskikh, T., and Holmes, G.L. (2009a). Effect of age on cognitive sequelae following early life seizures in rats, *Epilepsy Res.*, 85, 221-230.

[73]　Karnam, H.B., Zhou, J.L., Huang, L.T., Zhao, Q., Shatskikh, T., and Holmes, G.L. (2009b). Early life seizures cause long-standing impairment of the hippocampal map, *Exp. Neurol.*, 217, 378-387.

[74]　Kelemen, E. and Fenton, A.A. (2010). Dynamic grouping of hippocampal neural activity during cognitive control of two spatial frames, *PLoS Biol.*, 8, e1000403.

[75]　Khan, O.I., Zhao, Q, Miller, F., and Holmes, G.L. (2010). Interictal spikes in developing rats cause long-standing cognitive deficits, *Neurobiol. Dis.*, 39, 362-371.

[76]　Kleen, J.K., Scott, R.C., Holmes, G.L., and Lenck-Santini, P.P. (2010). Hippocampal interictal spikes disrupt cognition in rats, *Ann. Neurol.*, 67, pp. 250-257.

[77]　Kleen, J.K., Scott, R.C., Holmes, G.L., Roberts, D.W., Rundle, M.M., Testorf, M., Lenck-Santini, P.P., and Jobst, B.C. (2013). Hippocampal interictal epileptiform activity disrupts cognition in humans, *Neurology*, 81, 18-24.

[78]　Kleen, J.K., Sesque, A., Wu, E.X., Miller, F.A., Hernan, A.E., Holmes, G.L., and Scott, R.C. (2011a). Early-life seizures produce lasting alterations in the structure and function of the prefrontal cortex, *Epilepsy Behav.*, 22, 214-219.

[79]　Kleen, J.K., Wu, E.X., Holmes, G.L., Scott, R.C., and Lenck-Santini, P.P. (2011b). Enhanced oscillatory activity in the hippocampal-

prefrontal network is related to short-term memory function after early-life seizures, *J Neurosci.*, 31, 15397-15406.

[80] Krauss, G.L., Summerfield, M., Brandt, J., Breiter, S., and Ruchkin, D. (1997). Mesial temporal spikes interfere with working memory, *Neurology*, 49, 975-980.

[81] Krook-Magnuson, E., Armstrong, C., Bui, A., Lew, S., Oijala, M., and Soltesz, I. (2015). In vivo evaluation of the dentate gate theory in epilepsy, *J. Physiol.*, 593, 2379-2388.

[82] Langston, R.F., Ainge, J.A., Couey, J.J., Canto, C.B., Bjerknes, T.L., Witter, M.P., Moser, E.I., and Moser, M.B. (2010). Development of the spatial representation system in the rat, *Science*, 328, 1576-1580.

[83] Lee, D.J., Izadi, A., Melnik, M., Seidl, S., Echeverri, A., Shahlaie, K., and Gurkoff, G.G. (2017). Stimulation of the medial septum improves performance in spatial learning following pilocarpine-induced status epilepticus, *Epilepsy Res.*, 130, 53-63.

[84] Lee, H., Dvorak, D., and Fenton, A.A. (2014). Targeting neural synchrony deficits is sufficient to improve cognition in a schizophrenia-related neurodevelopmental model, *Front. Psychiatr.*, 5, 15.

[85] Lenck-Santini, P.P. and Holmes, G.L. (2008). Altered phase precession and compression of temporal sequences by place cells in epileptic rats, *J. Neurosci.*, 28, 5053-5062.

[86] Lenck–Santini, P.P., Muller, R.U., Save, E., and Poucet, B. (2002). Relationships between place cell firing fields and navigational decisions by rats, *J. Neurosci.*, 22, 9035-9047.

[87] Leutgeb, J.K., Leutgeb, S., Moser, M.B., and Moser, E.I. (2007). Pattern separation in the dentate gyrus and CA3 of the hippocampus, *Science*, 315, 961-966.

[88] Lin, H., Holmes, G.L., Kubie, J.L., and Muller, R.U. (2009). Recurrent seizures induce a reversible impairment in a spatial hidden goal task, *Hippocampus*, 19, 817-827.

[89] Liu, X., Muller, R.U., Huang, L.T., Kubie, J.L., Rotenberg, A., Rivard, B., Cilio, M.R., and Holmes, G.L. (2003). Seizure-induced changes in place cell physiology: relationship to spatial memory, *J. Neurosci.*, 23, 11505-11515.

[90] Lucas, M.M., Lenck-Santini, P.P., Holmes, G.L., and Scott, R.C. (2011). Impaired cognition in rats with cortical dysplasia: additional impact of early-life seizures, *Brain*, 134, 1684-1693.

[91] Lugo, J.N., Swann, J.W., and Anderson, A.E. (2014). Early-life seizures result in deficits in social behavior and learning, *Exp. Neurol.*, 256, 74-80.

[92] Magee, J.C. (1999). Dendritic lh normalizes temporal summation in hippocampal CA1 neurons, *Nat. Neurosci.*, 2, 508-514.

[93] Martinos, M.M., Yoong, M., Patil, S., Chin, R.F., Neville, B.G., Scott, R.C., and de Haan, M. (2012). Recognition memory is impaired in children after prolonged febrile seizures, *Brain*, 135, 3153-3164.

[94] Martinos, M.M., Yoong, M., Patil, S., Chong, W.K., Mardari, R., Chin, R.F., Neville, B.G., de Hann, M., and Scott, R.C. (2013). Early developmental outcomes in children following convulsive status epilepticus: a longitudinal study, *Epilepsia*, 54, 1012-1019.

[95] McCabe, B.K., Silveira, D.C., Cilio, M.R., Cha, B.H., Liu, X., Sogawa, Y., and Holmes, G.L. (2001) Reduced neurogenesis after neonatal seizures, *J. Neurosci.*, 21, 2094-2103.

[96] McClelland, S., Brennan, G.P., Dube, C., Rajpara, S., Iyer, S., Richichi, C., Bernard, C., and Baram, T.Z. (2014). The transcription factor NRSF contributes to epileptogenesis by selective repression of a subset of target genes, *eLife*, 3, e01267.

[97] Mikati, M.A., Tarif, S., Lteif, L., and Jawad, M.A. (2001). Time sequence and types of memory deficits after experimental status epilepticus, *Epilepsy Res.*, 43, 97-101.

[98] Mizuseki, K., Sirota, A., Pastalkova, E., and Buzsaki, G. (2009). Theta oscillations provide temporal windows for local circuit computation in the entorhinal-hippocampal loop, *Neuron*, 64, 267-280.

[99] Morris, R. (1984). Development of a water maze procedure for studying spatial learning in the rat, *J. Neurosci. Meth.*, 11, 47-60.

[100] Muller, R. (1996). A quarter of a century of place cells, *Neuron*, 17, 813-822.

[101] Muller, R.U. and Kubie, J.L. (1987). The

effects of changes in the environment on the spatial firing of hippocampal complex-spike cells, *J. Neurosci.*, 7, 1951-1968.

[102] Neill, J.C., Liu, Z., Sarkisian, M., Tandon, P., Yang, Y., Stafstrom, C.E., and Holmes, G.L. (1996). Recurrent seizures in immature rats: effect on auditory and visual discrimination, *Dev. Brain Res.*, 95, 283-292.

[103] Neyens, L.G., Aldenkamp, A.P., and Meinardi, H.M. (1999). Prospective follow-up of intellectual development in children with a recent onset of epilepsy, *Epilepsy Res.*, 34, 85-90.

[104] Neymotin, S.A., Hilscher, M.M., Moulin, T.C., Skolnick, Y., Lazarewicz, M.T., and Lytton, W.W. (2013). Ih tunes theta/gamma oscillations and cross-frequency coupling in an in silico CA3 model, *PLoS ONE*, 8, e76285.

[105] O'Keefe, J. (1976). Place units in the hippocampus of the freely moving rat, *Exp. Neurol.*, 51, 78-109.

[106] O'Keefe, J. and Conway, D.H. (1978). Hippocampal place cells in the freely moving rat: why they fire where they fire, *Exp. Brain Res.*, 31, 573-590.

[107] O'Keefe, J. and Dostrovsky, J. (1971). The hippocampus as a spatial map: preliminary evidence from unit activity in the freely-moving rat, *Brain Res.*, 34, 171-175.

[108] O'Keefe, J. and Nadel, L. (1978). The Hippocampus as a Cognitive Map. Oxford: Clarendon.

[109] O'Keefe, J. and Recce, M. (1993). Phase relationships between hippocampal place units and the EEG theta rhythm, *Hippocampus*, 3, 317-330.

[110] Ostrach, L.H., Crabtree, J.W., Campbell, B.G., and Chow, K.L. (1984). Effects of bicuculline-induced epileptiform activity on development of receptive field properties in striate cortex and lateral geniculate nucleus of the rabbit, *Brain Res.*, 317, 113-123.

[111] Patterson, K.P., Barry, J.M., Curran, M.M., Singh-Taylor, A., Brennan, G., Rismanchi, N., Page, M., Noam, Y., Holmes, G.L., and Baram, T.Z. (2017). Enduring memory impairments provoked by developmental febrile seizures are mediated by functional and structural effects of neuronal restrictive

silencing factor, *J. Neurosci.*, 37, 3799-3812.

[112] Prasad, A.N., Burneo, J.G., and Corbett, B. (2014a). Epilepsy, comorbid conditions in Canadian children: analysis of cross-sectional data from cycle 3 of the National Longitudinal Study of Children and Youth, *Seizure*, 23, 869-873.

[113] Prasad, C., Corbett, B.A., and Prasad, A.N. (2014b). Epilepsy, school readiness in Canadian children: data from the National Longitudinal Study of Children and Youth (NLSCY), *Seizure*, 23, 435-438.

[114] Protopapa, F., Siettos, C.I., Myatchin, I., and Lagae, L. (2016). Children with well controlled epilepsy possess different spatio-temporal patterns of causal network connectivity during a visual working memory task, *Cogn. Neurodyn.*, 10, 99-111.

[115] Richard, G.R., Titiz, A., Tyler, A., Holmes, G.L., Scott, R.C., and Lenck-Santini, P.P. (2013). Speed modulation of hippocampal theta frequency correlates with spatial memory performance, *Hippocampus*, 23, 1269-1279.

[116] Riviello, P., de Rogalski Landrot, I., and Holmes, G.L. (2002). Lack of cell loss following recurrent neonatal seizures, *Dev. Brain Res.*, 135, 101-104.

[117] Robbe, D. and Buzsaki, G. (2009). Alteration of theta timescale dynamics of hippocampal place cells by a cannabinoid is associated with memory impairment, *J. Neurosci.*, 29, 12597-12605.

[118] Rutten, A., van Albada, M., Silveira, D.C., Cha, B.H., Liu, X., Hu, Y.N., Cilio, M.R., and Holmes, G.L. (2002). Memory impairment following status epilepticus in immature rats: time–course and environmental effects, *Eur. J. Neurosci.*, 16, 501-513.

[119] Schomburg, E.W., Fernandez-Ruiz, A., Mizuseki, K., Berenyi, A., Anastassiou, C.A., Koch, C., and Buzsaki, G. (2014). Theta phase segregation of input-specific gamma patterns in entorhinal-hippocampal networks, *Neuron*, 84, 470-485.

[120] Scott, R.C., Richard, G.R., Holmes, G.L., and Lenck-Santini, P.P. (2011). Maturational dynamics of hippocampal place cells in immature rats, *Hippocampus*, 21, 347-353.

[121] Shewmon, D.A. and Erwin, R.J. (1988a).

Focal spike-induced cerebral dysfunction is related to the after-coming slow wave, *Ann. Neurol.*, 23, 131-137.

[122] Shewmon, D.A. and Erwin, R.J. (1988b). The effect of focal interictal spikes on perception and reaction time. I. General considerations, *Electroencephalogr. Clin. Neurophysiol.*, 69, 319-337.

[123] Shewmon, D.A. and Erwin, R.J. (1988c). The effect of focal interictal spikes on perception and reaction time. II. Neuroanatomic specificity, *Electroencephalogr. Clin. Neurophysiol.*, 69, 338-352.

[124] Shewmon, D.A. and Erwin, R.J. (1989). Transient impairment of visual perception induced by single interictal occipital spikes, *J. Clin. Exp. Neuropsychol.*, 11, 675-691.

[125] Siegle, J.H. and Wilson, M.A. (2014). Enhancement of encoding and retrieval functions through theta phase-specific manipulation of hippocampus, *Elife*, 3, e03061.

[126] Sillanpaa, M., Jalava, M., Kaleva, O., and Shinnar, S. (1998). Long-term prognosis of seizures with onset in childhood, *N. Engl. J. Med.*, 338, 1715-1722.

[127] Skaggs, W.E., McNaughton, B.L., Wilson, M.A., and Barnes, C.A. (1996). Theta phase precession in hippocampal neuronal populations and the compression of temporal sequences, *Hippocampus*, 6, 149-172.

[128] Sogawa, Y., Monokoshi, M., Silveira, D.C., Cha, B.H., Cilio, M.R., McCabe, B.K., Liu, X., Hu, Y., and Holmes, G.L. (2001). Timing of cognitive deficits following neonatal seizures: relationship to histological changes in the hippocampus, *Dev. Brain Res.*, 131, 73-83.

[129] Song, D., Harway, M., Marmarelis, V.Z., Hampson, R.E., Deadwyler, S.A., and Berger, T.W. (2014). Extraction and restoration of hippocampal spatial memories with non–linear dynamical modeling, *Front. Syst. Neurosci.*, 8, 97.doi:10.3389/fnsys.2014.00097.

[130] Toth, Z., Yan, X.X., Haftoglou, S., Ribak, C.E., and Baram, T.Z. (1998). Seizure-induced neuronal injury: vulnerability to febrile seizures in an immature rat model, *J. Neurosci.*, 18, 4285-4294.

[131] Tyler, A.L., Mahoney, J.M., Richard, G.R.,

Holmes, G.L., Lenck-Santini, P.P., and Scott, R.C. (2012). Functional network changes in hippocampal CA1 after status epilepticus predict spatial memory deficits in rats, *J. Neurosci.*, 32, 11365-11376.

[132] Ung, H., Cazares, C., Nanivadekar, A., Kini, L., Wagenaar, J., Becker, D., Krieger, A., Lucas, T., Litt, B., and Davis, K.A. (2017). Interictal epileptiform activity outside the seizure onset zone impacts cognition, *Brain*, 140, 2157-2168.

[133] Urrestarazu, E., Jirsch, J.D., Levan, P., Hall, J., Avoli, M., Dubeau, F., and Gotman, J. (2006). High-frequency intracerebral EEG activity (100-500 Hz) following interictal spikes, *Epilepsia*, 47, 1465-1476.

[134] Vafaei, A.A., Jezek, K., Bures, J., Fenton, A.A., and Rashidy-Pour, A. (2007). Post-training reversible inactivation of the rat's basolateral amygdala interferes with hippocampus-dependent place avoidance memory in a time-dependent manner, *Neurobiol. Learn. Mem.*, 88, 87-93.

[135] van Esch, A., Ramlal, I.R., van Steensel-Moll, H.A., and Steyerberg, E.W. (1996). Outcome after febrile status epilepticus, *Dev. Med. Child Neurol.*, 38, 19-24.

[136] Vanderwolf, C.H. (1969). Hippocampal electrical activity and voluntary movement in the rat, *Electroencephalogr. Clin. Neurophysiol.*, 26, 407-418.

[137] Villeneuve, N., Ben-Ari, Y., Holmes, G.L., and Gaiarsa, J.L. (2000). Neonatal seizures induced persistent changes in intrinsic properties of CA1 rat hippocampal cells, *Ann. Neurol.*, 47, 729-738.

[138] Wakamoto, H., Nagao, H., Hayashi, M., and Morimoto, T. (2000). Long-term medical, educational, and social prognoses of childhood-onset epilepsy: a population-based study in a rural district of Japan, *Brain Dev.*, 22, 246-255.

[139] Wang, Y., Romani, S., Lustig, B., Leonardo, A., and Pastalkova, E. (2015). Theta sequences are essential for internally generated hippocampal firing fields, *Nat. Neurosci.*, 18, 282-288.

[140] Weiss, E.F., Masur, D., Shinnar, S., Hesdorffer, D.C., Hinton, V.J., Bonner, M., Rinaldi, J., Van de Water, V., Culbert, J., Shinnar, R.C.,

Seinfeld. S., Gallentine, W., Nordli, D.R., Frank, L.M., Epstein, L., Moshe, S.L., and Sun, S. (2016). Cognitive functioning one month and one year following febrile status epilepticus, *Epilepsy Behav.*, 64, 283-288.

[141] Williams, J., Griebel, M.L., and Dykman, R.A. (1998). Neuropsychological patterns in pediatric epilepsy, *Seizure*, 7, 223-228.

[142] Williams, M.R., DeSpenza, T., Li, M., Gulledge, A.T., and Luikart, B.W. (2015). Hyperactivity of newborn Pten knock-out neurons results from increased excitatory synaptic drive, *J. Neurosci.*, 35, 943-959.

[143] Wills, T.J., Cacucci, F., Burgess, N., and O'Keefe, J. (2010) Development of the hippocampal cognitive map in preweanling rats, *Science*, 328, 1573-1576.

[144] Wilson, M.A., Varela, C., and Remondes, M. (2015). Phase organization of network computations, *Curr. Opin. Neurobiol.*, 31, 250-253.

[145] Xiao, F., An, D., Lei, D., Li, L., Chen, S., Wu, X., Yang, T., Ren, J., Gong, Q. and Zhou, D. (2016). Real-time effects of centrotemporal spikes on cognition in rolandic epilepsy: An EEG–fMRI study, *Neurology*, 86, 544-551.

[146] Zhou, J.L., Lenck-Santini, P.P., Zhao, Q., and Holmes, G.L. (2007a). Effect of interictal spikes on single-cell firing patterns in the hippocampus, *Epilepsia*, 48, 720-731.

[147] Zhou, J.L., Shatskikh, T.N., Liu, X., and Holmes, G.L. (2007b). Impaired single cell firing and long-term potentiation parallels memory impairment following recurrent seizures, *Eur. J. Neurosci.*, 25, 3667-3677.

第 14 章　癫痫中的性别差异

Sex Matters in Epilepsy

Jana Velíšková　著

一、概述

人们日益认识到，性别在人类健康的各个方面都很重要，不仅与生殖系统有关，而且对包括大脑在内的其他器官也有影响。性别差异对影响大脑功能并最终决定了那些影响大脑的疾病结局的许多中枢神经系统区域的偏好。因此，中枢神经系统（central nervous system，CNS）中性别二态性的存在决定了疾病发生、发展和治疗中的性别差异。尽管存在这些事实，但在治疗决策中，性别因素很少被考虑到，并且在人类或动物研究中，女性仍然没有被与男性一样平等地包括在内（Clayton 和 Collins，2014；Hanamsagar 和 Bilbo，2016；Zagni 等，2016）。

流行病学研究表明，男性比女性更容易罹患惊厥和癫痫综合征（Hauser 等，1996；Kotsopoulos 等，2002）。尽管总体上这种性别差异并不明显，但特定的癫痫综合征确实显示出性别偏好。热性惊厥在男孩中更为普遍，但当在非常年幼的年龄发生复杂性热性惊厥时，女孩似乎比男孩更容易发展为认知功能障碍（Forsgren 等，1990；Tsuboi，1984；Wallace 和 Cull，1979）。在与特殊的严重脑病相关的癫痫综合征中，如大田原综合征、癫痫性痉挛或 Lennox-Gastaut 综合征中，男孩的发病率要高于女孩（Clarke 等，1987；Luthvigsson 等，1994；Trevathan 等，1997）。另一方面，特发性全面性癫痫，尤其是青少年肌阵挛性癫痫，则女性比男性更常见（Camfield 等，2013；Christensen 等，

2005）。颞叶癫痫患者在关于发作间期脑功能障碍的不同区域分布、发作的泛化、偏侧性及对神经元损伤的敏感性方面（Briellmann 等，2000；Helmstaedter 等，2004；Janszky 等，2004；Savic 和 Engel，1998）的性别相关差异已经被描述。在这里，我讨论了来自动物研究的一些证据，以支持这些临床观察。

二、大脑的性别二态性结构

要了解大脑在健康和疾病方面的性别差异，首先必须理解性别二态性在大脑中的作用。大脑的性别二态性在微观和宏观层面都涉及性别差异，包括但不限于神经元核和核仁的大小、突触末端和囊泡的大小、树突分支、突触组织和脑区域的大小以及神经递质分布（Breedlove，1994；MacLusky 和 Naftolin，1981；Toran-Allerand，1984）等。大脑的二态性外观受到循环性腺 / 性激素的影响，由于它们的分子量小和亲脂性，它们很容易透过血脑屏障。在关键的早期发育阶段，大脑对性激素的组织化作用敏感（Gorski，1971）。对大脑中性别二态性发育的最初理解是假定不管"染色体的性别"（XX 或 XY）是什么，女性特征被编程默认进行发育。男性特征的发生包括在胚胎中晚期和新生儿早期由睾丸产生的男性生殖腺激素、睾酮或其代谢产物雌二醇和二氢睾酮的影响下大脑的男性化 / 去女性化（Pilgrim 和 Hutchinson，1994）。在关键分化期，对大脑的这些组织化作用是不可逆的（"印迹效应"）。在大鼠中，雄性睾丸在胚胎的第 18～22 天释放睾酮，在出生后几小时内睾酮再次激增，并持续到出生后第 6 天。然后，发育中的睾丸导致的睾酮激增被主动抑制，直到青春期再次发生睾酮激增。由于大脑对在胚胎期和生命早期关键时期以外的性激素的永久性组织化作用有抵抗，在生命后期可能会导致性别差异的任何性激素对大脑的作用都是短暂的，且仅在存在特定激素时才发生（Cooke 等，1999）。发育中的女性大脑由于产生甲胎蛋白而在某种程度上免于性腺激素的作用，甲胎蛋白通过结合周围循环的性腺激素来阻止性腺激素对大脑的组织化作用。对大脑二态性发育的这种原始的单方面理解，有一些例外情况需要被考虑（Arnold，2011；McCarthy 和 Arnold，2011）。最近的证据表明，在性腺激素激增之前可能存在某些性别差异，例如，一项中脑离体培养的研究表明，形态和功能上的差异取决于培养物是来自于第 1 次雄性胚胎睾丸释放的性腺激素激增之前采集的雄性胚胎还是雌性胚胎（Reisert 等，1989）。遗传机制也是造成性别差异的原因。最后，最近的研究表明性别差异的表观遗传调控参与其中。似乎性激素可能不会直接增加基因表达，但可能至少在某些大脑区域的基因组上起作用。正如曾经很好的综述里所总结的，表观遗传基因组的调节既负责建立大脑中的性别差异，又负责维持其性别二态性功能（McCarthy，2018）。

三、性激素、性激素受体及其作用

性激素通常分为女性性激素和男性性激素。女性的性激素是孕激素和雌激素（雌二醇、雌三醇和雌酮）。睾酮、雄烯二酮和二氢睾酮是主要的男性性激素，即雄激素。与其他类固醇激素一样，性激素是从胆固醇中合成的，称为类固醇生成（Bremer 和 Miller，2014），该过程主要发生在生殖组织和某些特殊组织（包括脑）中。类固醇生成涉及下游的类固醇合成酶，例如羟甾类脱氢酶类和细胞色素 P_{450}，并受到各种限速步骤的严格调控。

性激素的经典作用是由性激素受体介导的，作为转录因子激活或抑制基因表达。性激素受体属于类固醇激素受体群，当未结合时，驻留在细胞内的细胞质里。与配体结合后，激素受体复合物形成同源二聚体或异二聚体受体，并导致构象变化，从而允许被转运到细胞核中，在细胞核中该复合物与目标靶基因的特定 DNA 序列（性激素反应元件）结合。与作为转录信号传导途径一部分的其他辅因子 / 共阻遏物（如即早基因）的进一步相互作用，决定了靶基因转录是否被激活，从而导致新的蛋白质合成或基因表达的抑制。与激活蛋白（AF-1 或 AF-2）的进一步结合决定了转录活性是非配体依赖性的还是配体依赖性的。这种经典的信号传导途径称为"基因组途径"。基因组途径的特征在于延迟发作（数分钟至数小时），持久作用（可以持续超过配体结合的时间）或可以是永久性的。

与"经典"基因组途径相反，最近已描述了性激素的快速（数秒至数分钟）、短效的作用，其持续时间仅限于与配体结合的时间，并且本质上是短暂的。对这些作用的进一步研究发现了一条涉及一部分性激素受体的新型途径，这些受体位于细胞膜中，不需要核转运或 DNA 结合。因此，该信号传导途径称为"非基因组途径"。与这些膜定位受体结合的性激素激活了不同的第二信使级联反应：例如酪氨酸激酶 c（Src）、蛋白激酶 A 和 C（protein kinase，PKA 和 PKC）、促分裂原活化蛋白激酶（mitogen activated protein kinase，MAPK）或细胞外信号调节激酶（extracellular signal–regulated kinase，ERK）。除了性激素受体外，性激素还可以直接结合到各种离子通道、膜相关激酶和 G 蛋白耦联受体上的特定结合位点。目前的研究还表明，性激素与膜巢式受体的结合实际上还可以启动不需要经典 DNA 结合机制的转录信号传导途径。

现已公认，性激素及其受体的作用超出生殖系统，而大脑是其作用的靶标之一。

四、惊厥发作控制结构中性别差异的发育学区别

在胚胎期某些大脑区域会出现性别差异，而另一些则受到出生后早期睾酮激增的影响。一个例子是黑质（substantia nigra，SN）。黑质是基底神经节的组成部分，分为两个部分：主要包含多巴胺能神经元的致密部（pars compacta，SNC）和主要包含 GABA 能神经元的网质部（pars reticulata，SNR）。黑质的病理变化导致运动障碍，例如帕金森病、Tourette 综合征、肌张力障碍、迟发性运动障碍，并导致其他神经退行性疾病的锥体外系体征（Burns 等，2005；Davila 等，2010；Dybdal 等，2013；Lanska，2010；Olanow 和 Tatton，1999）。动物研究表明，黑质致密部中的多巴胺能系统具有性别二态性特征，并受到性激素的影响（Bottjer，1993；Miller，1983；Rivest 等，1995；Xu 等，1999）。这一事实可能使人们了解帕金森病的性别差异，例如男性的发病率更高，运动和认知症状更严重，生活满意度比受累女性更低（Buczak–Stec 等，2018；Pinares–Garcia 等，2018）。另一方面，与男性相比，女性具有更多的不良反应（如运动障碍的发生）并且对治疗的反应较男性差（Lyons 等，1998）。

除了运动障碍外，黑质，尤其是网质部的 GABA 能系统，是重要的内源性惊厥发作控制中心（Iadarola 和 Gale，1982；Velíšková 和 Moshé，2006）。网质部的 GABA 能系统具有性别二态性，它在男性和女性中表现出不同的特征。男性的 GABA 更新速度高于女性（Manev 和 Pericic，1987），网质部 GABA 能神经元的基础放电速率也是（Wilson，1993）。另一方面，女性显示存在较高的由（3H）蝇蕈醇标记的高亲和力 GABA 结合位点的结合水平（Canonaco 等，1996）。而且，女性的神经元特异性钾氯共转蛋白 KCC2 的表达高于男性，尤其是在青春期前（Galanopoulou 等，2003b）。网质部的性别差异是产后即刻睾酮激增的结果（Ravizza 等，2003a；Ravizza 等，2003b；Velíšková 和 Moshé，2001）。自 P0 以来，网质部中既存在睾酮受体，又存在雌激素受体（Ravizza 等，2002）。

我们的功能研究表明，网质部的二态性特征是通过由发育调控的惊厥发作控制功能在男女上的区别而反映出来的。在 P15 的雄性大鼠中，双侧网质部微量输注 GABA$_A$ 受体激动药蝇蕈醇对六氟二乙酯诱导的惊厥具有癫痫发作促进（促惊厥）作用。在 P25～30［相当于青春期（Ojeda 和 Urbanski，1994）］，网质部分成两个不同的功能区。网质部蝇蕈醇微输注对惊厥发作具有截然不同的影响，具体取决于微输注是针对网质部的前部（SNRanterior）还是网质部的尾部（SNRposterior）（Velíšková 和 Moshé，2001）。在网质部的前部中，蝇蕈醇具有抗惊厥作用，而在网质部的尾部中，蝇蕈醇对六氟二乙酯引起的惊厥具有促惊厥作用。在 2 个网质部区域内，这些双向的惊厥发作调节作用一直持续到成年（Velíšková 和 Moshé，2001）。2 个不同的网质部区域对六氟二乙酯诱导的阵挛性发作的惊厥发作调节作用已被其他 GABA 能激动药证实（Velíšková 等，1996，1998）（图 14-1）。

另外，女性 GABA 系统的药理强化作用在惊厥发作上，与男性相比，结果不同。在 P15 雌性中，双侧微注射蝇蕈醇对六氟二乙酯诱导的惊厥没有影响（Velíšková 和 Moshé，2001）。在雌性大鼠中黑质网质部蝇蕈醇微注射的抗惊厥作用比雄性动物更早出现，可早至 P21～25 并持续到成年。最后，在网质部的尾部中微注射蝇蕈醇对六氟二乙酯引起的惊厥没有影响（Velíšková 和

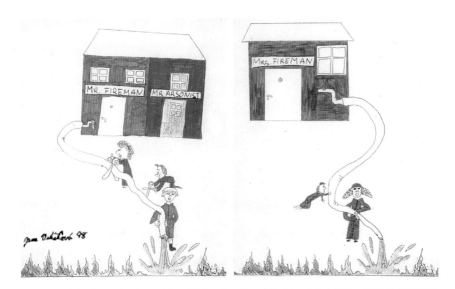

▲ 图 14–1　我女儿 14 岁时所画的画描述了网质部对癫痫活动的性别和区域特异性调节

画中描述了消防员先生和太太的女婴控制惊厥发作（抗惊厥作用），但纵火犯先生和他的男婴促进惊厥发作（促惊厥作用）（Velíšková 和 Moshé，2006）

Moshé，2001）。因此，在雌性大鼠网质部内增强 GABA 能系统没有表现出像雄性大鼠那样的促惊厥作用。

我们发现在出生后早期关键期的睾酮激增是造成蝇蕈醇微注射对 P15 雄性的促惊厥作用的原因。睾酮激增对进行蝇蕈醇微注射后"男性"型网质部介导的惊厥发作控制形成的作用，已通过以下实验证明：①新生儿阉割的雄性（在 P0 时）或 P0～2 注射了雄激素受体拮抗药氟他胺的雄性在 P15 使用六氟二乙酯诱导惊厥进行检测，与 P15 雌性一样，网质部蝇蕈醇微输注对发作阈值没有影响（Heida 等，2008；Velíšková 和 Moshé，2001）。因此，当新生儿期被阉割或在脑性别分化的早期关键期阻断雄激素受体时，雄性对蝇蕈醇输注的促惊厥反应消失。②在产后初期（P0～5），对雌性或新生儿期阉割的雄性给予睾酮或其代谢物（二氢睾酮或雌激素）会导致网质部在六氟二乙酯诱导的惊厥发作中出现蝇蕈醇的促惊厥作用（Velíšková 和 Moshé，2001）。有趣的是，在 P3 时对雄性进行阉割，则保留了网质部蝇蕈醇输注对六氟二乙酯诱导惊厥的促惊厥"雄性型"效应。

网质部内蝇蕈醇对惊厥发作控制的双向和性别特异性作用的潜在机制可能涉及更高的 GABA 含量、*GABAA* 受体 α1 亚基的 mRNA 水平或 KCC2 表达（Galanopoulou 等，2003b；Ravizza 等，2003a），以及与男性相比，女性网质部蝇蕈醇微输注激活的不同功能网络的贡献（Velíšek 等，2005）。

从这些研究中发现的网质部内 GABA 能传递的性别特异性特征不仅对控制惊厥发作具有重要意义，而且对于更好地了解帕金森病的病理过程也很重要。两种病理学的共同特征之一是丘脑皮质回路中的神经元振荡，这种神经元振荡在帕金森病的震颤和癫痫性阵挛发作期间均存在（Buzsaki 等，1990）。这些振荡是来自由纹状体调节的上游结构（如黑质网质部）的丘脑 GABA 能传入神经元神经元爆发的结果，并且在病理条件下可能导致丘脑皮质网络的节律性振荡，提示这两种疾病的潜在机制存在重叠（Buzsaki 等，1990）。此外，帕金森病患者的病理过程不仅涉及黑质多巴胺能系统，还涉及网质部 GABA 能传递（Winkler 等，1999）。这些变化在帕金森病的晚期尤为突出，这个时期，有运动不能和体位障碍的患者对左旋多巴治疗无反应，但对网质部 GABA 能系统的增强却是敏感的（Olanow 和 Tatton，1999；Winkler 等，1999）。

五、惊厥易感性的性别差异：动物模型

只有少数研究对男性和女性进行比较来研究惊厥易感性可能的性别差异。本节讨论了全面性和局灶性发作模型的数据结果。

全面性发作的模型表明，惊厥易感性的性别差异取决于给药途径、惊厥药的剂量和类型以及种类。对腹膜内注射印防己毒素（一种 GABA$_A$ 受体的拮抗药）诱导的惊厥发作的敏感性，雌性大鼠和猫高于雄性（Pericic 和 Bujas，1997b；Pericic 等，1985，1986；Thomas，1990）。类似地，腹膜内注射低剂量的荷苞牡丹碱（另一种 GABA$_A$ 受体拮抗药），雌性大鼠也相比雄性表现出更高的惊厥发作易感性（Matějovská 等，1998）。但是，高剂量荷苞牡丹碱在两种性别之间对惊厥易感性没有差异，给动物施加应激事件仅在雄性大鼠中增加对惊厥的易感性（Pericic 和 Bujas，1997a, b）。有趣的是，静脉注射印防

己毒素或荷苞牡丹碱则显示，雄性大鼠的惊厥易感性高于雌性大鼠（Pericic 和 Bujas，1997b）。在小鼠中，静脉注射荷苞牡丹碱，雄性小鼠的惊厥易感性也高于雌性，而对印防己毒素诱导的惊厥易感性则没有性别差异（Pericic 和 Bujas，1997b）。与大鼠和猫相比，雌性小鼠在腹膜内给药后比雄性小鼠对印防己毒素诱导的惊厥发作更具抵抗力（Pericic 和 Bujas，1997b；Pericic 等，1986）。可以推测，GABA 结合、GABA 含量或药物代谢的种间性别差异是造成这些差异的原因（Pericic 和 Bujas，1997b）。

在颞叶癫痫发作的模型中，动物数据主要集中于全面性发作。不管是使用红藻氨酸还是毛果芸香碱，雄性大鼠与雌性大鼠相比表现出更严重、更频繁的阵挛发作（Mejias-Aponte 等，2002）。这与临床观察结果相符，即颞叶癫痫患者的癫痫发作泛化在男性中更常见（Janszky 等，2004）。此外，通过性腺切除术可以防止雄性大鼠惊厥易感性增加，这表明睾酮或其代谢产物可能是导致雄性对两种惊厥药敏感性增强的原因（Mejias-Aponte 等，2002）。一项临床研究发现，在患有颞叶癫痫的男性患者中，使用芳香酶抑制药（如阿那曲唑或来曲唑）来阻断睾酮向 β- 雌二醇（E2）的转化，可以降低惊厥发作频率（Harden 和 MacLusky，2005）（Frye，2010）。相似地，在雄性大鼠中，雌二醇的重复给药会加速毛果芸香碱诱发的惊厥发作（Galanopoulou 等，2003a），并且在雄性而非雌性动物中加重红藻氨酸诱发的惊厥发作（Nicoletti 等，1985）。一项体外研究显示，在海马（与颞叶癫痫发作相关的边缘结构）内对循环性性激素存在性别特异性敏感性差异（Teyler 等，1980）。雄性大鼠海马切片使用雌二醇孵育后会增加 CA1 区的峰值波幅细胞群体，但对雌性大鼠来源的海马切片则没有作用（Teyler 等，1980）。我们的体外研究发现，雌性大鼠服用雌二醇对低镁诱发的癫痫样活动具有抗惊厥作用（Velíšková 和 Velíšek，2013）。

颞叶癫痫患者通常会出现尤其是边缘结构的萎缩，表明这种癫痫发作会导致神经元损伤。一项 MRI 研究表明，与具有相似癫痫发作频率的女性相比，颞叶癫痫的男性对癫痫发作诱发的神经元损伤具有更高敏感性的结构性萎缩（Briellmann 等，2000）。动物研究表明，循环中的雌二醇在这种性别偏好中起重要作用。在雄性大鼠中，雌二醇给药会加剧惊厥引起的海马损伤

（Galanopoulou 等，2003a）。在去卵巢雌性动物中，与使用雌二醇替代而非黄体酮（Hoffman 等，2003）替代的经历同样惊厥发作时间和严重程度的雌性动物相比，缺乏雌二醇的动物，惊厥持续状态会导致海马神经元更广泛受损（Galanopoulou 等，2003a；Hoffman 等，2003；Reibel 等，2000；Velíšková 和 Velíšek，2007；Velíšková 等，2000）。这些对女性的神经保护作用涉及雌二醇介导的基因表达转录调控，例如增强抑制肽神经肽 Y 的表达（Velíšková 等，2015；Velíšková 和 Velíšek，2007）。表达神经肽 Y 的神经元，尤其是齿状回门区深部多态层内的神经元，对惊厥诱发的损伤敏感（de Lanerolle 等，1989）。齿状回在生理过程（如学习）中充当对传入海马中的放电进行过滤的门户（Hsu，2007；Iijima 等，1996；Lothman 等，1992；McDermott 和 Schrader，2011；Pun 等，2012）。将齿状回功能与赫布关联和竞争的情境进行比较：齿状回颗粒细胞识别传入的内嗅模式电活动，该模式必须一致且重复才能通过（赫布关联），而随机模式则被阻止（非关联的赫布竞争）（Hsu，2007）。一旦齿状回门控受损，例如在颞叶癫痫中，患者就会遇到学习和记忆问题（Jensen，2011；Noebels，2011）。此外，癫痫活动可能会扩散到整个海马，导致网络重塑、功能异常和神经元损伤（Peng 和 Houser，2005；Pun 等，2012）。我们的研究证实雌二醇通过保留齿状回门控特性来介导功能性神经保护（Iacobas 等，2018；Velíšková 和 Velíšek，2007）（图 14-2）。

六、总结

总之，临床和动物研究表明，惊厥易感性和几种发作形式的表达均与性别有关。这些性别特异性效应不仅与性激素的差异有关，而且也与惊厥发作的产生或控制相关的脑结构方面的性别差异也有关（Velíšková 和 DeSantis，2013）。这些发现强调，每一性别都需要被分别研究，而且激素状况也需考虑，尤其是涉及育龄期女性的研究。更好地了解性别和激素依赖对癫痫发作的影响，可能有助于制订性别特异性的治疗方法，其最终目的是更好地控制癫痫发作，并将不良反应降至最低。

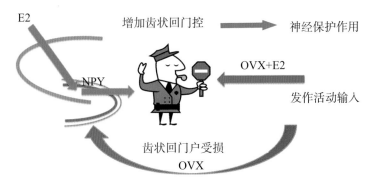

▲ 图 14-2 **雌二醇的神经保护作用由增强的齿状回门控介导**

卵巢切除（ovariectomized，OVX）大鼠的雌二醇替代治疗增加了门区中神经肽 Y（neuropeptide Y，NPY）的表达，这导致对传入活动（包括痫性放电）的选择性频率过滤。OVX 大鼠的 NPY 低表达，因此发作活动输入通过受损的齿状回门户导致神经元损伤和学习缺陷（Iacobas 等，2018；Velíšková 和 Velíšek，2007）

参 考 文 献

[1] Arnold, A.P. (2011). The end of gonad-centric sex determination in mammals, *Trends Genet.*, 28, 55-61.

[2] Bottjer, S.W. (1993). The distribution of tyrosine hydroxylase immunoreactivity in the brains of male and female zebra finches, *J Neurobiol*, 24, 51-69.

[3] Breedlove, S.M. (1994). Sexual differentiation of the human nervous system, *Annu. Rev. Psychol.*, 45, 389-418.

[4] Bremer, A.A. and Miller, W.L. (2014). Regulation of steroidogenesis. In Cellular Endocrinology in Health and Disease, A. Ulloa–Aguirre, and P.M. Conn, eds. (Academic Press), pp. 207-227.

[5] Briellmann, R.S., Berkovic, S.F., and Jackson, G.D. (2000). Men may be more vulnerable to seizure–associated brain damage, *Neurology*, 55, 1479-1485.

[6] Buczak-Stec, E.W., Konig, H.H., and Hajek, A. (2018). Impact of incident Parkinson's disease on satisfaction with life, *Front. Neurol.*, 9, 589.

[7] Burns, J.M., Galvin, J.E., Roe, C.M., Morris, J.C., and McKeel, D.W. (2005). The pathology of the substantia nigra in Alzheimer disease with extrapyramidal signs, *Neurology*, 64, 1397–1403.

[8] Buzsaki, G., Smith, A., Berger, S., Fisher, L.J., and Gage, F.H. (1990). Petit mal epilepsy and parkinsonian tremor: hypothesis of a common pacemaker, *Neuroscience*, 36, 1-14.

[9] Camfield, C.S., Striano, P., and Camfield, P.R. (2013). Epidemiology of juvenile myoclonic epilepsy, *Epilepsy Behav.*, 28 Suppl 1, S15-17.

[10] Canonaco, M., Tavolaro, R., Facciolo, R.M., Carelli, A., Cagnin, M., and Cristaldi, M. (1996). Sexual dimorphism of GABAA receptor levels in subcortical brain regions of a woodland rodent (Apodemus sylvaticus), *Brain Res. Bull.*, 40, 187-194.

[11] Christensen, J., Kjeldsen, M.J., Andersen, H., Friis, M.L., and Sidenius, P. (2005). Gender differences in epilepsy, *Epilepsia*, 46, 956-960.

[12] Clarke, M., Gill, J., Noronha, M., and McKinlay, I. (1987). Early infantile epileptic encephalopathy with suppression burst: Ohtahara syndrome, *Dev. Med. Child. Neurol.*, 29, 520-528.

[13] Clayton, J.A. and Collins, F.S. (2014). Policy: NIH to balance sex in cell and animal studies, *Nature*, 509, 282-283.

[14] Cooke, B.M., Tabibnia, G., and Breedlove, S.M. (1999). A brain sexual dimorphism controlled by adult circulating androgens, *Proc. Natl. Acad. Sci. U.S.A.*, 96, 7538-7540.

[15] Davila, G., Berthier, M.L., Kulisevsky, J., Asenjo, B., Gomez, J., Lara, J.P., Chacon, S.J., and Campos, V.M. (2010). Structural abnormalities in the substantia nigra and neighbouring nuclei in Tourette's syndrome, *J. Neural. Transm.*, 117, 481-488.

[16] de Lanerolle, N.C., Kim, J.H., Robbins, R.J., and Spencer, D.D. (1989). Hippocampus interneuron loss and plasticity in human temporal lobe epilepsy, *Brain Res.*, 495, 387-395.

[17] Dybdal, D., Forcelli, P.A., Dubach, M., Oppedisano, M., Holmes, A., Malkova, L., and Gale, K. (2013). Topography of dyskinesias and torticollis evoked by inhibition of substantia nigra pars reticulata, *Mov. Disord.*, 28, 460-468.

[18] Forsgren, L., Sidenvall, R., Blomquist, H.K., and Heijbel, J. (1990). A prospective incidence study of febrile convulsions, *Acta Paediatr. Scand.*, 79, 550-557.

[19] Frye, C.A. (2010). Effects and mechanisms of progestogens and androgens in ictal activity, *Epilepsia*, 51 Suppl 3, 135-140.

[20] Galanopoulou, A.S., Alm, E.M., and Velíšková J. (2003a). Estradiol reduces seizure-induced hippocampal injury in ovariectomized female but not in male rats, *Neurosci Lett.*, 342, 201-205.

[21] Galanopoulou, A.S., Kyrozis, A., Claudio, O.I., Stanton, P.K., and Moshe, S.L. (2003b). Sex-specific KCC2 expression and GABA(A) receptor function in rat substantia nigra, *Exp. Neurol.*, 183, 628-637.

[22] Gorski, R.A. (1971). Gonadal hormones and the perinatal development of neuroendocrine function. In Frontiers in Neuroendocrinology, L. Martini, and W.F. Ganong, eds. (New York: Oxford University Press), pp. 237-290.

[23] Hanamsagar, R. and Bilbo, S.D. (2016). Sex differences in neurodevelopmental and neurodegenerative disorders: Focus on microglial function and neuroinflammation during development, *J. Steroid Biochem. Mol. Biol.*, 160, 127-133.

[24] Harden, C. and MacLusky, N.J. (2005). Aromatase inhibitors as add-on treatment for men with epilepsy, *Expert Rev. Neurother.*, 5, 123-127.

[25] Hauser, W.A., Annegers, J.F., and Rocca, W.A. (1996). Descriptive epidemiology of epilepsy: contributions of population-based studies from Rochester, Minnesota. *Mayo Clin. Proc.*, 71, 576-586.

[26] Heida, J.G., Velíšková J., and Moshé, S.L. (2008). Blockade of androgen receptors is sufficient to alter the sexual differentiation of the substantia nigra pars reticulata seizure-controlling network, *Epileptic Disord.*, 10, 8-12.

[27] Helmstaedter, C., Brosch, T., Kurthen, M., and Elger, C.E. (2004). The impact of sex and language dominance on material-specific memory before and after left temporal lobe surgery, *Brain*, 127, 1518-1525.

[28] Hoffman, G.E., Moore, N., Fiskum, G., and Murphy, A.Z. (2003). Ovarian steroid modulation of seizure severity and hippocampal cell death after kainic acid treatment, *Exp. Neurol.*, 182, 124-134.

[29] Hsu, D. (2007). The dentate gyrus as a filter or gate: a look back and a look ahead, *Prog Brain Res.*, 163, 601-613.

[30] Iacobas, D.A., Iacobas, S., Nebieridze, N., Velíšek, L., and Velíšková J. (2018). Estrogen protects neurotransmission transcriptome during status epilepticus, *Front. Neurosci.* 12, 332.

[31] Iadarola, M.J. and Gale, K. (1982). Substantia nigra: site of anticonvulsant activity mediated by γ-aminobutyric acid, *Science*, 218, 1237-1240.

[32] Iijima, T., Witter, M.P., Ichikawa, M., Tominaga, T., Kajiwara, R., and Matsumoto, G. (1996). Entorhinal-hippocampal interactions revealed by real-time imaging, *Science*, 272, 1176-1179.

[33] Janszky, J., Schulz, R., Janszky, I., and Ebner, A. (2004). Medial temporal lobe epilepsy: gender differences, *J. Neurol. Neurosurg. Psychiatry*, 75, 773-775.

[34] Jensen, F.E. (2011). Epilepsy as a spectrum disorder: Implications from novel clinical and

basic neuroscience, *Epilepsia*, 52 Suppl 1, 1-6.

[35] Kotsopoulos, I.A., van Merode, T., Kessels, F.G., de Krom, M.C., and Knottnerus, J.A. (2002). Systematic review and meta-analysis of incidence studies of epilepsy and unprovoked seizures, *Epilepsia*, 43, 1402-1409.

[36] Lanska, D.J. (2010). Chapter 33: The history of movement disorders, *Hand. Clini. Neurol.*, 95, 501-546.

[37] Lothman, E.W., Stringer, J.L., and Bertram, E.H. (1992). The dentate gyrus as a control point for seizures in the hippocampus and beyond, *Epilepsy Res.*, Suppl 7, 301-313.

[38] Luthvigsson, P., Olafsson, E., Sigurthardottir, S., and Hauser, W.A. (1994). Epidemiologic features of infantile spasms in Iceland, *Epilepsia*, 35, 802-805.

[39] Lyons, K.E., Hubble, J.P., Troster, A.I., Pahwa, R., and Koller, W.C. (1998). Gender differences in Parkinson's disease, *Clin. Neuropharmacol.*, 21, 118-121.

[40] MacLusky, N.J. and Naftolin, F. (1981). Sexual differentiation of the central nervous system, *Science*, 211, 1294-1303.

[41] Manev, H. and Pericic, D. (1987). Sex difference in the turnover of GABA in the rat substantia nigra, *J. Neural. Transm.*, 70, 321-328.

[42] Matějovská, I., Velíšková J., and Velíšek, L. (1998). Bicuculline-induced rhythmic EEG episodes: gender differences and the effects of ethosuximide and baclofen treatment, *Epilepsia*, 39, 1243-1252.

[43] McCarthy, M.M. (2018). Sex and the developing brain. In, Colloquium Digital Library of Life Sciences (Morgan & Claypool: Morgan & Claypool), pp. 1-153.

[44] McCarthy, M.M. and Arnold, A.P. (2011). Reframing sexual differentiation of the brain, *Nat. Neurosci.*, 14, 677-683.

[45] McDermott, C.M. and Schrader, L.A. (2011). Activation of kappa opioid receptors increases intrinsic excitability of dentate gyrus granule cells, *J. Physiol.*, 589, 3517-3532.

[46] Mejias-Aponte, C.A., Jimenez-Rivera, C.A., and Segarra, A.C. (2002). Sex differences in models of temporal lobe epilepsy: role of testosterone, *Brain Res.*, 944, 210-218.

[47] Miller, J.C. (1983). Sex differences in dopaminergic and cholinergic activity and function in the nigro–striatal system of the rat, *Psychoneuroendocrinology*, 8, 225-236.

[48] Nicoletti, F., Speciale, C., Sortino, M.A., Summa, G., Caruso, G., Patti, F., and Canonico, P.L. (1985). Comparative effects of estradiol benzoate, the antiestrogen clomiphene citrate, and the progestin medroxyprogesterone acetate on kainic acid-induced seizures in male and female rats, *Epilepsia*, 26, 252-257.

[49] Noebels, J. (2011). A perfect storm: Converging paths of epilepsy and Alzheimer's dementia intersect in the hippocampal formation, *Epilepsia*, 52 Suppl 1, 39-46.

[50] Ojeda, S.R. and Urbanski, H.F. (1994). Puberty in the rat. In The Physiology of Reproduction, E. Knobil, and J. Neil, eds. (New York: Raven Press, Ltd.), pp. 363-409.

[51] Olanow, C.W. and Tatton, W.G. (1999). Etiology and pathogenesis of Parkinson's disease, *Ann. Rev. Neurosci.*, 22, 123-144.

[52] Peng, Z. and Houser, C.R. (2005). Temporal patterns of fos expression in the dentate gyrus after spontaneous seizures in a mouse model of temporal lobe epilepsy, *J. Neurosci.*, 25, 7210-7220.

[53] Pericic, D. and Bujas, M. (1997a). Sex differences in bicuculline-induced convulsions: interaction with stress and ligands of benzodiazepine binding sites, *Brain Res.*, 752, 279-284.

[54] Pericic, D. and Bujas, M. (1997b). Sex differences in the response to GABA antagonists depend on the route of drug administration, *Exp. Brain Res.*, 115, 187-190.

[55] Pericic, D., Manev, H., and Geber, J. (1986). Sex-related differences in the response of mice, rats and cats to the administration of picrotoxin, *Life Sci.*, 38, 905-913.

[56] Pericic, D., Manev, H., and Lakic, N. (1985). Sex differences in the response of rats to drugs affecting GABAergic transmission, *Life Sci.*, 36, 541-547.

[57] Pilgrim, C. and Hutchinson, J.B. (1994). Developmental regulation of sex differences in the brain: Can the role of gonadal steroids be redefined?, *Neuroscience*, 60, 843-855.

[58] Pinares-Garcia, P., Stratikopoulos, M., Zagato, A., Loke, H., and Lee, J. (2018). Sex: a significant risk factor for neurodevelopmental and neurodegenerative disorders, *Brain Sci*, 8, pii: E154.doi:10.3390/brainsci8080154.

[59] Pun, R.Y., Rolle, I.J., Lasarge, C.L., Hosford, B.E., Rosen, J.M., Uhl, J.D., Schmeltzer, S.N., Faulkner, C., Bronson, S.L., Murphy, B.L., Richards, D.A., Holland, K.D., and Danzer, S.C. (2012). Excessive activation of mTOR in postnatally ggenerated granule cells is sufficient to cause epilepsy, *Neuron*, 75, 1022-1034.

[60] Ravizza, T., Friedman, L.K., Moshé, S.L., and Velíšková J. (2003a). Sex differences in GABA(A)ergic system in rat substantia nigra pars reticulata, *Int. J. Dev. Neurosci.*, 21, 245-254.

[61] Ravizza, T., Galanopoulou, A.S., Velíšková, J., and Moshé, S.L. (2002). Sex differences in androgen and estrogen receptor expression in rat substantia nigra during development: an immunohistochemical study, *Neuroscience*, 115, 685-696.

[62] Ravizza, T., Velíšková, J., and Moshé, S.L. (2003b). Testosterone regulates androgen and estrogen receptor immunoreactivity in rat substantia nigra pars reticulata, *Neurosci. Lett.*, 338, 57-61.

[63] Reibel, S., Andre, V., Chassagnon, S., Andre, G., Marescaux, C., Nehlig, A., and Depaulis, A. (2000). Neuroprotective effects of chronic estradiol benzoate treatment on hippocampal cell loss induced by status epilepticus in the female rat, *Neurosci. Lett.*, 281, 79-82.

[64] Reisert, I., Engele, J., and Pilgrim, C. (1989). Early sexual differentiation of diencephalic dopaminergic neurons of the rat in vitro, *Cell Tissue Res.*, 255, 411-417.

[65] Rivest, R., Falardeau, P., and Di Paolo, T. (1995). Brain dopamine transporter: gender differences and effect of chronic haloperidol, *Brain Res.*, 692, 269-272.

[66] Savic, I. and Engel, J., Jr. (1998). Sex differences in patients with mesial temporal lobe epilepsy, *J. Neurol. Neurosurg. Psychiatry*, 65, 910-912.

[67] Teyler, T.J., Vardaris, R.M., Lewis, D., and Rawitch, A.B. (1980). Gonadal steroids: Effects on excitability of hippocampal pyramidal cells, *Science*, 209, 1017-1019.

[68] Thomas, J. (1990). Gender difference in susceptibility to picrotoxin-induced seizures is seizure-and stimulation-dependent, *Brain Res. Bull.*, 24, 7-10.

[69] Toran-Allerand, C.D. (1984). Gonadal hormones and brain development: implications for the genesis of sexual differentiation. *Ann. N.Y. Acad. Sci.*, 435, 101-111.

[70] Trevathan, E., Murphy, C.C., and Yeargin-Allsopp, M. (1997). Prevalence and descriptive epidemiology of Lennox-Gastaut syndrome among Atlanta children, *Epilepsia*, 38, 1283-1288.

[71] Tsuboi, T. (1984). Epidemiology of febrile and afebrile convulsions in children in Japan, *Neurology*, 34, 175-181.

[72] Velíšek, L., Velíšková J., Ravizza, T., Giorgi, F.S., and Moshé, S.L. (2005). Circling behavior and [14C]2-deoxyglucose mapping in rats: possible implications for autistic repetitive behaviors, *Neurobiol. Dis.*, 18, 346-355.

[73] Velíšková J. and DeSantis, K.A. (2013). Sex and hormonal influences on seizures and epilepsy, *Horm. Behav.*, 63, 267-277.

[74] Velíšková J., Iacobas, D., Iacobas, S., Sidyelyeva, G., Chachua, T., and Velíšek, L. (2015). Oestradiol Regulates Neuropeptide Y Release and Gene Coupling with the GABAergic and Glutamatergic Synapses in the Adult Female Rat Dentate Gyrus, *J. Neuroendocrinol.*, 27, 911-920.

[75] Velíšková J., Löcher, W., and Moshé, S.L. (1998). Regional and age specific effects of zolpidem microinfusions in the substantia nigra on seizures, *Epilepsy Res.*, 30, 107-114.

[76] Velíšková J. and Moshé, S.L. (2001). Sexual dimorphism and developmental regulation of substantia nigra function, *Ann. Neurol.*, 50, 596-601.

[77] Velíšková J. and Moshé, S.L. (2006). Update on the role of substantia nigra pars reticulata in the regulation of seizures, *Epilepsy Curr.*, 6, 83-87.

[78] Velíšková J. and Velíšek, L. (2007). β-Estradiol increases dentate gyrus inhibition in female rats via augmentation of hilar neuropeptide Y, *J. Neurosci.*, 27, 6054-6063.

[79] Velíšková J. and Velíšek, L. (2013). Gonadal

status-dependent effects of in vivo beta-estradiol administration to female rats on in vitro epileptiform activity induced by low [Mg] in combined hippocampus-entorhinal cortex slices, *Epilepsy Res.*, 107, 297-301.

[80] Velíšková J., Velíšek, L., Galanopoulou, A.S., and Sperber, E.F. (2000). Neuroprotective effects of estrogens on hippocampal cells in adult female rats after status epilepticus, *Epilepsia*, 41, S30-35.

[81] Velíšková J., Velíšek, L., Nunes, M.L., and Moshé, S.L. (1996). Developmental regulation of regional functionality of substantia nigra GABA$_A$ receptors involved in seizures, *Eur. J. Pharmacol.*, 309, 167-173.

[82] Wallace, S.J. and Cull, A.M. (1979). Long-term psychological outlook for children whose first fit occurs with fever, *Dev. Med. Child Neurol.*, 21, 28-40.

[83] Wilson, M.A. (1993). Gonadectomy and sex modulate spontaneous activity of substantia nigra pars reticulata neurons without modifying GABA/benzodiazepine responsiveness, *Life Sci.*, 53, 217-225.

[84] Winkler, C., Bentlage, C., Nikkhah, G., Samii, M., and Bjorklund, A. (1999). Intranigral transplants of GABA-rich striatal tissue induce behavioral recovery in the rat Parkinson model and promote the effects obtained by intrastriatal dopaminergic transplants, *Exp. Neurol.*, 155, 165-186.

[85] Xu, Z.C., Chwang, W., Li, X., Chen, X., and He, P. (1999). Gender difference in dopamine concentration and postischemic neuronal damage in neostriatum after unilateral dopamine depletion, *Exp. Neurol.*, 158, 182-191.

[86] Zagni, E., Simoni, L., and Colombo, D. (2016). Sex and gender differences in central nervous system-related disorders, *Neurosci. J.*, 2016, 2827090.

附录 术语对照
Terminology comparison

α- 氨基 -3- 羟基 -5- 甲基 -4- 异噁唑丙酸	α-amino-3-hydroxy-5-methyl-4-isoxazolepro prionic acid（AMPA）
腺病毒介导的基因治疗	AAV-mediated gene therapy
失神发作	absence seizure
绝对不应期	absolute refractory period
乙酰唑胺	acetazolamide
肌动蛋白	actin
动作电位	action potential
激活蛋白（AF-1 或 AF-2）	activating protein（AF-1 or AF-2）
主动回避任务	active avoidance task
电活动依赖	activity-dependent
急性播散性脑脊髓炎	acute disseminated encephalomyelopathy（ADEM）
腺垂体	adenohypophysis
腺苷	adenosine
腺苷激酶	adenosine kinase（ADK）
黏附	adhesion
青春期	adolescence
肾上腺切除	adrenalectomy

肾上腺髓质	adrenal medulla
肾上腺皮质激素	adrenocorticotropin（ACTH）
超极化后	afterhyperpolarization
α- 螺旋 CRF	α-helical CRF
Akt/rpS6	Akt/rpS6
醛固酮	aldosterone
亚历山大病	Alexander disease
甲胎蛋白	alpha-fetoprotein
杏仁核	amygdala
杏仁核海马切除术	amygdalohippocampectomy
雄激素	androgen
雄烯二酮	androstenedione
血管平滑肌脂肪瘤	angiomyolipomas
动物模型	animal model
锚蛋白 -G	ankyrin-G
缺氧	anoxia
microRNA 抑制药	antagomir
产前皮质类固醇	antenatal corticosteroid
垂体前叶	anterior pituitary
抗心磷脂抗体	anti-cardiolipin antibody
抗惊厥	anticonvulsant
抗癫痫药 / 抗惊厥发作药	antiepileptic drug (AED) / 近年更新为 antiseizure medication
抗癫痫发生	anti-epileptogenic
抗 NMDA 脑炎	anti-NMDA encephalitis
抗磷脂抗体	anti-phospholipid antibody
反义寡核苷酸	antisense oligonucleotide

焦虑	anxiety
失语症	aphasia
呼吸暂停	apnea
细胞凋亡	apoptosis
表观扩散系数	apparent diffusion coefficient (ADC)
水通道蛋白	aquaporins
树突分支	arborization
弓状核	arcuate nucleus
精氨酸加压素	arginine-vasopressin (AVP)
关节炎	arthritis
aristaless X 连锁同源框基因	aristaless X-linked homeobox gene (ARX)
关联分析	association analysis
星形胶质细胞	astrocyte
星形细胞瘤	astrocytoma
星形胶质细胞增生症	astrogliosis
共济失调	ataxia
三磷酸腺苷	ATP
注意力异常	attention problem
孤独症	autism
孤独谱系障碍	autism spectrum disorder (ASD)
孤独样特征	autistic feature
自身免疫	autoimmune
自身免疫性脑炎	autoimmune encephalitis
自主神经节	autonomic ganglia
尸检	autopsy
常染色体显性遗传夜间额叶癫痫	autosomal dominant nocturnal frontal lobe epilepsy (ADNFLE)

轴突	axon
轴突运输	axonal transport
硫唑嘌呤	azathioprine
气球样细胞	balloon cell
巴比妥类药物	barbiturates
基膜层	basal lamina
基膜	basal membrane
基底外侧杏仁核	basolateral amygdala (BLA)
行为	behavior
行为异常	behavioral abnormality
白塞病	Behçet disease
良性癫痫	benign epilepsy
良性家族性新生儿癫痫	benign familial neonatal epilepsy (BFNE)
良性家族性新生儿 – 婴儿癫痫	benign familial neonatal–infantile epilepsy (BFNIE)
婴儿良性肌阵挛性癫痫	benign myoclonic epilepsy of infancy
良性 Rolandic 癫痫	benign Rolandic epilepsy (BRE)
苯二氮䓬类药物	Benzodiazepines
β– 羟基丁酸酯	beta–hydroxybutyrate
倍他米松	Betamethasone
碳酸氢盐	Bicarbonate
荷包牡丹碱	Bicuculline
生物标志物	biomarkers
血脑屏障	blood–brain barrier (BBB)
血氧水平依赖	blood oxygen level dependent (BOLD)
脑活检	brain biopsy
脑源性神经营养因子	brain–derived neurotrophic factor (BDNF)

大脑发育	brain development
脑损伤	brain injury
溴化物	bromide
布美他尼	Bumetanide
爆发抑制	burst-suppression
Cajal-Retzius 细胞	Cajal-Retzius cell
钙结合蛋白	calbindin
钙调神经磷酸酶	calcineurin
钙	calcium
钙通道	calcium channel
钙电流	calcium current
卡马西平	Carbamazepine
甘珀酸	Carbenoxolone
心律失常	cardiac arrhythmia
氨基甲酸酯	carisbamate
尾神经孔	caudal neural pore
细胞死亡	cell death
细胞分裂	cell division
细胞定位	cell trafficking
小脑萎缩	cerebellar atrophy
小脑	cerebellum
大脑半球	cerebral hemisphere
通道病	channelopathy
化学诱发的惊厥发作	chemical-induced seizure
化学突触神经传导	chemical synaptic neurotransmission
趋化因子	chemokine
氯化物	chloride

昼夜节律	circadian
氯巴占	Clobazam
阵挛	clonic
闭环刺激	closed-loop stimulation
鹅卵复合物	cobblestone complex
认知	cognition
认知异常	cognitive abnormality
认知缺陷	cognitive deficit
认知地图	cognitive map
共遗传	coinheritance
共患病	comorbidity
补体	complement
电导	conductance
胼胝体切开术	corpus callosotomy
胼胝体	corpus callosum
皮质萎缩	cortical atrophy
皮质发育不良	cortical dysplasia
皮质板	cortical plate
皮质醇	cortisol
Cowden 综合征	Cowden syndrome
C- 反应蛋白	C-reactive protein
开颅手术	craniotomy
CRF1 受体	CRF1 receptor (CRF1R)
CRF2 受体	CRF2 receptor (CRF2R)
CRISPR/Cas9 系统	CRISPR/Cas9 system
环磷酸腺苷	cyclic adenosine monophosphate (cAMP)
细胞周期蛋白依赖性激酶样 5	cyclin-dependent kinase-like 5

环氧合酶 2	cyclooxygenase 2 (COX2)
环磷酰胺	cyclophosphamide
细胞色素 P_{450}	cytochrome P_{450} (CYP)
细胞因子	cytokines
巨细胞神经元	cytomegalic neuron
细胞肥大	cytomegaly
细胞骨架	cytoskeleton
细胞毒性水肿	cytotoxic edema
退化	degeneration
脱氢表雄酮	dehydroepiandrosterone (DHEA)
延迟的非样本匹配任务	delayed non-match-to-sample (DNMS) task
去甲基化	demethylation
树突棘	dendritic spine
齿状回	dentate gyrus (DG)
齿状回颗粒细胞	dentate gyrus granule cell (GC)
脱氧血红蛋白	deoxyhemoglobin
去磷酸化	dephosphorylation
去极化	depolarization
抑郁症	depression
发育期大脑	developing brain
发育	development
发育性脑病	developmental encephalopathy
发育性癫痫	developmental epilepsy
地塞米松	Dexamethasone
地西泮	Diazepam
间脑	diencephalon

双氢睾酮	dihydrotestosterone
利尿药	diuretic
脱氧核糖核酸	DNA
DNA 甲基化	DNA methylation
DNA 甲基化阻滞药	DNA methylation blocker
DNA 甲基转移酶	DNA methyltransferases (DNMT)
唐氏综合征	Down syndrome
阿霉素	Doxorubicin
Dravet 综合征	Dravet syndrome
嗜睡	drowsiness
耐药性癫痫	drug-resistant epilepsy
发育不全	dysgenesis
分层不良	dyslamination
畸形神经元	dysmorphic neuron
髓鞘形成障碍	dysmyelination
发育不良	dysplasias
发育不良神经元	dysplastic neuron
运动障碍	dyspraxia
11β- 羟基类固醇脱氢酶 2 型	11β-hydroxysteroid dehydrogenase type 2 (HSD11b2)
生命早期惊厥发作	early-life seizure (ELS)
早期肌阵挛性脑病	early myoclonic encephalopathy
早发性癫痫性脑病	early-onset epileptic encephalopathy
外胚层	ectoderm
脑电图	EEG
婴儿恶性游走性部分性发作	epilepsy of mfancy with migrating focal seizure (EIMFS)

电势	electrical potential
慢波睡眠期电持续状态	electrical status during slow-wave sleep (ESES)
电突触	electrical synapse
电突触传递	electrical synaptic transmission
电驱动力	electric driving force
电化学梯度	electrochemical gradient
电惊厥发作	electroconvulsive seizure
胚胎	embryo
脑炎	encephalitis
脑膨出	encephalocele
脑病	encephalopathy
内源性大麻素	endocannabinoid
内胚层	endoderm
内表型	endophenotype
内皮细胞	endothelial cell
肠神经元	enteric neuron
内嗅皮质	entorhinal cortex
表观遗传变化	epigenetic change
表观遗传学	epigenetics
部分性持续性癫痫	epilepsia partialis continua
肌阵挛性失神性癫痫	epilepsy with myoclonic absences
癫痫性脑病	epileptic encephalopathy (EE)
癫痫性脑病伴睡眠期连续的棘慢波	epileptic encephalopathy with continuous spikes and waves during sleep (CSWS)
癫痫性痉挛	epileptic spasms
癫痫发生	epileptogenesis

平衡电位	equilibrium potential
雌二醇	estradiol
雌三醇	estriol
雌酮	estrone
乙醇	ethanol
乙琥胺	Ethosuximide
依托咪酯	Etomidate
依维莫司	Everolimus
兴奋 / 抑制失衡	excitation/inhibition imbalance
兴奋性突触后电位	excitatory post-synaptic potential (EPSP)
兴奋毒性	excitotoxicity
外显子	exon
实验性热性惊厥持续状态	experimental febrile status epilepticus (eFSE)
细胞外基质	extracellular matrix
依佐加宾	Ezogabine
4- 氨基吡啶	4-aminopyridine (4-AP)
50 Hz 电刺激	50 Hz electrical stimulation
面臂肌张力障碍性癫痫发作	faciobrachial dystonic seizure (FBDS)
家族性糖皮质激素缺乏症	familial glucocorticoid deficiency (FGD)
家系研究	family study
法拉第常数	Faraday constant
发热性感染相关癫痫综合征	febrile infection-related epilepsy syndrome (FIRES)
热性惊厥	febrile seizure (FS)
非尔氨酯	felbamate
芬氟拉明	Fenfluramine

胎儿循环	fetal circulation
胎儿区	fetal zone
发热	fever
氟脱氧葡萄糖正电子发射断层扫描	fluorodeoxyglucose positron emission tomography (FDGPET)
六氟二乙酯	flurothyl
局灶性皮质发育不良	focal cortical dysplasia (FCD)
局灶性皮质切除术	focal cortical resection
局灶性病变	focal lesion
病灶切除	focal resection
局灶性发作	focal seizure
足部畸形	foot deformity
前脑	forebrain
磷苯妥英	Fosphenytoin
脆性 X 智力低下蛋白	fragile–X mental retardation protein (FMRP)
加巴喷丁	Gabapentin
功能获得	gain–of–function
伽马刀	gamma knife
伽马振荡	gamma oscillation
间隙连接	gap junction
胃肠道	gastrointestinal tract
门控	gating
全面性癫痫	generalized epilepsy
广泛性棘波	generalized spike–wave (GSW)
全面强直阵挛发作	generalized tonic–clonic seizure
遗传性癫痫	genetic epilepsy
遗传性癫痫伴热性惊厥附加症	genetic epilepsy with febrile seizures plus

遗传性全面性癫痫	genetic generalized epilepsy (GGE)
遗传异质性	genetic heterogeneity
基因突变	genetic mutation
膝纹系统	geniculostriate system
全基因组关联研究	genome-wide association study (GWAS)
基因组途径	genomic pathway
基因型－表型	genotype-phenotype
生殖细胞	germ cell
妊娠	gestation
胎龄	gestational age
巨大的去极化电位	giant depolarizing potential (GDP)
神经胶质	glia
神经胶质增生	gliosis
糖皮质激素	glucocorticoid
糖皮质激素受体	glucocorticoid receptor (GR)
葡萄糖转运体障碍 I 型	GLUT1 deficiency
葡萄糖转运体障碍相关癫痫	GLUT1-related epilepsy
谷氨酸受体	glutamate receptor
谷氨酸能	glutamatergic
谷氨酸脱羧酶	glutamic acid decarboxylase
甘氨酸	glycine
性激素	gonadal/sex hormone
GTP-结合蛋白	GTP-binding protein
单倍体剂量不足	haploinsufficiency
桥本氏病	Hashimoto disease
HCN（或 h 通道）	HCN (or h-channel)
赫比安	Hebbian

半侧巨脑	hemimegalencephaly
偏瘫	hemiplegia
半侧大脑离断术	hemispherectomy
出血	hemorrhage
异位症	heterotopia
高频振荡	high-frequency oscillation (HFO)
后脑	hindbrain
海马	hippocampus
组蛋白乙酰化	histone acetylation
组蛋白去乙酰化酶	histone deacetylase (HDAC)
组蛋白甲基化	histone methylation
组蛋白修饰	histone modification
组蛋白	histone
HLA 区域	HLA region
同源框	homeobox
稳态机制	homeostatic mechanism
同名偏盲	homonymous hemianopsia
HPA 轴	HPA axis
过度兴奋	hyperexcitable
超甲基化	hypermethylation
过度磷酸化	hyperphosphorylation
超极化	hyperpolarization
超极化	hyperpolarizing
高热	hyperthermia
肥大神经元	hypertrophic neuron
低血糖性惊厥发作	hypoglycemic seizure
髓鞘化不良	hypomyelination

下丘脑	hypothalamus
低体温	hypothermia
肌张力低下	hypotonia
低氧 / 缺氧	hypoxia/hypoxic
缺氧缺血性损伤	hypoxic-ischemic injury
高度失律	hypsarrhythmia
发作期	ictal
发作起始	ictogenesis
特发性全面性癫痫	idiopathic generalized epilepsy (IGE)
I_h 电流	I_h current
未成熟神经元	immature neuron
幼鼠	immature rat
免疫反应	immune response
免疫调节药物	immunomodulatory drug
免疫疗法	immunotherapy
印记	imprinting
前冲性小发作	impulsive petit mal
诱导多能干细胞	induced pluripotential stem cell (iPSC)
婴儿期游走性部分性发作	infancy with migrating focal seizure
婴儿痉挛症	infantile spasm (IS)
感染	infection
炎症	inflammation
遗传性的	inheritance
抑制性	inhibitory
抑制性突触后电位	inhibitory post-synaptic potential (IPSP)
输入电阻	input resistance
胰岛素 -Akt-PI3K 通路	insulin-Akt-PI3K pathway

智力障碍	intellectual disability
发作间期	interictal
白细胞介素 –1β	interleukin–1β (IL–1β)
白细胞介素 1 受体 1	Interleukin–1 receptor 1 (IL–1R1)
中间祖细胞	intermediate progenitor cell
国际抗癫痫联盟	International League Against Epilepsy (ILAE)
中间神经元病	interneuronopathy
细胞内有机阴离子	intracellular organic anion
内含子	intron
内向电流	inward current
离子通道	ion channel
智商	IQ
辐照	irradiation
青少年肌阵挛性癫痫 /Janz 综合征	juvenile myoclonic epilepsy (JME)/Janz syndrome
红藻氨酸	kainic acid
K^+–Cl^- 共转蛋白	K^+–Cl^- cotransporters
生酮饮食	ketogenic diet
点燃	kindling
脊柱后凸	kyphoscoliosis
拉莫三嗪	Lamotrigine
Landau–Kleffner 综合征	Landau–Kleffner syndrome (LKS)
L– 精氨酸	L–arginine
潜伏期	latent period
L– 瓜氨酸	L–citrulline
学习	learning

学习障碍	learning disability
Lennox-Gastaut 综合征	Lennox-Gastaut syndrome (LGS)
致死性新生儿强直和多灶性发作	lethal neonatal rigidity and multifocal seizure (LNRMFS)
白细胞	leukocyte
脑白质营养不良	leukodystrophy
左乙拉西坦	Levetiracetam
配体门控通道	ligand-gated channel
边缘性脑炎	limbic encephalitis
边缘结构	limbic structure
连锁分析	linkage analysis
脂质双层	lipid bilayer
脂多糖	lipopolysaccharide
光滑脑	lissencephaly
局部场电位	local field potential (LFP)
长程抑制	long-term depression (LTD)
劳拉西泮	Lorazepam
淋巴管平滑肌瘤病	lymphangioleiomyomatosis
淋巴母细胞	lymphoblast
淋巴细胞	lymphocyte
6- 巯基嘌呤	6-mercaptopurine
镁块	magnesium block
磁共振成像	magnetic resonance imaging (MRI)
脑磁图	magnetoencephalography (MEG)
皮质发育畸形	malformation of cortical development (MCD)
甘露醇	mannitol
母体免疫激活	maternal immune activation (MIA)

基质金属蛋白酶	matrix metalloproteinase (MMP)
最大电击诱发的惊厥发作	maximal electroshock−induced seizure
MC2R 辅助蛋白	MC2R accessory protein (MRAP)
M− 电流	M−current (IM)
雷帕霉素通路的机制靶点	mechanistic target of rapamycin pathway (mTOR)
髓质	medulla
巨脑畸形	megalencephaly
黑皮质素受体系统	melanocortin receptor system
美金刚	Memantine
膜电位	membrane potential
膜电阻	membrane resistance
记忆	memory
孟德尔遗传	Mendelian inheritance
脑膜炎	meningitis
中脑	mesencephalon
颞叶内侧癫痫	mesial temporal lobe epilepsy
中胚层	mesoderm
信使 RNA	messenger RNA (mRNA)
代谢型	metabotropic
代谢型受体	metabotropic receptor
甲基化	methylation
甲基偶氮甲醇	methylazoxymethanol
哌甲酯	Methylphenidate
甲泼尼龙	Methylprednisolone
小头畸形	microcephaly
微环路	microcircuit

微柱	microcolumn
微小发育不全	microdysgenesis
小胶质细胞	microglia
微量输注	microinfusion
微小 RNA	microRNA (miRNA)
微型卫星	microsatellite
微管相关蛋白	microtubule–associated protein
微管	microtubules
咪达唑仑	Midazolam
中脑	midbrain
婴儿游走性局灶性发作	migrating focal seizures of infancy
迁移	migration
Miller–Dieker 综合征	Miller–Dieker syndrome
盐皮质激素受体	mineralocorticoid receptor (MR)
盐皮质激素	mineralocorticoid
米诺环素	Minocycline
线粒体	mitochondria
丝裂原活化蛋白激酶	mitogen–activated protein (MAP) kinase
莫非替尼	Mofetil
单核细胞	monocyte
单基因家族性癫痫	monogenic familial epilepsy
形态学	morphology
莫里斯水迷宫	Morris water maze
嵌合体	mosaicism
苔藓纤维出芽	mossy fiber sprouting
运动轴突	motor axon
mTOR 复合体 1	mTOR complex 1 (mTORC1)

mTOR 复合物 2	mTOR complex 2 (mTORC2)
mTOR 抑制药	mTOR inhibitor
多药耐药相关蛋白 –1	multidrug resistance–associated protein–1 (MRP1)
多药耐药基因 –1 p– 糖蛋白	multidrug resistance gene–1 p–glycoprotein (MDR1)
多基因和其他全面性癫痫	multi–genic and other generalized epilepsy
多基因和其他局灶性癫痫	multi–genic and other localized epilepsy
蝇蕈醇	muscimol
麦考酚酯	Mycophenolate
髓鞘形成	myelination
脊髓脊膜膨出	myelomeningocele
肌阵挛失张力癫痫	myoclonic atonic epilepsy (MAE)
肌阵挛性癫痫伴红纤维	myoclonic epilepsy with ragged–red fiber (MERRF)
肌阵挛性癫痫持续状态	myoclonic status epilepticus
肌阵挛	myoclonus
Na^+, K^+–ATP 酶	Na^+, K^+–ATPase
那他珠单抗	Natalizumab
导航	navigation
坏死	necrosis
负电荷	negative charge
新皮质发育不良	neocortical dysplasia
新生儿惊厥	neonatal seizure
新生儿腹侧海马病变	neonatal ventral–hippocampal lesion (NVHL)
新生儿	neonates/newborn

能斯特方程	Nernst equation
网络重塑	network remodeling
网络	network
神经嵴	neural crest
神经板	neural plate
神经祖细胞	neural progenitor cell
神经母细胞分化	neuroblast differentiation
神经发育障碍	neurodevelopmental disorder
神经发育结果	neurodevelopmental outcome
神经外胚层	neuroectodermal
神经丝	neurofilament
神经发生	neurogenesis
神经炎症	neuroinflammation
神经元组织	neuronal organization
神经元可塑性	neuronal plasticity
神经元限制性沉默因子	neuron–restrictive silencer factor (NRSF)
神经肽 Y	neuropeptide Y
神经类固醇	neurosteroid
神经递质	neurotransmitter
神经递质受体	neurotransmitter receptor
神经营养因子	neurotrophic factor
神经形成	neurulation
尼古丁贴片	Nicotine patche
尼莫地平	Nimodipine
尼氏物质	Nissl substance
一氧化氮 (NO)– 前体	nitric oxide (NO)–precursor
N– 甲基 –D– 天冬氨酸	N–methyl–D–aspartate (NMDA)

非编码 RNA	non-coding RNA
非基因组途径	non-genomic pathway
非甾体抗炎药	non-steroidal anti-inflammatory drug (NSAID)
脊索	notochord
新的物体定位	novel object location
NR2B/NR2A 比率	NR2B/NR2A ratio
Gastaut 枕叶癫痫	occipital epilepsy of Gastaut
大田原综合征	Ohtahara syndrome (OS)
少突胶质细胞	oligodendrocyte
个体发育	ontogeny
器官发生	organogenesis
振荡	oscillations
外向电流	outward current
卵巢切除术	ovariectomized (OVX)
奥卡西平	Oxcarbazepine
巨脑回	pachygyria
Panayiotopolous 综合征	Panayiotopolous syndrome
海马旁皮质	parahippocampal cortex
室旁下丘脑核	paraventricular hypothalamic nucleus (PVN)
阵发性去极化位移	paroxysmal depolarizing shift (PDS)
小清蛋白	parvalbumin
对氯苯丙氨酸	p-chlorophenylalanine (PCPA)
青霉素	Penicillin
戊四唑	pentylenetetrazole (PTZ)
吡仑帕奈	Perampanel
周细胞	pericyte

周围神经系统	peripheral nervous system (PNS)
外周感觉神经元	peripheral sensory neuron
周围皮质	perirhinal cortex
血管周围小胶质细胞	perivascular microglia
血管周围空间	perivascular space
渗透性	permeability
P–糖蛋白泵抑制药	P–glycoprotein pump inhibitor
pH 值	pH
苯巴比妥	Phenobarbital
表型	phenotype
苯妥英	Phenytoin
光阵发性反应	photoparoxysmal response
光敏性	photosensitivity
印防己毒素	picrotoxin
毛果芸香碱	Pilocarpine
位置细胞	place cell
位置电场	place field
胎盘	placenta
胎盘 CRF	placental CRF (pCRF)
基板	placode
血浆置换术	plasmapheresis
PMSE 综合征	polyhydramnios, megalencephaly, and symptomatic epilepsy syndrome (PMSE syndrome)/Pretzel syndrome
多小脑回	polymicrogyria
多态性	polymorphism
脑桥	pons

有丝分裂后神经元	post-mitotic neuron
产后	postnatal
突触后	post-synaptic
钾	potassium
溴化钾	potassium bromide
钾通道	potassium channel
氯钾共转蛋白	potassium-chloride cotransporter (KCC3)
前额叶皮质	prefrontal cortex
怀孕	pregnancy
产前	prenatal
产前编程	prenatal programming
突触前末梢	presynaptic terminal
原始胚芽	primordial germ
促惊厥	proconvulsant
黄体酮	progesterone
促炎细胞因子	proinflammatory cytokines
增殖	proliferation
启动子区	promoter region
原阿黑皮素	pro-opiomelanocortin (POMC)
前脑	prosencephalon
前列腺素 E2	prostaglandin E2 (PGE2)
蛋白 A 免疫吸附	protein A immunoadsorption
肺	pulmonary
锥体细胞	pyramidal cell
吡哆醇	Pyridoxine
QT 间期	QT interval
奎尼丁	Quinidine

兔子	rabbit
放射臂水迷宫	radial–arm water maze
放射纤维	radial fiber
放射状胶质细胞	radial glia
雷帕霉素	Rapamycin
皮疹	rash
Rasmussen 脑炎	Rasmussen encephalitis (RE)
速率编码	rate coding
反应性神经刺激	reactive neurostimulation
直肠地西泮	rectal Diazepam
复发性氟氯噻吨惊厥发作	recurrent flurothyl seizure (RFS)
Reelin 蛋白	reelin
难治性癫痫	refractory epilepsy
相对不应期	relative refractory period
肾病	renal disease
复极化	repolarization
阻遏元件 1– 沉默转录因子	repressor element 1–silencing transcription factor (REST)
静息膜电位	resting membrane potential
瑞替加滨	Retigabine
视网膜	retina
视网膜毒性	retinal toxicity
视网膜病变	retinopathy
雷特综合征	Rett syndrome
逆电位	reversal potential
菱脑	rhombencephalon
核糖体	ribosome

利妥昔单抗	Rituximab
核糖核酸	RNA
啮齿动物	rodent
Rolandic 癫痫	Rolandic epilepsy
延髓神经孔	rostral neural pore
卢非酰胺	Rufinamide
S- 腺苷甲硫氨酸	S-adenosylmethionine (SAM)
跳跃的	saltatory
精神分裂症	schizophrenia/schizencephaly
施万细胞	Schwann cell
惊厥	seizure
惊厥发病率	seizure incidence
惊厥发作倾向	seizure propensity
惊厥发作抑制	seizure suppression
感觉	sensory
感觉神经节	sensory ganglia
丝氨酸 - 苏氨酸蛋白激酶	serine-threonine protein kinase
严重癫痫性脑病	severe epileptic encephalopathy
婴儿严重肌阵挛性癫痫	severe myoclonic epilepsy of infancy
性别二态性	sexual dimorphism
分流	shunting
单光子发射计算机断层扫描	single-photon emission computed tomography (SPECT)
序列样钙激活的钾通道	sequence like a calcium-activated K^+ channel (SLACK)
小干扰 RNA	small interfering RNA (siRNA)

可溶性 N- 乙基马来酰胺敏感的因子附着蛋白受体	soluble Nethylmaleimide-sensitive factor attachment protein receptor (SNARE)
单核苷酸多态性分析	single nucleotide polymorphism (SNP) analysis
社交能力	sociability
钠	sodium
钠激活钾通道	sodium-activated potassium channel
钠通道	sodium channel
钠钾离子泵	sodium-potassium ion pump
棘慢波	spike-and-wave
棘波时间	spike timing
脊柱裂	spina bifida
脊髓	spinal cord
剪切	splicing
海绵状微血管病	spongiform microangiopathy
自发性惊厥发作	spontaneous seizure
惊吓	startle
立体脑电图学	stereoencephalogaphy
立体定向激光热消融	stereotactic laser thermo-ablation
立体定向放射外科	stereotactic radiosurgery
刻板	stereotypy
斯腾伯格测试	Sternberg test
类固醇生成	steroidogenesis
Steven Johnson 综合征	Steven Johnson Syndrome
司替戊醇	Stiripentol
应激	stress
纹状皮质	striate cortex
卒中	stroke

突触结合蛋白 1   syntaxin–binding protein 1 (STXBP1)

皮质下   subcortical

室管膜下巨细胞星形细胞瘤   subependymal giant cell astrocytoma (SEGA)

室管膜下结节   subependymal nodules

黑质   substantia nigra (SN)

室管膜下区   subventricular zone (SVZ)

猝死   sudden death

癫痫相关猝死   sudden unexpected death in epilepsy (SUDEP)

磺胺嘧啶   sulthiame

突触重组   synaptic reorganization

突触发生   synaptogenesis

同步   synchronization/synchrony

合成糖皮质激素   synthetic glucocorticoid

系统性红斑狼疮   systemic lupus erythematosus (SLE)

2- 脱氧 –D- 葡萄糖   2–deoxy–D–glucose (2DG)

他克莫司   Tacrolimus

端脑   telencephalon

时间编码   temporal coding

时间协调   temporal coordination

颞神经节瘤   temporal ganglioma

颞叶   temporal lobe

颞叶切除术   temporal lobectomy

颞叶癫痫   temporal lobe epilepsy (TLE)

睾酮   testosterone

河豚毒素   tetrodotoxin (TTX)

丘脑皮质	thalamocortical
丘脑	thalamus
θ 振荡	theta oscillation
θ 效能	theta power
阈值	threshold
甲状腺	thyroid
噻加宾	Tiagabine
时间常数	time constant
T 淋巴细胞	T lymphocytes
肿瘤坏死因子 α	tumor necrosis factor alpha (TNF−α)
Toll 样受体	toll−like receptor (TLR)
强直阵挛	tonic−clonic
姿势性强直	tonic posturing
托吡酯	Topiramate
全能性	totipotency
中毒性表皮坏死松解症	toxic epidermal necrolysis
转录因子	transcription factor
转基因小鼠模型	transgenic mouse model
甲基转移	transmethylation
营养功能	trophic function
T 型钙通道	T−type calcium channel
解耦联	uncoupling
Unverricht−Lundborg 病	Unverricht−Lundborg disease
尿皮质素	urocortin
迷走神经刺激	vagus nerve stimulation
丙戊酸盐	Valproate
心室系统	ventricular system

室管膜区	ventricular zone (VZ)
腹内侧下丘脑	ventromedial hypothalamus
维拉帕米	Verapamil
语言任务	verbal task
氨己烯酸	Vigabatrin
视觉感知	visual perception
电压门控通道	voltage-gated channel
电压门控钾通道	voltage gated potassium channel (VGKC)
WAG/Rij 大鼠	WAG/Rij rat
West 综合征	West syndrome
泽布拉林	Zebularine
锌	zinc
唑尼沙胺	Zonisamide

译 后 记

　　大脑是精密调节的器官，发育中的大脑是更加精密调节的存在，就像无数个大型多米诺骨牌，环环相扣，发育早期的细微变化，可能在发育过程中被层层放大，最后导致严重的神经发育性疾病。主导这一切变化的初始程序，来自人类基因组存储的密码，基因的时空差异性表达，是整个程序得以顺利进行层层递进的初始材料，整个过程中表观遗传的基因表达差异、小分子诱导的级联效应，环境因素借助这两把"剪刀"对这个过程进行了修饰和更改。从分子生物学、细胞水平、组织病理水平等不同角度的变化过程和机制了解发育中的大脑，对临床癫痫应该如何诊治会有很重要的启发。在儿童发育性癫痫中，如何平衡发育、癫痫发作之间的平衡是重要的命题，过度兴奋是突触生长和神经系统早期发育的基础。如何保持兴奋的生长引导作用的平衡？当平衡被打破时，我们要如何纠正？是否真的需要对所有的放电赶尽杀绝来彻底的抑制兴奋，会不会导致后期发育中的认知损害？发育中的大脑如何与高兴奋性共存，而不导致发育性癫痫的扩散和持续？就像人与自然如何和谐发展？真的是个难题。

　　在过去的很多年里，儿科神经科医生，尤其是癫痫医生以及患儿家长，都更希望快速、迅速地消灭所有的惊厥和脑电图异常放电，对认知相对更束手无策，也思考相对更少，癫痫性脑病中的认知障碍其实是更棘手的存在。从发育性癫痫的基本机制中我们可以看到，随着年龄的增长，大脑依赖兴奋的神经发育逐渐终止，除了部分特殊的癫痫综合征，许多儿童惊厥发作会逐渐趋于缓解，认知的问题可能才是永久的痛。对大脑发育的了解，尤其癫痫的病理谱和神经生理机制特点的认识，将在未来极大地丰富我们对癫痫的治疗手段和方法，对癫痫的治疗，我们会越来越有信心，同时我们也将更加关注发育性癫痫伴随或带来的认知问题。我们希望这本著作可以将更多人带入到发育性癫痫这个领域，并引起其探索脑发育这个神奇世界的好奇心，脑发育的程序性改变及干扰因素如何引起程序性变化的过程，是一个非常复杂的过程，进行相关研究需要严谨的思维，该书的内容，也许在不久的将来可能部分会被推翻、被拓展或被更好的研究所取代，但著作中对神经生物学机制和治疗选择的批判性思维和新思路，可能会帮助我们更好地走向我们的目标。

中国人民解放军总医院儿科医学部
解放军医学院研究生院

相 关 图 书 推 荐

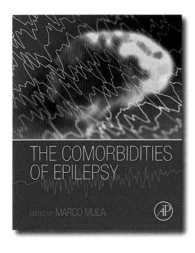

书名　癫痫的共病

原著　MARCO MULA

主译　张鹏飞

  癫痫患者中，至少 50% 有一种癫痫共病的问题。本书由临床癫痫学领域的国际权威机构提供全新、全面癫痫共病综述（躯体、神经和行为），重点是流行病学、病理生理学、诊断和管理。本书还包括对该领域当前研究的方法论方面和局限性的批判性评价，讨论了共病管理中的药理学问题，提供了有关药物剂量、不良反应和相互作用等信息，以便读者能够安全地管理这些患者。本书适合所有与癫痫患者相关的卫生专业人员阅读参考，包括神经学家、癫痫学家、精神病学家、临床心理学家、癫痫专科护士和临床研究人员等。

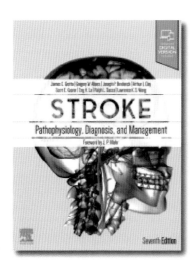

书名　中风病理生理学、诊断及管理（原书第 7 版）

原著　James C. Grotta 等

主译　曹学兵

  本书由世界上著名的中风专家撰写，详细阐述了脑血管疾病的新研究结果和管理方法。本书为全新第 7 版，涵盖了中风领域的各个方面内容，包括专家的临床指导、全面的病理生理学报道、新近的试验数据、遗传学研究、预防研究、案例研究、介入治疗及新疗法和 ASA 指南、诊断测试的进展，以及丰富的全彩 CT 图像、不同中风类型的病理学幻灯片、病因的解剖图等。此外，本书在每章前均列出了该章的要点，使阅读者能快速找到有价值的信息，是脑血管病专家、普通神经学家及对中风感兴趣的医学专业人员的理想参考书。

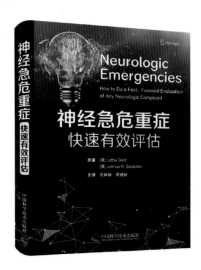

书名　神经急危重症快速有效评估

原著　[美] Latha Ganti 等

主译　张琳琳　周建新

　　本书引进自世界知名的 Springer 出版社，是一部有关神经系统急危重症的杰出著作。全书分 15 章，涵盖了神经系统急危重症的各个领域，并提供了快速识别和诊断的关键内容，可帮助急诊科医师迅速掌握神经系统急危重症诊断和治疗的相关知识及技能。本书内容系统、图文并茂，对神经系统急危重症的快速诊断评估有很强的指导作用，适合广大神经内科、神经外科及急诊科相关医师阅读参考。

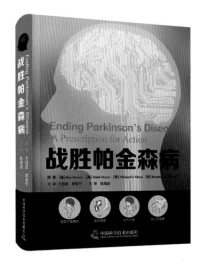

书名　战胜帕金森病

原著　[美] Ray Dorsey 等

主译　方伯言　席家宁

　　本书从 James Parkinson 博士观察的六个伦敦人，引出了帕金森病的发现过程。一个个真实故事就像一帧帧画面，慢慢拉开探索帕金森病流行的帷幕，一步一步探究帕金森病的发展历程。著者紧密围绕 PACT 原则 [预防（prevent）、倡导（advocate）、照护（care）、治疗（treat）]，阐述了我们面对帕金森病的新挑战时应该如何克服冷漠并发出声音，即从禁用杀虫剂、禁用三氯乙烯、治理污染、确保饮用水安全、地中海饮食、加强运动、避免头部外伤等方面进行预防，倡导和呼吁社会投入更多资源，并制定相关政策，鼓励开发新药物和相关研究，组织更多人投入到抗击帕金森病的行动中来。书中总结了 PACT 行动处方的 25 个应对措施，以期帮助人类战胜帕金森病！